セラピストのための

# リハビリテーション医療

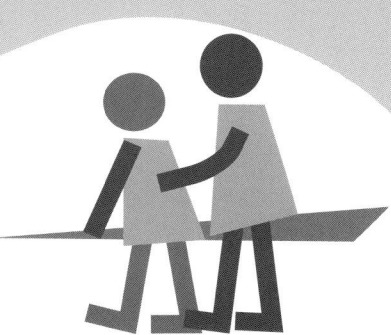

すぐに役立つ実践書

編集

田中宏太佳
半田一登
深川明世

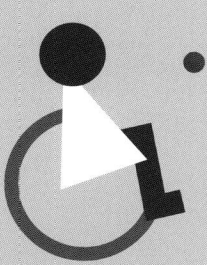

永井書店

# 執筆者一覧

● 編集
田中宏太佳（独立行政法人労働者健康福祉機構 中部労災病院第2リハビリテーション科 部長）
半田　一登（同 九州労災病院リハビリテーション科 技師長）
深川　明世（同 東京労災病院リハビリテーション科 技師長）

● 執筆者（執筆順）
丹羽　義明（独立行政法人労働者健康福祉機構 九州労災病院リハビリテーション科 主任理学療法士）
岸川　恭子（同 九州労災病院リハビリテーション科 理学療法士）
川上千鶴子（同 九州労災病院リハビリテーション科 主任作業療法士）
杉原　康義（同 中国労災病院リハビリテーション科 主任言語聴覚士）
野本　恵司（同 浜松労災病院リハビリテーション科 言語聴覚士）
猪野　　勝（同 釧路労災病院リハビリテーション科 理学療法士）
小郷万寿男（同 岡山労災病院リハビリテーション科 理学療法士）
植村　秀一（同 東京労災病院リハビリテーション科 主任理学療法士）
戸羽　勝味（同 中国労災病院リハビリテーション科 主任理学療法士）
甲斐　雅子（同 中国労災病院リハビリテーション科 主任作業療法士）
末武　達雄（同 東京労災病院リハビリテーション科 作業療法士）
森田　　浩（同 新潟労災病院リハビリテーション科 主任言語聴覚士）
木村　　徹（同 中国労災病院リハビリテーション科 主任言語聴覚士）
萱原　裕子（同 東京労災病院リハビリテーション科 主任言語聴覚士）
大嶋　一志（同 吉備高原医療リハビリテーションセンターリハビリテーション科 主任理学療法士）
浜岡　憲二（同 吉備高原医療リハビリテーションセンターリハビリテーション科 主任作業療法士）
武田　正則（同 吉備高原医療リハビリテーションセンターリハビリテーション科 主任理学療法士）
戸渡富民宏（同 総合せき損センターリハビリテーション科 主任理学療法士）
濱田　哲郎（同 九州労災病院リハビリテーション科 主任理学療法士）
中嶋　奈緒（同 吉備高原医療リハビリテーションセンターリハビリテーション科 理学療法士）
須尭　敦史（同 総合せき損センターリハビリテーション科 理学療法士）
近藤　大輔（同 愛媛労災病院リハビリテーション科 作業療法士）
平原　由之（同 新潟労災病院リハビリテーション科 主任作業療法士）
勝木　秀治（同 関東労災病院リハビリテーション科 理学療法士）
河本　玲子（同 山口労災病院リハビリテーション科 主任作業療法士）
山田　和紀（藤井医院理学診療科 理学療法士）（長崎県佐世保市）
玉谷　良一（独立行政法人労働者健康福祉機構 長崎労災病院リハビリテーション科 主任理学療法士）
大野　重雄（同 長崎労災病院リハビリテーション科 部長）
浅田　史成（同 大阪労災病院リハビリテーション科 主任理学療法士）
坂本　親宣（同 神戸労災病院リハビリテーション科 主任理学療法士、現：学校法人東筑紫学園 専門学校九州リハビリテーション大学校理学療法学科 講師）
今屋　　健（同 関東労災病院リハビリテーション科 主任理学療法士）
藤村　宜史（同 中国労災病院リハビリテーション科 理学療法士）
谷本　武晴（同 関西労災病院リハビリテーション科 主任理学療法士）
小幡　孝志（同 旭労災病院リハビリテーション科 主任理学療法士）
藤代　国幸（同 旭労災病院リハビリテーション科 理学療法士）
村田　郁子（同 大阪労災病院リハビリテーション科 作業療法士）

安田　　清（同　千葉労災病院リハビリテーション科　主任言語聴覚士）
谷口　　康（同　九州労災病院リハビリテーション科言語室　主任）
德本　明之（同　香川労災病院リハビリテーション科　理学療法士）
遠山あずさ（同　美唄労災病院リハビリテーション科　理学療法士）
佐藤　貴一（同　美唄労災病院リハビリテーション科　理学療法士）
木村　利和（同　総合せき損センターリハビリテーション科　主任作業療法士）
奥屋　暢人（同　門司労災病院リハビリテーション科　理学療法士）
山中　武彦（同　中部労災病院リハビリテーション科　主任作業療法士）
大塚　　文（同　九州労災病院地域連携室医療福祉相談部門　医療ソーシャルワーカー）
川瀬　真史（同　美唄労災病院リハビリテーション科　主任理学療法士）
川路　雅之（同　美唄労災病院リハビリテーション科　心理判定員）
中川　正己（同　大阪労災病院リハビリテーション科　主任作業療法士）
小柳　光明（同　釧路労災病院リハビリテーション科　理学療法士）
大野　寿子（同　九州労災病院リハビリテーション科　理学療法士）
上月　芳樹（同　関西労災病院リハビリテーション科　理学療法士、現：医療法人社団輝正会　畠中整形外
　　　　　　科　理学療法士）（兵庫県尼崎市）
樗平　　司（同　関西労災病院リハビリテーション科　主任理学療法士）
戸渡　敏之（同　浜松労災病院リハビリテーション科　主任理学療法士）
中西　　昭（三和デイサービス機能訓練センター　取締役・理学療法士）（静岡県浜松市）
柴山　　文（医療法人社団永生会　永生病院リハビリテーション部　理学療法士）（東京都八王子市）
石橋　敏郎（学校法人東筑紫学園　専門学校九州リハビリテーション大学校理学療法学科　講師）
富永　俊克（独立行政法人労働者健康福祉機構　山口労災病院リハビリテーション科　部長）
廣滋　恵一（同　九州労災病院リハビリテーション科　理学療法士）
後藤美代子（同　九州労災病院リハビリテーション科　臨床心理士）
佐藤　裕司（学校法人東筑紫学園　専門学校九州リハビリテーション大学校作業療法学科　学科長・助教授）
白石　　司（独立行政法人労働者健康福祉機構　九州労災病院リハビリテーション科　主任理学療法士、
　　　　　　現：筑豊労災病院リハビリテーション科　技師長）
佐野　幹剛（学校法人東筑紫学園　専門学校九州リハビリテーション大学校作業療法学科　講師）
早川　泰詞（独立行政法人労働者健康福祉機構　山陰労災病院リハビリテーション科　主任作業療法士）
久保　宏記（同　長崎労災病院リハビリテーション科　主任作業療法士）
上田　利一（同　愛媛労災病院リハビリテーション科　技師長）
小渡　　充（同　美唄労災病院リハビリテーション科　主任作業療法士）
前田　朋子（同　中部労災病院リハビリテーション科　技師長）
箱田　歳正（同　中国労災病院リハビリテーション科　主任作業療法士）
中村　恵一（同　中部労災病院リハビリテーション科　主任作業療法士）
五十嵐新吾（同　九州労災病院義肢科　主任義肢装具士）
山田　敏夫（医療法人相生会　宮田病院リハビリテーション科　主任）（福岡県宮田町）
松本　　潔（独立行政法人労働者健康福祉機構　燕労災病院リハビリテーション科　作業療法士）

## ●●● 序　文 ●●●

　21世紀の日本はますます人口の高齢化が促進され、それに伴って重度で重複した問題をもった障害者が増加しております。このことから医療保険や介護保険におけるリハビリテーションサービスの重要性がより認識されてきています。

　また、厚生労働省が開催した「高齢者リハビリテーション研究会」の報告「高齢者リハビリテーションのあるべき方向」において、①最も重点的に行われるべき急性期のリハビリテーション医療が十分に行われていない、②長期間にわたって効果が明らかでないリハビリテーション医療が行われている場合がある、③医療から介護への連続するシステムが機能していない、④リハビリテーションとケアとの境界が明確に区別されておらず、リハビリテーションとケアとが混同して提供されているものがある、⑤在宅におけるリハビリテーションが十分でない、ことが指摘されています。これらのことから、①急性期病院における早期のリハビリテーションのさらなる充実、②診療所レベルにおけるリハビリテーションの普及、③平成12年度から導入された回復期リハビリテーション病棟のシステムを量的にも質的にも促進、④介護保険における通所リハビリテーションをはじめとしたリハビリテーション的なアプローチを普及、⑤訪問リハビリテーションなどの促進、など行政による政策的な誘導が今後も行われることが予想されるとともに、リハビリテーションに関連する職種がますます多くの場面で活躍することが期待されています。

　現在までリハビリテーション医学に関する多くの教科書が出版されてきました。しかし臨床の場ですぐに役に立つものは決して多くはないと思っていました。われわれは現場に配属された若いセラピストにもすぐに実用的な知識や実践的な技術情報を提供できる教科書の出版を企画し、この本の大多数の項目の執筆を全国の労災病院に勤務する理学療法士・作業療法士・言語聴覚士・臨床心理士・医療ソーシャルワーカーにお願いしました。

　労災病院は、昭和24年に九州労災病院・東京労災病院・珪肺労災病院の開設、以降、全国に設立され早期にリハビリテーション医療を導入し、日本の先駆的役割を担ってきました。平成16年からは独立行政法人労働者健康福祉機構により運営されるようになり、労災疾病に関する予防から治療・リハビリテーション・職場復帰に至る一貫した高度で専門的な医療および職場における健康確保のための活動である勤労者医療を強力に推進しています。これら労災病院が培ってきたリハビリテーションのノウハウを活かし、本の前半では脳卒中・脊髄損傷・整形外科疾患・外科疾患・内科疾患に対してのリハビリテーションの実際を記載し、後半では主要な疾患における障害者の職業復帰、腰痛症やメンタルヘルスなどの作業関連疾患の予防と治療、生活習慣病とリハビリテーション、障害者の職業復帰や社会復帰を促進するための補装具や自助具の工夫の章を設け実践的な内容を報告しております。

労災病院のリハビリテーション関連職員は、全国労災病院リハビリテーション技師会を組織して年に1度全国研修会を開催し研究発表を行い、また日本職業災害医学会学術大会などでそれぞれの施設における実践や診療における工夫を積極的に報告してきました。この本にはそれらの発表をきっかけに執筆者が発展させてきたテーマも含まれているために、教科書的な内容だけでなく、臨床現場で工夫したことやデータを示すことにより興味深くわかりやすい内容になったと思います。読者諸氏の今後のリハビリテーション治療の一助になればと願っています。

2005年12月吉日

田　中　宏太佳
半　田　一　登
深　川　明　世

# 目　次

## ―I・急性期における疾患別リハビリテーションの実際―

### 1　脳卒中のリハビリテーション ―――――――――――――――――― 3

#### 機能評価

1. 脳卒中片麻痺患者の理学療法における運動機能評価 ・・・・・・・・・・・・・・・・・・・・・・・・・・・・・・・・・ 3
   1. 本邦における評価の問題点…3　　2. 脳卒中の評価…4
2. 脳卒中患者の呼吸機能と全身持久力 ・・・・・・・・・・・・・・・・・・・・・・・・・・・・・・・・・・・・・・・・・・・・・・・ 10
   1. 脳卒中患者の呼吸機能・全身持久力…10　　2. 呼吸機能の評価…11
3. 脳卒中患者の高次脳機能評価 ・・・・・・・・・・・・・・・・・・・・・・・・・・・・・・・・・・・・・・・・・・・・・・・・・・・・・ 14
   1. 高次脳機能障害の評価の準備…14　　2. 失行…15
   3. 失認…17　　4. 前頭葉機能障害…19
   5. 記憶障害…21
4. 失語症の予後予測について―評価および得点経過（SLTA）からの分析 ・・・・・・・・・ 22
   1. 7段階評価とSLTA…23　　2. 症例から…24
   3. 回復経過と予後予測…26　　4. まとめ…27
5. 誤嚥性肺炎の基礎と臨床―評価と治療プログラム ・・・・・・・・・・・・・・・・・・・・・・・・・・・・・・ 28
   1. 誤嚥性肺疾患の評価…28　　2. 誤嚥性肺炎のリハビリテーション…32

#### リハビリテーション

1. 脳卒中片麻痺患者に対する足部変形矯正術と理学療法 ・・・・・・・・・・・・・・・・・・・・・・・・ 36
   1. 適応…37　　2. 手術法…37
   3. 術後の理学療法…39
2. 脳卒中患者に対する拮抗パターン促通法 ・・・・・・・・・・・・・・・・・・・・・・・・・・・・・・・・・・・・・・・ 42
   1. 治療テクニック…42
3. 脳卒中患者の患側足底面への感覚入力により患側下肢の支持が改善した
   患者を経験して ・・・・・・・・・・・・・・・・・・・・・・・・・・・・・・・・・・・・・・・・・・・・・・・・・・・・・・・・・・・・・・・・・・ 48
   1. 患者…48　　2. まとめ…53
4. ICUにおける脳卒中患者に対する早期理学療法の実際 ・・・・・・・・・・・・・・・・・・・・・・・・ 54
   1. ICUにおける患者の周辺機器…54　　2. 患者情報…55
   3. 具体的な理学療法…56　　4. レベル分類によるPTアプローチ…58
   5. 他部門との連携…59
5. 脳卒中急性期における作業療法の実際 ・・・・・・・・・・・・・・・・・・・・・・・・・・・・・・・・・・・・・・・・・・ 61
   1. 作業療法を始める前に…61　　2. 意識障害がある場合…62
   3. 頭部挙上が許可されていない場合…63　　4. ユニバーサルストレッチャーでの作業療法…64
   5. JSS-MとJSS-H…65
6. 脳血管障害における急性期作業療法の取り組みと今後の課題 ・・・・・・・・・・・・・・・・・ 67
   1. リハビリテーション科としての対策と実施…67　　2. 脳血管障害患者の急性期作業療法の実際…68
   3. 一般病院での急性期作業療法を構築するための今後の課題と対策…71
7. 嚥下障害のリハビリテーション ・・・・・・・・・・・・・・・・・・・・・・・・・・・・・・・・・・・・・・・・・・・・・・・・・・ 74
   1. 摂食・嚥下障害とは…74　　2. 嚥下障害の評価…74
   3. リハビリテーション…75　　4. リハビリテーションのマネジメント…78
8. 脳卒中患者の嚥下機能評価と栄養摂取方法 ・・・・・・・・・・・・・・・・・・・・・・・・・・・・・・・・・・・・・ 80
   1. 嚥下障害の評価…80　　2. 栄養摂取方法の決定…82

3．摂食・嚥下状況の経過…83　　　　　4．問題点・その他…84
　9．急性期病院における言語聴覚療法 ······································································· 85
　　　1．急性期病院におけるST部門の変化…85　2．リハビリテーションの流れ…86
　　　3．急性期における言語聴覚療法のポイント…86　4．急性期から回復期・地域へ…89

## 2　脊髄損傷のリハビリテーション ── 91

### 機能評価

1．脊髄損傷の運動・感覚機能評価（PTの視点から） ································· 91
　　1．運動・感覚機能評価の目的…91　　2．臨床における評価の手順…91
　　3．評価の実際…92
2．脊髄損傷の運動・感覚機能評価（OTの視点から） ································ 96
　　1．作業と脊髄損傷の評価について…96　2．脊髄損傷の運動・感覚機能評価…98
3．脊髄損傷の呼吸機能障害―呼吸機能障害の評価 ································· 103
　　1．脊髄損傷者の呼吸機能…103　　2．臨床検査について…103
　　3．臨床上理学療法士が行う呼吸機能評価…106

### リハビリテーション

1．脊髄損傷者の早期理学療法 ······················································· 108
　　1．完全麻痺の胸・腰髄損傷…108　　2．完全麻痺頸髄損傷…110
　　3．不全麻痺頸髄損傷…113
2．頸髄・脊髄損傷の呼吸機能障害―ICUからの呼吸機能障害に対する理学療法 ······ 116
　　1．関節可動域の維持・改善…116　　2．筋力の維持・増強…117
　　3．呼吸理学療法…117　　　　　　　4．呼吸理学療法の実際…119
　　5．リラクゼーション…124
3．急性期における外傷性頸髄損傷の麻痺回復とリハゴール ··························· 126
　　1．受傷後の損傷脊髄の状態…126　　2．麻痺の回復…127
4．脊髄損傷者治療のための車いす装着型簡易式抵抗器 ······························ 134
　　1．抵抗器の概要…134　　　　　　　2．材料…134
　　3．作成および装着方法…135　　　　4．諸注意…136
5．高位頸椎損傷ならびに気管切開対象者とSTとのかかわり
　　―コミュニケーション手段の確保 ················································· 137
　　1．対象とする疾患…137　　　　　　2．コミュニケーション手段の確保ならびに援助…137
　　3．カニューレ…140

## 3　整形外科疾患のリハビリテーション ── 144

1．腱板断裂術後の作業療法 ·························································· 144
　　1．腱板断裂を理解するために…144　　2．腱板断裂術後の作業療法…146
　　3．腱板断裂術後の予後について…149
2．上肢外傷後の理学療法 ···························································· 150
　　1．上肢骨折後の理学療法の捉え方…150　2．疾患別理学療法の実際…151
3．人工膝関節全置換術後の在宅に向けてのADL指導 ································ 159
　　1．クリニカルパスにおけるADL指導…159　2．評価・指導のポイント…161
4．大腿骨頸部・転子部骨折者における骨接合術後短期歩行到達度予測の検討 ········· 165
　　1．対象および方法…165
　　2．大腿骨頸部・転子部骨折の術後リハについて…166
　　3．結果…168　　　　　　　　　　　4．まとめ…169
5．THAに対する評価と実践的アプローチ ············································ 171

■目　次

　　　1．THAの評価…171　　　　　　　　2．THAの理学療法…172
　　　3．集団指導について…179
　6．腰仙部神経根障害術後の患者に対するリハビリテーション────────── 180
　　　1．腰仙部神経根障害の代表的な疾患…180　2．術前の評価…181
　　　3．術後のリハビリテーション…183
　　　4．腰仙部神経根障害の患者に対するチームアプローチとしてのリハビリテーション…184
　7．膝関節におけるバイオメカニクスとリハビリテーション ────────── 185
　　　1．膝関節の機能解剖とバイオメカニクス…185　2．代表的な膝関節疾患のリハビリテーション…188

## 4　外科疾患に関するリハビリテーション ───────────────── 192

　1．開胸・開腹術前後の呼吸理学療法 ─────────────────── 192
　　　1．呼吸理学療法の目的…192　　　　　2．評価のポイント…193
　　　3．術前の対象者および家族への説明…194　4．呼吸理学療法の実際…195
　2．食道癌手術前後の呼吸理学療法 ──────────────────── 201
　　　1．食道癌の特徴と近年の治療…201　　2．術前…202
　　　3．術後…202

## 5　内科疾患に関するリハビリテーション ───────────────── 205

　1．じん肺患者に対する呼吸リハビリテーション ─────────────── 205
　　　1．じん肺症…205　　　　　　　　　　2．評価…206
　　　3．呼吸訓練…209　　　　　　　　　　4．呼吸体操…210
　　　5．運動療法…210　　　　　　　　　　6．排痰法…212
　　　7．じん肺患者のADL…212　　　　　　8．在宅で行う呼吸リハビリテーション…213
　2．慢性閉塞性肺疾患(COPD)の「在宅で継続できるリハビリテーション」 ──── 214
　　　1．COPDとは？…214　　　　　　　　2．呼吸リハビリテーションにおける評価…216
　　　3．呼吸リハビリテーションの実際…218
　3．嚥下訓練食および代償的栄養法 ──────────────────── 221
　　　1．これまでの嚥下食…221　　　　　　2．保険診療点数上の課題…221
　　　3．嚥下訓練食を導入するには…222　　　4．訓練食導入にあたって…223
　　　5．チーム医療の一員として…226　　　6．経管栄養法…226
　　　7．効率のよい摂取方法…227

## ─ II・障害者の職業復帰 ─

## 1　脳卒中患者の職業復帰─現状とその対策 ──────────────── 231
　　　1．脳卒中患者の職業復帰上の問題点…231　2．職業復帰に必要な基本的条件…232
　　　3．医療リハビリテーションの役割…232　4．症例紹介…234

## 2　脳血管障害者・頭部外傷者の就労と作業療法のかかわり ───────── 236
　　　1．就労とは…236　　　　　　　　　　2．作業療法のかかわり…237
　　　3．症例紹介…239

## 3　記憶障害者への生活と復職の支援─記憶支援機を用いて ───────── 241
　　　1．音声出力記憶補助機の開発と適応…241　2．ICレコーダーによる生活支援…243
　　　3．ICレコーダーによる復職支援…244

| **4** | コミュニケーション障害者の職業復帰 ———————————————— 246 |
|---|---|

  1．復職とは…246      2．コミュニケーション障害者の復職の現状…247
  3．高次脳機能障害者のコミュニケーション障害…249
  4．社会的復職支援システム…250

| **5** | 頸髄症術後患者の復職に対するアプローチ ———————————————— 252 |
|---|---|

  1．復職に関する研究について…252
  2．復職に関する評価のポイントとリハビリテーションアプローチ…254

| **6** | 脊髄損傷者の就労状況 ———————————————————————————— 257 |
|---|---|

  1．退院時就労状況…257     2．退院後就労状況…260
  3．脊髄損傷者の就労についての特徴…262

| **7** | 就労頸髄損傷者（運動完全麻痺）の排便管理について ———————————— 263 |
|---|---|

  1．目的…263        2．対象…263
  3．調査結果…264      4．考察…265
  5．まとめ…266

| **8** | 職業復帰した整形外科疾患患者の実態調査 ———————————————— 267 |
|---|---|

  1．対象者とアンケート…267   2．アンケート結果より…271

| **9** | カナダの職業リハビリテーション―筋骨格系疾病を対象とした<br>総合的職業リハビリテーション施設の紹介 ———————————————— 272 |
|---|---|

  1．施設の概要…272      2．リハビリテーション援助内容…273

| **10** | 職業者雇用と就労支援 ———————————————————————————— 276 |
|---|---|

  1．復職…276        2．職業リハビリテーション関連機関…279
  3．事例からみる就労支援…280

| **11** | 小規模事業場における腰痛の疫学調査と腰痛予防へのアプローチ ———————— 283 |
|---|---|

  1．職業性腰痛とは…283     2．疫学的研究…284
  3．小規模事業場に対する国としての取り組み…284
  4．小規模事業場の現状は…284
  5．腰痛予防へのアプローチ…285

| **12** | 腰痛症に対する心理的アプローチ ———————————————————— 289 |
|---|---|

  1．痛みの心理学的な理解…289   2．心理評価の実際…291
  3．心理的な対応…293

| **13** | 上肢切断に対する職業復帰に関するアプローチ ———————————————— 295 |
|---|---|

  1．上肢切断者の現状とリハビリテーション…295

| **14** | 振動障害の障害実態と社会復帰 ———————————————————————— 300 |
|---|---|

  1．振動障害の障害実態について…301  2．振動障害者の社会復帰について…303

# III・作業関連疾患の予防と治療

## 1 腰痛症 — 307

### 1. 看護職員の腰痛予防 — 307
1. 看護業務のボディメカニクスの面からみた問題点…307
2. 腰痛予防の対策に関する検討…309

### 2. 施設介護職の腰痛予防 — 313
1. 介護職の腰痛発症要因…313
2. 介護作業における運動負荷…315
3. 個人的要因からみた予防対策…318

### 3. 在宅介護職員の腰痛有訴状況について — 320
1. 在宅介護職員における腰痛の実態…320
2. まとめ…322

### 4. 看護・介護職の腰痛予防対策 — 324
1. 介護職員の腰痛実態調査…324
2. 介護者の健康管理…326

### 5. 運転手の腰痛予防 — 333
1. 運転手における腰痛の発生原因とその対策…333
2. 運転環境の整備について…334
3. 日頃の勤務時間中に行う自己管理について…335
4. 勤務時間外に行う運動療法…338
5. 定期的な医療機関での診察と治療…338

### 6. 腰痛の女性の職場復帰に関するリハビリテーション―ハイヒールを履いての持続歩行が腰部に与えるストレスについて — 340
1. 女性オフィスワーカーに対するアンケート調査…340
2. 靴の種類によって生じる体幹筋、股関節伸展筋の筋力の変化…341
3. ハイヒールでの持続歩行が体幹や下肢に及ぼす影響…342
4. 腰痛の女性の職場復帰に際しての靴の指導…343

### 7. 企業の腰痛予防に対する取り組み — 344
1. 企業での腰痛予防管理…344
2. 企業における腰痛予防の実際の取り組み…345
3. セラピストの取り組むべき課題…347

## 2 介護職員の肩関節痛状況について — 349
1. 介護職員の肩関節痛状況…349
2. 肩関節痛に対する予防と理学療法…350
3. まとめ…350

## 3 頸肩腕症候群に対するリハビリテーション — 352
1. 頸肩腕症候群の臨床症状…352
2. 治療の実際…353

## 4 勤労者のメンタルヘルスの現状と対策 — 358
1. 勤労者のメンタルヘルスの現状…358
2. 中高年の自殺とメンタルヘルス対策…359
3. ヒューマンサービスにかかわる人々のバーンアウト…360

## 5 介護職員の介護ストレスとその対処法 — 363
1. ストレスとは…363
2. 対処技能について…365
3. 調査…366

# ─IV・生活習慣病とリハビリテーション─

## 1 糖尿病患者の教育入院における理学療法 ── 373
1. 運動療法の前に…373
2. 運動処方の実際…375
3. 指導の実際…376
4. 運動を継続させるために…378

## 2 病院における「生活習慣病予防」の試み─現状と今後の課題 ── 379
1. 生活習慣病とは…379
2. 生活習慣病予防のための運動療法…380
3. 病院での現状と課題…381

# ─V・補装具・自助具─

## 1 移乗機器の選択のポイント ── 387
1. 誰が操作するのか…387
2. どこで使うのか…387

## 2 脊髄損傷者に対する簡易式トランスファーボードの試作 ── 391
1. 従来のトランスファーボードの問題点…391
2. トランスファーボードの製作…391
3. 実際のトランスファー動作…393

## 3 現場で即対応できる移乗板(トランスファーボード)の試作 ── 395
1. 製作時に必要な材料…395
2. 作業手順…395
3. 製作した移乗板…396

## 4 移動式トランスファー手すりの使用経験 ── 397
1. 機器の概要…397
2. 試用経験…398
3. まとめ…398

## 5 頸髄損傷者用パソコン操作器具 ── 400
1. 市販の量産マウスを使った工夫…400
2. 市販の専用機器…404
3. その他のアイデア…405
4. キーボードによらない文字入力…406

## 6 遊びを支援するコンピュータ入力デバイス ── 408
1. 電子絵本とジョイスティック型入力デバイス…408
2. 迷路ゲームとバランスボード型入力デバイス…410

## 7 パソコンボランティア「心のかけ橋」の取り組みと問題点 ── 413
1. ソフトの概要…413
2. 活動内容…415
3. 現在の問題点と今後の取り組みについて…415

## 8 下肢切断者に対する職業復帰に関するアプローチ ── 417
1. 下肢切断者の評価…417
2. 義足について…418
3. 義足の訓練について…419
4. 切断者の自動車の運転について…419
5. 切断後の職業復帰について…420

## 9 どうする義手訓練―両側前腕義手および片側前腕電動義手訓練の実際 ― 422
1．患者紹介…422

## 10 日常生活に役立つアームスリングの作製 ― 430
1．アームスリングの特徴…430　　2．アームスリング着脱の目安…430
3．アームスリングの作製…431　　4．アームスリングの自己装着法…433

## 11 弛緩性麻痺タイプに対するウエストポーチ型簡易肩装具の試作
―脳卒中後遺症者の肩関節亜脱臼予防を目的に ― 434
1．目的…434　　2．製作方法…434
3．結果…435

## 12 簡単にできる、あらゆる手指機能障害に装着可能なユニバーサルカフを装備した坐薬挿入器の提案―手指機能を喪失した20代の頸髄損傷者を通して ― 436
1．坐薬挿入器の種類（タイプ）…436　　2．方法（製作で工夫した点）…437
3．結果（実際製作した坐薬挿入器）…438

## 13 中重度失語症者との自由会話支援システム―語彙データファイル、電子百科辞典、およびインターネットを利用して ― 439
1．方法…439

# I ■急性期における疾患別リハビリテーションの実際

# 脳卒中のリハビリテーション

**機能評価**

## 1. 脳卒中片麻痺患者の理学療法における運動機能評価

### ● SUMMARY

1. 医療情勢の急速な変革により、理学療法の領域においても効率化が求められています。
2. 効率的な理学療法を展開するためには、①機能障害のどこに焦点を当て介入するか、②介入が効果的であったか、を検討する必要があります。
3. 評価が判別と予測を包含するならば、適切な評価尺度の選択は理学療法の介入効果の的確な判定と予後予測の指標として重要なものとなります。

### ●●● はじめに

大幅な医療費削減を背景とした医療制度改革により、在院日数の短縮化は必然的なものとなり、短期間での効率のよい医療が求められる中、よりよい指標を得るための評価は重要となります。

## 1 本邦における評価の問題点

評価は理学療法介入による効果判定のうえでも重要ですが、潮見ら[1]の調査（対象施設 241）によると関節可動域、徒手筋力検査法、Brunnstrom Stage などはよく評価尺度として用いられているものの、国際的に使用されている評価尺度の多くは日本では使用されていないことが明らかにされていました。その理由としては、測定指標に関する知識不足、評価にかける時間的余裕がないことが挙げられていました。

欧米では統一的評価尺度を用い、介入効果の判定を行うことが多く、わが国においても理学療法介入による効果判定の比較が可能となる統一かつ標準化された評価尺度の制定が急務と考えます。なお、Duncan[2]の推奨する検査バッテリーを表1に示します。

表1 脳卒中患者の検査バッテリー（Duncan）

| Test | Time to Administer |
|---|---|
| Impairment measures | |
| Mini-mental state test | <10 min |
| Fugl-Meyer Sensory Motor Assessment | 30〜40 min |
| Functional measures | |
| Berg balance Scale | <10 min |
| 10m 歩行速度 | <1 min |
| 6分間歩行距離 | 6 min |
| Disability mesures | |
| 基本的 ADL | |
| Barthel Index | <20 min |
| FIM | <40 min |
| 手段的 ADL | |
| Frenchay Activities Index | <10 min |
| QOL | |
| Sickness Impact Profile | 20〜30 min |
| Medical Outcomes Study 36-Item Short Form | 10 min |

## 2 脳卒中の評価

### [1] 機能障害の評価

・Fugl-Meyer Sensory Motor Assessment

　主にヨーロッパで用いられている評価で[3]、上肢、下肢の運動機能について片麻痺の回復に沿った5段階で、さらに手関節、手指機能と協調性を含めた運動機能を0、1、2点の配点で評価を行います。

　バランス、感覚機能、他動関節可動域、関節運動痛についても同様に行い、運動機能が100点満点、その他を含めて226点満点の評価表となっています。

・Brunnstrom Stage

　片麻痺の上肢、手指および下肢の運動回復を6段階に分類した評価法で[4]、わが国でも広く用いられている運動機能評価尺度です。

・上田の12段階グレードテスト

　Brunnstromの評価尺度を基礎として、より詳細な回復段階に分類され[5,6]、片麻痺の回復過程をよく反映し、信頼性と妥当性の高い評価尺度です。

❶ 下肢筋力評価

　片麻痺対象者の歩行に影響を与える因子として、患側および健側下肢筋力の重要性は多く報告されています[7-9]。

a. 患側下肢筋力

　患側下肢の運動機能低下の原因としては中枢神経障害、錐体路障害による運動麻痺と筋萎縮が挙げられ、筋萎縮は臥床や活動性低下に伴う廃用性筋萎縮（改善可能）と中枢性栄養効果の損失による中枢性要因（改善不可能）の可能性が示唆されています[10,11]。近年の報告では、筋萎縮が中枢性要素の少ない健側でも患側と同程度に認められること、筋萎縮は廃用性の要素が大きく、筋萎縮の進行速度には年齢、発症前の全身活動状態・栄養状態が関与するとしています。また、片麻痺患者の筋萎縮は早期リハビリテーション（早期リハ）群においても認められ、回復には歩行開始までの3倍以上の期間を要したことから、早期リハの重要性を示唆しています。

b. 健側下肢筋力

　青木ら[12]は慢性片麻痺を対象として健側膝伸展筋力をCybexを用いて測定し、屋内・屋外歩行に必要な健側膝伸展筋力のピークトルク体重比(Nm/kg)のカットオフ値を患側下肢Brunnstrom Stage V、VIでは0.72 Nm/kg、III、IVでは1.00 Nm/kgであったとし、麻痺の重症度が高いほどより健側の高い筋力が必要であると報告しています。

　筋力測定を行ううえで問題となるのは測定値が施設間で比較可能であるかということです。
　最近、価格が比較的安く、客観的評価が可能なHand held Dynamometerによる筋力評価が注目されていますが、施設間で比較可能な筋力評価法の制定が早急に望まれます。

❷ 体幹機能評価

　Trunk Control Testは体幹機能障害評価というよりは能力低下の評価に近いと思われます

が、体幹機能の評価として広く用いられています[13]（表2）。

体幹は四肢の随意運動時の身体近位部の固定のため重要な条件で、片麻痺の理学療法においてその重要性は広く認識されています。

安定した座位の獲得には視覚系、体性感覚系および前庭-迷路系などの入力系と体幹筋力などの出力系が関与しますが、出力系である体幹筋の機能障害があれば、当然安定した座位は困難となります。脳卒中後の片麻痺患者では感覚、四肢運動コントロールの障害だけでなく患側の体幹筋の機能障害も認められ、体幹機能の回復が不良な例ではADL障害が重度です。片麻痺の体幹機能障害はリハの予後に大きく関与しますが、病態、機序、評価に関しては未確立なのが現状です。

Bohannon[14]は健側、患側への等尺性体幹側屈筋力を座位で測定し、患側への体幹側屈筋力は健側への体幹側屈筋力に比べ有意に減少（32.1％）していることを示すと同時に座位バランスは体幹筋力と関連し（患側への筋力：相関係数0.899、健側への筋力：相関係数0.669）、歩行能力は患側への体幹筋力と関連があることを示しています。また、座位バランスと歩行能力とに関する報告では、静的座位バランスより動的座位バランスの重要性が指摘されています[15)16)]。

・Modified Ashworth Scale（表3）

痙性評価尺度であるAshworthの評価を修正した6段階での痙性評価尺度で、その妥当性についても報告されています[17]。

## [2] 機能制限の評価

・Berg Balance Scale(BBS)（表4）

BBSは評価の再現性も高く、片麻痺のバランス評価としての信頼性、妥当性が報告されています[18)19)]。評価は14課題で構成され、課題遂行時間および遂行能力により0～4点で評価されます（56点満点）。慢性期片麻痺のBBSと歩行能力に関しては、患側得点（項目13、14の支持脚を患側とした得点）との関連性が高く、屋内歩行自立のカットオフ値は36点で[20]、急性期片麻痺を対象とした屋内歩行獲得の予測では、発症から4週の得点が31点以上必要[21]であることが示されています。

表2 Trunk Control Test (TCT)

| テスト項目 | 患側への寝返り<br>健側への寝返り<br>臥位から座位へ（起き上がり）<br>端座位保持（両下肢は床面に接触させないで30秒間保持） |
|---|---|
| 点数 | 0点 自分でできない<br>12点 物的介助があれば可能<br>25点 正常に完全に可能 |

*ベッド上で

表3 Modified Ashworth Scale

| 段階 | 内容 |
|---|---|
| 0 | 筋緊張の亢進がない |
| 1 | 僅かな亢進、関節を他動的に屈伸すると引っかかる感じ、または運動の最後に僅かな抵抗がある |
| 2 | 軽度の亢進、他動的に屈伸すると引っかかって、その後、運動に対する持続的抵抗がある |
| 3 | 中等度の亢進、他動運動で全可動域にわたる抵抗があるが、容易に動かすことができる |
| 4 | 筋緊張の高度の亢進、他動運動が困難 |
| 5 | 屈曲または伸展位で動かすことができない |

## 表4　Berg Balance Scale

1．座位から立位
   - 4：上肢を使用せず可能
   - 3：上肢を使用するが可能
   - 2：上肢を使用し、数回試みて可能
   - 1：最小限の介助を必要とする
   - 0：中等度以上の介助を必要とする

2．立位保持
   - 4：2分間保持可能
   - 3：監視を必要とするが2分間保持可能
   - 2：30秒間保持可能
   - 1：数回試みて30秒間保持可能
   - 0：30秒間保持不可能
   - ＊2分間保持可能ならばテスト項目3(座位保持)は4点が与えられテスト項目4に進む

3．座位保持(両脚床面接地)
   - 4：2分間保持可能
   - 3：監視を必要とするが2分間保持可能
   - 2：30秒間保持可能
   - 1：10秒間保持可能
   - 0：10秒間保持不可能

4．立位から座位(座るスピードをコントロールしながら)
   - 4：上肢の最小限の使用により可能
   - 3：上肢の中等度以上の使用により可能
   - 2：両脚後面を椅子に接触させ可能
   - 1：座るスピードはコントロールできないが介助なしで可能
   - 0：介助を必要とする

5．トランスファー
   - 4：上肢の最小限の使用にて可能
   - 3：上肢の中等度以上の使用にて可能
   - 2：監視あるいは口頭指示を伴い可能
   - 1：介助者1名を必要とする
   - 0：介助者2名を必要とする

6．閉眼立位
   - 4：バランス安定して10秒間保持可能
   - 3：監視を伴い10秒間保持可能
   - 2：3秒間保持可能
   - 1：安定しているが3秒間保持不可能
   - 0：転倒の危険性があり介助を必要とする

7．閉脚立位
   - 4：介助なしで閉脚し、バランス安定して1分間保持可能
   - 3：介助なしで閉脚できるが1分間保持するために監視が必要
   - 2：介助なしで閉脚できるが、30秒間保持不可能
   - 1：閉脚するのに介助を必要とするが、15秒保持可能
   - 0：閉脚するのに介助を必要とし、15秒間保持不可能

8．立位にて前方へのリーチ(上肢前方挙上位にて重心前方移動でのリーチ)
   - 4：25 cm以上リーチ可能
   - 3：12 cm以上リーチ可能
   - 2：5 cm以上リーチ可能
   - 1：監視を必要とするがリーチ可能
   - 0：介助を必要とする

9．立位にて床から物を拾う
   - 4：バランスは安定し、かつ容易に拾える
   - 3：監視を必要とするが拾える
   - 2：バランスは安定し、物まで2～5 cmのところまで届くが拾えない
   - 1：監視下にて試みるが拾えない
   - 0：転倒の危険性があり介助を必要とするか、試みることができない

10．立位にて肩越しに後方を見る
   - 4：左右両側より見ることができ、体重移動も十分である
   - 3：一側は後方が見えるが他側は体重移動に乏しい
   - 2：バランスは安定しているが体重移動が乏しく、横向きにしかなれない
   - 1：監視を必要とする
   - 0：転倒の危険性があり介助を必要とする

11．360度方向転換
   - 4：4秒以内に安定して左右両方向可能
   - 3：4秒以内に安定して一方向のみ可能
   - 2：ゆっくりではあるが安定して左右両方向可能
   - 1：監視あるいは口頭指示を必要とする
   - 0：介助を必要とする

12．立位にて20 cm台へのステップ(片脚交互に4ステップずつ計8ステップ施行)
   - 4：20秒以内に可能
   - 3：20秒を超えるが可能
   - 2：監視を伴い2ステップずつ計4ステップ可能
   - 1：最小限の介助が必要であるが1ステップずつ計2ステップ可能
   - 0：動作時、転倒の危険性があり中等度以上の介助を必要とするか試みることができない

13．タンダム立位(得点3のステップ：ステップ長は他足のつま先より前方で足幅は肩幅よりも狭く行える)
   - 4：タンダム立位がとれ、30秒間保持可能
   - 3：タンダム立位はとれないが十分前方にステップし、30秒間保持可能
   - 2：小さくステップし、30秒間保持可能
   - 1：ステップ動作時介助を必要とするが15秒間保持可能
   - 0：ステップ動作時、あるいはステップ後バランスを失う

14．片脚立位
   - 4：10秒間以上可能
   - 3：5～10秒間可能
   - 2：3秒間以上可能
   - 1：3秒間以下(動作時バランスは安定している)
   - 0：転倒の危険性があり介助を必要とするか試みることができない

表5 Functional Reach Test

①被検者に安静立位をとらせ、健側上肢を前方水平に挙上させる
②前方水平挙上位での手指先端を始点(0点)とし、バランスを崩すことなく可能な限り前方水平に手を伸ばさせ、手指先端最高到達点の距離を測定する

表6 Timed Up and Go Test

①被検者は肘掛椅子(シートの高さ46cm)の背もたれに背をつけて座り、手は肘掛けの上に置いておく
②検者の合図で立ち上がり歩行し、3m先のマーク点で方向転換し、もとの椅子に戻って腰掛け、背もたれに背をつける

・Functional Reach Test(FRT)(表5)

FRTはDuncanら[22]によって提唱されたバランス評価で、動作は支持基底面内での随意的な重心移動に対する姿勢調節能が必要で、歩行能力との関係では運動療法室レベルか院内実用レベル以上かのCut off値は25cmとされています[23]。

・Timed Up and Go Test(TUGT)(表6)

TUGTは歩行時の動的バランス能力を定量的に評価し、歩行動作に加え、立ち上がる、歩く、方向を変える、腰掛けるといった一連の動作能力を観察・測定することが可能です[24]。歩行能力との関係においては運動療法室レベルか院内実用レベル以上かのカットオフ値は20秒、屋外実用歩行レベルのカットオフ値は17秒とされています[23]。

・10m最大努力歩行速度

最大努力歩行速度は片麻痺運動機能の総合的指標ですが、最大努力歩行速度と歩行能力獲得と関係する要因は必ずしも同一でないことが報告されています[25]。歩行速度の増加は、前進運動に変換させる不安定な状況を導く姿勢制御をつくり出すことにより達成されるのに対し、歩行能力獲得は不安定な姿勢制御をつくり出すことなく、安定した姿勢制御において達成されるためと考えられます。

また、屋外の実用歩行が可能な歩行速度の目安は15秒/10m以下ですが[26]、信号機のある道路の横断には10秒/10m以下が必要と報告されています[27]。

・6分間歩行距離

一定時間に歩行できる距離は運動耐久性を評価する指標となり、6分間歩行評価は簡易的な運動耐久性評価として有用です。

実施方法は日常生活場面を想定し、無理なく行える普段のペースでの歩行で距離を測定しますが、最大限の活動能力の評価には最大努力での歩行を指示し測定します。

・Physiological Cost Index(PCI)

歩行能力をエネルギー効率の面から評価した指標で、測定は3分間座位にて安静を保ち安静時心拍数の測定に続いて無理なく行える普段のペースで3分間歩行させ、その歩行距離と心拍数を測定し算出します。

PCI=(3分間歩行時心拍数−安静時心拍数)/歩行速度(m/分)

快適歩行における片麻痺対象者と健常者のPCIはそれぞれ0.97±0.46、0.27±0.08で、片麻痺対象者では装具装着によりPCIの減少が認められています[28]。

## [3] 能力障害の評価

・Barthel Index(BI)

BIは評価の簡便さから広く用いられていますが[29]、可能か不可能かによる選択のため、実際に行っているADLおよび介助度合の把握が困難です。

・Functional Independence Measure(FIM)

Barthel Indexの問題点を補うように、コミュニケーションと社会認知に関する項目が付け加えられ、評価尺度もより細かく変化を求めやすい評価尺度となっています[30]。介助度を明確にし、実際にしているADLを評価することにより対象者の日常生活そのものを把握できるとともに適切な介助方法の統一が可能です。

●●● おわりに

刻々と変化する対象者の社会環境や身体・精神状態を十分に把握し、理学療法におけるエビデンスの集積のためにも統一された評価表の作成が望まれます。

(丹羽義明)

【文献】

1) 潮見泰蔵：脳卒中における評価と理学療法効果. PTジャーナル 37：639-646, 2003.
2) Duncan PW：Stroke Disability. Phy The 74：399-407, 1994.
3) Fugl-Meyer AR, et al：The post-stroke hemiplegic patient; A method for evaluation of physical performance. Scand J Rehab Med 7(Suppl)：13-31, 1975.
4) Brunnstrom S(著), 佐久間穣爾, ほか(訳)：回復段階と評価方法；片麻痺の運動療法. 医歯薬出版, 東京, 1974.
5) 上田 敏, ほか：片麻痺機能テストの標準化；12段階片麻痺回復グレード法. 総合リハ 5：749-766, 1977.
6) 上田 敏, ほか：片麻痺手指機能テストの標準化；12段階手指機能テストおよび5段階上肢能力テスト. リハ医学 22：143-160, 1985.
7) 鈴木堅二, ほか：脳卒中片麻痺患者の最大歩行速度の決定因；歩行訓練期間の影響. リハ医学 31：339-345, 1994.
8) Bohannon RW：Gait performance of hemiparetic stroke patients; selective variables. Arch Phys Med Rehabil 68：777-781, 1987.
9) 宮 秀哉：脳卒中片麻痺患者の歩行訓練初期における最大歩行速度の決定因. リハ医学 33：222-227, 1996.
10) 蜂須賀研二, ほか：片麻痺および骨・関節障害によって生じた筋萎縮の酵素組織；科学の所見の検討. リハ医学 29：36-46, 1992.
11) 蜂須賀研二：二次障害の発生と予防. リハ医学 30：634-638, 1993.
12) 青木詩子, ほか：慢性期片麻痺患者の非麻痺側膝伸展筋力と歩行能力の関係. 総合リハ 29：65-70, 2001.
13) Collin C Wade：Assessing motor impairment after stroke; a pilot reliability study. J Neurol Neurosurg Psychiatry 53：576-579, 1990.
14) Bohannon RW, et al：Lateral trunk flexion strength; impairment, measurement reliability and implications following unilateral brain lesion. Int J Rehabit 9：47-51, 1995.
15) 川手信行：脳卒中片麻痺患者における立位・座位姿勢保持時重心動揺と座位姿勢変換時重心移動について. リハ医学 34：121-128, 1997.
16) 杉本 諭：脳血管障害患者の歩行能力に及ぼす非麻痺側筋力と座位能力の影響. 理学療法学 27：4-8, 2000.
17) Bohannon RW, et al：Interrater rehabilitee of a modified Ashworth scaleof muscle spasticity. Phys Ther 67：206-207, 1987.
18) Berg K, et al：A comparison of clinical and laboratory measures of postural Balance in an elderly population. Arch

Phys Med Rehabil 73 : 1073, 1992.
19) Berg K, et al : The Balance Scale ; reliability assessment with elderly residents and patients with an acute stroke. Scan J Rehab Med 27 : 27, 1995.
20) 丹羽義明：脳卒中片麻痺患者におけるBBSの有用性．理学療法学 28：300, 1999.
21) 丹羽義明：脳卒中片麻痺患者の歩行能力改善の推移．PTジャーナル 37：5-9, 2003.
22) Duncan PW, et al : Functional reach ; a new clinical measure of balance. J Gerontol 45 : 192-197, 1990.
23) 須藤真史：脳卒中片麻痺に対する理学療法効果と判定；理学療法効果判定の指標としてFRT, TUGTの可能性．PTジャーナル 35：879-884, 2001.
24) Podsiadlo D, et al : The timed Up & Go ; a test of basic functional mobility for frail elderly persons. J Am Geriatr Soc 39 : 142-148, 1991.
25) 菅原憲一, ほか：片麻痺患者の歩行能力と麻痺側機能との関係．理学療法学 20：289-293, 1993.
26) 高橋精一郎, ほか：歩行評価基準の一考察；横断歩道の実施調査より．理学療法学 15：98, 1988.
27) 野尻晋平, ほか：片麻痺患者の横断歩道における歩行スピード．理学療法学 17：459-462, 1990.
28) 今田 元, ほか：Physiological Cost Indexによる脳卒中片麻痺患者の歩行機能評価．リハ医学 28：491-494, 1991.
29) Mahoney FI, Barthel DW : Functional evaluation ; The Barthel index. Md St Med J 14 : 61-65, 1965.
30) 千野直一（編）：脳卒中患者の機能評価；SIASとFIMの実際．シュプリンガーフェアラーク, 東京, 1997.

# CHAPTER 1 脳卒中のリハビリテーション
## 機能評価
## 2. 脳卒中患者の呼吸機能と全身持久力

● SUMMARY

1. 脳卒中患者の呼吸機能は、拘束性換気障害を呈する割合が高く、全身持久力も低下しています。
2. 急性期ベッドサイドでは、主に聴診とパルスオキシメーターを用いて評価します。
3. 心疾患を合併している対象者では、心電図モニターにて不整脈出現の有無などをチェックしながら進めていきます。

●●● はじめに

　脳卒中患者に対する理学療法は、運動麻痺に着目することが多く、呼吸機能を重視したアプローチは少ないのが現状です。しかし、急性期では、呼吸管理が生命予後を左右し、回復期以降では、異常な筋緊張、上肢・体幹の可動域（以下、ROM）制限、健側筋力低下などにより呼吸機能の低下をきたし、身体活動能力の指標でもある全身持久力にも影響を及ぼすと考えられます。

　それらを改善し、日常生活を高めるためにも、運動負荷試験による適切な運動強度を用いた理学療法の実施が重要です。今回は、急性期の脳卒中患者の呼吸機能の状態、ならびに呼吸機能や全身持久力の評価方法を紹介します。

## 1 脳卒中患者の呼吸機能・全身持久力

### [1] 急性期の呼吸機能

　急性期では、主に中枢性呼吸障害（換気調節異常）、二次的な心肺合併症・髄液や血液の酸塩基平衡の異常により呼吸機能障害を起こします。

　特に高齢で意識障害を伴う場合、呼吸障害を伴いやすく、脳浮腫のため、分泌物の増加や舌根沈下による気道閉塞も認められます。中でも肺合併症（肺炎・無気肺）（表1）は要注意で、急性期に限らず維持期に併発しても死亡率が極めて高いとされています[1]。

表1　肺合併症の発症原因

①換気不足による喀痰排出能力の低下
②挿管や気管切開による上気道の浄化機能の阻害
③経鼻・胃チューブの挿入
④逆流（胃・食道）による誤嚥
⑤体位変換不足により形成された無気肺

## [2] 回復期以降の呼吸機能

脳卒中患者は、従来から拘束性換気障害(図1)を呈する割合が高いことが知られています[2]。その要因として、
① 呼吸筋麻痺による患側胸筋の動きの減少・横隔膜機能の低下
② 異常な筋緊張(痙性)による胸郭伸展性の減少
③ 円背姿勢
④ 頸部・肩甲帯・肩関節のROM制限

などがあり、6ヵ月を過ぎる頃から胸郭が拘縮し、吸気量が有意に減少します[3]。

また、日常生活動作(ADL)能力も呼吸機能と密接な関係があり、ADL能力が低下することで身体に廃用的影響を及ぼし、器質的障害に加えて、胸郭のROM制限を受けて肺自体の弾性が失われ、肺活量の低下をきたします。つまり、肺活量の低下には、麻痺や筋緊張異常のみならず、二次的な胸郭可動性の低下や活動量の低下が関係します。喫煙歴や分泌物による気道閉塞、閉塞性肺疾患の存在などにより閉塞性換気障害を呈する場合もあります。

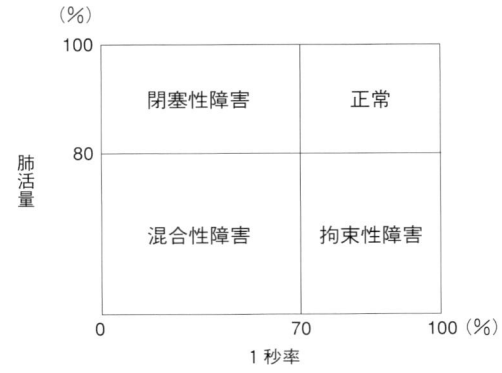

図1　換気機能の分類

## 2 呼吸機能の評価

### [1] 急性期

急性期では、ベッドサイドでのリハビリテーションが中心となることが多く、主に聴診とパルスオキシメーターを用います。

❶ 聴診(図2、3)

聴診は、肺炎の場合、X線写真よりも早く診断することが可能です[4]。また、排痰前後の聴診により、痰の存在や除去を明らかにすることができます。

❷ パルスオキシメーター(図4〜6)

パルスオキシメーターは、対象者に負担を与えず経皮的酸素飽和度($SpO_2$)と脈拍数を間欠的かつ連続的に測定できる器具です。

一般的に動脈血中の酸素濃度を表すのに、動脈血酸素

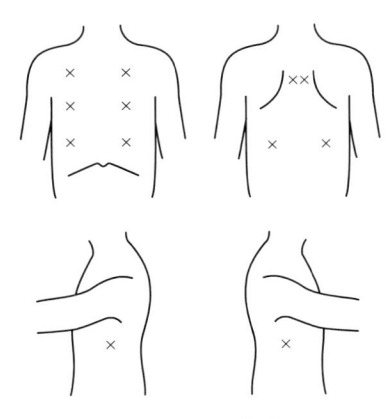

図2　聴診の部位

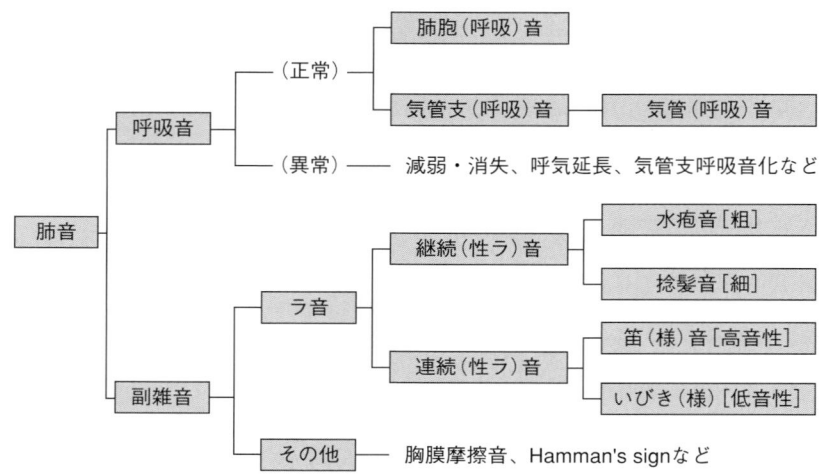

図3 肺音の分類・用語
(山口正伸:ICUのための新しい肺理学療法. 丸川征四郎(編), p78, メディカ出版, 大阪, 1993による)

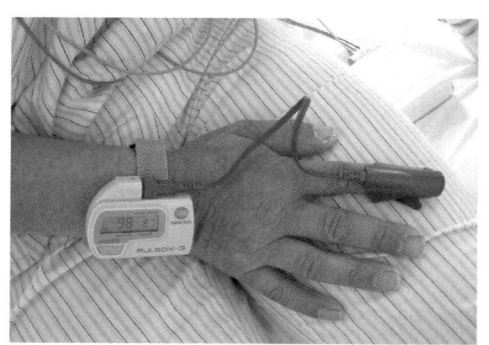

図4 パルスオキシメーター

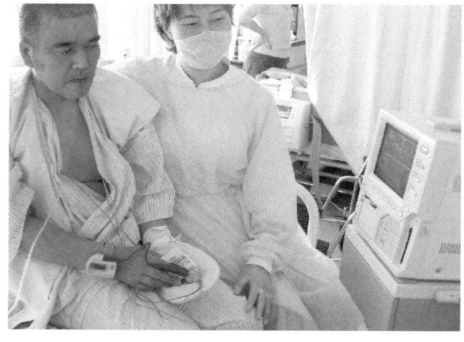

図5 リハビリ風景
心疾患を合併している対象者では、パルスオキシメーターだけでなく、心電図モニターにて不整脈出現の有無などをチェックしながら理学療法を進めていきます。

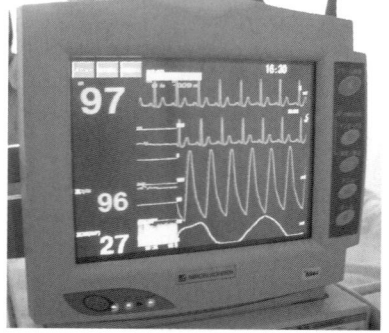

図6 ベッドサイドモニター
モニター上段右は心電図の波形、上段左は心拍数、中段はSpO₂を表します。

表2 換算表

| $PaO_2$(torr) | $SaO_2$(%) |
|---|---|
| 100 | 98 |
| 90 | 97 |
| 80 | 95 |
| 70 | 93 |
| 60 | 89 |
| 50 | 83 |

分圧($PaO_2$)と酸素飽和度が用いられ、両者は相関することが認められており、換算表(表2)がよく活用されています。

(岸川恭子)

【文献】
1) 山下弘二:脳血管障害に伴う呼吸障害の理学療法. 理学療法 13:109-116, 1996.
2) 大瀬寛高, ほか:脳血管障害症例の呼吸機能に関する検討;ADLレベルとの比較から. 日本呼吸管理学会誌 8:235-238, 1999.
3) 仲栄真勝, ほか:脳卒中片麻痺患者の呼吸機能に関する要因の分析. 神大医保健紀要 13:139-142, 1997.
4) 千住秀明:改定呼吸リハビリテーション入門;理学療法士の立場から. p 48, 神綾文庫, 神戸, 1993.

# 脳卒中のリハビリテーション
## 機能評価
## 3. 脳卒中患者の高次脳機能評価

● SUMMARY

1. 高次脳機能障害を効率よく評価するための準備として収集すべき情報、面接、評価時の観察ポイントを紹介しました。
2. 脳卒中患者に比較的高頻度に出現する失行、失認、半側空間無視、前頭葉機能障害、記憶障害に関し、症状特性と評価方法の紹介、実施上の注意点、症状分析の仕方などを症例の紹介を交えて解説しました。
3. 多面的な評価の必要性と、個々の患者特有の問題点を観察、分析することの必要性を強調しました。

●●● はじめに

　高次脳機能を鈴木[1]は、「知識に基づいて行動を計画し、実行する精神活動で、この活動には知覚、注意、学習、記憶、概念形成、推論、判断、言語活動および抽象的思考などが含まれている」と説明しています。脳の器質的損傷によって、これらの活動が阻害され高次脳機能障害が起こります。高次脳機能障害は、1980年代には失語、失行、失認および記憶障害を主に対象としていましたが、近年は、これに加え注意・集中力の低下、人格変化、情緒や行動の障害なども対象とされています。
　本稿では、高次脳機能障害のうち脳卒中患者に比較的高頻度にみられる、左半球損傷の失行、右半球損傷の半側空間無視および前頭葉性の機能障害、記憶障害について述べます。

## 1 高次脳機能障害の評価の準備

高次脳機能障害を限られた治療時間に適切かつ合理的に評価するためには、
①病歴、病前性格と生活状況、CTやMRIなどの画像所見を確認
②利き手をチェックし、優位半球を把握
③面接では、視線、姿勢、表情、言語や動作による応答の様子、内容などを観察し、意識レベルや評価に対する協力性の程度を把握
④ADL(Activities of Daily Living、日常生活動作)とAPDL(Activities Parallel to Daily Living、日常生活関連動作)を評価するとともに、対象者が困っていること、家族など周囲の人が気づいた対象者の奇妙な行動、エピソードの有無などを聞き、問題点を推測し、高次脳機能の問題を予測して、質問、検査内容を選択し、評価の計画を立てておくとよいでしょう。

## 2 失行

　失行(apraxia)とは、動作を遂行するのに十分な運動機能を有し、行うべき行為を理解しているにもかかわらず、要求された行為を正しく遂行できない行為の障害です。
　検者の要求する行為ができない原因が、意識障害、検査に対する理解の障害、視覚性の認知障害、運動能力の障害、体性感覚障害などであれば、失行の範疇から除外されます。
　失行の標準化された評価としては、WAB失語症検査における下位項目の行為の項目や標準高次動作性検査(SPTA)(表1)があります。種村らは、標準高次動作性検査の各項目で、表1に示すような失行の可能性を検討できると報告しています[2]。
　失行を呈する対象者の反応は、以下のような種々の条件により影響を受けます。
　①指示：口頭指示で行うか、模倣してもらうかといった指示の仕方で反応が異なります。

表1　失行の検査例

| 大項目 | 小項目 | 検査により可能性が検討される失行* |
|---|---|---|
| 顔面動作 | 舌を出す、舌打ち、咳 | 口腔顔面失行 |
| 物品を使う顔面動作<br>(物品あり・物品なし) | 火を吹き消す | 口腔顔面失行 |
| 上肢(片手)習慣的動作 | 軍隊の敬礼、おいでおいで、ジャンケンのチョキ | 観念運動失行 |
| 上肢(片手)手指構成模倣 | ルリアのあご手、Ⅰ・Ⅲ・Ⅳ指輪、Ⅰ・Ⅴ指輪 | 観念運動失行 |
| 上肢(両手)客体のない動作 | 8の字、蝶、グーパー交互テスト | |
| 上肢(片手)連続的動作 | ルリアの屈曲指輪と伸展こぶし | |
| 上肢・着衣動作 | 着る | 更衣障害 |
| 上肢・物品を使う動作<br>(物品なし) | 歯を磨く、髪をとかす、鋸で木を切る、金槌で釘を打つまねをする | 観念運動失行 |
| 上肢・物品を使う動作<br>(物品あり) | 歯を磨く、髪をとかす、鋸で木を切る、金槌で釘を打つ | 観念失行 |
| 上肢・系列的動作 | お茶を入れて飲む、ローソクに火をつける | 観念失行 |
| 下肢・物品を使う動作 | ボールを蹴る | |
| 上肢・描画(自発) | 三角、日の丸の旗を描く | |
| 上肢・描画(模倣) | | 構成障害 |
| 積み木テスト | | 構成障害 |

*標準高次動作性検査では反応を正反応、錯行為、無定型反応、保続、無反応、拙劣、修正行為、開始の遅延、その他、の9つに分類。
(標準高次動作性検査(SPTA)より一部改変，*は文献2)による)

②場所・場面：検査室の特別な場所や要求されたテスト場面ではできないことが、ベッドサイド、洗面所など日常生活の場所や自然な場面、自動的な動作ではできることがあります。

③物品：観念失行の評価に使用する物品においても使い慣れた馴染みのある物、馴染みのない物、対象者の所有物と非所有物、同じ機能でも形、大きさ、色、提示される物の数、空間的配置などによっても反応が異なる場合があります。

④回数：一度できた動作が、二度目にはできないこともあります。

これらの条件を変えることにより要求された動作が適切にできたり、まったくできなかったり、できても拙劣や試行錯誤するのが失行の特徴です。標準高次動作性検査での反応は、9つに分類されています。生じる反応の正誤のみならず、これらの反応の仕方に加え、姿勢や上肢・手指の形状、姿勢筋緊張の異常なども観察することが必要です。

● ワンポイントアドバイス

評価内容をビデオで撮影しておくと症状を分析するために便利ですが、ビデオ撮影の有無によっても反応が異なる場合があるので、配慮が必要です。

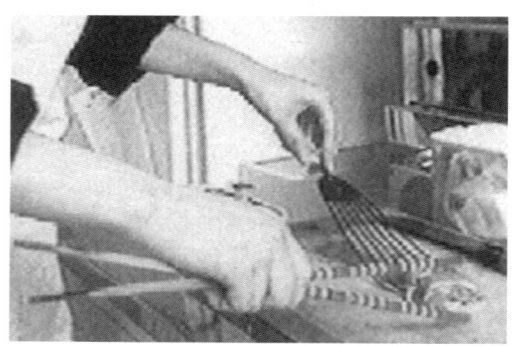

a：箸の方向の誤り

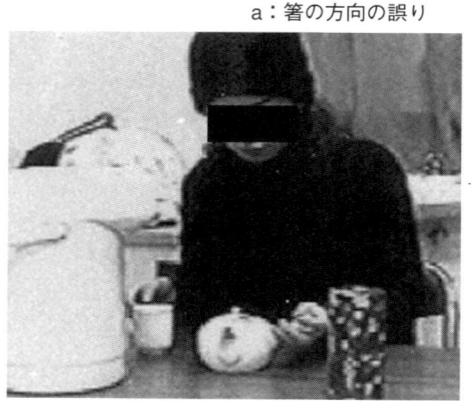

b：急須の持ち方の誤り

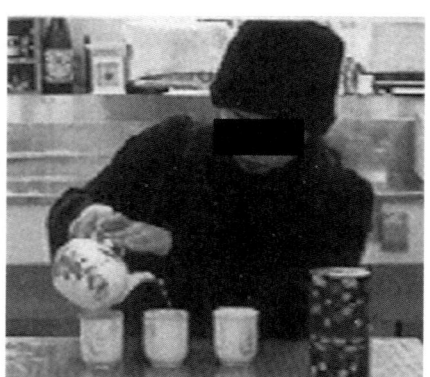

c：治療後適切に急須を持ち、複数の湯飲みにお茶を注ぐことが可能となった。

図1　対象者の観念失行の症状

早川らは、失行の評価には、病巣部位と症状とがどう対応するかという見方と、実際に現れている症状がどのようなメカニズムで生じているかを1例1例細かく検討する分析的な視点の2つの視点が必要だと述べています[3]。観念失行を呈した対象者を以下に紹介します。
〈対象者〉
　24歳、女性。右利き、美容師で、脳出血、右片麻痺、CT所見では左頭頂葉に損傷を認めました。ADLや評価の中で、右手での箸、急須、ハサミの持ち方の誤りや、箸の上下、水道栓などを動かす方向の誤り、入浴時に入浴用のいすの上に洗面器を持って行きお湯を汲もうとする、急須と湯飲みの位置が不適切なままお茶を入れようとする、調理の過程で不必要に水道栓に手を伸ばす、などの問題がみられました（図1）。これらは体幹が中心から崩れ、脊柱が過伸展した姿勢で遂行されていました。
　この対象者の場合、病巣が頭頂葉ということから、姿勢の問題や身体、物品に関する位置や方向といった空間関係の問題が生じることが予測されました。実際の評価からも物品使用時の身体中心軸のズレ、上肢の物品に対する到達運動の障害、複数物品の位置関係の混乱、手指Shapingの障害など、姿勢や空間関係に問題があると考えられました。
　このようにそれぞれの対象者の症状を細かく分析し、その中核的な障害を解明することにより、その対象者の治療指針を見い出すことができます。

## 3　失認

　失認（agnosia）とは、感覚を通して提示された物品の認知障害であり、感覚障害、知覚障害、意識障害、注意障害、未知性などに帰することができない状態をいいます。失認は要素的感覚（五感）のすべてに対応して起こり得ます。
　このうち臨床上高頻度に認められ、日常生活場面でしばしば問題となる半側空間無視について述べます。
　半側空間無視とは、大脳半球病巣と反対側の刺激に対して反応したり、その方向を向いたりすることが障害される病態です。視線の動きを自由にした状態で生じ、視野障害の有無によらず起こります。
　この症状に対し、さまざまな用語が提唱されていますが、本稿では半側空間無視を用います。
　評価には姿勢や眼球運動の観察、ADL評価、机上の検査、コンピュータを用いた検査などがあります。
　まず安静時の顔面の向きや追視の可否、対象者の左側から声をかけたときの反応の有無、顔面を他動的に左側に向けたときの眼球の動きなどを観察します。ADLでは車いすの左ブレーキのかけ忘れ、左側にある食べ物に気づかず食べない、移動時左側の物にぶつかるなどの現象を観察します。無視していることに病識がない場合が多く、またベッド安静臥床時には気づかれませんが、行動範囲が拡大すると無視の症状が明らかになる場合もあります。
　机上の検査では、抹消試験、模写試験、線分二等分試験が最もよく用いられています。また

標準化された評価としては、行動性無視検査日本版(The Behavioural Inattention Test；BIT)があります。この検査は、通常検査(線分抹消試験、文字抹消試験、星印抹消試験、模写試験、線分二等分試験、描画試験)(図2)と日常生活場面を模した行動検査(写真課題、電話課題、メニュー課題、音読課題、時計課題、硬貨課題、書写課題、地図課題、トランプ課題)の2つのパートで構成されています。通常検査はスクリーニング検査として実施可能で、所要時間は約15～20分程度です。

　机上の検査を実施する場合は、

　①検査の場所は、経過を追うための再検査を実施することを考慮し、環境の再現性が可能な部屋で実施する。また検査を厳密に行うためには訓練室などで周りに人がいて左右の空間で刺激量が異なるところは避ける

　②検査に使用する記入用紙も再評価を実施することを考えて、初期評価時と同じサイズの用紙を同じ方向で使用する

などの配慮をした方がよいでしょう。

　コンピュータを用いた評価では、ディスプレーに点滅する刺激に対し、タッチパネルやボタンスイッチを押して反応する課題などが報告されています。

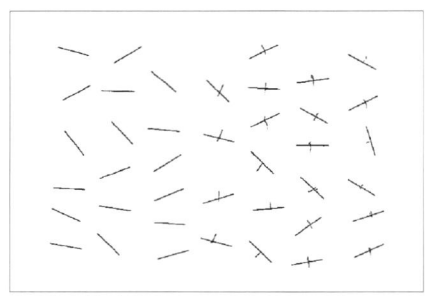
a：線分抹消試験

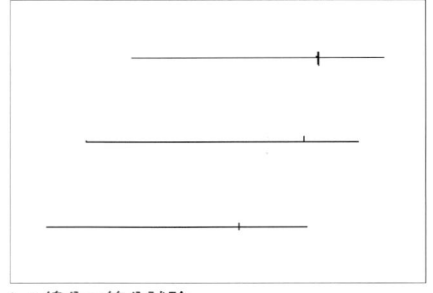
b：線分二等分試験

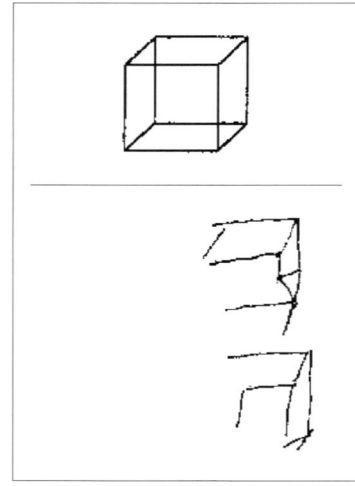
c：立方体の模写

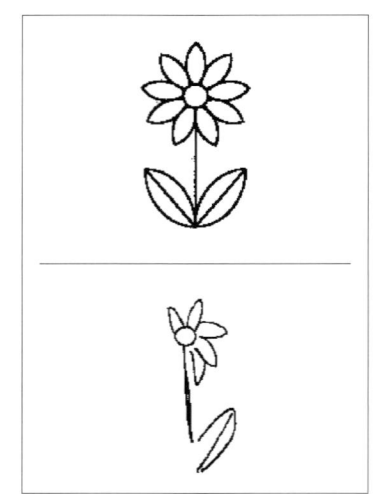
d：花の模写

図2　半側空間無視の検査例(BITの一部)

机上の検査では刺激提示が持続的であること、検査の繰り返しによる学習効果により半側空間無視が残存していても、評価上で問題が現れない場合があります。しかしこのような場合でも時間の経過とともに提示された刺激が消え、次の刺激が提示されていくといった断続的刺激提示のコンピュータでの評価や、時間の経過とともに周囲の環境が変わる日常生活場面では、問題がみられる場合もあります。このため多面的な評価が必要となってきます。

## 4 前頭葉機能障害

前頭葉機能障害は、症状が多彩で捉え難く、その検出方法も多岐にわたります。前頭葉機能障害の対象者を図3に、主な検査方法を表2に示しています。評価では、複数の検査を併用したり、日常生活の観察が重要となってきます。

本稿では前頭葉評価バッテリ(Frontal assessment battery；FAB)[4]を紹介します。このテストは、以下のような6項目から構成されています。

①類似性：複数の絵カードを見せ、それらの共通概念を尋ねる。

②語彙の流暢性：頭文字が「さ」で始まる単語を60秒間にできるだけ多く言わせる(原著はSで始まる単語)。

③運動の連続性：ルリアの連続動作(こぶし－かたな－手のひら)を行わせる。

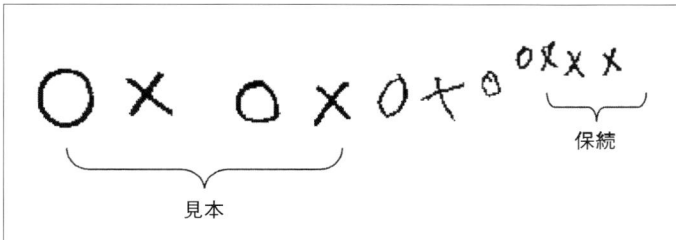

a：保続

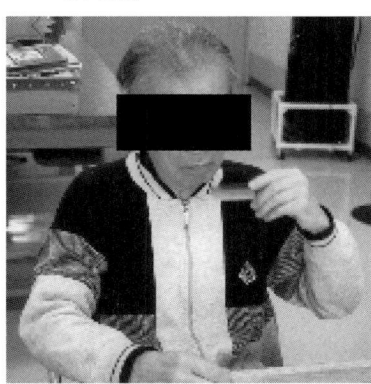

b：保続(歯ブラシ操作後の櫛の使用で保続が出現)

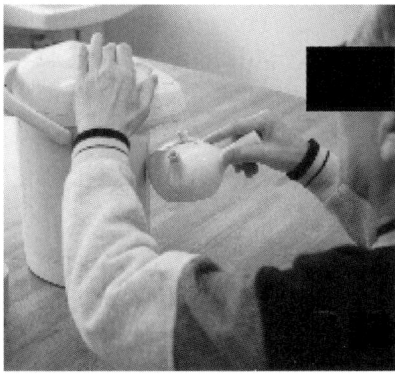

c：プログラムの障害(急須のふたを取らずにお湯を注ごうとする)

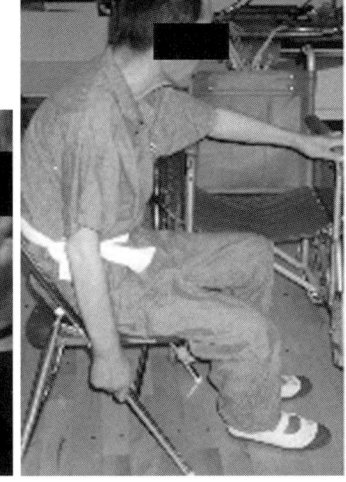

d：病的把握(車いすへの移乗を阻害)

図3　前頭葉機能障害の対象者

表2　前頭葉機能障害とその検査法

| 障害される側面 | 症状 | 検査法の例 |
| --- | --- | --- |
| 保続と反応抑制 | ステレオタイプの抑制障害 | Go/No-Go課題、継次的運動課題 |
| 概念の転換 | 心の構え（心的セット）の切り替え困難 | Wisconsin Card Sorting Test |
|  | 柔軟性の低下 | Modified Stroop Test |
| 流暢性 | 語想起の障害 | 語頭音による語の産生（列挙） |
|  | 図形想起の障害 | 図形描画 |
|  | 発想の貧困化 | 物品用途テスト |
| 注意 | 注意の分散・転換の障害 | Trail Making Test B |
|  | ワーキングメモリー | Paced Auditory Serial Addition Task、乱数生成、Memory Updating、リーディングスパンテスト、二重課題 |
|  | （保持と処理を同時に行うことの障害） |  |
| 記憶 | 展望記憶の障害 | Rivermead Behavial Memory Test |
|  | 記憶の組織化の障害 | Rey Auditory Verbal Learning Test |
|  |  | Rey-Osterreith Complex Figure Test |
| 人格 | 時間順序に関する記憶の障害 | Recenecy memory Test |
|  | 発動性や意欲の低下・無関心・無感情・易疲労性・うつ状態・気づき・（アウェアネス）の低下 |  |

（文献5）より一部改変）

表3　遂行機能障害の検査法

- Wisconsin Card Sorting test
- Category Test
- Modified Stroop Test
- Fluency Test
- Maze Learning
- Trail Making Test
- Tower of Hanoi Puzzle、Tower of London Test
- Behavioural Assessment of the Dysexecutive Syndrome；BADS
- Other Tests for Executive Function：Vygotsky Test、Tinker Toy Test、Subject-ordered Test、Six Element Test、Multiple Errands Test

（文献7）より一部改変）

④矛盾した指示：検者が机上を1打するとき対象者は2打し、検者が2打するとき対象者は1打するよう教示し、指示とは矛盾した連続動作を行わせる。

⑤Go/No-Go：検者が机上を1打するとき対象者は2打し、検者が2打するとき対象者は何もしないように教示し、行動することと、行動しないことを行わせる。

⑥把握行動：把握反応の有無を評価する。

各項目は0～3点の4段階評価で、18点満点で示されます。

淵らはFABがウイスコンシンカード分類テスト（Wisconsin Card Sorting Test；WCST）と相関があり、短時間で大まかな前頭葉機能障害を客観的に評価することが可能なテストであると報告しています[6]。

前頭葉と関連する機能として、遂行機能があります。鹿島らによると、遂行機能とは、目的をもった一連の活動を有効に成し遂げるために必要な機能であり、①目標の設定、②プランニング、③計画の実行、④効果的な行動を行う、という4つの構成要素からなると説明しています[7]。鹿島は、「遂行機能は、行動のコントロールという面からは前頭葉機能と密接な関連をもつものではあるが、その概念は本来機能局在的観点ではなく、機能とその障害に重点をおいた行動学的、心理学的視点から提唱されたものである」と述べています[7]。

遂行機能障害の主な検査方法を表3に示します。

遂行機能障害は神経心理学的検査では反映されにくい症状で、日常生活におけるさまざまな場面で気づかれる場合が多いので、日常生活での観察や情報収集が重要になります。

## 5 記憶障害

綿森は破裂脳動脈瘤くも膜下出血術後患者に記憶障害が高頻度にみられると述べています[8]。

記憶障害は、日常生活に大きく影響し、リハビリテーションの実施や社会復帰を阻害する大きな要因になります。評価には、記憶障害の存在と重症度を評価するものとして、三宅式記銘力検査、Benton 視覚記銘検査、Rey 複雑図形テスト、Wechsler Memory Test-R などがあります。また記憶障害がどの程度日常生活に影響しているかを評価するものとして、リバミード行動記憶検査（Rivermead Behavial Memory Test；RBMT）があります。

●●● おわりに

高次脳機能障害の評価方法は非常に多く、今回はそのごく一部を紹介したに過ぎません。詳細は専門書を御覧頂きたいと思います。しかしながら高次脳機能障害の評価において最も大切なことは、文献には記載されない個々の対象者の高次脳機能障害を ADL の中で細かく観察し、分析することだと思います。

（川上千鶴子）

【文献】
1) 鈴木寿夫：序論. 新生理科学体系 12 高次脳機能の生理学, 鈴木寿夫, 酒田英夫（編）, pp 1-4, 医学書院, 東京, 1988.
2) 種村留美, 種村　純：失行症. よくわかる失語症と高次脳機能障害, 鹿島晴雄, 種村　純（編）, pp 298-305, 永井書店, 大阪, 2003.
3) 早川裕子, ほか：失行症. リハビリテーション MOOK, 千野直一, ほか（編）, pp 30-37, 金原出版, 東京, 2001.
4) B Dubois, et al：The FAB A frontal assessmet battery at bedside. Neurology 55(1 of 2)：1621-1626, 2000.
5) 三村　將：遂行機能. よくわかる失語症と高次脳機能障害, 鹿島晴雄, 種村　純（編）, pp 387-395, 永井書店, 大阪, 2003.
6) 淵　雅子, ほか：前頭葉評価バッテリー（FAB）の脳血管障害患者への使用経験. 作業療法 21 特別号(4)：281, 2002.
7) 鹿島晴雄：遂行機能障害. リハビリテーション MOOK, 千野直一, ほか（編）, pp 48-54, 金原出版, 東京, 2001.
8) 綿森淑子, ほか：記憶障害. リハビリテーション MOOK, 千野直一, ほか（編）, pp 38-47, 金原出版, 東京, 2001.

# CHAPTER 1 脳卒中のリハビリテーション
## 機能評価
### 4. 失語症の予後予測について―評価および得点経過（SLTA）からの分析

● SUMMARY

1. 標準失語症検査（SLTA）総得点の経過グラフからは回復経過を視覚的イメージ（回復曲線）で捉えることができます。
2. SLTA総得点の1回目と2回目を結ぶ線からできる立ちあがりの角度（回復角度）からは次のタームの到達点を視覚的イメージで捉えることができ、予後予測を概ね可能にします。

●●● はじめに

　失語症の経過に影響を及ぼす要因には、①疾患要因、②生物学的要因、③社会的要因、④治療的要因、などがあります。

　そして、これらの各要因は複雑に絡み合い影響し合っているために、どの要因がどの程度失語症の経過に影響を及ぼすのかという重要な問題を究明することは方法論的に至難の技ともいわれてきました。

　しかし最近の医療事情では、インフォームド・コンセント、クリティカルパス、情報開示など、十分な説明と同意に基づいた治療が不可欠とされてきており、言語療法部門においても予後予測とそれに伴う治療やリハビリテーションなどの十分な説明と同意が必要とされる時代となってきました。私たちにとってこの分野の立ち遅れは、もはや許されない重大事といえるでしょう。

　ところで、私たちが臨床で観察している各症例の経過は上述した各要因がすべて含まれた結果であると考えられます。

　また、私たち言語聴覚士（ST）が使用している失語症7段階評価[*1]およびSLTA[*2]の成績も上述した各要因が含まれたうえでの結果が反映されていると考えられます。

　そこでSLTA総得点の経過グラフ（時系列分析[*3]）を作成し、グラフから個々の症例の回復経

---

[*1]：SLTAの施行が困難な対象者に対して臨床での観察で評価します。発症後早期に意識状態が日内変動する時期や感覚性失語症などで失語症を理解できずにラポートがとれない時期などに有効で特別なテストや時間を要さない簡便な評価法です。

[*2]：Standard Language Test of Aphasia。聴く力・話す力・読む力・書く力・計算などの成績結果は詳細な言語リハプログラムの作成に有効な情報となります。

[*3]：時系列とは時間の経過に従って変動を繰り返しながら推移することで、自然現象や社会現象でよく観察します。時系列の構成要素である傾向変動は長期の予測を示す指標としてよく使用され、単に測定値を時系列に折れ線グラフとして推移観察するのではなく、将来の到達値を予測・推定するものです。

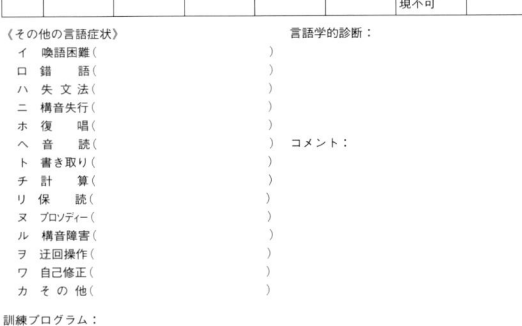

過を視覚的イメージで捉えることで、予後予測が概ね可能になるのではないかと考えました。
本稿では、その方法を紹介し、失語症の予後予測について考察してみます。

## 1 ◆ 7段階評価とSLTA

図1は、中国労災病院で使用している失語症7段階評価報告書です。図1のように聴く力・話す力・読む力・書く力をそれぞれ7段階で評価します。テストらしいテストは不要で、検者が現状に該当する段階を選択すれば自動的に重症度評価が行われる簡便な評価法です。

図2は、SLTA成績結果報告書です。テストは26項目からなり、それぞれの正答率をチェックして線を結べばグラフ化されます。これは現在最も一般的に使用されている客観的な検査法でもあります。

図1　失語症7段階評価報告書

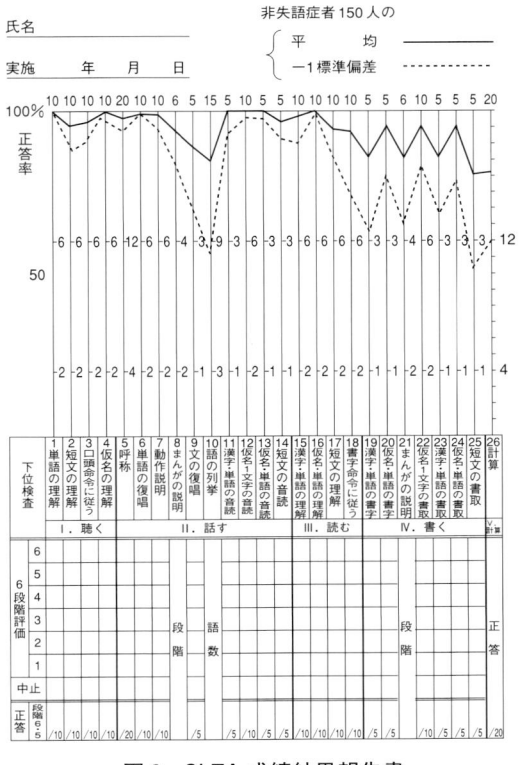

図2　SLTA成績結果報告書

## 2 症例から

本検査を3回以上施行した2名の対象者を紹介し、失語症7段階評価およびSLTA成績結果の回復経過の分析方法を具体的に示します。

〈症例1〉 60歳、男性
- 診断名：脳内出血、右片麻痺（軽度）
- 発症日：平成10年4月1日
- 入院期間：58日間
- SLTA評価（発症後）：2週、5カ月、10カ月、1年6カ月の計4回
- 救急入院：発語困難、右上下肢しびれ感
- リハ開始日：平成10年4月6日
- 言語リハ：入院時週5回計31日、退院後外来にて週2回、1年目以降週1回

症例1の言語診断は健忘失語（中等度）で、7段階評価（図3）では、聴く、話す、読む、書く、のどの言語様式も2週目から5カ月目の回復が著しいのがわかります。SLTA成績結果（図4）でも同様に2週目から5カ月目の回復が著明です。

図3　症例1：7段階評価

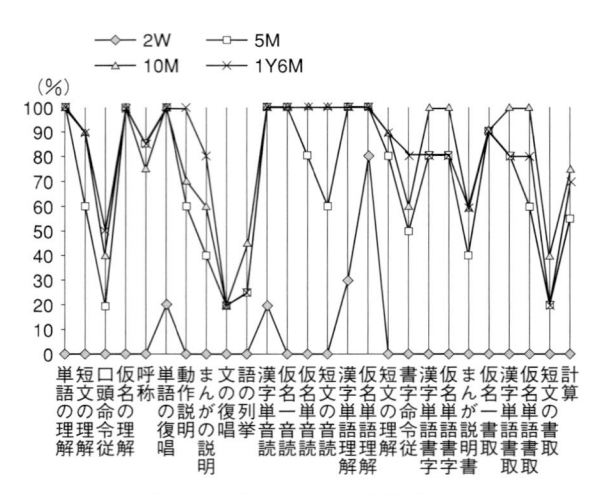

図4　症例1：SLTA成績結果

## I ■ 急性期における疾患別リハビリテーションの実際

〈症例2〉 63歳、女性
- 診断名：脳梗塞、右片麻痺（重度）
- 発症日：平成9年4月14日
- 入院期間：60日間
- SLTA評価（発症後）：4ヵ月、6ヵ月、2年3ヵ月の計3回
- 他院より紹介入院：発語困難、右上下肢完全麻痺
- リハ開始日：平成9年8月1日
- 言語リハ：入院時週5回計36日、退院後外来にて週3回、1年目以降グループ訓練を含め週2回

症例2の言語診断は混合性失語症（重度）で発語失行を伴っていました。7段階評価（図5）では、訓練開始後2ヵ月間の回復とその後2年間の回復が同程度であることがわかります。また、SLTA成績結果（図6）では、聴く・読むの理解面は徐々に回復していますが、話す・書くの表出面は回復が困難であることがよくわかります。

次に、2名の症例のSLTA 26項目総得点の経過グラフ（図7）を回復曲線[*4]として視覚的イメージで捉えてみますと、SLTA総得点の1回目と2回目を結ぶ線からできる立ちあがりの角度[*5]（回復角度）で次のタームの到達点を概ね予測することが可能になると考えられます。

図5　症例2：7段階評価

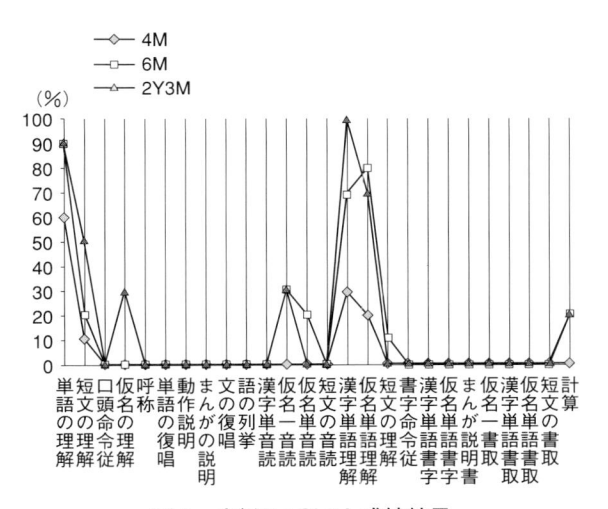

図6　症例2：SLTA成績結果

---

[*4]：長期変動が毎時同じ割合で等比的に変化する傾向にある一般時系列によく当てはまる曲線を指数曲線といいますが、本稿ではこの曲線を回復曲線と称しました。
[*5]：1回目と2回目のテスト結果を結んだときにできる最初の角度。

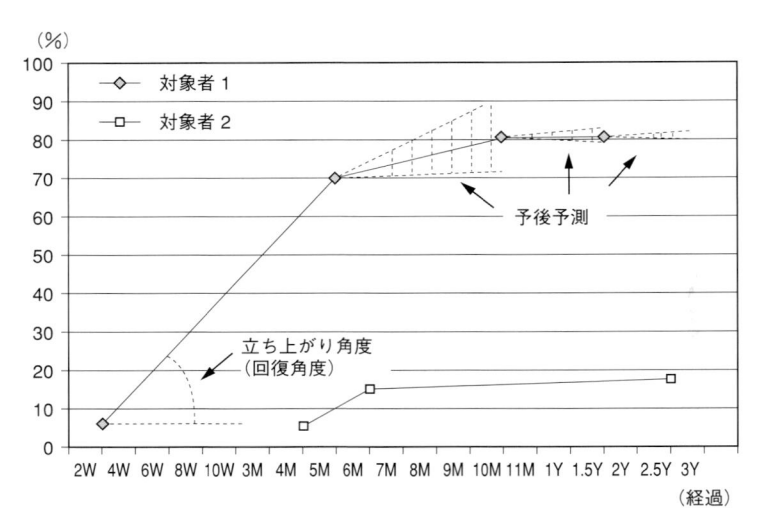

図7　経過グラフと予後予測（SLTA総得点）

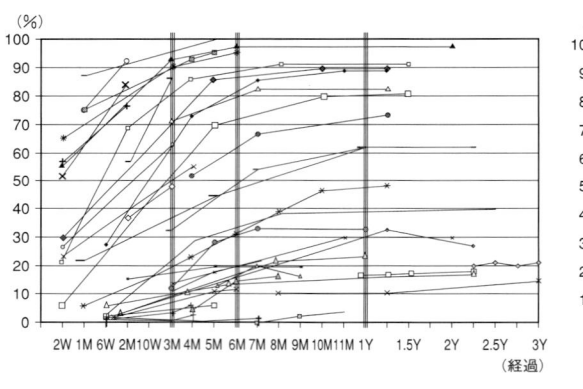

図8　経過グラフ（55名の対象者）

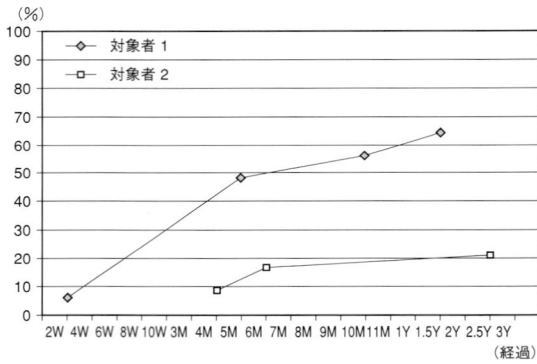

図9　経過グラフ（7段階評価総得点）

## 3 回復経過と予後予測

　現在までに経過を追えた55名の対象者についてSLTA総得点の経過グラフ（図8）を示します。

　図9のように回復角度が小さい対象者ではその後の回復は鈍く低得点を維持し、重度を脱していません。また、回復角度が大きい対象者ではその後の回復は良好で、3～6ヵ月までに比較的高得点にまで達しています。つまり、立ち上がりの角度でその後の大体の予後予測が可能で、次の回復角度[*6]（発症後6ヵ月くらい）で安定期の到達点を概ね予測することが可能になります。

[*6]：2回目と3回目のテスト結果を結んだときにできる角度。

# 4 まとめ

　回復の予後や障害受容が困難な失語症ですが、この経過グラフを臨床の場でも利用し、スタッフ間のデータ共有や患者・家族への説明にも利用してはいかがでしょうか（図10）。

　失語症になった患者・家族にとっては、ある日突然未経験な出来事に不安や絶望で沈みがちな日々を過ごすことになります。そこで比較的早期に回復経過を視覚的イメージで理解[*7]して頂くことは目標ややる気を喚起し、リハに対する意欲向上への動機づけに役立つものと確信しています。

### ●●● おわりに

　本稿は、SLTAの得点結果からの情報のみで予後予測を検討したものです。しかし、実用コミュニケーション能力[*8]は、長期にわたって改善することをしばしば経験します。このことよりSLTAでの予後予測に加えて実用コミュニケーション能力の長期的な改善の可能性についても十分な説明がなされなければならず、SLTAの得点のみで実用コミュニケーション能力を判断してはならないことも加えてご報告しておきます。

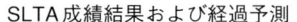

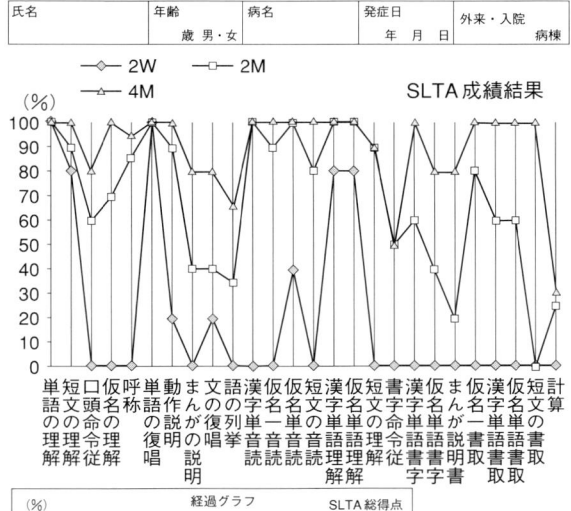

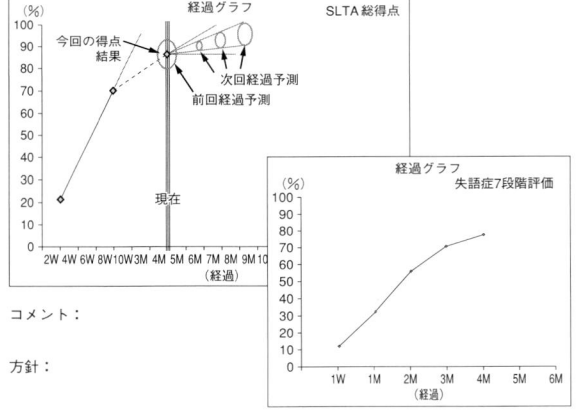

図10　リハビリテーション報告書（失語症）

（杉原康義）

【参考文献】
1) 本村　暁, 田上美年子, 飯干紀代子：失語症はどこまで治るか. 臨床リハ 11(2)：108-112, 2002.

[*7]：早期リハがより効果があり、半年から1年で大体の目安がつくことなど。
[*8]：重度の失語症者が「買い物をする」「他者の世話をする」「ひとり暮らしをする」など日常生活で能力を発揮することをしばしば観察します。このように知識や非言語的情報を活用してコミュニケーションが成り立つ実用的な能力のことです。

# CHAPTER 1 脳卒中のリハビリテーション
### 機能評価
## 5. 誤嚥性肺炎の基礎と臨床―評価と治療プログラム

### ● SUMMARY

1. 誤嚥性肺炎は大きく分けると化学性肺炎、気道閉塞、感染性肺炎に分類され、それぞれの発症機序を考慮した対応が必要になります。
2. 誤嚥性肺炎を予防するには、誤嚥を単に口腔・咽頭の問題として捉えるだけではなく、嚥下運動を全身的な運動として考え、特に、呼吸・姿勢との関連を考慮する必要があります。

### ●●● はじめに

　誤嚥とは、嚥下時に食塊や唾液が食道へ入らず、誤って気道へ入ってしまうことをいい、誤嚥性肺炎は、誤嚥した際に咳嗽反射や呼気反射が不十分で、食物や唾液・痰といった誤嚥物の喀出が十分にできない場合や全身状態の悪化や口腔内不衛生などさまざまな要因が絡み合って起きます。

　評価では、口腔や咽頭機能といった局所的な評価のみではなく、病歴や意識レベル、呼吸機能、姿勢などを合わせた総合的な評価が必要となります。

　また誤嚥性肺疾患の分類をしていくうえで「何を」「どのように」「どのくらい」「どのような状態で」で誤嚥したかもきめ細かく評価・観察し、誤嚥性肺炎のタイプを考える必要もあります。

　例えば、誤嚥が摂食中なのか睡眠時なのか、誤嚥物が食物なのか唾液なのか、それとも絶食中の患者なのか、胃食道逆流によるものなのかを診ていきます。

　ここでは誤嚥をどのように捉えていくかについて述べます。

## 1 誤嚥性肺疾患の評価

### [1] 基礎疾患および病歴（発症経過）

　患者や家族、カルテから嚥下障害の原因となる基礎疾患（中枢神経系疾患、筋・神経疾患など）について聴取・情報収集をします。各疾患により、それぞれ嚥下障害の特徴があり、基礎疾患を把握することは、嚥下障害のタイプを予測するのに重要です。

　脳血管障害では、頻度（初発・再発）や患側について確認します。

　特に両側にある場合は、仮性球麻痺による嚥下障害を疑い、注意が必要です。

高齢者の場合、老齢化による嚥下機能低下も考慮しなければなりません。また発症経過については初発症状、経過、随伴症状など嚥下障害が急に起こったのか、徐々に起こったのかを詳細に聴取する必要があります。急性の場合、特に球麻痺症状を呈した場合は、呼吸状態に注意を払います。

### [2] 全身状態

バイタルサイン（意識レベル、体温、血圧、呼吸数、$SpO_2$ など）の確認は、誤嚥性肺炎の治療を進めていくうえで、常に重要なことです。

意識レベルが低下している場合、嚥下に必要な筋の働きが鈍ってしまうだけでなく、安全な嚥下を行うために必要な嚥下反射や咳嗽反射の応答も低下するといわれています[1]。患者の中には食事中、食物が気道へ侵入してもむせ込まない、Silent Aspiration（むせのない誤嚥）という症状を呈する場合もあります。この場合、むせないからといって介助者が食べさせ続けてしまう場合があります。

誤嚥を最も反映するのは呼吸の変調です。食事前・中・後での呼吸の確認（呼吸回数や呼吸パターンなど）、チアノーゼの徴候などの観察や、パルスオキシメーターを使用し、食事中の呼吸状態を観察・評価していくのも有効です。

発熱している場合は呼吸数が増え、誤嚥しやすいので注意が必要です。

### [3] 口腔内の状態

口腔内の状態を観察し（舌、硬口蓋、軟口蓋、歯など）、清潔に保たれているかを観察します。誤嚥性肺炎患者の場合、口腔内が乾燥していたり、痰が付着することが多く、清潔に保たれていないことが多いようです（図1）。

また加齢により、安静唾液のpHは低下する傾向があり[2]、口腔内が不衛生でpHが低下している状態ではさらに誤嚥性肺炎に罹患する可能性は高くなります。

口腔ケアは、歯茎部、舌上（舌苔の除去）硬口蓋などを中心に行いますが、口腔ケア中に汚物を誤嚥することがありますので、吸引付き歯ブラシを使うのがよいと思われます（図2）。最近では市販のもので、口腔内を清拭するウエットティッシュもありますので、状態に合わせて使用していくのもよいかと思います。

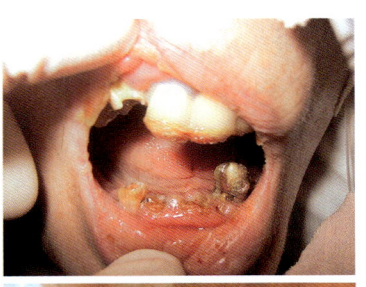

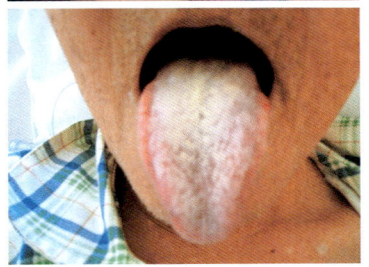

図1　誤嚥性肺炎患者の口腔内の様子

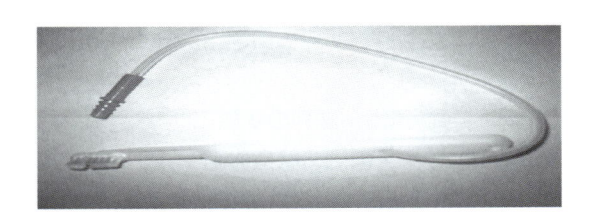

図2　吸引付き歯ブラシ（ファイン株式会社製）

### [4] 姿勢(頸・体幹機能)の評価：嚥下と呼吸に関する筋の均衡作用

嚥下運動に関する筋はすべて頸椎の前方に位置し、嚥下運動で頸椎の位置を保持するには、頸椎後方の筋が必要になります。これらは胸鎖乳突筋、僧帽筋などで主に頸部の伸展を行い、そのほとんどが体幹に停止し、呼吸補助筋とも呼ばれ、呼吸だけでなく、嚥下運動や姿勢保持にも必要な筋です(図3)[3]。

呼吸機能と嚥下機能は共通の器官が関与していることが多く、呼吸状態の悪化は嚥下状態の悪化とも考えられます。

誤嚥性肺炎患者は、臨床上、浅頻呼吸を呈し、症状が長期にわたることにより、呼吸筋疲労を起こし呼吸状態や全身状態の悪化が生ずると考えられます。よって、評価としては、頸部・胸郭の可動性や体幹の筋緊張の状態を評価し、訓練では、症状に応じて、頸・体幹のリラクゼーションや筋力増強訓練、座位保持訓練などを行います。

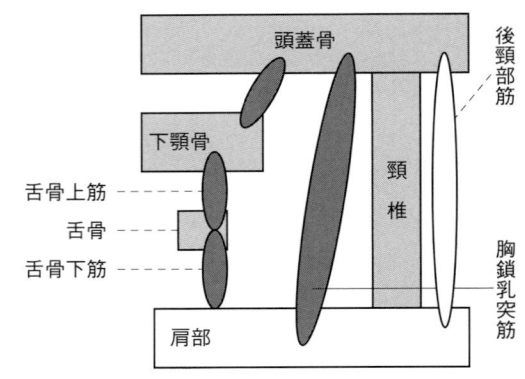

図3 嚥下と呼吸に関する筋群の均衡作用

### [5] コンプロマイズドホスト

コンプロマイズドホストとは「生体(宿主)が本来保有している抵抗力や防御力がさまざまな原因で損なわれて感染を招きやすくなり、生じた感染症が増悪しやすい傾向にある宿主状態のこと」という意味です。

誤嚥性肺炎は気道内に誤嚥物が侵入して起こるものですが、全身状態が悪化するとさらに罹患しやすい状態となります。

原因として、栄養不足や機械的要因(経鼻胃チューブ留置・気管切開・人工呼吸器装着・静脈栄養・尿道カテーテルなど)、口腔内不衛生などが挙げられます。常に患者の全身状態を観察しながら治療・訓練を進めていく必要があります。

### [6] 摂食・嚥下関連器官の機能

挺舌や舌の左右運動、口唇の閉鎖の状態や可動域、頬の膨らみやへこみが可能かどうかを観察していきます。

麻痺などで舌や口唇の随意的な運動機能の低下があれば、食塊形成や咽頭への送り込みが難しくなり、誤嚥の原因ともなります。図4に嚥下に関与する器官を示します。

❶ 口腔

a. 義歯・歯列の状態

義歯・歯列の状態は咀嚼運動に影響します。また齲歯の有無や状態(特に大臼歯の欠損)の確認は重要です。歯の衛生状態は誤嚥性肺炎の予防のうえでも重要なので(主に感染性肺炎)、状態が悪い場合、歯科医師や歯科衛生士にコンサルトして治療をしてもらう必要があります。

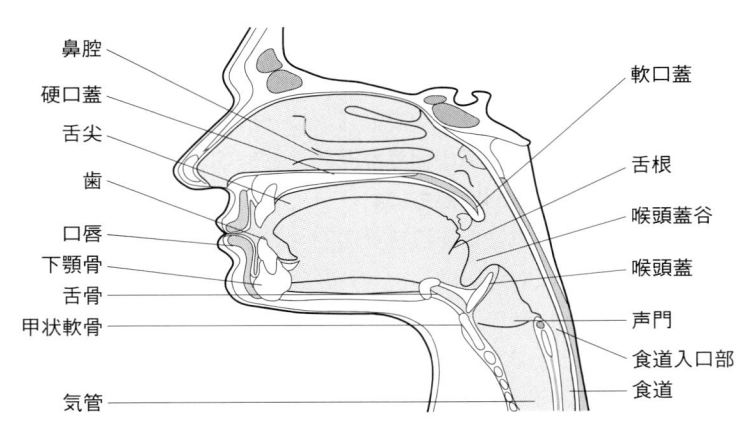

図4 嚥下関与器官

### b. 口臭および舌苔の有無

口臭・舌苔の有無により、口腔衛生の状態が把握できます。舌苔がある場合、細菌の繁殖が予想され、これを含んだ唾液を誤嚥することにより誤嚥性肺炎に陥る危険性が高くなるので注意しなければなりません。

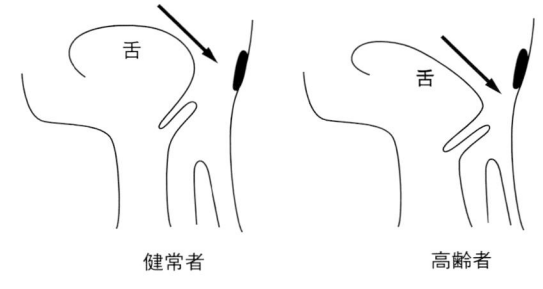

また舌苔は全身状態を把握するうえでも重要であり、白苔がある場合は消化器疾患や熱性疾患を、黒苔がある場合は脱水症状・体力低下などが疑われます。

■：嚥下反射の惹起されやすい領域

図5 高齢者の嚥下の状態

口臭がある場合も同様であり、特に口腔内に残渣がある場合はこれを除去しなければなりません。

### c. 流涎の有無と唾液量

流涎がある場合は、唾液の嚥下不可や口腔周辺の感覚障害や認知症（痴呆）などを含む重度知能障害が疑われます。流涎が左右のどちらにあるのかを確認し、常時一側に認めるものは、感覚障害および閉口不全障害を疑い、両側に認めるものは知能低下を疑います。

また口腔内の唾液の貯留状態（左右差、量、時間帯など）の観察において、唾液量が多い場合は口腔内知覚過敏や自律神経障害、少ない場合は口腔内知覚減弱や水分摂取不足が考えられます。唾液の嚥下ができるか否かは嚥下訓練を開始する目安ともなるので観察が必要です。

### d. 舌根機能

高齢化は嚥下に関与する筋の緊張の減弱、靱帯の緩みなどを招くといわれています。特に嚥下運動においては、舌根の状態がポイントですので十分な観察が必要です。評価としては、舌骨を触診し、その状態を把握します。図5は高齢者の嚥下状態を示したものですが、舌根が下降している場合、嚥下反射が誘発される咽頭後壁に接触しにくくなり、誤嚥しやすくなります。

### [7] スクリーニング検査

摂食嚥下機能の評価にはいくつかのスクリーニング検査があります。これらの評価を組み合わせることにより、嚥下障害の程度が把握できます。テストの内容に関しては、いくつか文献が出ていますので参照してください。

それぞれ検査内容の特徴がありますので、対象者の状態に応じて選択・組み合わせをして評価を行うようにしてください。

＜嚥下に関するスクリーニング検査＞
・水飲みテスト ・改訂水飲みテスト ・反復唾液嚥下テスト（RSST）・食物テスト（food test）
・頸部聴診法 ・嚥下造影検査（video fluorography）、など

## 2 誤嚥性肺炎のリハビリテーション

### [1] 誤嚥性肺炎のリハビリテーションの流れと内容

誤嚥性肺炎のリハビリテーション（リハ）は、誤嚥性肺炎のタイプを診断し、誤嚥のパターンに応じた訓練を十分なリスク管理のもとで行います。

ゴールは医学的に安定した栄養が摂れるように指導・訓練を進めていきます。訓練は、疾患から起こる二次的な障害を予防する側面と治療的な側面があります。またリハ実施以外での管理も重要となります。例えば唾液の不顕性誤嚥を防止する姿勢管理（安静時/睡眠時）、呼吸管理、口腔内衛生管理などです[3]。

また誤嚥性肺炎の治療は、誤嚥物を喀出する訓練を行いながら、間接的・直接的嚥下訓練を進めていきます。

間接的嚥下訓練とは、食物を用いない摂食嚥下訓練で摂食・嚥下に関係する器官の運動の改善や経口摂取に必要な機能を準備する訓練です。

直接的嚥下訓練とは実際に食物を用いた訓練法で間接訓練による機能改善後、段階的に進める総合的な訓練です[4]。摂食時の姿勢や食物形態の調整、食べさせ方の工夫などの代償的手段を用いて訓練を進めていきます。訓練内容は対象者のバイタルサインなどをよく観察・評価し、経過を診ながら、誤嚥のタイプに合わせて選択していきます（図6）。誤嚥性肺炎のリハでは、咳嗽反射や呼気反射など誤嚥物を喀出する気道反射に対するアプローチ、対象者に適した食事姿勢（良姿位設定）、食形態の選択（安全な食形態の選択）、誤嚥物喀出法などを施行します。

❶ 舌根機能のアプローチ

舌根が落ちている（筋緊張低下）対象者に対して施行します。アプローチとしては主に舌骨筋群の筋緊張を高めることを中心に行います（図7〜10）。

❷ 唾液の不顕性誤嚥を予防する姿勢管理（安静時/睡眠時）

誤嚥性肺炎の予防には摂食中の咳嗽反射と睡眠時の呼気反射を円滑にし、誤嚥物を喀出させる必要があります（表1）[5]。

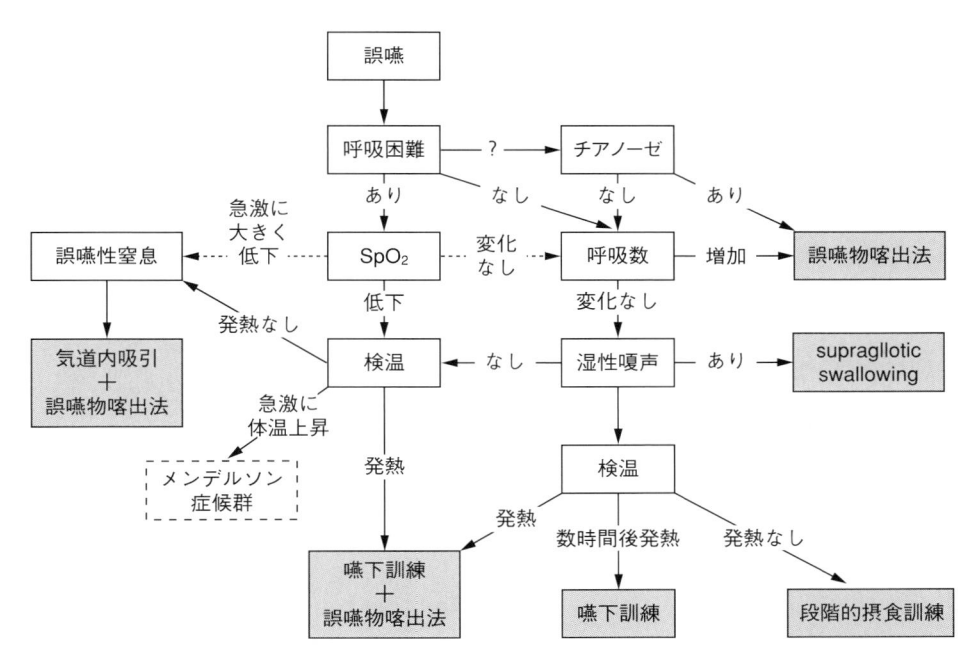

図6　誤嚥性肺炎のリハビリテーションの選択

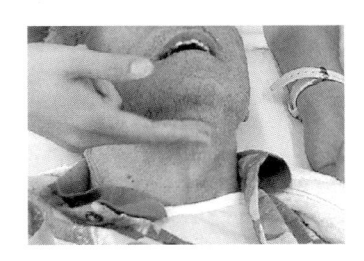

図7　舌骨上筋群のタッピング

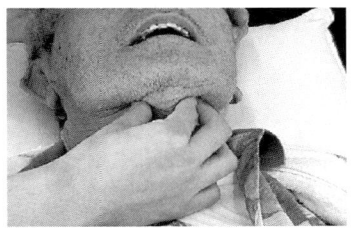

図8　徒手的舌根挙上訓練

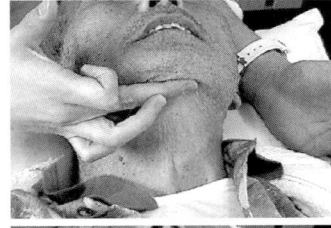

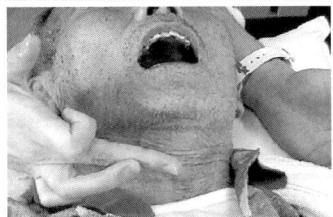

図9　舌骨筋群の筋力増強訓練（強制開口）

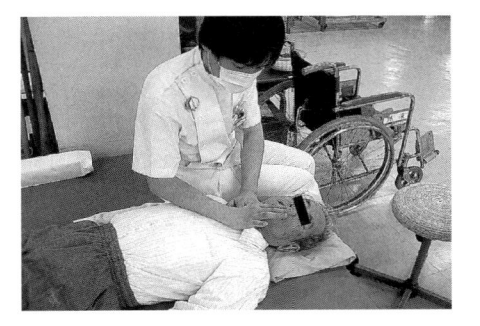

図10　舌骨筋群のストレッチ

表1　気道反射による誤嚥性肺炎の予防

| 状況 | 誤嚥のパターン | 誤嚥物 | 気道反射 |
|---|---|---|---|
| 摂食中 | Macro Aspiration | 食物・水 | 咳嗽反射 |
| 安静時 睡眠時 | Micro Aspiration | 唾液 | 呼気反射 |

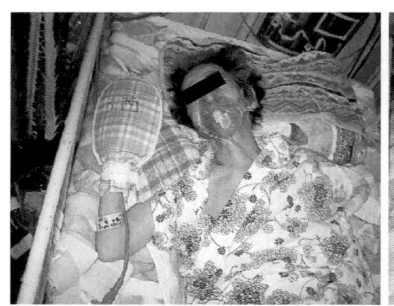

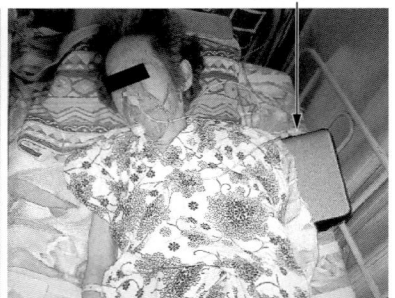

図11 下部胸郭の開放（右：施行前、左：施行後）

表2 睡眠と気道反射

|  | 覚醒 | REM睡眠 | Non-REM睡眠 |
|---|---|---|---|
| 咳嗽反射 | (＋) | (－) | (－) |
| 呼気反射 | (＋) | (＋) | (＋) |
| 無呼吸反射 | (－) | (＋) | (＋) |
| 嚥下反射 | (＋) | (＋) | (－) |
| 気管収縮 | (＋) | (－) | (－) |

不顕性誤嚥の予防として睡眠時のベッドアップ（15度程度）や口腔衛生管理、重症例では持続的な唾液の吸引を行います。

❸ 呼吸管理

誤嚥性肺炎患者は臨床上、慢性的な頻呼吸の症状を呈することが多く、いかにして安定した呼吸状態を保ち常に呼吸しやすい姿勢をセッティングしてあげられるかが重要になります。

上部胸郭は呼吸の強さ、呼吸のボリュームをコントロールする下部胸郭は開放するよう姿勢をセッティングします（図11）。

❹ 気道反射に対するアプローチ（表2）

誤嚥性肺炎の予防には、食物に対する咳嗽反射、睡眠中などの唾液の誤嚥に対する呼気反射能力を高める必要があります。

効果的な咳嗽を行うには、十分な吸気量、声門閉鎖、腹圧上昇、頸部コントロールなどが必要です。

呼気反射は、呼吸運動を伴わず機能的残気量レベルから呼気運動を発生する反射と定義されており、機能的残気量は胸郭コンプライアンスに比例するといわれています。この両反射の能力を高めていくには、胸郭のコンプライアンスを高め、頸部のコントロールが自由に行えるようする必要があります[5]。

訓練は、意識レベルが低下している対象者には、頸部のアイスマッサージや mental stimulation を行い覚醒させることを中心に行います。

❺ 適した食事姿勢（良姿位設定）

摂食時に、リラックスした姿勢で食べられるかどうかは重要なことです。誤嚥性肺炎を繰り返すような対象者では、座位が安定しない場合が多く、姿勢保持に嚥下・呼吸筋群が参加してしまい誤嚥しやすくなる可能性があります（図12）。

嚥下・呼吸に関する筋は頸・体幹に存在するものが多く、姿勢保持に大きく関与するため摂

食時に無理のない姿勢を設定することが大切です。
　摂食時の姿位設定の基準は、
　①心拍数、呼吸数などの大きな変化はみられない
　②疼痛がなく、疲労が少ない
　③異常反射に影響されない（筋緊張の変化）
　④姿勢反射（特に立ち直り反応）がある
　⑤対象者にとってその姿勢が運動レベルもしくは休息レベルか考慮する
などを目安にするとよいと思います。

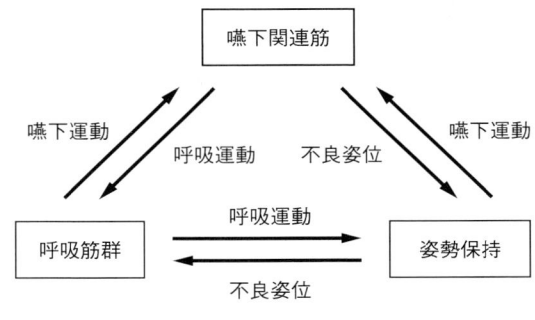

図12　嚥下と呼吸と姿勢

●●●おわりに
　誤嚥性肺炎の基礎と臨床について、特に誤嚥の捉え方とアプローチを中心にまとめました。誤嚥性肺炎の治療を行うには、呼吸管理、肺理学療法、頸・体幹機能に対するアプローチが必要ですが、同時に嚥下障害に対する基本的な知識が必要になり、さらには多くの医学知識も必要となります。常に患者の障害像をイメージし、対処をしていく必要があると思います。

（野本惠司）

【文献】
1）佐々木英忠, ほか：嚥下性肺炎. 日本医事新報　3460：7-10, 1990.
2）佐藤琢磨, ほか：内科的問題；誤嚥・肺炎の管理を中心に. 総合リハビリテーション　29(2)：103-108, 2001.
3）太田清人：嚥下障害に対する理学療法の効果とその限界. 理学療法　18(1)：128-132, 2001.
4）藤島一郎：脳卒中の摂食・嚥下障害. 医歯薬出版, 東京, 1993.
5）野本惠司, ほか：気道反射を考慮した摂食嚥下訓練の一考察. 日本嚥下障害臨床研究会抄録集, 島根, 2002.

# CHAPTER 1 脳卒中のリハビリテーション

## リハビリテーション
### 1. 脳卒中片麻痺患者に対する足部変形矯正術と理学療法

● SUMMARY

1. 足部変形矯正術を紹介します。
2. 対象者の選択は慎重に行われます。
3. 後療法を提示しました。

●●● はじめに

　脳卒中片麻痺に対する早期リハビリテーション(リハ)が広く行われるようになり、最近は矯正不能な高度な拘縮を伴った内反尖足はほとんどみられなくなってきましたが、中には痙性が非常に強く立位歩行時の足底接地が不十分な場合や、槌趾による痛み、さらに装具の中で踵が浮いてしまっている場合もあります(図1-a〜d)。

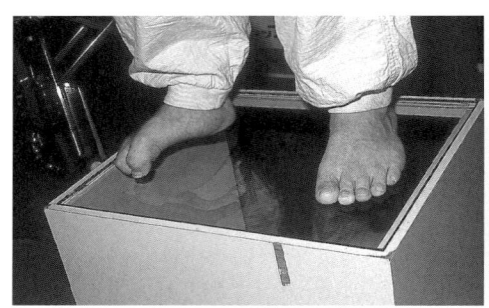

図1-a　裸足立位(上方より)

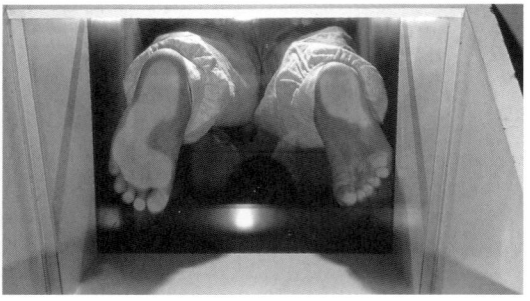

図1-b　裸足立位(下方より)

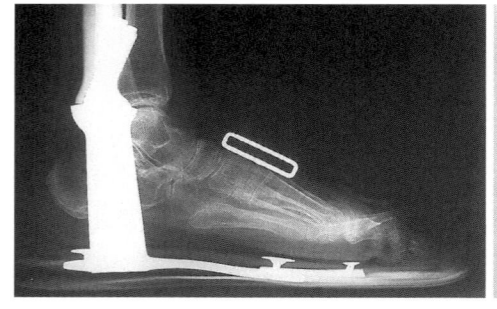

図1-c　装具装着下のX線像
装具の中で踵が浮いています。足趾が曲がっています。

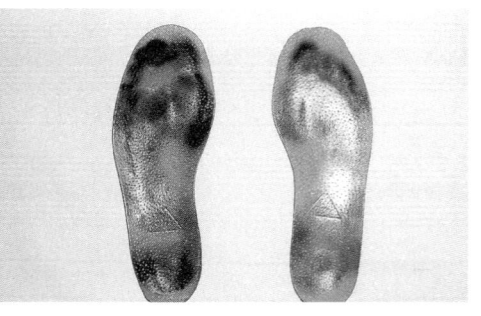

図1-d　実際の装具の中敷
装具の中敷で右の踵に荷重されていないのがわかります。

I ■ 急性期における疾患別リハビリテーションの実際

そのような患者には外科的手術を選択することがあり、以下にその適応、手術法、術後の理学療法などを紹介します。

## 1 適応

本手術の目的は、足底荷重面積の拡大による立位歩行能力改善、装具除去による QOL の向上（装具脱着の手間が省ける、好みの靴やスカートをはくなどのお洒落ができる）などが挙げられます。

適応としては、装具療法や運動療法だけでは矯正困難な場合や本人の強い希望がある場合にのみ行われるべきでしょう。また患者が正座やあぐらが禁忌など、ADL 上の留意事項を理解し管理できることも条件の 1 つといえます。

足部手術の時期としては少なくとも発症後 6 ヵ月以上経っていることが望ましく、あくまでも症状固定が前提となります。

## 2 手術法

足関節の筋を分類すると表 1 のようになります。

脳卒中片麻痺では通常内反底屈筋の緊張が強く、一方背屈筋の前脛骨筋も場合によっては緊張しますが、底屈筋群とともに内反を強める結果となります。同じ底屈筋でも外反作用をもつ腓骨筋群がほとんど機能しないことも内反変形を助長する一因といえます。

したがって内反尖足に対する手術では、内反底屈作用をもつ筋群の機能を抑制すると同時に外反機能の代償を考える必要があり、数種類の手術法が考案されています。

以下に代表的な手術法を紹介します。いずれの方法も、患者に合わせてアキレス腱延長や、足趾屈筋腱延長あるいは切離、さらに凹足変形がある場合には足底筋膜切離の併用なども考えられます。

表 1　足関節を通る筋の作用

|  | 内反 | 外反 |
|---|---|---|
| 背屈 | 前脛骨筋 | 長母趾伸筋<br>長趾伸筋<br>第 3 腓骨筋 |
| 底屈 | 後脛骨筋<br>長趾屈筋<br>長母趾屈筋 | 長腓骨筋<br>短腓骨筋 |

### [1] 前脛骨筋腱移行術

腱全体を外側に移行する方法と、腱を 2 つ以上に分け外側部のみを移行する方法、SPLATT (Split Anterior Tibialis Transfer) 法（図 2-a）があります。この手術は上伸筋支帯を 1.5 cm 横切し、そこから前脛骨筋の外側半分を引き出し、短腓骨筋と縫合します。それに合わせて、上伸筋支帯にも横裂防止のために補強縫合します。絵を吊す紐のようにして足関節を中間位に保持します（図 2-b）。

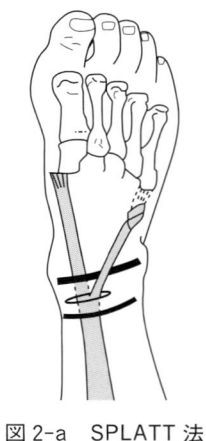

図2-a　SPLATT法

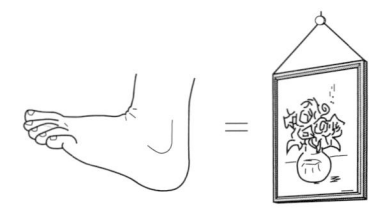

図2-b　吊り上げイメージ
絵を吊すように足関節を背屈させます。

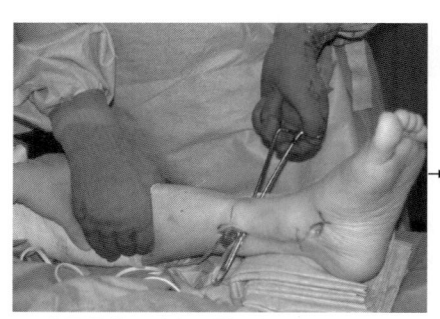

a：後脛骨筋を前方へ引き出す　　b：後脛骨筋と短腓骨筋縫合前　　c：後脛骨筋と短腓骨筋縫合後

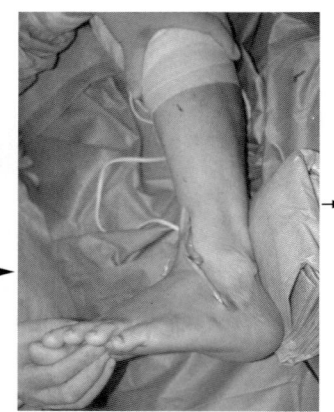

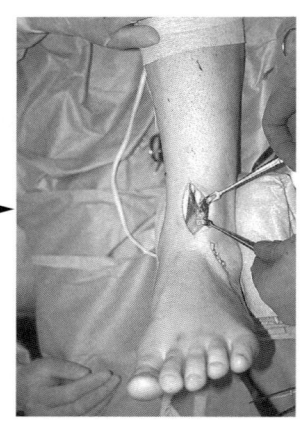

図3　Watkins-Barr変法

## [2]　後脛骨筋腱移行術

　内反底屈筋である後脛骨筋の腱を切離し、下腿骨間膜を通して足背に移行し第3楔状骨に固定するWatkins-Barr法があります。またその腱を短腓骨筋に縫合する方法(Watkins-Barr変法、図3)もあり、これは内反底屈筋に外反背屈作用をもたせるという効果があります。

## [3]　長母趾・長趾屈筋腱前方移行術

　内反底屈槌趾の原因である長母趾・長趾屈筋腱を、下腿骨間膜を通して第4中足骨、あるいは足背部にて前脛骨筋、長母趾伸筋、長趾伸筋と縫合する方法です。

表2 術後のスケジュールと理学療法

| 術後のスケジュール | 術後の理学療法 |
|---|---|
| 《非荷重期》<br>1日目　患肢はブラウン架台上安静<br>　　　　（2週間）ベッド上座位は可 | ①冷療法（患肢をアイスノンにて冷やす）<br>②ブラウン架台上安楽挙上肢位の設定と位置変換 |
| 2日目　車いす乗車を許可 | ③車いすへの移乗方法の指導を実際<br>④車いす上正常椅座位姿勢保持訓練 |
| 4日目　訓練室での訓練開始<br>　　　　健側筋力低下防止 | ⑤関節可動域維持訓練<br>⑥患肢非荷重・安楽肢位下立位姿勢保持訓練 |
| 5日目　第1回包交を実施（創部消毒） | ⑦健肢筋力増強訓練<br>⑧体幹筋力増強訓練 |
| 11日目　第2回包交を実施<br>　　　　（創部ドレーン抜去） | ①の冷療法終了 |
| 《荷重期1（ギプス装具）》<br>14日目　抜糸・K-wireを抜去しギプス<br>　　　　巻包を実施<br>　　　　両脚起立・全荷重を許可<br>　　　　立位バランス良好であれば歩行訓<br>　　　　練を許可 | ②のブラウン架台上安楽挙上肢位終了<br>⑨正常立位姿勢保持訓練<br>⑩体重心移動訓練<br>⑪歩行訓練 |
| 《荷重期2（ギプス装具なし）》<br>8週目　ギプス装具を除去し足関節・足趾<br>　　　　の底屈防止用夜間シーネ（装具）<br>　　　　装着とする（6ヵ月間） | ⑫⑤を関節可動域改善訓練に変更<br>⑬患肢筋力増強訓練<br>⑭患肢体重負荷訓練 |
| 10週目以降<br>　　　　退院 | ⑮退院前評価<br>⑯家庭生活での注意事項の指導<br>⑰通院時訓練種目の立案と指導 |

## 3　術後の理学療法（表2）

　アキレス腱延長術（White法、図4）、後脛骨筋移行術（Watkins-Barr変法）、足趾屈筋腱切離術すべてを行った対象者に対する理学療法を紹介します。この場合、全趾先から各中足骨に至るk-wireにより足趾伸展位、踵骨から脛骨に至るk-wireにより足関節軽度背屈位を維持するよう施術されています。
　術後2週を非荷重期、2週以降を荷重期1（ギプス装具）、8週目以降を荷重期2（ギプス装具なし）とします。

### [1] 非荷重期

　術後足部はシーネ固定で踵部には褥瘡をつくらないように十分な綿を入れます。ベッド上では腫脹を軽減する目的でブラウン架台上安楽挙上肢位とし、腓骨神経麻痺を起こさないように股関節屈曲・内外旋中間位、膝関節屈曲を適度に調整

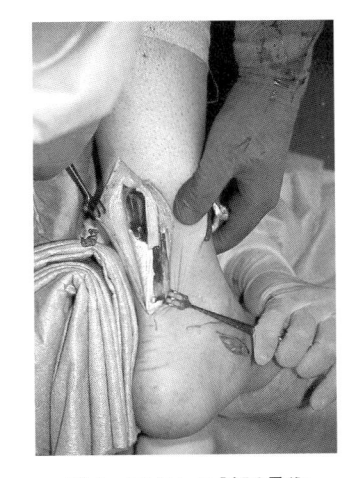

図4　アキレス腱延長術（White法）

します。

　2日目より車いす乗車を許可。患肢は非荷重なので健側上・下肢での移乗を指導します（あらかじめ術前に指導しておくことが重要です）。車いす上では下腿が下垂しないように安定挙上板などで保持します。同時に体幹もできるだけ正常姿勢に保持するように指導します。

　4日目より健側の筋力低下を防ぐ目的で訓練室でのリハを開始します。関節可動域維持訓練は患肢股・膝関節のみ軽度の徒手他動運動を実施します。立位訓練はティルトテーブルを用い患肢非荷重にて実施します。健側下肢筋力増強訓練は徒手ならびに機器を用いて抵抗運動を実施します。但し抵抗量は患部の筋緊張を高めない程度の軽度のものとします（車いす上での健側膝伸展運動の重錘バンドは1～2kg程度です）。併せて体幹筋力増強訓練として仰臥位にて頭部前屈運動を開始します。

　5日目に1回目の包交（創部消毒）。
　11日目に2回目の包交（創部ドレーン抜去）を行い、表2①の冷療法を終了します。

## [2]　荷重期1（ギプス装具）

　14日目に抜糸、k-wireを抜去し、下腿部～足部にかけてのギプス巻を行いますが、足底からのフィードバックを得るために踵底部はカッティングし、外反矯正し足底部全面接地可能となるようにして、正常立位姿勢保持訓練を開始します。

　重心移動訓練は患肢の縫合不全に注意しながら平行棒もしくは肋木を活用し、鏡、体重計などによる視覚的フィードバックを用いて介助下にて実施します。立位バランスが良好であれば平行棒内歩行を開始し、徐々に杖歩行へと移行していきます。

## [3]　荷重期2（ギプス装具なし）

　8週でギプスカット。夜間は布団の重みなどで足部が底屈位にならないように夜間用シーネ（装具）にて固定します（術後6ヵ月まで）。関節可動域維持訓練として足関節・足趾に対する徒手他動運動を実施しますが、底屈運動を禁忌とし背屈10～15度を目標にします。また背屈約10度での安静立位姿勢保持による関節可動域維持の方法もあります。患肢に対する筋力増強訓練としては屈曲方向のみ徒手抵抗運動を実施します。立脚期の膝折れおよびそれに伴う足関節過背屈を避けるために、患肢体重負荷訓練としてティルトテーブル45～60度位にて健肢屈曲運動に対し徒手抵抗運動を実施します。最後に退院前評価を行い、足部の管理として正座・あぐらは禁止し、椅座位においても足部が底屈位にならないように指導します。術後10週目以降で退院となります。

●●● おわりに

　術後理学療法は、非荷重期では健側および体幹筋力低下を予防することが重要になりますが、一方で縫合不全を起こさないために決して無理をしないよう慎重に進める必要があります。

　荷重期ではギプス装具の固定性と、踵底部のカットにより足底接地時の衝撃が少なく、足を着く恐怖心がなければスムーズに歩行が可能となります。しかし、8週後にギプスカットする

と足関節がフリーとなるので、膝折れとそれに伴う足関節過背屈の危険性が高くなるため十分な患肢体重負荷訓練が重要です。また、この時期には患肢の腫脹にも慎重に対処する必要があります。

ギプスカット後さらに4週間歩行訓練を継続し、およそ3ヵ月で退院となります。

この手術の免荷期間は2週間と短く早期に歩行可能となるため、退院時には術前の歩行能力と変化なく、むしろ歩容が改善された対象者を多く認めます。特に尖足により引き起こされる反張膝の改善はその代表例といえます。

本手術はバリエーションに富んでいるため、その目的を明確にすると同時に適切な手術法を選択することが必要で、術後理学療法は機能再建に向けて慎重に介入することが大切だといえます。

(猪野　勝)

【参考文献】
1) 齋藤　裕：脳卒中における痙性片麻痺について(第3報)；痙性内反尖足変形に対する手術療法. 北海道整形災害外科雑誌 29(別冊)：31-36, 1974.
2) 齋藤　裕：脳卒中後の歩行障害に対する足部変形矯正手術. 道南医学会誌 20(別冊)：55-57, 1985.
3) 齋藤　裕：脳卒中痙性内反尖足矯正術における一工夫；額縁吊り上げ法について. 北海道リハビリテーション学会雑誌(特別記念号)：95-97, 1988.
4) 有川　功, ほか：成人片麻痺の足部変形に対する長母指, 長足指屈筋腱移行術の適応. 整形外科 31：1077-1085, 1980.
5) 森田定雄, ほか：脳血管障害片麻痺患者の内反尖足変形に対する腱移行術の検討. 総合リハ 19：1159-1163, 1991.
6) 森田定雄, ほか：手術療法；脳血管障害による内反尖足に対する腱移行術. 総合リハ 29：327-331, 2001.

# CHAPTER 1 脳卒中のリハビリテーション
## リハビリテーション
## 2. 脳卒中患者に対する拮抗パターン促通法

● SUMMARY
1. 拮抗パターン促通法(Facilitation techniques of Antagonistic Pattern ; FAP)を紹介します。
2. この方法の特徴は促通と抑制を同時にアプローチすることです。

### ●●● はじめに

　FAP 法の対象者は、理解力がよく、重度な認知障害(高次脳機能障害、認知症など)や失調症がないことです。

　治療手技で重要視するのは、
　①拮抗パターンの正確な肢位
　②拮抗パターンの正確な方向性
　③徒手抵抗は低負荷で回数を繰り返す
ことです。

　この治療テクニックの特徴は、促通と抑制を同時にアプローチするところです。共同運動パターンを抑制すると同時に、拮抗パターンを促通しています。その結果、正常な動きが出現してきます。

　FAP 法の目的は、共同運動パターンに対する拮抗パターンを中枢神経系に認知、学習させて、自己再現性を獲得させることです。

## 1 治療テクニック

### [1] 急性期

　急性期の臥床では、仰臥位の良肢位か健側を下にした半側臥位をとり、共同運動パターンの拮抗肢位(肩甲帯：前方保持、下肢：股関節屈曲・内旋・内転、膝関節軽度屈曲位)をとらせます(図1)。

　随意運動が出現する前であっても、セラピストは、共同運動パターンに対する屈曲方向の拮抗パターン(股関節屈曲・内旋・内転、膝関節屈曲、足関節背屈・外反)を口頭指示しながら、他動運動で動かします(図2)。

　随意運動が出現してきたら、スムーズに拮抗パターン(表1)を認知・学習させ、随意的に運動できるように指導します。

a

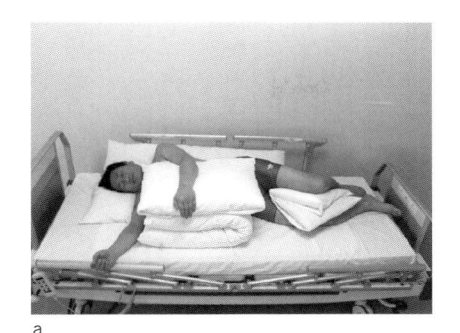

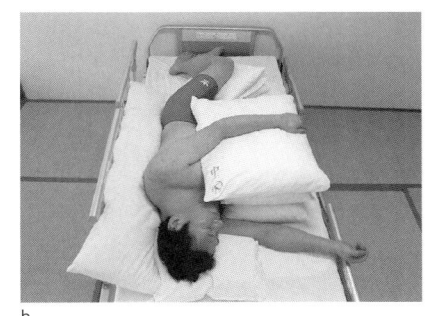

b　　図1　半側臥位

表1　拮抗パターン

|  | 屈曲方向 | 伸展方向 |
|---|---|---|
| 股関節 | 屈曲・内旋・内転 | 伸展・内旋・外転 |
| 膝関節 | 屈曲 | 伸展 |
| 足関節 | 背屈・外反 | 背屈・外反 |

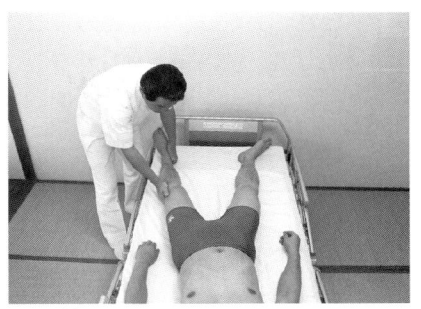

a：開始位

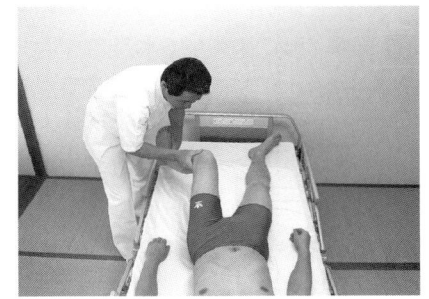

b：中間位

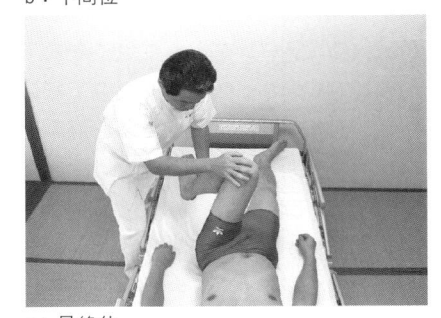

c：最終位

図2　拮抗パターン（屈曲方向）

　拮抗パターン（屈曲方向）が随意的に可能になってくると、足関節の背屈・外反も徐々に出現してきます（図3）。
　将来的に片麻痺患者の歩行で大きな問題になるのは、遊脚相です。共同運動パターンに支配された分回し歩行になり、下肢を正常に振り出すことが困難になります。また、患側下肢の屈筋群が低緊張のため、下肢を振り出せないこともあります。
　臥床期から共同運動パターンに対する拮抗パターン（屈曲方向）を入力し、歩行の振り出し（遊脚相）をしっかり促通し、脳に運動学習・運動プログラミングさせます。また、急性期の臥床時期に、共同運動パターンを行わせないようにします。

## ［2］　亜急性期

　この時期の治療肢位は、治療ベッド上から患側下肢を垂らし、健側は立て膝にします。この

とき、上肢は、両手を組ませるか、患側手関節を持たせて、前方挙上させます。

　このポジションから、患側下肢を股関節屈曲・内旋・内転方向に全可動域にわたって、動かさせます。最初は、他動的に数回繰り返します。次に、徐々に、自動介助運動で正しい筋活動を学習させます。正確に運動が可能となれば、軽い抵抗をかけていきます（図3）。

　これは、拮抗パターンの屈曲方向の促通です。患側下肢の随意的な股関節屈曲・内旋・内転方向の動きは、足関節の背屈・外反を誘発させます。足関節の背屈・外反が出現してくると、短下肢装具が不要となる場合もあります。

　このときの上半身の姿勢は、下肢、体幹の運動中に、患側上肢、体幹の筋緊張が亢進してくるのを抑制しておくためです。

　健側の下肢を立て膝にするのは、臥床期から歩行のパターンを学習させるためです。健側下肢は歩行立脚期のイメージで、立て膝にして支持させ、患側下肢は遊脚初期から遊脚終期までの振り出しをイメージさせます。口頭では、患側の膝を健側の肩に向かって持ち上げるように指示します。

　セラピストの徒手接触の位置は、一側の手は患側膝の外側部と、もう一側の手は患側足関節の内側部です。両手で挟むようにし、運動の方向を誘導します。抵抗時も同じ位置です。

　注意することは、運動の方向性を大切にし、抵抗量はあまり強くしないことです。強い抵抗よりも、正確な動きをしっかり繰り返すことの方が重要です。運動プログラムを脳に記憶させ、随意的かつ、スムーズ（協調性のある）に実行できるようにします。

　次に仰臥位で、患側下肢を伸展・内旋位で外転運動を行います。この方法により、立位、歩行時の患側骨盤、股関節周囲の安定が得られ、足部の背屈外反も促通されやすくなります。セラピストの徒手接触の位置は、膝の外側と足部がよいでしょう。自動介助から抵抗運動へと変更しやすくなります（図4）。

　自動的に末梢の足部まで拮抗パターン（足関節背屈外反）が出現します。

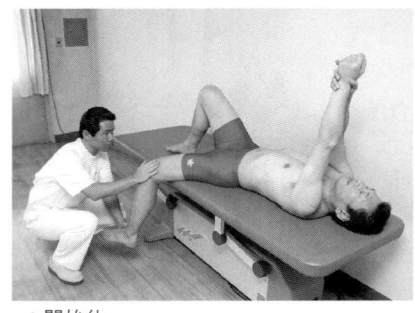

a：開始位

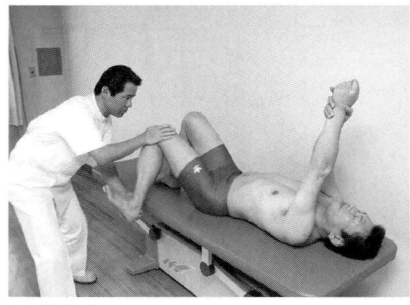

b：中間位

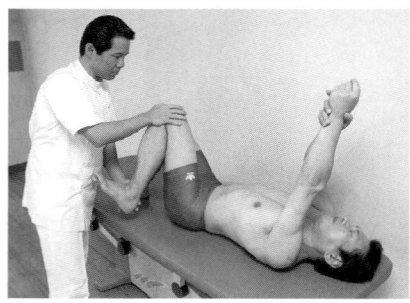

c：最終位

図3　拮抗パターン（屈曲方向）

## ［3］　立位期

　立位が安定してきたら、歩行遊脚相と立脚相のアプローチを開始します。

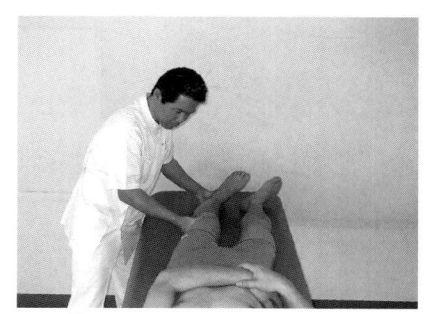

a：開始位

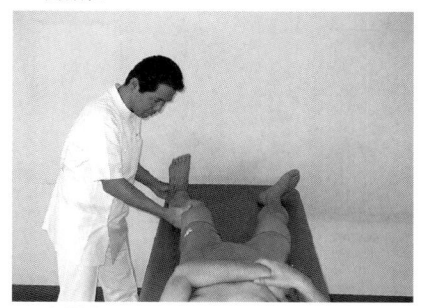

b：中間位

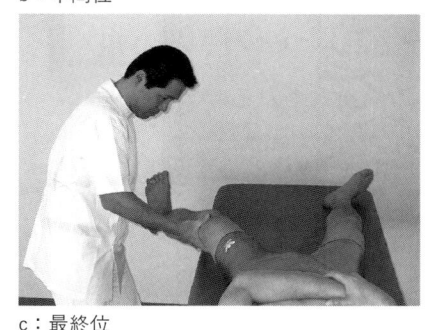

c：最終位
図4　拮抗パターン（伸展方向）

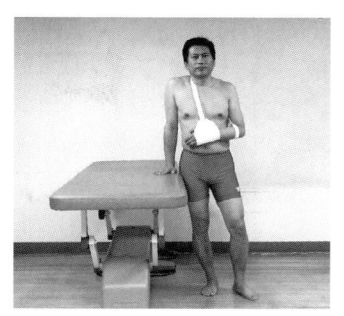

a：開始位

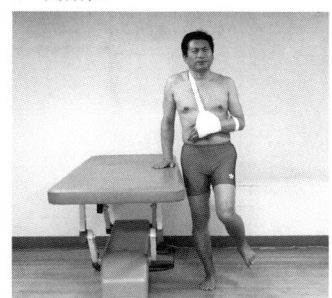

b：中間位

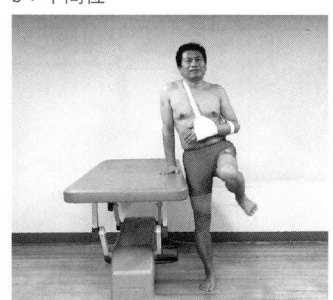

c：最終位
図5　拮抗パターン（屈曲方向）

　歩行遊脚相のアプローチは、平行棒や高さ調節式ベッドなどの健側上肢支持ができる場所において、患側下肢を股関節屈曲、内旋、内転方向へ遊脚させます。そして、下肢挙上の最終域（股関節屈曲・内旋・内転位）で、保持できれば数秒保持させます（図5）。

　これは、患側の立脚後期から遊脚中期にかけて屈筋共同運動パターンを抑制するためで（分回し歩行の前半）、屈筋共同運動パターンに対する拮抗パターン（屈曲方向）を促通しています。「促通と抑制」「抑制と促通」です。

　患側下肢を降ろすときは、股関節を内旋位のまま、外転、伸展方向に伸ばしていき、両足部がややワイドベースになるぐらいで接地させます。図5のc→b→aの逆方向の運動になると理解してください。

　これは、歩行周期の遊脚中期から踵接地期の伸展共同運動パターンを抑制するためで（分回し歩行の後半）、伸展共同運動パターンに対する拮抗パターン（伸展方向）を促通します。

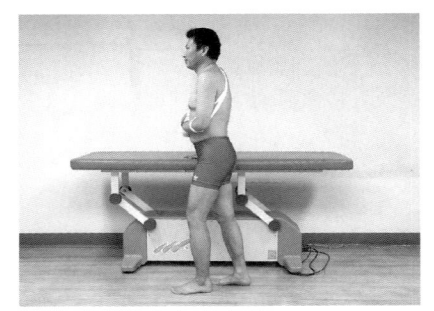

a：患側立脚初期

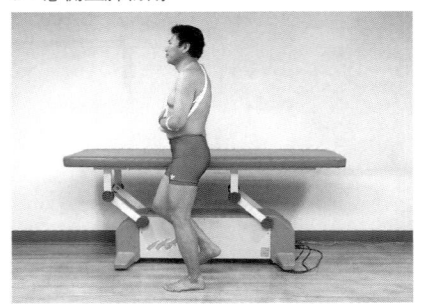

b：患側立脚中期

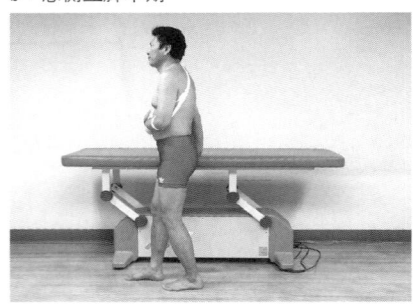

c：患側立脚後期

図6　ステッピング

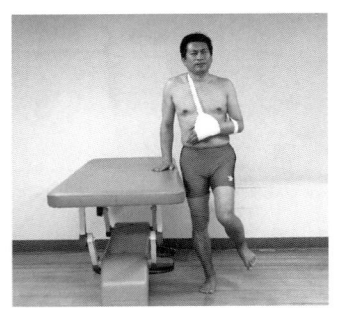

a

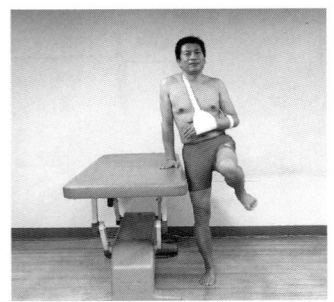

b

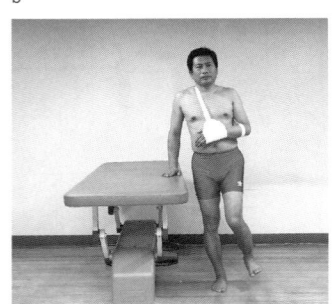

c

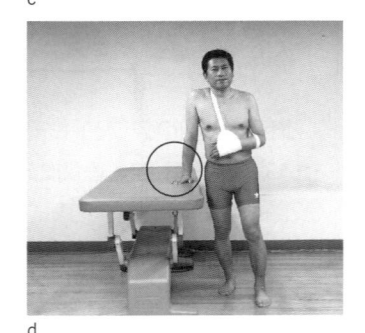

d

図7　拮抗パターンでの歩行練習

　歩行立脚相のアプローチは、患側膝関節を軽度屈曲位にしてステッピングを行い、支持性を高めます。これは、従来のステッピングアプローチ方法と同様です（図6）。
　このときの注意点は、患側骨盤を後方へ引かせないことです。全体的姿勢は、頭部正中位、

体幹中間位、患側骨盤と股関節を前方に保持したまま、膝関節軽度屈曲位で患側を支持させ、ステッピングすることです。
　膝のロッキングは避けるべきで、すべての歩容が乱れ、また、反張膝、変形性膝関節症による疼痛などを併発し、歩行困難になることもあります。

## [4] 歩行期

　立位期における練習をマスターした頃、歩行遊脚相の練習の途中に、ゆっくり前方に下肢を降ろすように口頭指示し、歩行に移行させていきます（図7）。
　この段階は、実際の歩行で立位期の遊脚相と立脚相の繰り返しをゆっくり行わせます。この練習の開始時には、決して「歩く」ということを対象者に口頭指示しないことがポイントです。
　「歩く」という言葉をセラピストが出した途端に、片麻痺患者は、「歩く」ということに意識が移り、今まで練習してきた拮抗パターンが乱れやすくなるからです。
　毎日の歩行練習時には、健側の手指は、平行棒などを握らせないで伸展位にして手掌で支持物（平行棒や高さ調節式ベッド）を押すだけにしてもらいます（図7の手の位置）。
　このときの健側上肢（手指）の支持は、将来的にT字杖を使用することを考慮しているためです。平行棒を握らせると、引っ張ることを学習するため、杖歩行に移行しにくくなります。

●●● **おわりに**
　この治療技術が脳卒中片麻痺のリハに携わる方々、また脳卒中片麻痺を患われた方々のお役に立てば幸いです。

（小郷万寿男）

# CHAPTER 1 脳卒中のリハビリテーション

リハビリテーション

## 3. 脳卒中患者の患側足底面への感覚入力により患側下肢の支持が改善した患者を経験して

● SUMMARY

1. 脳卒中患者1名の報告を行いました。
2. 治療は、患側足底面からの感覚情報を知覚させながら、それに伴った患側下肢での支持を促通しました。
3. 環境からの感覚情報を知覚するという視点も重要であることを再認識しました。

### ●●●はじめに

　臨床では、潜在的に高い患側の機能を有していても、動作や運動時に患側の機能が発揮されていない患者をしばしば経験します。

　患側下肢での支持が可能であると予測されるにもかかわらず、立位動作や歩行時に患側下肢での支持がみられず、健側による体幹の代償固定で姿勢保持を行っていた患者に患側足底面からの感覚情報を入力しながら患側下肢の支持を促通した治療を行い、患側下肢の動作参加がみられるようになったので報告致します。

## 1 患者

❶ 患者プロフィール（68歳、男性）
- 診断名：脳梗塞（右放線冠〜被殻出血）
- 障害名：左片麻痺
- 随伴症状：半側空間無視
- 現病歴：平成16年1月27日に左半身の麻痺出現。上記診断にて入院し保存的治療を受けました。1月30日からベッドサイドリハ開始。意識レベル清明。片麻痺機能 Br. stage all-I。座位保持は可能。立位保持は不可。2月10日から全身状態が安定しリハ室に変更。2月中旬より、歩行練習を開始し健側の代償固定と pusher 症状が出現し始めました。3月中旬より、歩行が一本杖と患側足関節背屈補助帯にて軽介助レベルに改善しました。

❷ 臨床像（発症後56日目、3月22日）
a. 全体像
車いす自走し来室。コミュニケーション、理解力も良好。基本動作は自立にて可能。
b. 片麻痺機能
- 片麻痺機能：Br. stage 上肢-III、手指-II、下肢-III。

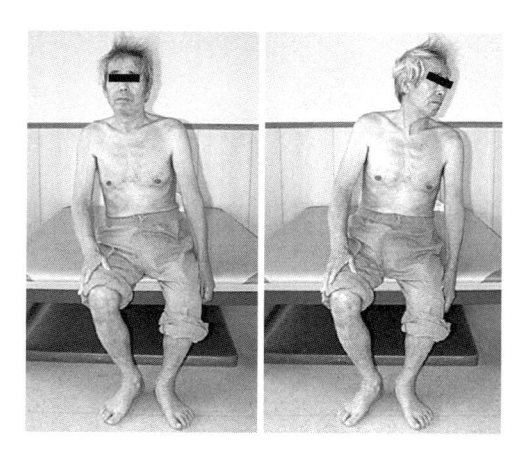

図1　座位で随意的に左右へ重心移動したとき
　　　（左片麻痺）

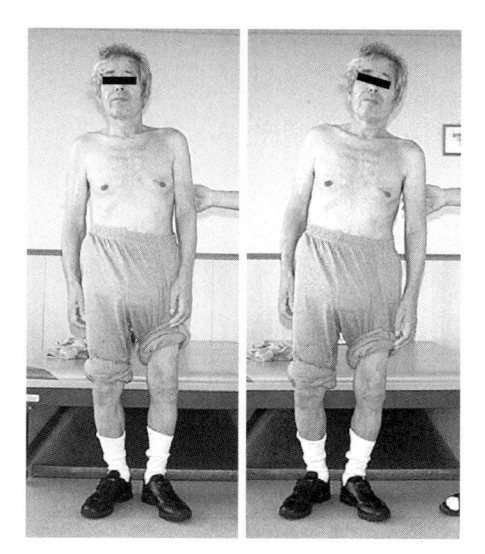

図2　立位で随意的に左右へ重心移動したとき

　患側上肢機能は、随意性が出現。患側下肢は、伸展運動は抗重力でも可能。屈曲運動は、僅かに運動可能。筋緊張は、下部体幹、患側股関節や肩甲帯周囲が低緊張。立位でアライメントを整えた状態で患側へ荷重した場合や患側下肢支持を意識している場合は、患側下肢の抗重力伸展活動がみられました。

### c. 感覚・知覚機能
　表在感覚は軽度鈍麻、深部感覚は正常。

### d. バランス反応
　座位で随意的に左右へ重心移動したとき、健側上肢で体幹を過剰固定させ姿勢保持を行っています（図1）。健側の代償固定と体幹の重量でつりあいをとりながら姿勢保持を行っていると推察できます。

　立位で随意的に左右へ重心移動したときも同様に、健側の代償固定と体幹の重量でつりあいをとって姿勢保持を行っており、体幹は代償固定したまま傾斜し、体幹の分節的な運動はみられませんでした。また、患側方向への随意的な重心移動では、患側下肢での姿勢保持というより、健側の代償固定による努力的な姿勢保持を行っていました（図2）。

### e. ステップ動作
　健側上肢で支持しながらの健側下肢のステップ動作を行う際、患側下肢は支持の機能はしていませんでした（図3-a）。

　健側上肢での支持なしでステップ動作を行うと、より体幹を代償固定させようとして健側肩甲帯を後ろに引き込み、健側下肢の振り出し時に患側下肢の膝折れが出現し動作困難でした（図3-b）。また、患者は患側下肢で支持ができずに姿勢が崩れていてもステップ動作を継続していました。

### f. 歩行
　歩行は、一本杖と患側足関節背屈補助帯を使用し軽介助レベルでしたが、患側立脚期では健

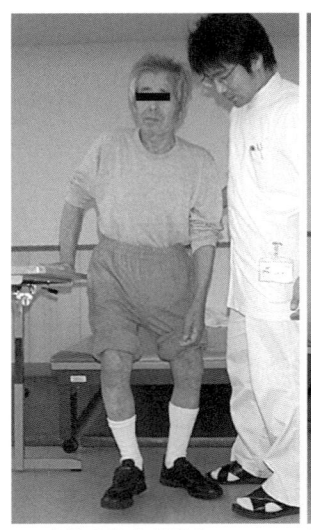

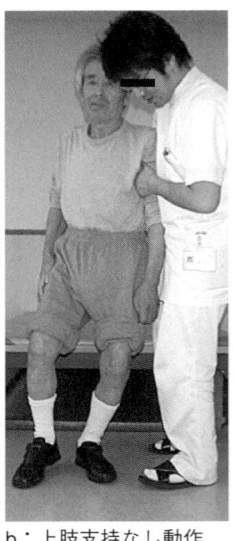

a：上肢支持あり動作　　b：上肢支持なし動作

図3　ステップ動作

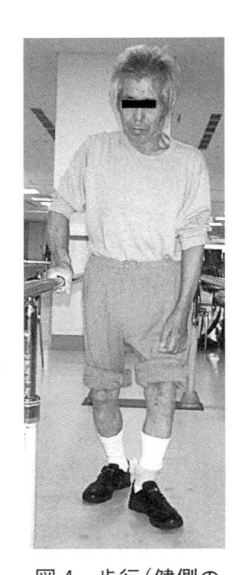

図4　歩行（健側の立脚後期）

健側肩甲帯の後方への引き込みにより、患側方向へ重心が偏位している。

側の振り出しとともに患側方向へ姿勢が崩れ介助が必要な場合もあります。また、患側遊脚期では健側方向への重心移動が不十分で患側に重心を残したまま振り出すため、患側方向へ姿勢が崩れることもみられました（図4）。

　g. 日常生活

　半側空間無視が、ブレーキのかけ忘れ、起き上がり時の患側の管理不足などで認められました。トイレ動作のズボンの上げ下げ時には、手すりに身体を寄りかからないで動作を行うと、患側への重心移動に伴って姿勢が崩れていました。

❸ 主要問題点

　問題点は、潜在的には患側下肢での伸展活動が可能でありながら、立位動作や歩行場面では患側下肢での支持がみられないことでした。

　これらの問題に関して半側空間無視の影響も考えられますが、患側足底面からの感覚情報の知覚ができていないため、患側下肢が支持できずに、健側による体幹の代償固定で姿勢保持を行うのではないかという仮説を立てました。

❹ 治療目標

　①患側下肢の支持面を知覚刺激し、健側による体幹の代償固定を軽減させる、②立位動作や歩行時に患側下肢での支持参加を促す、としました。

❺ 治療内容

　a. 背臥位での視覚刺激を加えた下肢の運動

　立位をとる前段階として、背臥位にて視覚によるフィードバックを利用しながら患側下肢足底面にセラピストが抵抗感覚を加え、抵抗感を知覚しながら患側下肢の伸展活動を促通しまし

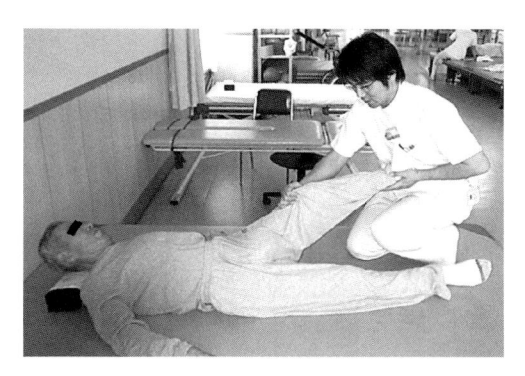

図5 背臥位で患側足底面に感覚入力した伸展活動

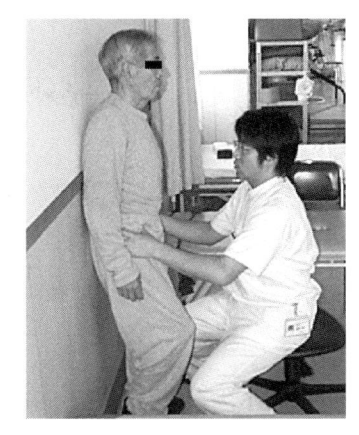

図6 立位で壁を利用した患側足底面への感覚入力

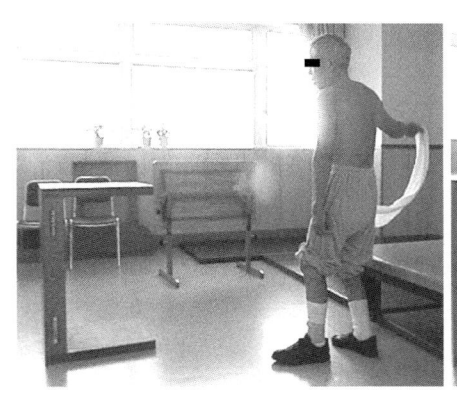

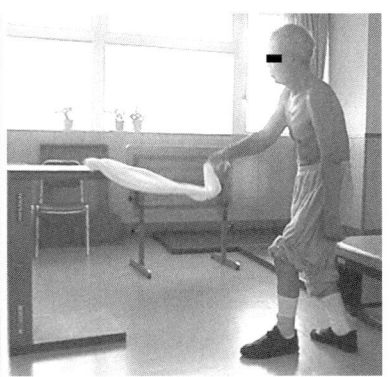

図7 立位での健側上肢の運動に伴う重心移動

た(図5)。

### b. 壁を背にした立位での重心移動を誘導

座位よりも立位は支持基底面が狭いため患側下肢の筋活動が高まりやすいことや、患者も立位での足底感覚を知覚しやすいとのことで立位を選択し、体幹の安定性を確保するために壁を背にした姿勢で左右への重心移動を誘導しました(図6)。

最初、患側方向への重心移動は知覚しにくかったため、健側への重心移動から誘導し、健側方向への重心移動で、代償固定が伴わないことを確認した後、患側下肢への重心移動を行いました。また、片脚支持でより強い足底感覚を入力したり、体幹の選択的運動を経験する目的で体幹の回旋運動を誘導していきました。

### c. 立位での健側上肢の運動

患側足底面で知覚し、それに伴う患側下肢の支持性が得られてきたため、立位で健側上肢に持ったタオルで台を叩く課題を行いました(図7)。

この課題は、下肢を前後に開くことで、運動に伴う重心移動により患側下肢の支持が求めら

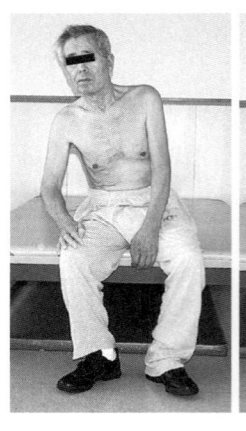

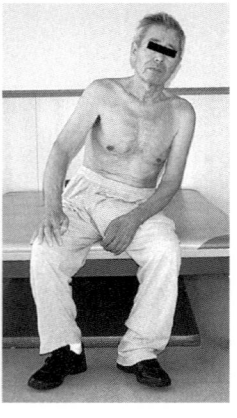

図8　座位で随意的に左右へ重心移動したとき

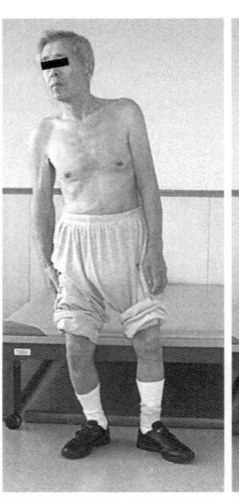

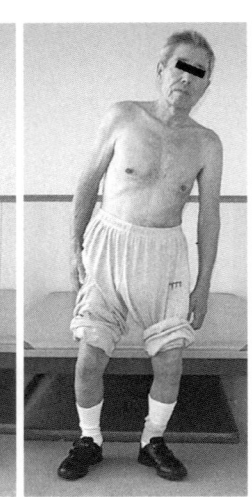

図9　立位で随意的に左右へ重心移動したとき

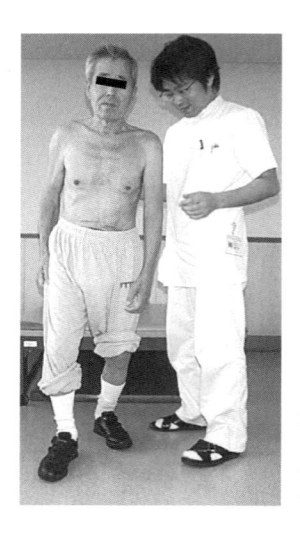

図10　ステップ動作
動作可能となってきているが、健側肩甲帯を後方へ引き込む代償動作がみられる。

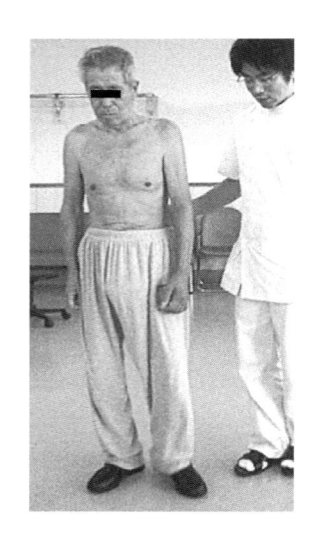

図11　歩行（健側の立脚後期）
健側へ重心移動でき、患側の振り出しが容易となる。

れることや、代償固定されやすい体幹に対して健側上肢に連動した体幹の運動を促通することを目的として選択しました。台を叩いた音としてフィードバックされるという利点もありました。

初期では、健側に荷重したままただ腕を回すだけの小さい運動でしたが、経過により患側下肢への荷重や、健側上肢の運動に連動した体幹の回旋もみられタオルで台を叩く音も大きくなりました。

❻ 結果（発症後77日目、4月12日）

患側下肢が足底面を知覚したことで動作中に患側下肢の支持がみられ、座位・立位で随意的に重心移動できる範囲が広がりました（図8、9）。

また患側の支持面を知覚できたことで安心感が得られたのか動作中の表情にゆとりがみられ

ました。ステップ動作でも患側下肢の支持により監視レベルに改善しました（図10）。
　歩行も、患側足関節背屈補助帯の使用だけで監視レベルに改善してきました（図11）。また、トイレ動作のズボンの上げ下げ時においても患側下肢の支持参加がみられ動作が安定しました。片麻痺ステージでは変化がありませんでしたが、患側下肢の伸展筋活動が高まりました。

## 2　まとめ

　冨田[1]は、私たちが環境に適応した行動がとれるのは外部の環境だけでなく、自分の状態を正しく知ることができるからであると述べています。また、柏木[2]は、片麻痺患者は姿勢制御の戦略が身体内部においても外部環境との関係においても変動を拒み、固定の方向へ向けられると述べています。つまり、脳卒中患者は、姿勢保持のために代償的に身体内部での結合を強めるため内・外部環境の感覚情報が知覚できずに、潜在的な患側の機能が発現しにくくなると考えられます。
　この患者も同様な状態に、筋緊張低下や感覚障害、半側空間無視が加わっていたため、より患側支持面からの感覚情報が知覚しにくい状態となっていたと思われます。
　治療は患側足底面からの感覚情報を知覚しながらそれに伴った患側下肢の伸展運動を促通し立位動作や歩行時に患側下肢が支持として参加する目的で行いました。
　その結果、患側下肢機能に大きな変化がみられませんでしたが、患側足底面からの感覚情報を知覚することで改善が得られたと考えます。
　以上より、患側足底面への外部環境からの情報の知覚という視点で行ったアプローチで立位動作や歩行場面で改善がみられたことより、患側の機能の発現には、環境からの感覚情報を知覚するという視点も重要であることを再認識しました。

（植村秀一）

【文献】
1) 冨田昌夫：理学療法MOOK 2；脳損傷の理学療法 2. pp 19-28, 三輪書店, 東京, 2001.
2) 柏木正好：環境適応の視点からADL技術の新展開を考える. 作業療法ジャーナル 37：478-482, 2003.

CHAPTER 1 脳卒中のリハビリテーション
リハビリテーション
## 4. ICUにおける脳卒中患者に対する早期理学療法の実際

● SUMMARY

1. 脳卒中発症直後の理学療法を紹介します。
2. ICUでの具体的な理学療法を提示します。
3. 早期から行える他職種との連携を紹介します。

●●● はじめに

「急性期の1日は、慢性期の1ヵ月に相当する」といわれ、近年では脳卒中急性期治療におけるstroke unit(SU)の意義も注目され、早期リハビリテーション、早期離床の有用性が報告されています。

中国労災病院では、1996年より救急医、リハ医、脳外科医が連携をとり、脳卒中発症直後より、理学療法を開始しています。

発症よりリハ開始までに要した日数は平均2.7日で、発症当日ないし翌日の処方は連携がとれている証といえます。

それでは具体的に、実際私たち理学療法士(PT)がICUにどのようにかかわっていけばよいのか、注目すべき視点、具体的な理学療法について紹介していきます。

## 1 ICUにおける患者の周辺機器

ICUとは一般病棟では管理できない重症者がピューリタンや人工呼吸器などで呼吸管理、血圧、脈拍や動脈血酸素飽和度など循環器の管理、厳密な輸液管理など濃厚な治療が施せるようになっています。

図1に示すように、「スパゲティ状態」といわれるくらい、さまざまなルート、モニターが患者の身体にはたくさん設置されています。これらは、人工呼吸器・輸液・栄養などの点滴・脳室や胸腔ドレーンなどの生命維持装置と心電図・血圧動脈血酸素飽和度などの生命状況を把握するためのモニターの2種類に大別することができます。

当院における生命状況を管理するモニターは
①心電図モニターと脈拍
②橈骨動脈内に経皮的に挿入し測定する持続動脈血圧計の数値
③パルスオキシメーターでの動脈血酸素飽和度および脈拍
④呼吸パターンおよび回数

がそれぞれ示されています。

心臓血管術後には肺動脈圧測定として、スワンガンツ・カテーテルで管理されることがあります。

また、重症呼吸不全の場合にはカプノメーターが設置されています。これは呼気中に含まれる炭酸ガスの濃度を連続的に測定した波形と酸素飽和度および二酸化炭素濃度が表示してあります。

疾患によりアラームの設定数値は異なりますが、一般的に血圧、脈拍、呼吸数は初期治療時に救急医が上限、下限値を指示し、カルテ記載してあります。酸素飽和度

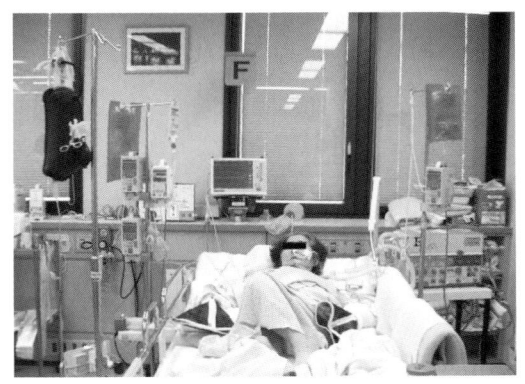

図1　スパゲティ状態の患者
人工呼吸器、IVH、Aラインなど、多数のモニターが装着されています。

は一般的に95％以下でアラームが反応します。これらのアラームが鳴ったとき、私たちは即、理学療法を中止し、以下のことを確認します。

①まず適切に装着されているかどうか、外れている機器はないか確認します。モニターが外れていれば、看護師に連絡します。パルスオキシメーターが外れていれば、装着し再度正常に表示されていることを確認します。

②訓練前に吸引などの処置が行われていないか。行われていれば当然血圧は上がり、酸素飽和度は下がるはずですので訓練を続行します。

③血圧は実測値よりも高値に表示されることがあるので、マンシェットを利用した実測値を測定する必要があります。原則的には看護師が測定しますが、急を要した場合は、私たちが測定します。

ルートやAラインなど位置を確認し、加圧するとき点滴が逆流するので患側、健側にこだわらずルートのない上肢で測定します。

## 2　患者情報

私たちは廃用症候群予防や深部静脈血栓予防を行いながら、早期離床を目指します。

まず、患者の状態を正確に情報収集しなければなりません。カルテより経過や検査データ、X線写真やCT、MRなどの写真もみます。

重症者の急性期に携わっているために、急変もあることも前提に情報収集しなければなりませんが、家族や発症前の生活パターン、移動方法、介助者の有無などを知っておくことも必要です。

次に、モニターの表示を確認するとともに体温、血圧などの日内変動、吸引の回数などは看護師記録より得ます。

また、意識障害の評価と今から行う理学療法に協力できるのかどうかを判断するため患者が

今薬剤で鎮静化されているのか、重度の意識障害なのか確認が必要です。表情を見て、たとえ鎮静化、重度の意識障害があっても、自己紹介を行い、理学療法を開始します。

次に、患者を取り囲んでいる機器およびルート、ドレーンの確認をします。またベッド柵の高さ、ベッドの種類、抑制帯の有無も同様に確認が必要です。また検査直後、処置の直後であるか、禁忌事項がないかなど「現在」の状態を確認します。

表1　リハ中止基準
①意識および反応性の低下を認めたとき
②重症不整脈の出現を認めたとき
③20 mmHg 以上の血圧低下を認めたとき
④管理基準値以上の血圧上昇を認めたとき
⑤酸素飽和度が 95% 以下となったとき

意識状態が良好で、自覚症状を訴えられる場合には他覚症状を併せて判断する。

私たちはこのデータをもとに理学療法を行いますが、ICU あるいは一般病棟も同様急性期であれば、患者モニタリングを適時観察し、かつ中止することも忘れてはなりません。表1のような場合は中止し、救急医あるいはリハ医に報告し、指示を受けます。

## 3　具体的な理学療法

理学療法プログラムとは関節拘縮予防の関節可動域訓練と早期のギャッジアップ・抜管後の呼吸訓練・健側の筋力維持強化・看護師との協業によるポジショニングの確認、また一般病棟への転棟後もスムーズにリハが継続できるようほかのリハスタッフおよび看護サイドとの情報交換などを行っています。

早期からかかわることで家族との良好な関係を保つことができることも重要な役割です。

では具体的に説明していきましょう。

### [1]　関節可動域訓練

どんな疾患も拘縮は ADL 拡大に大きな制限をつくりかねません。安静度が守れる範囲で、慎重に可動域訓練を行います。

片麻痺を代表とする中枢性麻痺は「質的変化」を中心とするもので、回復途上において正常にはみられないような、質的に異なった現象が出現し、この代表に表2に示すような「共同運動パターン」があります。

私たちが ICU あるいは急性期に病棟で、弛緩性の完全麻痺から連合反応、共同運動が出現してくる時期に携わることがよくあります。このときには筋緊張に留意し愛護的に可動域訓練を行い、拘縮や二次的合併症を誘発しないよう気をつけなければなりません。PT はまず腱反射や筋緊張を評価し、上肢であれば、肘関節に近い上腕部分と手関節周囲の2ヵ所、下肢であれば膝関節に近い大腿部分と足関節周囲の2ヵ所を支えて可動域訓練を行うことを進めます（図2）。

筋緊張が亢進していれば愛護的に筋のストレッチを心がけ、スピードはゆっくり行います。

表2 共同運動パターン
a：上肢

|  | 屈筋共同運動 | 伸筋共同運動 |
|---|---|---|
| 肩甲帯 | 挙上と後退 | 前方突出 |
| 肩関節 | 屈曲・外転・外旋 | 伸展・内転・内旋回 |
| 肘関節 | 屈曲 | 伸展 |
| 前腕 | 回外 | 回内 |
| 手関節 | （掌屈） | （背屈） |
| 手指 | （屈曲） | （伸展） |

b：下肢

|  | 屈筋共同運動 | 伸筋共同運動 |
|---|---|---|
| 股関節 | 屈曲・外転・外旋 | 伸展・内転・内旋回 |
| 膝関節 | 屈曲 | 伸展 |
| 足関節 | 背屈・内反 | 底屈・内反 |
| 足指 | 伸展（背屈） | 屈曲（底屈、clawing） |

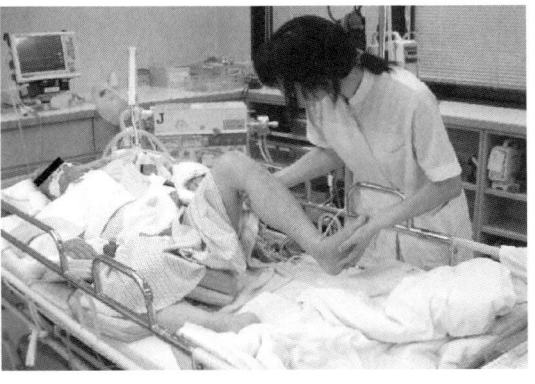

図2 可動域訓練
鼠径部にIVHが挿入されており、ルートの閉塞に注意しながら、愛護的に可動域訓練を行います。

## [2] ギャッジアップから座位へ

　脳卒中急性期には自律神経の働きが障害されるために脳血流自動調整能の障害により、脳血流の低下を招き、起立性低血圧を合併することがしばしばあります。特に糖尿病のある対象者は特に合併しやすいため注意が必要です。
　私たちは、Aラインなどで常時バイタル管理ができるICUでは、可能な限り早期にギャッジアップをスタートします（図3）。このギャッジアップがADLの拡大の第一歩です。例えば、経鼻栄養を行うときには、誤嚥しないようベッドは起こしておきます。

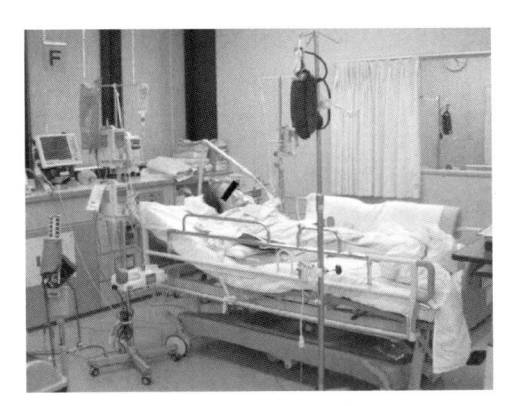

図3 ギャッジアップ開始
看護師と連携し、可及的早期からギャッジアップを開始します。

　また三好が推奨している起立―着席訓練と歩行訓練を念頭におき、早期離床を進めることを考えます。起立困難であっても筋力・心肺機能の維持、強化を図ることで、廃用性萎縮を起こさず、移乗や歩行訓練に効果的に結びつけることができます。
　ギャッジアップを行う際、点滴回路の接続部分、滴下量を調整するローラークランプ、IVHに付属するフィルターの部分がベッドと柵の間に挟まれたり、身体の下になったり、引っ張られたりして抜去することがあるので、ラインへの注意は欠かせません。また人工呼吸器の蛇管、酸素やモニター接続のコードも同様です。
　介助方法はギャッジアップの際、ベッドのクランクの位置と腰の部分がほぼ同位置になるよう移動し、骨盤帯に除圧のマットを敷き、腰の痛みや臀部の痛みを伴わないようにします。
　また端座位も同様にラインの確保、ベッドの高さ調整に配慮し、介助者は肩甲帯と骨盤帯を保持します。
　座位時は前方に位置し、両手は肩甲帯を中心を保護し、対象者の表情を観察しながら、モニ

ター、ラインなどにも注意を配ります。座位時は必ず足底接地することが原則で、私たちが前方から介助することで対象者の安心感を得ることができます。

　積極的な端座位や立位が可能であれば、IVHが鼠径部にあると危険です。もし挿入されていれば、過度の股関節屈曲で閉塞するので、プログラムの変更をするか、医師や看護師に相談しIVHの挿入部位を変更してもらうよう考えなければなりません。

### ［3］　抜管後の呼吸訓練

　認知機能の低下（認知症、注意力障害など）、あるいは失語症などの高次脳機能障害を合併した高齢脳卒中患者は、喀痰すること、息苦しさを訴えることができません。

　早期リハの阻害因子として生命にも直結する誤嚥性肺炎があります。体位交換による喀痰排出は無気肺や肺炎の予防として重要です。私たちが抜管直後にリハを依頼されたときは、胸郭のストレッチなど種々の方法で呼吸介助し、なるべく多くの痰を喀出または吸引しやすいよう痰を移動させることが重要で、再挿管を防ぐ努力をしなければなりません。

　意識レベルがクリアーな対象者については、吸引は苦痛を伴うものです。十分な説明をし、深呼吸、咳の仕方などを指導します。

### ［4］　早期リハにおける諸注意

　❶　くも膜下出血に続発する遅発性の脳血管攣縮（late cerebral vasospasm）

　対象者のmortalityおよびmorbidityを左右する重要な因子に脳血管攣縮があります。この発生はくも膜下出血後48時間以内には稀で、出血発作後4日頃からであり、10日前後にピークに達します。

　私たちは意識レベル、麻痺の進行など対象者の変化を看護部との情報交換を行いながら把握します。急変増悪が起きることもあり得るので、対象者やその家族に多大な期待をもたせないよう、言葉には注意しておかなくてはなりません。

　❷　感染症

　早期リハの遅延理由は上述した誤嚥性肺炎以外にも意識障害の遅延、呼吸不全、心疾患・不整脈　消化管出血　発熱、MRSA（methicillin resistant Staphylococcus aureus）感染などがいわれています。

　院内感染で頻度が高く、管理上問題になるのはMRSAと緑膿菌で、多くの抗生剤に耐性を有し、発症した場合難治性です。急性期に集中的に治療が行われるこの時期は、私たちが媒体にならないよう徹底した手洗いが重要で、ICU入室時のマニュアルは熟知しておくべきです。

## 4　レベル分類によるPTアプローチ

　❶　薬剤で沈静化されている対象者

　治療が優先される時期であるため、刺激入力は最小限とし、愛護的に理学療法を行う必要があります。私たちは主に拘縮予防を中心とした関節可動域訓練や体動による体位ドレナージや

良肢位のポジショニングを行います。
　積極的なリハではありませんが、これらが二次的合併症の褥瘡や肺炎、深部静脈血栓症の予防に欠かせません。

### ❷ 重度の意識障害の対象者

　上記薬剤で沈静化された対象者と同様に、自発運動は認められません。しかしこのような対象者は、積極的な刺激入力や反射を利用して、意識レベル向上を目指します。理学療法は上記対象者と同様です。
　特に頸部の傾き、眼球の動きなどから高次脳機能障害を伴うことが予測される場合には、作業療法とともにメンタルアプローチも積極的に行います。

### ❸ 意識状態が比較的良好な対象者

　人工呼吸器をはじめとし、ラインが多い対象者がICUでのリハの特徴です。意識レベルがクリアーな患者ほど「動かしてはいけない」という指示を忠実に守り、著明な拘縮、筋力低下をつくります。そのために意識レベルのよい対象者には「どこをどのように動かしてもよいか」という説明と一緒に動作を行うことが必要です。
　人工呼吸器の蛇管側の肩関節、IVHが挿入されている側の肩関節は拘縮形成を起こしやすい環境にあります（図4）。
　自発運動が活発に行われている場合のポジショニングは、夜間に必要です。しかし浮腫で四肢が腫れているときは、自発運動により皮膚損傷が起こることがあり、除圧が必要です。また、疾患により機能的な肢位が違い、間違ったポジショニングは腓骨神経麻痺や褥瘡形成など廃用症候群を生じるので注意が必要です。
　不穏の対象者は治療上どうしても抑制されがちです。抑制帯が外れると自発運動は活発で、拘縮や筋力低下の頻度が少なく、体位ドレナージも積極的で、肺炎なども予防できます。安全管理上致し方ない場合もありますが、不用意な抑制は廃用症候群につながります。

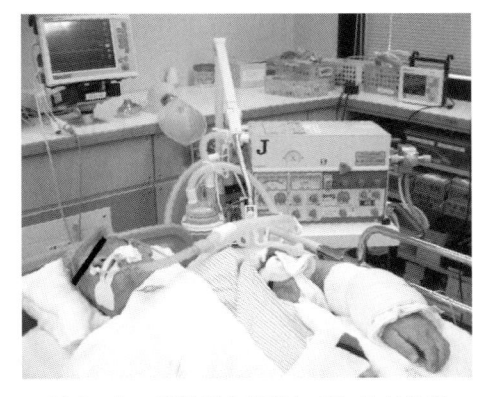

図4　人工呼吸器を装着している対象者
人工呼吸器のホースにより左肩関節の運動が制限され、拘縮をきたすことがあります。

## 5　他部門との連携

　理学療法が行えるのはごく一部の僅かの時間しかありません。日常介護をしている看護師の役割は大きく、拘縮を起こしやすい関節、筋緊張の緩ませ方など理解してもらうことで、合併症予防、日常の生活（清拭や手および足浴など）の処置が容易となります。
　また吸引以外にも頻回の体位交換、安静度に併せたギャッジアップ、体位ドレナージを積極的にメニューに入れてもらいます。これらは常日頃から看護師と連携が十分とれていないと不

可能です。

### ●●● おわりに

　急性期、特に ICU で行う理学療法についてまとめました。早期から効果的なリハを行うことは ADL の改善ばかりではなく対象者の生命予後へもプラスの影響をもたらします。

　また早期リハ、早期離床、早期社会復帰に向けて一貫したリハが行われることが望ましいのですが、離床を進める一方、医療事故の問題もあり「動かしたい」「抑制せざるを得ない」など看護部と相反する方針のときもあります。

　これらの解決方法は看護師との話し合い、つまり連携です。各職種が横のつながりをもち、機能的なチーム、連携がとれることが大切です。

　私たちがチーム医療として早期からかかわることの重要性を再認識し、恐れることなく、急性期治療へ参画していくことを推奨します。

（戸羽勝味）

【参考文献】
1) 上田　敏：目で見るリハビリテーション医学. 第2版, 東京大学出版会, 東京, 1994.
2) 三好正堂：早期リハビリテーションをめぐる議論. 総合リハ 23(12)：1045-1050, 1995.
3) 豊田章宏：急性期リハビリテーションの実践. BRAIN NURSING 19(3)：249-256, 2003.

CHAPTER 1 脳卒中のリハビリテーション
リハビリテーション
## 5. 脳卒中急性期における作業療法の実際

● SUMMARY

1. 発症直後から車いす座位までの作業療法を報告します。
2. 状態別の具体的な作業療法を提示します。
3. 急性期作業療法の3つのキーワードを紹介します。

●●●● はじめに

中国労災病院では1996年より脳血管障害発症後早期から作業療法を開始しています。これまでの実践を通して、意識レベルが不安定な時期・頭部挙上が許可されていない時期、そして車いす座位が保たれるまでの対象者に対して有効であった作業療法を紹介します。

## 1 作業療法を始める前に

作業療法士(OT)は一般的に作業(ADL・遊び・仕事)を媒介として治療アプローチを行いますが、その作業の種類や段階づけを検討する際に、対象者の考える能力・感じる能力そして個性(性格・興味・意志など)を考慮しています。言い換えれば、OTはこれら脳の能力を常に評価・観察しプログラムを立案・修正しているわけですが、この脳の能力を評価・観察することは急性期(臥位を余儀なくされている時期)から可能です。

しかしその実践に入る前に、発症間もない対象者に対して安全な作業療法を展開するためのリスク管理が重要となります。当院ではリハビリ中止基準を決め、訓練実施の際の指標としています(「4. ICUにおける脳卒中患者に対する早期理学療法の実際」表1、56頁参照)。

ICUから作業療法を開始した50例のバイタルサインの変化をみると、発症1週間以内の変動が最も著明で、2週以降徐々に安定化する傾向にありました。理学療法と作業療法の訓練内容による血圧・脈拍の有意な差は認められませんでした。どちらもセラピストの声かけや他動運動により覚醒した際、血圧や脈拍が一時的に上昇しますが、その後低下し、リハ終了時には開始時より5〜10 mmHg上昇している対象者が多いようでした。

なおリハ中断例は、開始前より血圧が170 mmHg以上と高く、リハにより血圧上昇した3例のみでした。なおこの基準を守り、判断に迷う場合は医師に相談し対処してきた結果、7年間に事故は1例もありません。

また発症直後の対象者と接するときは、前項のPTと同様の対応をし、作業療法前・実施中・実施後のモニターの数値を確認しながら、作業療法を展開していきます。

痰の吸引や家族の声かけのときに驚くほど急激に血圧や脈拍が上昇します。この変動に比べれば、これから紹介する作業療法が対象者に与えるストレスは心配するほどではないと考えます。

## 2 意識障害がある場合

**Keyword** 意識の表出能力を探る

　セデーションを行っていないのに意識障害がある場合は、意識障害に対するアプローチを優先して行います。私たちはまず刺激が入りやすいと思われる健側（左右を比べたときによりよく動く側）に立ち、各種刺激入力を行います。

　用いる刺激は、触覚・痛覚・圧覚などの表在感覚、他動的な関節運動や姿勢変化による深部感覚を利用します。これらの刺激は感覚受容器から求心性線維を通って、脊髄を上行し、脳幹そして大脳皮質への刺激となり、結果的に意識レベルの改善に役立ちます。またそのときに声かけなどの聴覚刺激を同時に入力すると一層効果的です。このように主に健側へ刺激を入力しながら、足底の刺激に対して下肢を屈曲する正常な反応が出るか病的反射が出現するかなども同時に観察していきます。

　「意識障害は、上行性網様体賦活系（橋上部～視床）の障害、大脳皮質の広範な障害（通常は両側性）、またはその両者の合併により生じる。前者は意識レベルの低下（量的低下）、後者は意識内容の変化（質的低下）をきたす。意識の量的低下は傾眠・昏迷・半昏睡・昏睡などの言葉で、意識の質的低下はせん妄・錯乱などの言葉で表現される」と記述されている本も多く、これらを読むと、意識障害は医学上かなり解明され、その障害に対するアプローチも確立されている印象をもちますが、実際は意識障害の程度を測定し、数値化する方法さえいまだ確立されていません。

　通常用いられるGCS（Glasgow Coma Scale）やJCS（Japan Coma Scale）は臨床上容易に観察される現象（開眼・発語・運動機能）をそれぞれのレベルに分けて点数化したものですが、これらの評価法は、あくまで対象者の自発的な行動や、刺激に対する反応を観察しているだけで、意識そのものを計量しているわけではありません。

　事実、重度意識障害と判定された対象者が、後日その当時の出来事を正確に語ることがあり、意識障害重度と考えられる対象者に対しても、「この人は意識の表出ができないだけかも知れない」ということを常に念頭におき、接することが大切です。

　なお健側からのアプローチは、健側へ顔を向けていることが多い半側空間無視（USN）の対象者に対しても有効です。

　過去2年間に、発症後7日以内に作業療法を開始した128例にUSNの評価を行いました。
　開始時は顔の向きや眼球の動き、患側からの刺激に対する反応を観察した結果、33例（26％）にUSNが認められました（図1）。つまり今回の結果では4人に1人という高い割合でUSNが認められ、このことからも意識障害へのアプローチは健側からが有効ということがわ

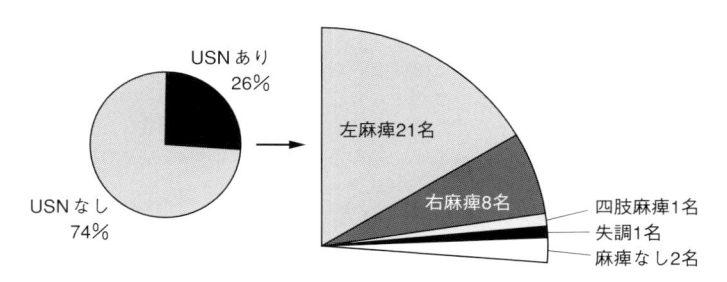

図1　急性期128例のUSN出現例内訳

かります。

また許容範囲の体動や関節運動は筋肉や腱の固有受容器を刺激します。当院ではバイタルサインが安定すれば、頭部保持が困難な意識障害者であっても乗せ換え装置付き車いす(ユニバーサルストレッチャー)を用いて、早期の離床を目指しています。

出棟時の車いすの振動や肌に感じる風、そして作業療法室の雑音などがベッド上では得られない刺激となり、意識レベル・精神活動の改善に役立ちます。

ベッドでのギャッジアップでは腰痛のため顔をしかめ、開眼しなかった対象者がユニバーサルストレッチャーでは開眼・座位時間ともに延長化する場合もありました。

## 3　頭部挙上が許可されていない場合

**Keyword** 脳の廃用症候群を防ぐ

脳血管の自動調節能の障害あるいはドレナージにて脳圧コントロール中では座位へ進めることはできませんが、メンタル面のアプローチはこの時期から可能です(図2)。これは同時に高次脳機能に対する評価および訓練となります。

開眼できる場合は、OTの指を用いた追視や手指の認知、数の認知、形態模倣、ジャンケンなどを行います。この方法は特別な道具が不要であるため、ICUにおいても容易に実施でき、気管切開や挿管で発声できない場合や失語症が疑われる対象者の知的能力を探るために役立ちます。例えば回答が5以下の計算問題を出し、健側手指で答えてもらったり、指で「きつね」をつくり、模倣してもらったり、ジャンケンでは勝負に勝った方を指差してもらったりします。このようなメンタルアプローチは、

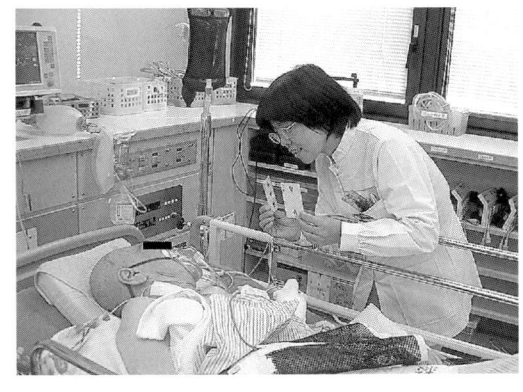

図2　臥位でのメンタルアプローチ

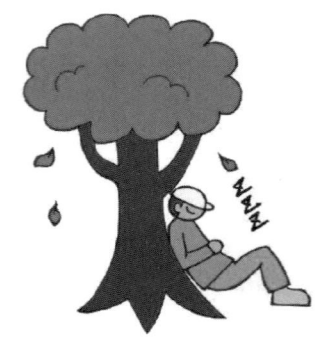

横になったまま、物当てゲームやジャンケンをしたことはよく覚えています。めんどうになって早く（OTが）帰らないかと思っていました。
そのほかのことはあまり覚えていません。ほかには何もしていなかったからかなあ。

図3　Hさんの回想

発声のみに頼らない対象者とのコミュニケーションを可能とし、その後の作業療法につながっていきます。
　臥位を余儀なくされている急性期から、メンタルアプローチを実施することが対象者のストレスになるのではないかと心配したこともありましたが、これまでに事故例はありません。また対象者自身が考えること・感じることは、記憶に残る出来事として、後日語られることがあり（図3）、脳の廃用症候群を防ぐために有効と考えます。

## 4　ユニバーサルストレッチャーでの作業療法

Keyword　生活を取り戻す手がかりを提供する

　当院には回復期リハ病棟はなく、病棟専属のOTはいません。病室では時間的にも場所的にもできることは限られているため、早期の離床を目指しています。
　座位耐久性の低下、起立性低血圧、意識障害がある場合は、前述のユニバーサルストレッチャーを利用します。
　血圧計やパルスオキシメーターでバイタルチェックを行いながら、座位角度を増していきますが、ベッド上と異なり下肢は下がり端座位となりますので、血圧変動に一層の注意が必要です（図4）。
　OT室ではさまざまな生活物品を利用して、刺激入力を行います。例えば健側手に鉛筆を渡し、鉛筆本来の持ち方ができれば、対象者が「鉛筆」と言えなくても、その品物を認知し、何に使うものなのかも理解していることを私たちに教えてくれます。その際、事前に対象者の病前の生活情報を家族から得て、物品を選択すると一層効果的です（主婦には洗濯バサミや布巾、事務職の方にはマウスや鉛筆という具合に馴染み深い物品を提供します）。
　また入院している対象者は病前の正常な時間の流れから切り離された空間に身をおいているため、生活を再構築する第一歩と

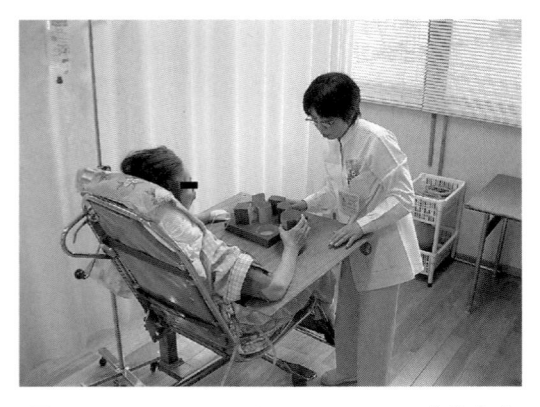

図4　ユニバーサルストレッチャーでの作業療法

して生活と密接な関係がある時間という手がかりを常に提供することが重要です。
　OT 室では時計が見える場所に座位保持させ、声かけの中にも月日・時間の情報を常に提供し、見当識障害を防ぎます。
　頭部を枕から離した状態で 15 分以上姿勢保持が可能となり、バイタルが安定していれば標準型車いすへ移行し、ADL への本格的なアプローチを開始します。

## 5　JSS-M と JSS-H

　急性期から対象者の予後を予測し、アプローチすることは重要です。当院では Japan Stroke Scale Motor Function(JSS-M)と Japan Stroke Scale Higher Cortical Function(JSS-H)を用いて予後予測に役立てています。
　JSS-M は日本脳卒中学会 Stroke Scale 委員会が平成 11 年に作成したもので、脳卒中による運動機能障害を定量的に評価できる数学的重みをもったスケールとされています。顔面麻痺・嚥下障害・腕・手・下肢近位筋・足関節・複合運動・歩行の 8 項目を評価するもので、左右どちらかの重症な方を評価します。
　このスケールは脳血管障害患者の重症度判定や予後の推定、治療効果の客観的評価を目的として作成されており、点数は運動機能良好である－0.26 から最重度障害である 31.29 の間に分布します。実際に使ってみると簡便で再現性も高く評価には数分しか要しませんでした。また単に手足が動くかどうかの配点は低く、起き上がって立てるかという複合運動および嚥下機能に高い配点をしているのが特徴的です。
　JSS-H は同委員会が平成 13 年に作成したもので、脳卒中後の高次脳機能障害や認知症の程度を定量的に評価できるスケールとされています。①注意・集中力、②見当識、③遠隔記憶、④近時記憶、⑤言語、⑥図形構成、⑦類似性問題、⑧計算、⑨考えの切り換え、⑩行動・意欲の 10 項目を評価するものです。点数は高次脳機能に問題なしとする－0.16 から重度障害である 33.31 の間に分布し、対象者の意欲を含めた点数が算出できるのが特徴的です。これらの評価法で算出された点数と私たちが通常用いる FIM との関係を対象者を通してみてみました。

〈症例 1：重度片麻痺なのに ADL 自立した S さん〉
　S さんは 58 歳の女性で、左被殻出血翌日から作業療法を開始しました。開始時は JSS-M、JSS-H ともに最重度であり、FIM も最低点の 18 点でした。3 週時に JSS-H が著明に改善し、退院時（発症後 10 週）には患側の麻痺は重度でしたが、移乗動作は自立・1 本杖歩行が可能となり自宅退院しました（図 5）。S さんの FIM が順調に改善したのは JSS-H が高く、注意・集中力や学習能力が保たれていたことが大きな要因といえます。

〈症例 2：運動機能良好なのに常に監視がいる Y さん〉
　Y さんは 63 歳の女性で、左被殻出血翌日から作業療法を開始しました。開始時から膝立て・肘屈曲ができましたが、失語は重度で JSS-H と FIM は最低点でした。3 週時に経口摂食、座位保持が可能となりましたが JSS-H は相変わらず最低点で、FIM は食事と移乗動作が

図5 重度片麻痺なのにADL自立しているSさん　　図6 運動機能良好なのに常に監視がいるYさん

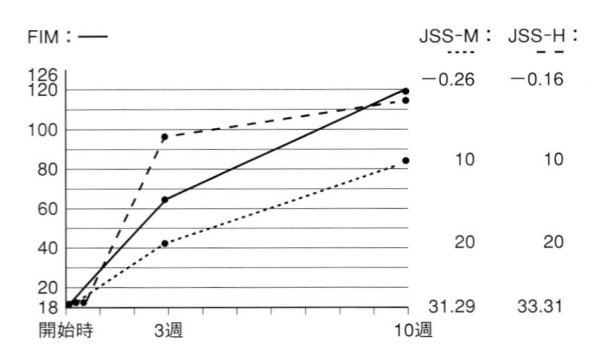

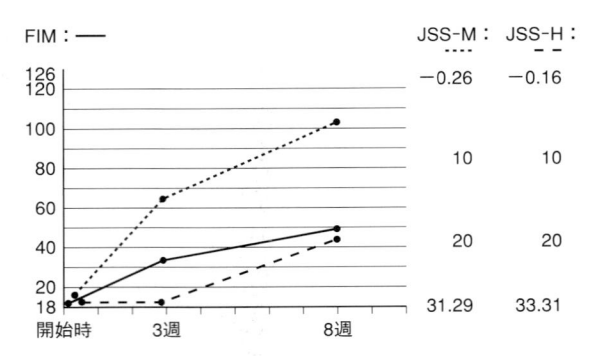

　要少介助となっています。その後JSS-Mは順調に改善し歩行も可能となりましたが、JSS-Hは21.11と依然低く、FIM点数に著明な改善はみられませんでした（図6）。YさんのFIMが改善しなかったのは自発性・学習能力が低く、生活動作全般に指示や監視がいることが大きな要因といえます。

### ●●● おわりに

　対象者の経過を通してみると、運動機能だけで予後予測することには限界があり、運動機能と高次脳機能を併せて検討することが重要であること、そしてADL自立のためには高次脳機能が重要であることがわかります。

　OTは以上のことを踏まえたうえで、先に記述した3つのキーワード「意識の表出能力を探る」「脳の廃用症候群を防ぐ」「生活を取り戻す手がかりを提供する」を念頭におき、発症直後から作業療法を実施していくことが大切です。「考える能力」「感じる能力」に積極的にアプローチし、廃用に陥らせないことがその後のADLや社会復帰に多大な影響を与えるのですから。

（甲斐雅子）

# CHAPTER 1 脳卒中のリハビリテーション

**リハビリテーション**
## 6. 脳血管障害における急性期作業療法の取り組みと今後の課題

> ● SUMMARY
>
> 1. 一般病床を選択した病院の中における急性期リハビリテーションの確立のために科内に5つの委員会を立ち上げそれぞれで対応しました。
> 2. 急性期脳血管障害者に対してOTはベッドサイド時期からかかわり、情報収集、ADL指導を行い、リハビリテーションゴールなどの情報を的確に他職種へ情報を提供する必要があります。
> 3. 他職種との連携のために、脳血管障害者用のクリニカルパスの運用や病棟ADL評価表の活用が必要です。

### ●●● はじめに

2003年の第四次医療改正で急性期脳血管障害のリハビリテーション(リハ)において作業療法の早期加算が認められると同時に、その効果や結果が求められる時代になってきました。また、医療現場においては患者にかかわる多職種との連携も行いながら、アプローチすることを求められてきました(リハビテーション総合実施計画書)。

そこで一般病院における脳血管障害に対する急性期作業療法の取り組みと今後の課題を東京労災病院の現状とその活動内容を踏まえ、報告します。

## 1 リハビリテーション科としての対策と実施

当院は400床を有する在院平均日数21日の一般病床を選択した地域密着型病院です(将来は17日を目指します)。リハスタッフはリハ医2名、理学療法士(PT)6名、作業療法士(OT)4名、言語聴覚士(ST)1名の総合施設認定Ⅰを受けています。対象者は整形疾患、中枢性疾患、内科疾患が中心です。

上記で述べたように急性期中心の医療に対応できるリハの標準化とその整備のために、当院リハ科では組織全体でその対応を行いました。スタッフが現在の業務に関する問題点を自由論文形式で記載し、それを7つのカテゴリーに分類して委員会を立ちあげ、各問題点における対応策を委員会で行う選択をしました(図1)。

図の項目はそれぞれの委員会と昨年1年間で活動した結果を簡単に記したものです。

月に一度全体会議を開催し、各委員会から報告が行われ、決定項目を全員で承認していきました。現在でもこの活動は進行中です。

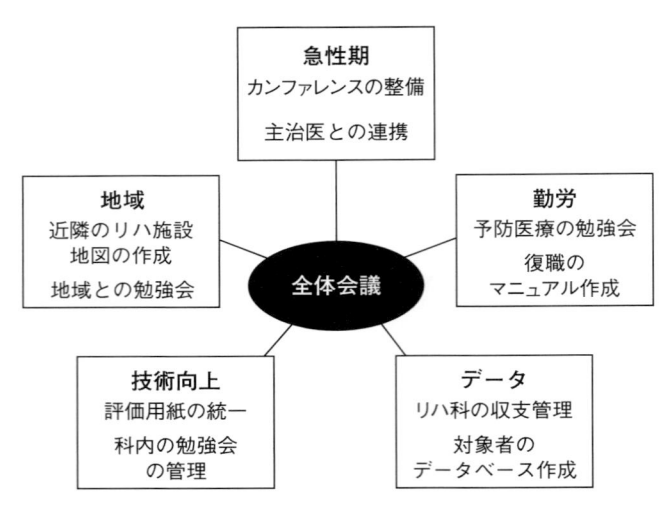

図1 当院リハビリテーション科における5つの委員会

　これより科内の問題点に対して全員で共通認識をもつことができ、全員でその問題点に取り組む姿勢がみられるようになりました。
　今回の脳血管障害における急性期リハに関連した事項として、
　①カンファレンスの内容を記載した用紙・開催時期・連絡方法を統一することによって脳血管障害患者のリハゴールを明確にし、主治医へ連絡することが可能になり、
　②評価用紙を統一することで各療法士間の評価のばらつきが減り、
　③対象者のデータベースにより、早期加算対象の傾向がわかりやすくなりました。

## 2　脳血管障害患者の急性期作業療法の実際

　作業療法部門として当院の急性期作業療法の実際とその問題点を述べます。
　作業療法の流れを図2に示します。前述したように、科内でのカンファレンスをリハ開始から2週後にリハ医・PT・OT・STで実施し、情報の共有とリハゴール設定を行っています。また、そのリハゴールを主治医へ報告し、その返信をもらうようにしています。
　一般病院の急性期化に伴い脳血管障害患者は自宅退院か回復期病棟への転院かの早急な選択が求められ、リハスタッフは対象者のインフォームド・コンセントや次のゴールの選択のために主治医へ的確でタイムリーな情報を提供する必要があります。
　在院期間の短縮や対象者の自己選択を促す方法の1つとして上記のようなシステムづくりが必要と考えます。

### [1]　ベッドサイド期

#### ❶ 情報収集

　作業療法開始当初は対象者の意識レベルに問題があると情報収集は困難です。そこで看護

師、主治医、そして家族からの情報収集は欠かせません。看護師、主治医からはその日の全身状態やリスク管理、安静度、家族の来室状況などを聴取します。家族からは病前の ADL、家屋環境、家族構成、介護保険の有無について聴取します。

❷ ベッドアップから座位活動

意識レベルが JCS で II-10（呼びかけで開眼ができるレベル）以上で、リスク管理（血圧、心拍数、$SPO_2$）を行いながら、座位への活動に移行していきます。座位耐性のためにギャッジアップをしながらその角度と時間を伸ばしていきます[1]。

視覚や体性感覚、聴覚からの刺激に対する反応を通し、知的理解力や高次脳機能障害の有無を探ります。

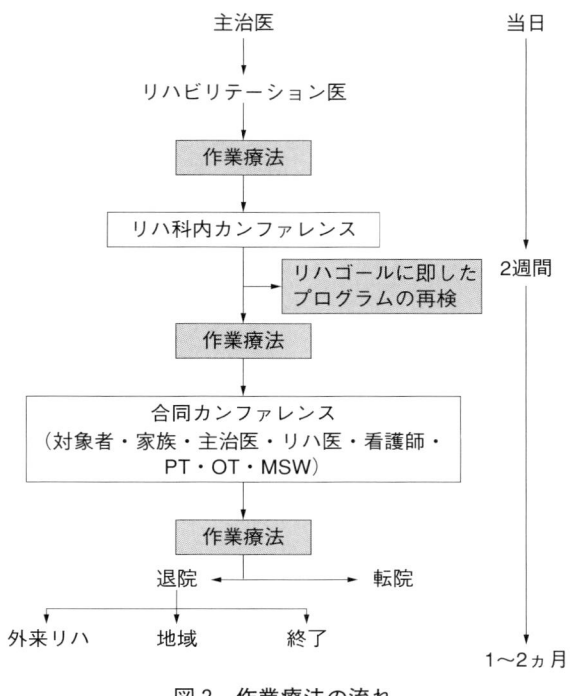

図2 作業療法の流れ

日中は看護師や家族にも協力してもらい、座位時間を延ばしていきます。その後、端座位での活動に移行し、ベッドの高さを調節し、静的端座位の獲得を目指します。この時期、早期離床と廃用症候群の防止が最大の目標になります。

しかし、リハのオーダーが発症して数週間経過してからでは運動器系、心肺器系など廃用症候群を生じリハの阻害因子となり[2]、かつ早期退院につながらないためぜひ回避しなければいけません。院内全体のリハに対する廃用症候群の予防や発症早期からのリハオーダーの認識を広報する必要があります。

❸ ベッド上での日常動作の獲得

健側への寝返り、起き上がり動作を指導しますが、患側の管理、ベッド柵の位置などの環境調整も行います。場合によっては PT や家族と協同で行うこともあります。

家族と共同で行うことで、現状を理解して頂くとともに介助指導を同時に行えるメリットもあります。

❹ ベッドからの車いすへの移乗動作、車いす座位

座位耐性も 30 分ほど可能となり、バイタルの変化がみられなくなると、車いすへの移乗動作に介入します。移乗動作の獲得とともに車いす操作の指導も行います。ブレーキの操作、片手片足での車いす走行の練習も病棟で行います。

❺ 環境の調整

移乗動作において介助量が大きい場合や体幹機能が低下している対象者には介助バーを設置、指示理解力が保たれている場合は電動ベッドのコントロールの操作方法を指導し、自立に

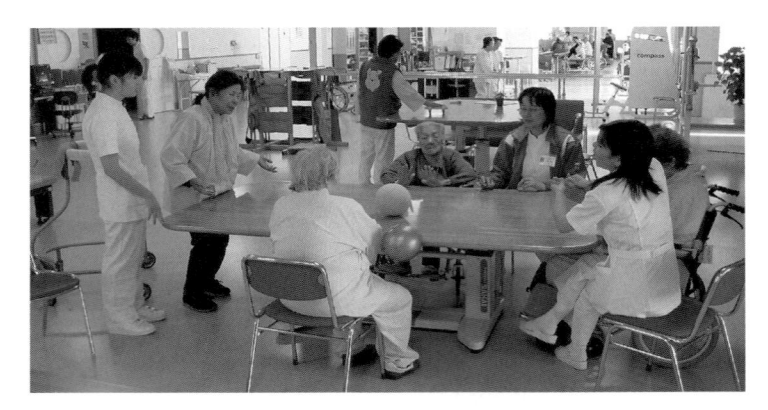

図3 作業療法室のテーブルを用いた集団活動

向けて調整します。また、対象者の身体に適合した車いすを用意し、移乗動作や車いす操作を進めていきます。

### [2] 作業療法室

❶ テーブルでの作業活動（患側上肢の活動、座位耐性の向上）

上下肢の麻痺が重症な場合は健側での活動によってADLの自立を目指しますが、もちろん患側に対しても自然回復に伴って両側での作業活動の選択やADLでの患側上肢の参加を促す必要があります[3]。また、ほかの対象者と交流することで障害に対する理解や集団で体操やアクティビティを行うことで精神機能賦活にもつなげられます（図3）。

❷ 立位での作業活動

ADLの自立のためには立位保持、立位での活動の獲得は欠かせません。特にトイレ・入浴動作にはさまざまな立位活動を要します。作業療法室では患側下肢への体重負荷の作業活動を用いて立位動作での活動量向上を目指します。

### [3] 病棟ADL

作業療法開始から行える手段でもあり、対象者のQOL向上にも大きくかかわってきます。リハ室での作業療法の時間前に病棟へ出向き、移乗動作や更衣動作を指導し、その後リハ室で再度行うこともあります。

また、リハオーダーがリハ室からリハビリ開始になっていても、初日にはOTが病棟のベッドサイドへ行き、ADLの評価や指導を行うこともあります。

❶ トイレ動作の援助

作業療法室で立位バランスの活動を行いつつ、病棟では実際のトイレで車いすから便座への移乗動作、手すりの位置を考慮した立位保持の指導、ズボンの上げ下げの動作を練習します。

❷ 更衣動作の援助

リハ室での作業療法前に担当OTが病棟に出向き、更衣動作の指導を行います。

家族には着やすい衣服の紹介を行います。座位での安定を図り、上着・ズボンの更衣の指導

を行い、生活のリズムをつける意味でも更衣動作の獲得を目指します。

#### ❸ 入浴動作の援助
対象者の入浴時間に合わせ OT が出向き、浴槽内の移動、浴槽のまたぎ動作、洗体動作を評価および指導を行います。

最後に移乗動作や ADL の方法や介助量などを担当の看護師に伝えたり、実際に見てもらい介護方法のアドバイスを行っていますが、確立した情報交換のシステムとしてはまだ構築されていません。

一部、病棟によっては連絡ノートを使用し移動レベルや ADL の自立度の情報のやりとりを OT・看護師間で行っていますが、全病棟にはいきわたらず、今後の課題になっています。

### [4] 退院前の支援

#### ❶ APDL
ひとり暮らしや主婦業である対象者に対しては調理活動を行います。

#### ❷ 外泊・外出に伴う退院前訪問指導
対象者の在宅へ訪問し、家屋評価・福祉機器などの介護保険の情報提供を行います。当日ケアマネジャーにも同席してもらうとスムーズに情報提供ができるため、事前に連絡することもあります。

#### ❸ ホームエクササイズの指導
対象者本人もしくは家族に在宅での ADL の指導や介護指導を行います。拘縮や筋力低下を防止するためにどの家庭にもある身近な棒やタオルを用いた体操などの指導を行います。また、地域の PT・OT などには書面にてその目的や方法を連絡します。

## 3 一般病院での急性期作業療法を構築するための今後の課題と対策

### [1] 発症からリハオーダーまでの期間を短縮するため

2003 年 5 月から 2004 年 3 月までに初発例の脳血管障害患者のリハ依頼時期について当院で調査しました。対象は脳梗塞、脳出血、くも膜下出血で早期加算した患者 59 名で（表 1）、近年発症から早い時期にリハが開始されていますが、リハオーダーの時期はいまだばらつきがあり、発症してオーダーが 2 週間後に出ることもあります[1]。

一般病床においては短い入院期間中に早期に自宅退院か回復期病棟への転院のどちらかに選択ができるよう十分なインフォームド・コンセント求められます。また、回復期病棟を有さない当院のような急性期病院で、特に麻痺が重度な対象者ではリハ期間が十分に確保できずスムーズな回復期病棟への転院が必要となってきます。今後、一層急性期リハは早期化が進み、その標準化が求められるため脳血管障害用のクリニカルパスの作成と運用が必要不可欠となってくると思われます。

表 1　当院における脳血管障害患者のプロフィール（N＝59 名）

| | 脳梗塞 | 脳出血 | くも膜下出血 | 発症からリハ開始平均期間 | リハ実施平均期間 |
|---|---|---|---|---|---|
| 神経内科 | 32 名 | 0 名 | 0 名 | 5.2 日 | 24.6 日 |
| 脳外科 | 27 名 | 17 名 | 3 名 | 7.4 日 | 58.8 日 |
| 全体 | 59 名 | 17 名 | 3 名 | 6.5 日 | 45.1 日 |

対象とした患者は初回発症の脳血管障害患者とした。

病棟＿＿＿＿＿＿＿＿　対象者氏名＿＿＿＿＿＿＿＿様

担当 PT＿＿＿＿＿＿＿＿　担当 OT＿＿＿＿＿＿＿＿

○：自立　△：監視　×：介助

| | | 月　日 | | 月　日 | | 月　日 | |
|---|---|---|---|---|---|---|---|
| トランスファー（ベッド⇔車いす） | | | | | | | |
| 整容動作 | | | | | | | |
| トイレ動作 | | | | | | | |
| 移動レベル | | 車いす | 歩行 | 車いす | 歩行 | 車いす | 歩行 |
| | 室内移動 | | | | | | |
| | 病棟内移動 | | | | | | |
| | 院内移動 | | | | | | |
| 更衣動作 | 上着 | | | | | | |
| | ズボン | | | | | | |
| | 靴 | | | | | | |
| 担当 OT サイン | | | | | | | |

図 4　病棟 ADL 評価表（仮案）

## [2]　ADL の連携

病棟との連帯やその体制づくりに不十分な点があり、今後の最重要課題であると認識しています。また、作業療法における連帯の必要性について大田は「できる ADL」を物理的環境調整や介護方法の統一などによっていかに「している ADL」へ具体化・習慣化・日常化させるかが鍵であり、OT だけではなく看護職をはじめ、他・多職種との連携が必要と述べており、そこに作業療法の有効性が存在するとも述べています[4)]。

現在その対策として病棟との ADL 自立のタイムリーな情報交換表を試作中です（図 4）。近年、回復期病棟においては OT が病棟配属になっており、動作の誘導方法をベッドサイドに写真つきで設置するなどさまざまな工夫で多くの専門職と情報交換しチームアプローチを展開し

ています[5]。全身管理が中心である急性期病院であっても病棟とリハスタッフ間との最小限の連絡は必要であり、図4のようなADL評価表を今後は活用していく予定です。

(末武達雄)

【文献】
1) 澤田雄二:非活動とADL. OTジャーナル 37(6):483-487, 2003.
2) 豊倉 穣:脳卒中急性期のアプローチ;ベッドサイドでのリハプログラム. 臨床リハ 1(1):18-25, 1992.
3) 梶原俊夫:脳卒中急性期のアプローチ;訓練室のリハプログラム. 臨床リハ 1(1):26-33, 1992.
4) 大田睦美:作業療法とADLと連帯と. OTジャーナル 37(6):552-556, 2003.
5) 寺田千秀:回復期リハビリテーション病棟におけるADL訓練. OTジャーナル 37(10):977-983, 2003.

# CHAPTER 1 脳卒中のリハビリテーション

リハビリテーション
## 7. 嚥下障害のリハビリテーション

### ● SUMMARY

1. 入院中の患者にとって、口から栄養を摂ることは治療を進めるうえで大前提になります。
2. 静脈栄養法を上手に併用しながら、備わっている消化管を使って栄養を摂取することが最良の治療につながります。
3. また、種々の調査において「健康」が一番の関心事であるという調査結果も散見し、国民の食べることへの関心の高さが伺えます。
4. 近年、高齢化社会の到来が叫ばれて久しく、介護保険制度の充実が進むほどに、脳血管障害の再発や誤嚥性肺炎を繰り返し、施設と病院間を往復する患者を担当することが多くなりました。
5. 本稿では、一般病院の一人職場で働く比較的臨床経験の浅い言語聴覚士向けに、摂食・嚥下障害のリハビリテーションについての経験をまとめました。

## 1 摂食・嚥下障害とは

　文字どおり、摂食＝「食べること」と嚥下＝「飲み込む（食物を口から胃へ送り込む）こと」の障害であり、なんらかの理由で「食べられない」状態のことです。
　「食べられない」ことには、
・食べたくない：拒食
・嚙めない：歯科的問題
・飲み込めない、ゴックンができない：嚥下困難
・飲み込めるが誤って肺の方へ行ってしまう：誤嚥
・胸につかえる：食道通過不良
など複数の要素が含まれます。特に問題となるのは嚥下困難と誤嚥です。

## 2 嚥下障害の評価

　独居高齢者や救急病院に搬送されてくる高齢者の多くは低栄養や脱水症状を抱えており、十

表1 VF検査の特徴

| 長所 | 短所 |
| --- | --- |
| ・情報量に優れている<br>・一連の嚥下運動を定量的に分析できる<br>・再評価の際にも有用である | ・移動や姿勢保持に制限がある場合、撮影が困難である<br>・再現性に限界がある<br>・誤嚥の危険がある<br>・被曝の問題がある |

表2 VF検査導入のタイミング

・食べられるはずなのに摂取量がアップしない
・上手に食べているのに肺炎の徴候がある
・器質的問題の存在が疑われる
・経口栄養管理が厳しい状況だが、本人や家族から強い希望がある

表3 水分で施行するメリット

・咽頭には水に対するレセプターが存在して嚥下反射を誘発しやすい
・よく口腔清拭してあれば、たとえ誤嚥しても一番安全である
・身近にあって手軽に使える
・むせて気管に流入しても、吸収されやすい
・患者の要求が高い

分な栄養管理と補液を行い全身状態の改善に伴い積極的な経口摂取訓練の導入が望まれます。意識障害や言語障害を合併していることが多く、症状の機能変遷も著しいことから頻繁な観察を要します。特に、経口摂取を開始する場合、意識レベルの変動により誤嚥や窒息を伴う危険性が高いので配慮が必要です。

嚥下機能の評価には、一般的には食道造影（VF）検査が有用ですが、VF検査のメリット・デメリットを表1に示します。限られた時間内で周囲の人を納得させるには有用です。STは、ベッドサイドでの口腔ケアや摂食訓練場面、さらに訓練室でのコミュニケーション能力や高次脳機能障害の評価、構音訓練や嚥下体操などに多くかかわります。

VF検査を施行するときの条件を表2にまとめました。

VF検査のほかに、反復唾液嚥下テストや水飲みテスト・フードテストがあります。比較的飲み込みやすい流動食（プリンやヨーグルト）によるフードテストを行う前に、水飲みテストを行います。水分で施行するメリットを表3にまとめました。テストを開始する前に、吸引セット（吸引器具、カテーテルなど）を設置します。

# 3 リハビリテーション

摂食・嚥下機能は、食物を認知する過程から始まり、口の中に取り込み、食塊を形成しつつ咽頭から食道へ送り込む過程をいいます。その一連の運動を表4の5期に分類して考えることが一般的です。臨床的な反応から訓練目標を立案すると効果が期待できます。各嚥下の期における代表的な臨

表4 摂食・嚥下運動の5期分類

| 先行期 | 食物を認知し、口元まで運ぶ時期である。 |
| --- | --- |
| 準備期 | 食物を補食・咀嚼し、食塊を形成する時期である。 |
| 口腔期 | 食塊を口腔から咽頭へ移送する時期である。 |
| 咽頭期 | 食塊を咽頭から食道へ送り込む時期である。 |
| 食道期 | 食道の蠕動運動によって食塊を食道から胃へ送り込む時期である。 |

床症状に対して、機能的手段・代償的手段の実際を紹介します。

## [1] 先行期

### ❶ 摂取量が一定しない

家族とともに1日のリズムを維持するように働きかけます。頻繁にベッドサイドを訪れ、声かけ刺激や端座位を促すなど、日中の覚醒を促します。また、決まった食事の時間に集中して食事に向かえるよう、摂食環境全般を整えます。

### ❷ 性急な摂食行動

病前の食習慣を変えることは非常に難しいことです。医療従事者が同席している場合は、比較的安定した経口摂取が維持されていても、家族に任せるようになると、徐々に食事のペースが速くなり、飲み込みが間に合わず通過障害をきたすことがあります。

> ● ワンポイントアドバイス
>
> 「食べる機能」に問題がないと思われる認知症（痴呆）を伴う対象者では、安定した経口栄養摂取の維持と水分摂取の維持、薬剤の服用が困難な場合が多くあります。特に、経管栄養や点滴などの代償手段による栄養管理に対する理解が困難なため、早期に経口摂取による栄養管理が可能かどうか見極めが必要です。

## [2] 準備期

### ❶ 義歯の装用状態を確認する

義歯装用と摂食嚥下訓練は切っても切り離せない関係です。義歯装用訓練を併行しながら進めていきます。夜間の装用に関しては、顎関節の保護という立場から装着した方がよいという説と歯茎部の血行促進という立場から外した方がよいという説に分かれています。一般的には、睡眠時は外して洗浄時間としますが、本人の病前の装用習慣を尊重しましょう。

義歯は常に口腔内に保持されているもので乾燥には耐えられません。したがって、装用訓練が始まるまでは市販品の洗浄液を使って、殺菌消毒をしていきます。液は常に汚れます。最低でも2日に1回は洗浄液を入れ替えます。

> ● ワンポイントアドバイス：口腔内の優れた感覚能
>
> 長年使い慣れた義歯は、日々の咀嚼や構音を通して、スピードや協調運動・パワーや可動域の調整などの学習を重ねています。その噛み合わせが異なってくると、違和感を与え構音や咀嚼に多大な影響を与えます。舌尖の二点識別能力も、非常に優れています。安易につくり直すのではなく、現在使用の義歯の診査を優先し、現状の口腔内の感覚能を大切にしてほしいと思います。

## [3] 口腔期

**❶ 言語聴覚士が行う口腔ケア**

高齢者には「食べること」と「誤嚥性肺炎」に配慮します。誤嚥性肺炎の予防として口腔ケアの徹底があります。唾液は1日に約1,500 mlの分泌があります。飲み込み動作は、1日600回ほど。唾液の正しい処理が、口腔ケアにつながり誤嚥性肺炎を予防します。一般的な手技を表5にまとめました。

**❷ 歯磨きのポイント**

歯は健康のバロメーター、健康維持・増進の入口です。食後30分くらいは唾液の分泌が活発なので、食後の歯磨きを徹底しています。最初は、対象者自身が歯磨き粉をつけず、鏡を見ながら磨きます。次に冷水でうがいや咳嗽をします。最後は家族または医療従事者が仕上げをします。義歯は、食事後には必ず洗うようにします。

## [4] 咽頭期

**❶ 咳嗽反射の有無**

高齢者の場合や摂取量がアップしない、食欲がない、微熱が続くなどの徴候を認める場合は、咳嗽反射を伴わない誤嚥を疑います。

**❷ 咳嗽反射のタイミング**

咳嗽反射が伴うのは、嚥下運動の前なのか嚥下運動中なのか嚥下運動の後なのかで、対応が異なります。前であれば、口唇閉鎖や奥舌の挙上など口腔機能や食塊形成の問題、姿勢の問題が考えられます。嚥下運動中であれば、鼻咽腔閉鎖不全や声門閉鎖不全などが考えられます。嚥下運動前後に声質や呼吸状態に変化がみられる場合は、明らかな誤嚥が考えられます。一口ごとに咳払いの導入や姿勢の工夫、あるいは横向き嚥下・うなずき嚥下・複数回嚥下・交互嚥下・声門越え嚥下などの手技を導入します。

**❸ 不顕性誤嚥**

夜間の不顕性誤嚥を防止するためには、咳嗽反射の強化が必要です。意識的な咳払いによる声門の強化やカプサイシンの試みによる嚥下反射ならびに咳嗽反射の強化が期待されています（表6）。

表5 言語聴覚士による口腔ケア
1. 口腔ケアの重要性を周囲に徹底する
2. 義歯の装用状態を確認し、場合により歯科口腔外科へのコンサルトを考慮する
3. 摂食機能面や構音機能面から、刺激促通法による口腔内の感覚を高める
4. 冷水による咳嗽を行うとともに意識的な唾液の嚥下を促す

表6 不顕性肺炎を防止するためには
1. 夜間もベッドを15度前後ギャッジアップする
2. 齲歯の治療、舌苔の除去など口腔ケアを徹底する
3. 鼻咽腔閉鎖機能を強化し、唾液の飲み込みを促進する
4. 声門閉鎖機能を強化し、気道への流入を防止する
5. 咳嗽反射を強化し、痰や貯留物の喀出を促す

## 4 リハビリテーションのマネジメント

　呼吸数・血圧・体温・心拍数に続いて動脈血酸素飽和度(経皮的酸素飽和度：$SpO_2$ サチュレーション)は、第五のバイタルサインといわれ、臨床場面で有効に使いましょう。
　症状が不安定なときは、発熱を伴うことが多々あります。経験上発熱の原因や発熱のパターンの見当をつけることで、訓練上の手がかりとします。
　①急激な 39～40℃ 前後の発熱を伴うときは、尿路感染症を疑います。血液中の白血球数や尿中細菌などの検査値を参考にします。
　〈対策〉　抗生剤の投与、水分摂取を進め、尿量や色なども観察しましょう。十分な水分摂取が決め手です。
　②高齢者の場合、身体に含まれる水分量が少ないため、下痢や発熱などで脱水になりやすいので注意が必要です。
　〈対策〉　こまめに水分を摂取しましょう。緑茶のゼラチンゼリーを冷蔵庫につくっておき、小分けに摂取させるのも一方法です。脇の下に手を入れることで、湿り気があるかどうかが判断のポイントです。
　③ 37℃ 前後の微熱を伴うときは、点滴ルートからの感染を疑います。
　〈対策〉　点滴のルート変更や、間欠的経管栄養法へ変更します。
　④鼻腔食道経管による栄養管理中に、夜間に咳き込んだり不眠を訴えたり、不穏や日中の傾眠を伴うようになったら胃食道逆流を疑います。
　〈対策〉　夜間は、15 度前後のギャッジアップや間欠的経管栄養法へ変更しましょう。
　⑤夜間の咳払いや不眠を訴え、睡眠薬投与後に発熱を伴う。
　〈対策〉　1 日のリズムの確保、日中の活動性を高め、昼寝を少なめにし、睡眠薬の投与を最小限にしましょう。
　高齢者は 1 日の体温の変化パターンを把握しておくと急な発熱に慌てなくて済みます。発熱の際は、十分なクーリングで体調を整えます。アイスノンでは、脇の下に当てた場合に急激に下がるので注意します。

---

**● ワンポイントアドバイス：家庭での食事形態の工夫**

　ミキサーはさまざまな機器が販売されています。最近では、離乳食用の使いやすいミキサーが販売されています。容器そのものが器になり、洗いやすくなっているものもあります。
　但し、ミキサー食や刻み食の歴史は、昭和 40 年代に精神科の対象者に対して行われたのが始まりといわれています。家庭内で個別的な対応ができる環境でもあり、できる限り柔らかく煮たりするなどの配慮が欲しいところです。これからは、常食による経口栄養管理に関心が向けられるようになると思います。

> **● ワンポイントアドバイス：エネルギー・蛋白質必要量の決定**
>
> 必要エネルギー量は、栄養アセスメントの結果から算出され、これをもとに適切な質と量の栄養補給をすることにより、対象者の栄養状態が改善されます。一般的には、身長と体重・年齢をもとに計算し、活動量やストレス係数を加味して求めます。さらに、健康状態や疾病・創傷など身体的ストレスによって変化します。特に重度の感染症はストレスの度合が高く、必要エネルギーは著しく増大します。体温が平熱より1℃増すごとに、所定の計算式に基づいてプラス15％が目安とされます[1]。

> **● ワンポイントアドバイス：必要エネルギー量の算出方法**
>
> 1日の必要カロリーは、活動量やストレスによって異なります。一般的な目安として、日中ベッド上で過ごすことが多い場合は、約1,300 kcalを目標にします。同様に、1日の水分摂取量は、一般的な目安として、約1,300 ccを目標にします。また、栄養剤は、約70％が水分です。1日1,000 kcalを投入している場合は、約700 ccが水分なので、残りの水分摂取量を計算して調整します。必要栄養量は、栄養アセスメントに従うとして、顔の表情や1日の活動量、体重の増減などを目安に栄養量を調整してください。下痢をした場合にも、慌てないこと。栄養分がすべて排泄されているわけではありません。

●●● **おわりに**

嚥下障害のリハの開始は、栄養マネジメントや口腔ケアからです。栄養管理が整ったところで、訓練室での訓練が可能となります。関係スタッフ間のコミュニケーションを大切にし、段階的に、そして安全に進めていく必要があります。

（森田　浩）

【文献】
1) 中村丁次(監修)：栄養アセスメントの意義. 医科学出版社, 東京, 2003.

# CHAPTER 1 脳卒中のリハビリテーション

### リハビリテーション
## 8. 脳卒中患者の嚥下機能評価と栄養摂取方法

● SUMMARY

1. 中国労災病院では、DSA（digital subtraction angiography）を用いた嚥下造影検査を導入し、その評価・結果に基づいた嚥下リハビリテーション（リハ）を施行しています。
2. 1998〜2002年に造影検査を行った脳卒中患者95名のうち、フォローアップが可能であった59名について、咳嗽反射の状態を良好群・不良群・消失群に分類し、追跡調査しました。
3. 不良群2名（胃瘻）と消失群1名を除いた56名に肺炎を併発した対象者は認めず、咳嗽反射の状態をもとに栄養摂取方法を決定することは有効でした。

●●● はじめに

　当院では、DSAを用いた嚥下造影検査を1995年より臨床場面に導入しています。嚥下造影検査から得られる情報は大変多く、その結果をもとに嚥下機能に応じたリハやPEGを含めた経管栄養などの栄養管理・摂食方法の検討に役立てています。本稿では、当院における嚥下機能評価と栄養摂取方法の決定について説明します。

## 1 嚥下障害の評価

　まず、嚥下障害を疑う症状、徴候として表1が挙げられます。
　表1の徴候が観察されると、嚥下障害へのアプローチが始まるのですが、当院での流れを図1に示します。
　嚥下障害がある、または疑いありと判断された場合、まず、①主治医が咽喉頭に器質的障害があるか否かを耳鼻科に評価を依頼し、器質的問題があればその処置を行い、器質的問題がなければ、次に、②脳外科医を中心とした嚥下造影チームに嚥下機能評価を依頼します。①、②の評価をもとに、③嚥下リハ依頼がなされ、それと併行して、④栄養指導、が行われます。

### [1] 嚥下造影検査

　一般的に、バリウムなどの造影剤を含んだ模擬食品をX線透視下に嚥下させ、その動態を観察する検査です。
　誤嚥の有無や、口腔・咽頭・食道の動きの観察などに有用であり、機能や形態の異常をみる

I ■ 急性期における疾患別リハビリテーションの実際

表1 嚥下障害を疑う徴候
・声質が変わっている
・唾液が飲み込めず外へ出している
・痰が多く、口腔内が汚れている
・痰・分泌物により常にのどがゴロゴロしている
・食事中にむせや咳が多い
・食事に咳や痰の量が増える
・食事に時間がかかる
・食後に咳や痰の量が増える
・食欲がない

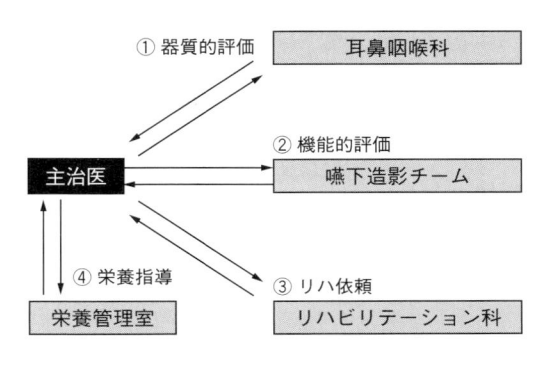

図1 嚥下リハビリテーションの流れ

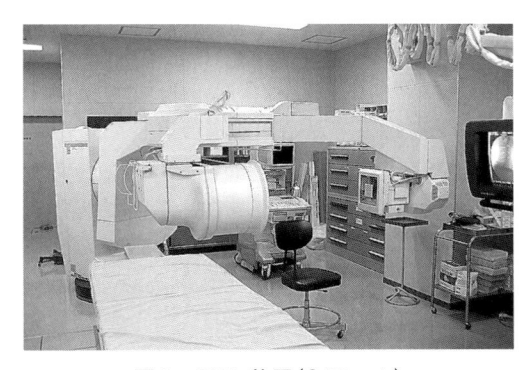

図2 DSA装置(Cアーム)

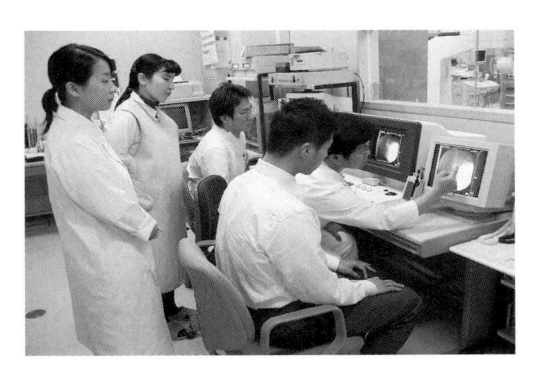

図3 状況説明

だけでなく、安全に食べるための条件(摂食時の姿勢、食物形態など)をみつけることもでき、治療方針の決定に役立ちます。

記録は血管造影に使用するDSA装置(GE社製 Advantx AFM-Cアーム型：図2)を用いて画像をデジタル記憶します。そして、医師、看護師、放射線技師、管理栄養士、言語聴覚士(ST)、対象者、または家族が揃ったうえで、画像を見ながら観察し同時に説明を行います(図3)。DSA装置を用いることの利点は、透視画像においてX線が連続でなく断続的に放射されるため、通常のビデオX線検査(videofluorography；VF検査)に比べて被曝量が少ないこと、濃度・時間分解能に優れ、データのデジタル解析やデータ送信が容易であることなどが挙げられます。

[2] 嚥下造影検査が可能な条件

①意識レベル：意識レベルが清明か覚醒していることが必要です。但し、傾眠でも指示に従えれば可能な場合もあります。

②対象者の理解力：対象者本人が検査時の目的とリスクを理解していると、検査は行いやすくなります。認知症(痴呆)などのためにこれが難しい場合、誤嚥の危険は高くなりますが、検査姿勢が整えられるようであれば検査可能な場合もあります。

| 表2 嚥下障害の中止基準 | 表3 嚥下造影検査の中止基準 |
|---|---|
| ①誤嚥の有無<br>②嚥下反射<br>③喉頭の閉鎖（喉頭挙上→喉頭蓋の傾き）<br>④咳嗽（咳・むせ）の強さ、咳嗽反射の有無 | ①誤嚥（極少量の場合は続行）<br>②咳嗽による喀出困難<br>③呼吸状態の悪化<br>④医師の判断 |

③全身状態：重篤な心疾患がない、呼吸が安定している（痰が多くない）、発熱がない、血圧が落ち着いているなど、全身状態が安定していることが必要です。経鼻胃管を挿入している場合、検査時には一時的に抜去します。

④姿勢：できるだけ座位に近い姿勢で、頭部前屈位が保つことができることが必要です。

## [3] 嚥下造影のチェックポイントと中止基準

治療方針を決定するために嚥下障害の中止基準を表2に示します。

この中で特に留意する点は、咳嗽の状況、咳嗽反射の有無です。臨床上、不顕性誤嚥（むせのない誤嚥）が最も危険で、外見上はスムーズに嚥下できているようにみえても、実際は気管に入り込んでおり、これに気づかぬまま食事を続ければ誤嚥性肺炎になってしまいます。

咳嗽は生体の重要な防御反応の1つで、摂食嚥下アプローチを進めていくための基盤となる重要なポイントです。

## [4] 嚥下造影検査の中止基準

嚥下造影検査の中止基準を表3に示します。

---

**メモ：咳嗽反射**

粘膜反射の一種といわれ、咽頭・気管・気管支の粘膜から求心性刺激が起こり、迷走神経を経て延髄に達し、呼吸中枢にインパルスが送られます。その結果、反射的に咳嗽が出現します。

つまり、気道に入ったり、また入りかかった異物を排除しようとする生体防御反応の1つです。

---

# 2 栄養摂取方法の決定

在院日数の短縮化に伴い、私たちは嚥下造影検査での誤嚥の有無、咳嗽反射の状態をもとに表4のように嚥下リハの方針・栄養摂取方法を検討しています。

誤嚥があっても咳嗽反射が良好な場合は経口摂取を目標に、嚥下訓練を即時に開始します。次に、誤嚥があり咳嗽反射が不良な場合は、間接的嚥下訓練を行い

表4 栄養摂取方法の決定

|  | 誤嚥 | 咳嗽反射 |
|---|---|---|
| 経口摂取 | なし<br>あり | 正常 |
| 経口＋経管<br>（PEG）併用 | あり | 不良 |
| 経管（PEG） | あり | 消失 |

ながら、1〜2週間程度経過観察し、経口摂取か経管栄養、また併用のいずれが適しているか方針を立てます。

そして、咳嗽反射が消失している場合は安全性を考慮し、経皮内視鏡的胃瘻造設術を勧めています。

---

**メモ：咳嗽反射の良・不良？**

図4に示したモニターを見ながら、咳嗽反射の良・不良を判断します。誤嚥したものが画面から見える範囲で即時に喀出できた場合を良とし、誤嚥したものが画面から消え、気管深くまで入り込み、遅延して喀出してもどれくらいの量か判断できない場合は不良としています。咳嗽反射消失とは、誤嚥してもなにくわぬ顔で平然とし、反応がみられない場合です。

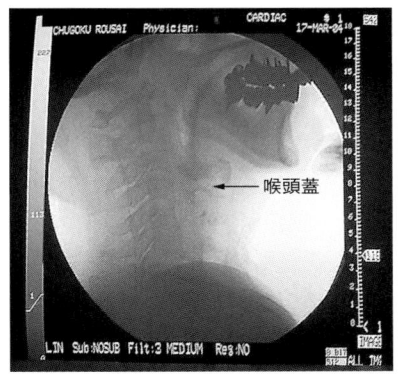

図4　モニター

---

**メモ：PEGの勧め**

当院では急性期の危険な時期を過ぎてもなお意識障害や嚥下障害が持続すると予想される対象者に対しては、積極的にPEG（内視鏡的胃瘻造設術）を行います。

PEGは、簡単ではあっても手術が必要であること、注入に時間がかかること、下痢になりやすいこと、「身体に穴をあける」ことへの心理的抵抗などの短所はありますが、経鼻栄養と違い上気道の分泌物が増加せず、衛生的で苦痛の軽減や逆流性誤嚥の危険が低く、嚥下訓練が行いやすいなどの利点も多くあります。

## 3　摂食・嚥下状況の経過

1998〜2002年に嚥下造影検査を行った脳卒中患者95名のうち、3ヵ月以上のフォローアップが可能であった59名（平均年齢71.8±12.6歳）について、検査時の咳嗽反射の状態から、表1を参考に咳嗽反射良好群・不良群・消失群の3群に分類し、摂食・嚥下の状況を調査しました。その結果を図5に示します。

①良好群25名はすべて安定した経口摂取が継続されていました。

②不良群30名は経口摂取10名、経口摂取＋経管栄養併用3名、経管栄養17名と3様に分かれました。これらの要因として対象者個々の嚥下能力、誤嚥に対する抵抗力-喀出力、全身体力、リハに対する意欲、食欲、家族の介護能力、障害受容などが考えられます。

③消失群4名はすべてPEGの適応でしたが、1名は家族が拒否され、経口摂取で対応しましたが、摂取量不十分、熱発、病状悪化し再入院しました。それ以外の3名は咳嗽反射や嚥下機能の改善はみられませんでしたが、栄養管理は維持できており、PEGは有効でした。この59名のうち、誤嚥性肺炎を起こしたと思われるのは、不良群のPEG2名でした。この2名と消失群の1名を除いた56名すべてに悪化した対象者は認めず、咳嗽反射の状態をもとに栄養摂取方法を決定することは有効であったと考えます。

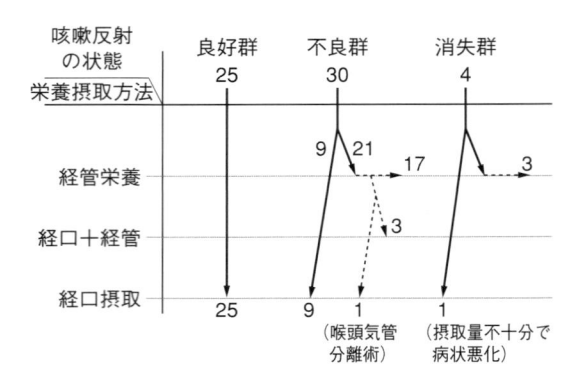

図5 咳嗽反射の状態と栄養摂取方法

## 4 問題点・その他

1. 嚥下造影検査は非常に有用な情報をもたらす検査ですが、その結果が必ずしも実際の摂食場面を表しているとは限りません。実際の食事ではさまざまな事態が起こります。検査結果と臨床症状を照らし合わせ評価・診断することが重要です。
2. 専門のスタッフ、機器などの有無などを含め、すべての医療施設で施行可能な検査ではないことが挙げられます。
   障害が重度である場合や判断に迷う所見がある場合には、嚥下造影検査を施行して的確な診断を行うことが必要です。

(木村　徹)

【参考文献】
1) 藤島一郎：脳卒中の摂食・嚥下障害. 第2版, pp 55-74, 医歯薬出版, 東京, 2001.
2) 日本静脈経腸栄養学会(編)：コメディカルのための静脈・経腸栄養ガイドライン. 南江堂, 東京, 2000.
3) 才藤栄一, ほか：嚥下造影検査；最近の知見を含めて. Journal of clinical rehabilitation 11(9)：797-803, 2002.
4) 藤島一郎, ほか：摂食・嚥下障害へのリハ的アプローチ. Journal of clinical rehabilitation 6(7)：640-646, 1997.
5) 山中千恵, ほか：DSA装置を用いた嚥下機能検査の有用性. JJPEN 22(6)：431-435, 2000.
6) 木村　徹：嚥下障害者の栄養摂取方法について. 中国労災病院医誌 12(1)：106-108, 2003.

CHAPTER 1 脳卒中のリハビリテーション
リハビリテーション
## 9. 急性期病院における言語聴覚療法

● SUMMARY

1. 再びその人らしい暮らしが営めるようになるための最初の案内役となります。
2. 安心して歩を進められる道筋を示していきます。

●●●はじめに

言語聴覚士(ST)が行う診療内容は病院によってさまざまです。本稿では筆者の所属する急性期病院における言語聴覚療法の実際を紹介しながら、リハビリテーション(リハ)の出発点である急性期においてSTが果たすべき役割について考えていきます。

## 1 急性期病院におけるST部門の変化

当院は400床の急性期病院であり、リハビリテーション科は医師2名・理学療法士(PT)6名・作業療法士(OT)4名・ST2名・心理1名(ST1名と心理は非常勤)で構成されています。ST部門の診療内容を平成10年と15年とで比較すると、以下のような変化がみられました(図1)。

①対象者の増加と高齢化:新患数は約4割増加しました。年齢は70歳以上が5割を超え、80、90歳代も珍しくなくなりました。

②嚥下リハの急増:平成10年に約半数を占めていた失語症に対する依頼は、実数は変わらないものの全体の3割以下となり、代わりに嚥下に対する評価・訓練を含む依頼が件数で5倍、割合で約半数にまで増加しました(図1)。

③入院期間の短縮化:リハ病院への転院は3ヵ月以内と定められ、自宅退院も介護保険の利用で早まっています。通院困難な状態で退院することも増え、言語聴覚療法を外来で継続できないケースも出てきました。

このような変化は、社会全体の高齢化や医療制度改革による病院の機能分化、また嚥下リハの浸透を反映するものであり、ほかの急性期病院でも同様にみられる現象と考えられます。したがって、急性期病院で働くSTには、これらの変化に対応しながら、少ないマンパワーで効率よく、よりよいサービスを提供することが求められています。

図1　障害別件数の変化

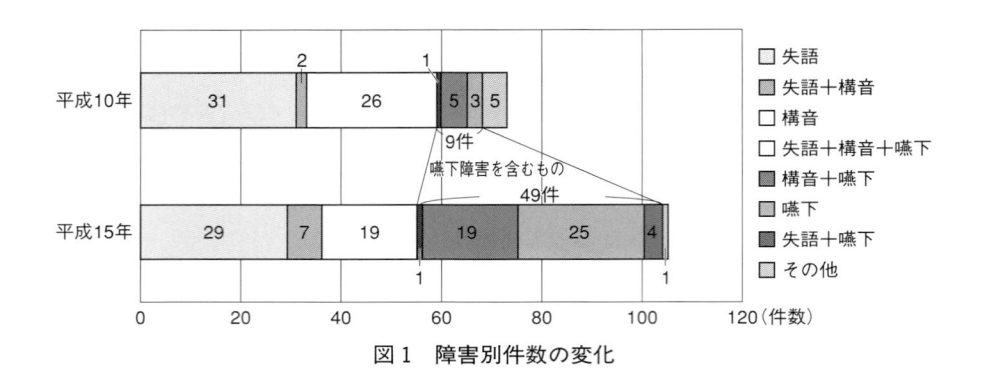

## 2　リハビリテーションの流れ

　当院では主治医の依頼によりリハ医が診察し、PT・OT・ST・心理に指示が出されます。その時点では詳細な評価が困難な場合もありますが、カルテや家族から情報を収集したうえで面接や簡単な検査を行い、2～3日以内に初回評価をまとめます。

　まずは意識レベル、言語に関しては失語症・構音障害の症状と重症度、知的レベル、難聴・歯科的問題などの周辺症状の有無なども評価し、コミュニケーション障害を引き起している要因を抽出します。必要に応じて失行・失認などの高次脳機能障害および摂食・嚥下障害についてもスクリーニング結果をまとめておきます。失語症・構音障害については音声も記録しておきます（メモ参照）。

　初回評価に基づき実施計画を立て訓練を開始します。症状の変化に合わせて訓練内容を修正しながら経過を追い、2週間以内にリハ医とスタッフによるリハ科内のミニカンファレンスを行います。各部門からの報告をもとにリハ科としてのゴールを設定し、主治医に報告します。

　早期には予後が予測しにくいケースもありますが、幾通りかの選択肢を考えながら、介護保険申請・転院先の検討なども進めていきます。

## 3　急性期における言語聴覚療法のポイント

　ここでは急性期の対象者に対する訓練時の注意点を挙げます。

### [1]　意識障害に関して

　急性期病院では発症または術後数日でリハの処方がなされ、意識水準が十分回復していない時点からSTがかかわる場合も多くあります。対象者は刺激を止めると容易に傾眠に陥ったり、覚醒していても注意力・集中力の低下により、反応が不安定だったりします。言語に関しては、発語に乏しく、失語症・構音障害の判別もつきにくい状態です。

この段階での目標は、適切な刺激を与えることによって精神機能を賦活させることです。PT・OT訓練では、関節や筋肉・皮膚を通して深部・表在知覚や平衡感覚などが刺激されます。STでは主に聴覚・視覚から刺激を入力することになります。家族の写真を見せながらの話しかけ、好きな音楽やパズルなど、対象者の興味に合わせての工夫が必要です。言葉かけは対象者の注意を引きつけてからゆっくり明瞭に行い、絵や文字のカードを用いる場合にも、大きくはっきりしたものを用います。

### ［2］ 失語症訓練に関して

　対象者が十分覚醒した状態になれば、言語症状も明確になり、失語症・構音障害の症状に対して的を絞った訓練が行えるようになります。
　ここでは特に失語症訓練における留意点を挙げます。
　❶ 心理面への配慮
　失語症により、突然、意思疎通に困難をきたした対象者はパニックに陥りがちです。まずはSTとの間で、答えやすい質問形式・文字による理解の手助けなど、対象者に合わせた方法を用いて、不十分ながらもコミュニケーションがとれるという経験をしてもらいます。
　このような経験が自己の言語力に対する認識を高め、周囲との関係づくりを円滑にしていき

---

**メモ：音声のデジタル記録**

　言語を扱うST部門では対象者の音声も重要な記録になります。従来はテープ録音が一般的でしたが、頭出しや保管に手間がかかりました。現在はICレコーダーなどで音声をデジタル録音することも可能です。
　デジタル記録の最大のメリットは必要な個所が瞬時に呼び出せ、保管も、パソコン内にわかりやすくファイリングできることです。構音障害については、パソコンに取り込んだ音声の音響分析も可能なソフトも出ており、音声を視覚的にも捉えることができ（図2）、医師への報告のほか、対象者へのフィードバックとしても非常に有用です。

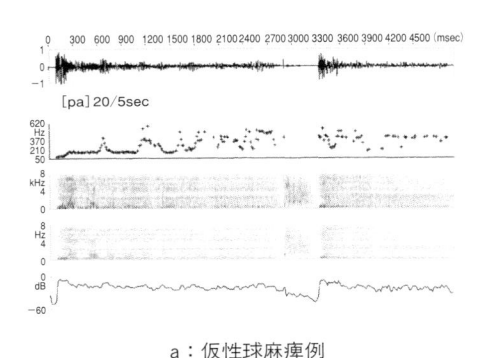

a：仮性球麻痺例　　　　　　　　　　b：軽度障害例

**図2　構音障害患者の［pa］の反復の音響分析**
杉スピーチアナライザー（アニモ社）使用。上から音声波形・発話内容（回数/5秒）・ピッチ曲線・広帯域スペクトログラム・狭帯域スペクトログラム・音圧。

ます。有効なコミュニケーション手段は病棟やほかのリハスタッフにも伝達し、実践してもらいます。

### ❷ 易疲労性への配慮

失語症者が訓練中に疲れを訴えたり、突然、課題がこなせなくなったりすることがあります。これは課題による負荷が対象者の言語処理能力を超えてしまったことを意味し、直ちに訓練を休止する必要があります。このような状態を起こさないためには、課題の難易度や訓練を行う経路に配慮が必要です。

一般には課題の難易度は8割程度の正答が得られるレベルが適切であるといわれています。しかし、発症間もない時期には、難易度をやや下げた課題を数多く行うことも、言語処理能力の耐久性を上げるためには有用です。また、障害の強いモダリティに直接的に働きかけることよりも、良好な経路をさらに伸ばしていくことの方が、初期の段階では有用と考えます。

## [3] 嚥下障害に関して

### ❶ 早期からの介入

摂食・嚥下障害は運動障害の要素を多く含むため、早期からの介入により、廃用を防ぎ、機能回復を図ります。

評価の際には摂食・嚥下のどの過程が、どの程度障害されているかを的確に評価します。

VF検査は誤嚥の有無だけでなく、この食材をこう食べれば安全に食べられるという治療的視点で行い、安全性を確認したうえで、食物を用いた摂食訓練も積極的に進めます。

誤嚥の危険性が高く摂食訓練が行えない場合には、基礎訓練を続けて機能改善を図るとともに、代償手段も併行して検討します。

### ❷ 看護部門との協力

一人職場の場合、複数の対象者の摂食訓練を受けもつのは困難で、看護部門との協力が必要です。例えば、初めて食物を用いるときや嚥下食のレベルを上げるときにはSTが行い、良好ならばやり方を統一したうえで看護師に変わるなどの方法で、安全を確認しながら効率よくかかわる工夫をします。

専門職がかかわることで、看護部門の口腔ケア・嚥下に対する意識・看護技術を高め、ひいては障害の予防・早期発見・早期訓練につながります。

### ❸ 退院後の指導

経口摂取できる量が少ない場合、OE法やPEGなどを併用して早期に退院する対象者が増えました。退院時には補助栄養が必要であっても、自宅で安全に食べ続けることで、食べられる食種が広がったり、補助栄養が不要になる場合もあります。逆に、不適切な食事内容や方法、あるいは全身状態の悪化により、自宅で誤嚥性肺炎を起こし、再入院になることもあります。

退院後も必要に応じ、VFを含めた嚥下機能の再評価・食事状況のチェックを行い、最適な食事方法・内容を指導します。

また、地域によっては、行政による嚥下機能健診を行っているところもありますので（大田区では歯科医が3回まで訪問診査します。歯科衛生士の訪問指導も受けられます）、退院時に

利用を勧め、病院側からの情報提供も行います。

## 4 急性期から回復期・地域へ

急性期病院のリハスタッフは、「この対象者の次のステップとして最適なのはどの選択肢か」ということを常に頭におきつつ訓練を行っています。

### [1] 回復期病棟をもつリハ病院への転院

リハ病院での訓練で自宅復帰が可能になると見込める場合、3ヵ月以内に転院します。高次脳機能・嚥下訓練目的で転院する場合もありますが、失語のみの場合には、むしろ外来への移行を検討します。転院に際しては、評価や訓練経過を転院先のSTに文書で連絡します。

### [2] 外来での言語聴覚療法継続

ST訓練の適応があり、通院可能であれば外来で訓練を継続します。特に失語症は個別の症状に合わせた個人訓練により機能の改善が長期間続きますので、当院でも1年程度継続する場合が多くあります。但し、漫然と続けるのではなく、3ヵ月に1度は再評価を行い、対象者とともに目標を再確認しながら、徐々に以下に述べるような地域資源へとつなげる準備をします。

### [3] 地域資源の利用

失語症の場合は、病院での訓練を終了する際に、その対象者に合った良質の言語刺激が得られる場に橋渡しをしていくことが必要です。さまざまな地域資源とのパイプをつくり、時には自ら参画しながら、失語症の方の生涯にわたるケアの場を広げていくこともSTの重要な仕事です。

現在、当院のある東京都大田区には、以下のようなものがあります。

①身障手帳利用の福祉サービス：グループ訓練を行っています。実用コミュニケーション能力の向上や仲間づくりを通し、社会参加を促すことを目的としています。

②区によるST訪問事業：STが訪問し（1クール12回）、言語・嚥下などの評価・指導などを行います。保健師・歯科衛生士・ケアマネジャーなどの関係職種と連携しながら、総合的な方向づけをしています。

③失語症友の会：会員は約40名で、家族・ST・PT・介護職・ボランティアが関与しています。月1回の例会および季節ごとの行事、旅行などを行っています。

④デイサービスなど：高齢で失語症状に焦点を当てるよりも全般的な精神賦活が望ましい場合や、逆に日常会話がある程度可能な場合には、デイサービスなども勧められます。一方、中等度以上の失語がある場合、「おとなしいお客様」になっていたり、認知症のグループに入れられて不適応を起こすなどの問題も時にみられますので、通所に際しては、施設側へコミュニケーション手段などの情報提供をすることが必要です。

## [4] 外来から職場復帰へ

　職場復帰に際しては、職場で必要とされる能力と本人の能力を照らし合わせ、可能な業務・困難が予想される業務を具体的に検討します。失語症に対する知識のない雇用者側は、仮名操作が不得手な対象者にキーボード入力を期待したり、浮動的聴覚失認のある対象者を電話番に考えていたなどということもあります。

　個々の対象者の症状に合わせ、「細かな指示は書面で伝える」「営業はしばらく2人で回る」など、トラブルを予測し、対応策を考えていきます。できれば外来訓練と併行して「リハビリ出勤」を行い、問題点をチェックしてからの正式復帰が望まれます。

### ●●● おわりに

　病院の機能分化が進むに従い、急性期病院のSTは、1人の患者と従来ほど長くかかわれないことが増えてきました。しかし、リハが人生の再構築であるならば、急性期のリハはその入口に過ぎません。

　たとえ障害が残ったとしても、再びその人らしい暮らしが営めるようになるためには、道案内が必要です。その最初の案内役となるべき急性期病院のSTは、回復期の、また地域でいきいきと暮らす「先輩」から多くのことを学ぶ必要があります。

　急性期病院のベッドにいる患者やその家族は戸惑っています。その戸惑いを少しでも和らげるために、手の届く目標を1つずつ示すと同時に、安心して歩を進められる道筋を示していく、このことも、急性期病院に働くSTの忘れてはならない大切な役割です。

（萱原裕子）

# CHAPTER 2 脊髄損傷のリハビリテーション
## 機能評価
## 1. 脊髄損傷の運動・感覚機能評価（PTの視点から）

● SUMMARY

1. 脊髄損傷患者の機能評価を行うことによって何がわかるのかをよく理解したうえで、目的をもって検査・測定を実施します。
2. 評価においては、必要とされる動作との関連からその結果に意味づけを行うことが重要です。

### ●●● はじめに

本稿では、原因となる疾病を主に外傷性脊髄損傷として、筋力検査と感覚検査を中心にそのほかにも若干言及し、理学療法の立場からその実践に関して記述します。

## 1 運動・感覚機能評価の目的

リハビリテーションにおける評価の目的は、①障害の程度と問題点を明確にし、治療目標（ゴール）を設定するため、②治療プログラムの決定のため、③治療効果の判定のため[1]、などが挙げられます。

脊髄損傷において、機能障害の回復の可能性を判断する予後診断や目標設定のために、筋力・感覚・反射などの神経学的検査は不可欠です。

また測定を繰り返し行うことは、実施プログラムがその目的を成しているかどうかという効果の判定や機能予後の参考になります。

その他、理学療法の立場から感覚機能を調べることには以下のような目的も含まれます。
①痛覚：装具の当たりや褥瘡予防など侵害刺激に対する認知を把握するため
②温冷覚：物理療法などへの適応のため
③関節覚：協調的な正しい運動を再獲得することができるか、また、基本的動作においてどの程度視覚その他で代償する必要があるかを把握するため
などです。

## 2 臨床における評価の手順

評価の手順は他の疾病における場合と同様ですので、以下には必要な箇所にのみ説明を加え

ます。

### [1] 情報収集

まず医師からの処方・依頼の後、対象者と接する前に主にカルテから個人情報、医学的情報、社会的情報について情報収集します。

この稿との関連でいえば、大まかな機能障害を予知しておくことや検査上の禁忌を知るために外傷部位、骨損傷の有無、固定法などの情報を得ておくことが必要です。

禁忌事項は医師からの処方に明記されていることが通常ですが、再確認します。

### [2] 検査の実施

検査は発症からの時期によってその実施頻度が考慮されます。

予後予測も兼ねた損傷脊髄の病態判定は、頸髄損傷では5～6週後、胸・腰髄では1～2週後に行うのが適切です[2]。また、運動機能の確定には、完全損傷の場合は受傷後3ヵ月、不完全損傷では少なくとも6ヵ月間様子を観察する必要がある[3]といわれます。特に、不完全損傷の場合、その機能予後は初期回復率の高いものほど良好であるとされているので、急性期においては日々注意深い観察が大切です。

回復が認められたらその時期を逃さず記録をしておきます。ある筋に収縮が認められた場合は同じ髄節の他筋にも回復がないか確認をします。

### [3] 記録

記録は事実を正確に表現し、信頼性のあるものでなければいけません。特に急性期においては、検査方法に制約があるので、測定条件を明記しておくことが大切です。

### [4] 統合と解釈

他部門からの情報や検査・測定から得られた情報を統合させ、それが何を意味するのかを解釈します。

このうち実際の対象者における機能予後に関しては、必要に応じ情報交換の場などで医師から直接得るようにします。損傷脊髄の病態が明らかとなるに従い、今後の動作方法を思い浮かべ、それとの関係から運動・感覚機能に価値づけ（意味づけ）を行うことが重要です。

## 3 評価の実際

脊髄損傷に対する評価法は各種ありますが、それのみで理学療法実施のために必要な情報をすべて得られるものではありません。

各施設で評価法が統一されている場合はそれに準じて実施し、それ以外では目的や必要性に応じて方法を選択します。

## [1] ASIA/IMSOP の分類[4]

米国脊髄損傷学会(American Spinal Injury association；ASIA)が、神経学的および機能的分類のための国際基準として発表し、後に国際パラプレジア学会(International Medical Society of Paraplegia；IMSOP)で承認されたものです。用語の定義はもちろんのこと、実施方法に関してもよく理解しておくことが必要です。神経学的評価の図表を示します(図1)。

### ❶ 知覚検査

体表上の左右それぞれに28髄節領域の検査点(key sensory points)が設定されており、触覚と痛覚の2項目で検査します。痛覚検査には使い捨ての安全ピン、触覚には綿棒または綿球を用います。各髄節の知覚検査点は表1のとおりです。

その他、任意の検査項目として位置覚(示指と母趾)、深部圧覚、深部痛覚を勧めています。"absent"、"impaired"、"normal"で判定します。具体的な手順に関しては他書[5]を参考にしてください。

表1　髄節と知覚検査点

| | |
|---|---|
| C2 | 後頭隆起 |
| C3 | 鎖骨上窩 |
| C4 | 肩鎖関節頂点 |
| C5 | 肘窩外側 |
| C6 | 母指、背側面、基節骨 |
| C7 | 中指、背側面、基節骨 |
| C8 | 小指、背側面、基節骨 |
| T1 | 肘窩内側(尺側) |
| T2 | 腋窩の頂点 |
| T3 | 第3肋間* |
| T4 | 第4肋間(乳頭線)* |
| T5 | 第5肋間(T4とT6間中央)* |
| T6 | 第6肋間(剣状突起の高さ)* |
| T7 | 第7肋間(T6とT8間中央)* |
| T8 | 第8肋間(T6とT10間中央)* |
| T9 | 第9肋間(T8とT10間中央)* |
| T10 | 第10肋間(臍)* |
| T11 | 第11肋間(T10とT12間中央)* |
| T12 | 鼠径靱帯中点 |
| L1 | T12とL2の中間 |
| L2 | 大腿前面中央 |
| L3 | 大腿骨内側課 |
| L4 | 脛骨内果 |
| L5 | 第3足根中節関節の背部 |
| S1 | 踵外側 |
| S2 | 膝窩中央 |
| S3 | 坐骨結節 |
| S4-5 | 肛門周囲 |

*鎖骨中央線上であることを示す。

> ●注意点
> 鈍と鋭の識別ができない場合は"absent"(スコア0)、識別は可能だが顔面と比較して鋭の強さが異なる(知覚過敏を含む)場合は"impaired"(スコア1)と判定します。

### ❷ 運動検査

左右の10髄節を代表する筋(key muscle)を調べます。各key muscleと判定スコアは、図1のとおりです。

これ以外の筋も測定する必要はありますが、運動スコアまたは運動高位レベルの決定には用いません。特に以下の筋について実施を勧めています。①横隔膜(fluoroscopyによって)、②三角筋、③腹筋(Beevor' signによって)、④内側ハムストリング、⑤股内転筋。これらの強さは、"normal"、"weak"、"absent"で示します。

また、機能障害のスケールには表2の分類を用います。

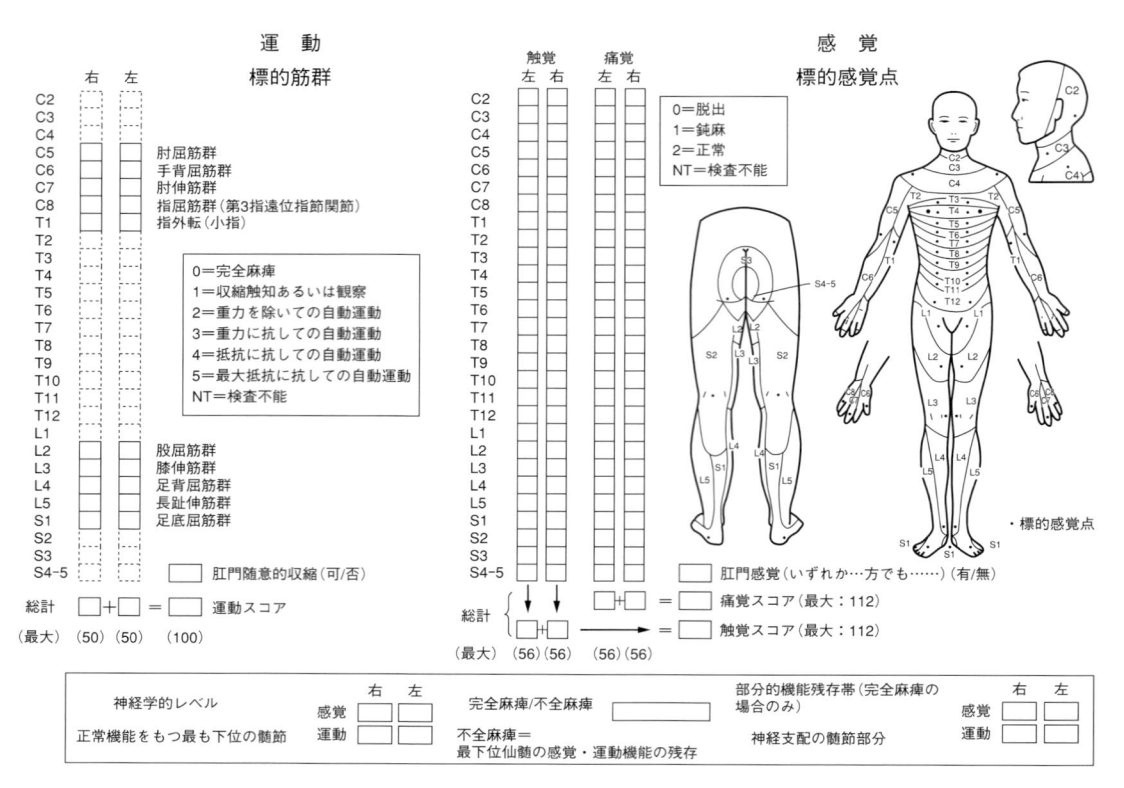

図1 Standard Neurological Classification of Spinal cord injury

表2 ASIA Impairment Scale

- A：complete　S 4-5 領域の運動・知覚機能の完全喪失
- B：incomplete　神経学的高位より下位の運動は完全麻痺だが、知覚はS 4-5 領域を含めて残存
- C：incomplete　神経学的高位より下位に運動機能が残存し、麻痺域の key muscle の半数以上が筋力 3 未満（grades 0〜2）
- D：incomplete　神経学的高位より下位に運動機能が残存し、少なくとも麻痺域の key muscle の半数が筋力 3 以上
- E：normal　運動・知覚機能ともに正常

［注釈］CまたはDは、不完全麻痺であること、つまりS 4-5 領域に知覚または運動機能を有しており、加えて、①随意的な肛門括約筋の収縮機能、もしくは、② motor level の遠位 3 髄節以上に運動機能を有していること

●注意点

測定方法が一般的な筋力検査と異なるので注意して下さい。

## ［2］ Zancolli の分類

わが国では頸髄損傷において、この分類を用いて獲得可能な ADL を示す報告が多くされています。しかし、"function"、"strong"、"with, without" などの基準が必ずしも統一されていないので、参考にする場合には、その報告における判定基準を確認してください。

また、ASIAとの整合性がない場合があることにも注意が必要です。例えば、上腕三頭筋有効がZancolliではC6群に含まれるなどです。

## [3] 一般的な徒手筋力検査

ASIAやZancolliの評価法には含まれていませんが、動作との関連から省略できない運動方向や個別筋レベルでの検査があります。一般に徒手筋力検査としては、Daniels、Kendallなどの方法が知られています。目的に応じ併用すれば代償運動を避けられることを含め有益な点があります。

> ●注意点
> 代償運動に注意してください。収縮中の筋腹や腱を触診することが大切です。

## [4] その他の感覚機能検査

**❶ 深部関節覚**

関節覚に障害がある場合、下肢に十分な筋力を有していても、失調のため実用的な歩行の獲得が困難な対象者が多くあります。よって不完全損傷の場合には下肢の関節覚検査は必ず実施します。

**❷ 温冷覚**

脊髄伝導路が痛覚と同様で、痛覚検査の方がはるかに容易であることから、障害部位の決定のためにはあまり用いられません[6]。

温熱療法処方時など熱傷への配慮が必要なときに行います。

### ●●● おわりに

理学療法の立場から、脊髄損傷の運動・感覚機能評価をできるだけ臨床に即して述べました。評価を行う目的は、評価表の空欄を埋めることでなく、理学療法の実践に役立つためにあることを強調して終わりのことばとします。

（大嶋一志）

【文献】
1) 宇都宮初夫：理学療法と評価. 理学療法と評価, 大阪府理学療法士会会誌編集委員会（編）, pp 4-9, 1985.
2) 柴崎啓一：脊髄損傷の症状と診断. Monthly Book Medical Rehabilitation 22：22-27, 2002.
3) 井上虎吉：早期における機能的ゴール予測. 臨床リハ 1(2)：132-135, 1992.
4) American Spinal Injury Association：International Standards for Neurological Classification of Spinal Cord Injury. American Spinal Injury Assocation, Chicago, 2002.
5) 時岡考光：評価の基準化；ASIA/IMSOPを中心に. 脊髄損傷のoutcome；日米のデータベースより, 住田幹男（編）, pp 10-25, 医歯薬出版, 東京, 2001.
6) 藤原　知（編著）：皮膚感覚検査と体表解剖. 体表解剖学, p 308, 医歯薬出版, 東京, 1993.

CHAPTER 2 脊髄損傷のリハビリテーション
機能評価
## 2. 脊髄損傷の運動・感覚機能評価（OTの視点から）

● SUMMARY

1. 脊髄損傷の運動・感覚機能評価は、人が「生きる」「働く」「楽しむ」を遂行するうえで基礎となる項目を評価するものです。
2. 各評価を頭部から尾部に向かって実施する方法を縦断的な視点とすると、作業を行うために必要な身体の動きを念頭に入れて、評価することは横断的な視点といえます。
3. 双方の視点から評価を行うと、全体像の把握や問題点および利点が、鮮明に浮き上がってきます。

●●● はじめに

作業療法士（OT）がかかわることの多い疾患の1つに脊髄損傷が挙げられます。

急性期における評価は、理学療法士（PT）が行う評価と重複する検査が多いですが、作業の視点から脊髄損傷の運動・感覚機能評価を述べます。

## 1 作業と脊髄損傷の評価について

人は日常の生活においてなんらかの作業をしています。鷲田[1]は、作業を表1のように3つの分類に提案しています。

第一は、個体の生存に必要な作業活動としての日常生活活動（ADL）です。これは、睡眠、食事、身のまわりの用事、療養・静養の生きるための活動です。

第二は、社会的に必要な義務的作業活動としての仕事関係、学業、家事、通勤、通学、社会参加を行う仕事・生産的活動です。

第三は自由な時間における作業活動としての遊び・余暇活動です。これは、会話・交際、レジャー活動、マスメディア接触、休息が含まれる楽しむ活動です。

脊髄を損傷すると、損傷部以下への神経伝達は遮断され、運動障害、感覚障害をはじめ、膀胱直腸、自律神経、呼吸機能、性機能なども障害を受けます。対象者は、「生きる」「働く」「楽しむ」に支障をきたすことになります。

身体障害領域における評価とは、作業を行うために基本となる運動・感覚機能の状態を分析し、得られた結果から治療計画立案や目標設定するためのものです。目標達成に必要な問題点や利点を正しく把握する手法ともいえます。

表1 作業の分類

| 大分類 | | 中分類 | 小分類 | 具体例 |
|---|---|---|---|---|
| 日常生活活動：個体の生存に必要な作業活動 | 生きる | 睡眠 | 睡眠 | 30分以上連続した睡眠、仮眠、昼寝 |
| | | 食事 | 食事 | 朝食、昼食、夕食、夜食、給食 |
| | | 身のまわりの用事 | 身のまわりの用事 | 洗顔、歯磨き、髭剃り、化粧、散髪、トイレ、入浴、着替え、布団敷きなど |
| | | 療養・静養 | 療養・静養 | 医者に行く、治療を受ける、入院、療養中 |
| 仕事・生産的活動：社会的に必要な義務的作業活動 | 働く | 仕事関係 | 仕事 | なんらかの収入を得る行動(就労、残業、アルバイト、内職、自営業の手伝いなど)、仕事の準備・片づけ・移動などを含む |
| | | | 仕事のつきあい | 上司・同僚・部下との仕事のつきあい、送別会 |
| | | 学業 | 授業・学内の活動 | 授業、朝礼、掃除、学校行事、部活動、クラブ活動、運動会、遠足など |
| | | | 学校外の学習 | 自宅や学習塾での学習、宿題など |
| | | 家事 | 炊事・掃除・洗濯 | 食事の支度・後片づけ、掃除、洗濯、アイロンがけ、布団干し、洗濯物の整理整頓など |
| | | | 買い物 | 食料品・衣料品・生活用品などの買い物など |
| | | | 子どもの世話 | 授乳、おむつ交換、幼児の世話、勉強をみる、送り迎え、付き添い、授業参観、遊び相手など |
| | | | 家事雑事 | 整理・片づけ、銀行・役所に行く、家計簿記入、車の手入れ、家具の手入れ、日曜大工、病人や老人の介護など |
| | | 通勤 | 通勤 | 自宅と職場の往復、自宅と仕事場(田畑など)の往復 |
| | | 通学 | 通学 | 自宅と学校の往復 |
| | | 社会参加 | 社会参加 | PTA、地域の行事・会合への参加、冠婚葬祭、奉仕活動、公共ゴミ置き場の清掃など |
| 遊び・余暇活動：自由な時間における作業活動 | 楽しむ | 会話・交際 | 会話・交際 | 家族・友人・知人・親戚とのつきあい、デート、おしゃべり、電話、会食、知人との飲酒など |
| | | レジャー活動 | スポーツ | 体操、運動、各種のスポーツ、ボール遊び |
| | | | 行楽・散策 | 行楽地・繁華街へ行く、街をぶらぶら歩く、散歩、釣りなど |
| | | | 趣味・娯楽・教養 | 趣味、稽古ごと、習いごと、観賞、観戦、遊び、ゲームなど |
| | | マスメディア接触 | テレビ | |
| | | | ラジオ | |
| | | | 新聞 | 朝刊・夕刊・業界紙・広報紙を読む |
| | | | 雑誌・マンガ | 週刊誌・月刊誌・マンガ・カタログを読む |
| | | | 本 | |
| | | | CD・テープ | CD・テープ・レコードなどのラジオ以外で音楽を聴く |
| | | | ビデオ | ビデオ・ビデオディスクを見る |
| | | 休息 | 休息 | 休憩、おやつ、お茶、特に何もしていない状態 |

(文献1)による)

経時的な評価は、実施した治療内容や目標設定の妥当性を考えるうえで大きな意味をもちます。また対象者は評価を受けることで現状を確認し、その中で相違点があれば、自己像を修正する機会にもなります。結果的に、起こり得る事故や危険から身を守ることもできます。過小評価であった場合は自信をもって作業活動に取り組むこともできます。

　これらのことより、脊髄損傷の運動・感覚機能評価は、人が作業を行ううえで基礎となる項目を評価するもので、特殊なものではありません。但し、評価を実施すること自体に没頭し過ぎると、誰のために、なんのために、実施しているか往々にして見失うこともあります。常に何につながっているかを自問しながら実施します。

## 2 脊髄損傷の運動・感覚機能評価

### [1] 情報収集

　社会的側面を含めた一般的情報や受傷原因、損傷レベル、手術の有無、禁忌事項、褥瘡の有無など医学的情報を収集します。特に不安定な全身状態や、合併症などがある場合は、リスク管理が必要となるので詳細な情報を必要とします。

> **● ワンポイントアドバイス：情報収集**
> 　事前の情報収集は大事ですが、あまりにも集め過ぎると、それに惑わされて誤った先入観をもち、評価する眼が曇ってしまう場合があります。

### [2] 身体部位のコントロールと作業活動

　脊髄損傷の運動・感覚機能評価としては図1に示すとおりです。特に、筋力および感覚検査は、診断を補助するデータにもなるため重要です。これら各検査を、頭部から尾部に向かって順番に実施する方法を縦断的な視点とすると、作業を行うために必要な身体の動きを念頭に入れて、評価することは横断的な視点といえます。これは、頭部・上肢・体幹・下肢のコントロールが、どの作業につながるかを考えて、関与する項目を探索する視点です。双方の視点から対象者を評価すると、全体像の把握や問題点および利点が、より鮮明に浮き上がってきます。図1はその関係を模式化したものです。

> **● ワンポイントアドバイス：筋力検査**
> 　対象者は、検査の中で無意識に多くの代償運動を行おうとします。
> 　肩関節外転・屈曲の際に外旋位になると肘屈曲筋である上腕二頭筋が作用します。同様に股関節屈曲の際に外転・外旋が伴うと縫工筋が作用します。
> 　手指屈曲は、手関節伸展位で行うと、腱固定作用(tenodesis action)によって他動的屈曲が増し、判定を誤ることがあります。

筋力、感覚、関節可動域、体幹バランス、筋緊張、上肢機能などの各検査

**頸部の動き**
・会話などのコミュニケーション
・ADL全般（食事、寝返り）
・頭部や顎を用いる特殊な福祉用具

**上肢の動き**
・セルフケアを中心にしたADL
・趣味余暇活動
・学業や就労

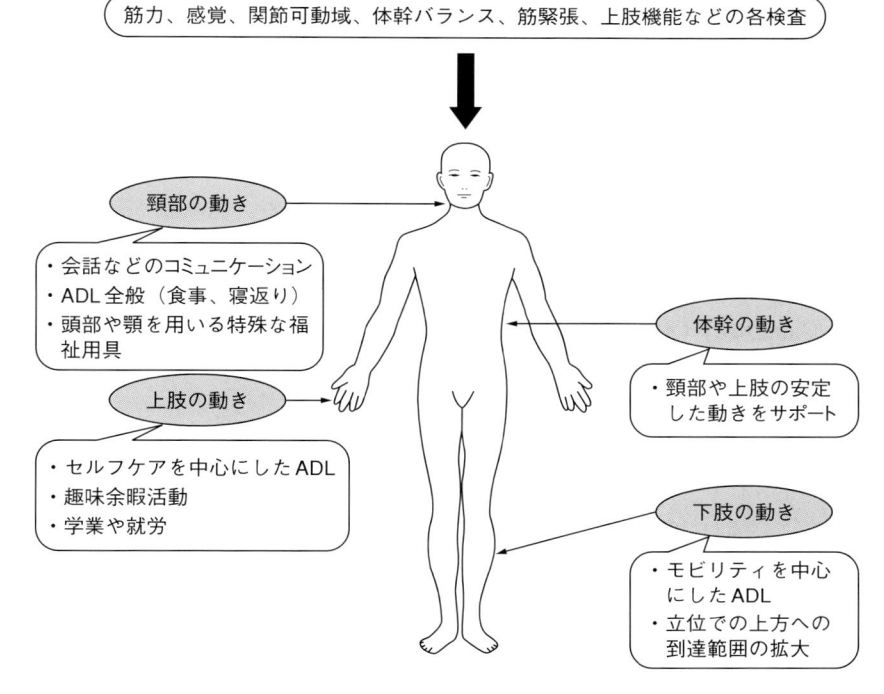

**体幹の動き**
・頸部や上肢の安定した動きをサポート

**下肢の動き**
・モビリティを中心にしたADL
・立位での上方への到達範囲の拡大

図1　各検査と身体部位コントロールの関係

> ● ワンポイントアドバイス：感覚検査
> 痛覚は「痛み」を評価するものですが、「わかりますか？」と質問すると、「痛くないが、尖ったものが触った感じはわかる」という意味に誤解される場合があります。

❶ 頸部の動き

　頸部の屈曲・伸展・回旋などの動きを評価します。これは、相手の方に顔を向けて会話する、食事の際に食べやすい位置に口をもっていく、寝返り動作の基点になる、自動車運転で後進時に後方確認するなど、日常生活上何気なく使用されています。

　僅かな動作ですが、使用頻度が高い動作です。特に高位頸髄損傷者の場合、電動車いすを顎で操作する際には大きな影響を及ぼします。また同様に顎で操作する食事支援用機器や、頭部の動きでコンピュータを操作するヘッドマウスも市販されており、福祉用具を操作する重要な部位となります。

　この動きを阻害する因子として、関節可動域障害、痛み、痙性、筋力低下などが考えられます。

> ● ワンポイントアドバイス：関節可動域検査
> 一般的に可動域制限は問題点として挙げられますが、手指IP関節に伸展制限があっても、把持機能や引っかけ動作は逆に容易となり、ADL上は利点となる場合があります。

❷ 上肢の動き

　上肢は、セルフケアを中心にした ADL や趣味余暇活動、学業や就労など多くの活動に関与します。

　上肢の粗大な動きとして、空間への到達機能を評価します。頭部へのリーチとして、顔面まで届けば、食事や歯磨き・洗顔、髭剃りなど可能性が高まってきます。後頭部まで届けば、洗髪や整髪、かぶり式の上着着衣なども可能となります。肩伸展・内旋・内転を伴う腰部へのリーチは、上肢を背部や臀部にもっていくために必要な動作です。例えば、更衣の際の裾を下ろす際や、排便時の座薬挿入や後始末などに必要とされます。

　物品の操作では、把持や引っかけ動作を評価します。これは、痙性や腱固定作用、関節可動域、感覚などが複雑に絡んでいます。大小ペグや立方体・球体、あるいは布やお手玉など不定型な物体を用意し、把持能力や到達範囲を評価します。このとき、片手のみでなく両手を用いて評価することも重要です。上肢機能が低下していれば、片手だけで作業を遂行する必要はありません。両手でペットボトルを持ち上げての飲水や、カテーテルを両手で操作して自己導尿を行うこともあります。頸髄損傷者の両手動作は比較的多く観察されます。

　上肢の動きを評価するテストとして、簡易上肢機能検査(Simple Test for Evaluating Hand Function；STEF)がよく知られています。これは、物体を移動する時間を測定し、年齢階級別に比較できる特徴があり、疾患を問わない評価方法です。頸髄損傷者では、必ずしも残存レベルとは一致しない結果が報告されています[2]が、経時的に評価を行えば治療効果の判定に利便性が高いといえます。

---

● ワンポイントアドバイス：Zancolli の分類

　頸髄損傷の残存機能を分類する際に、Zancolli の分類が多く用いられます。C 5～8 レベルの機能が細かく分けられ、レベル別の ADL 到達度も示されていますが、もともとは手指機能再建のために作成されたものです。

---

● ワンポイントアドバイス：書字

　コンピュータ社会の発展により、書字を行うことは減ってきているかも知れませんが、就学や就労を考慮すると書字能力を評価する必要もあります。用いた筆記用具の種類や筆圧・字体・スピード性などを評価します。

---

❸ 体幹の動き

　頭部や上肢をコントロールするには体幹の安定性が必要です。これは、起居や移乗動作をはじめとして、食事・更衣・入浴・排泄などに深くかかわっています。自力で座位が保持できるのか否か、外力に抗してその姿勢を保つことができるのか評価します。体幹バランスは、能力によって表 2 のように分類されます[3]。

　ADL 以外にも、レジャー活動や役割活動など社会参加をするうえで座位は重要になります。もし、座位保持能力が低下した状態が日常生活で持続されるならば、それに応じてベッドや車いすなど環境面での配慮が必要となります。対象者に福祉用具の情報を提供することができる

**表2　体幹バランスの評価**

体幹バランス：脊髄損傷は障害レベルによりバランスに差が生じます。
　Normal　正常：正常な安定した座位可能。身体を押しても立ち直り正常。
　Good　優：ある程度、身体を押しても座位保持可能。体幹の回旋可能。
　Fair　良：上肢を前方挙上しても座位保持可能。身体の押しに不安定。
　Poor　可：座位保持可能。上肢前方挙上不能。身体の押しに抵抗不能。
　Trace　不可：安定した座位不能。ごく短時間のみ可能。
　Zero　なし：まったく座位不能。

(文献3)による)

中間ユーザーのOTとしては、大事な視点になります。

　体幹の動きを阻害する因子として体幹バランスの低下、痙性、関節可動域制限、痛み、感覚障害、筋力低下などが考えられます。

　❹ 下肢の動き

　下肢は主に歩行という移動を担っていますが、実用的な歩行が困難な場合は車いすを使用しなければなりません。その可否については、主にPTの治療範疇に含まれますので、本稿では触れません。

　作業という観点からは、立ち上がりや立位動作を考えます。手すりを用いてでもこれらの動作が可能になると、排泄時のズボン着脱衣は便器上ではなく立位で可能となります。入浴の浴槽移動は下肢の参加が期待できます。また、調理や洗濯などの家事動作では、上方への到達範囲も増し、より便利となります。

　座位に加えて立位が保持できることは、作業を行ううえでより選択肢が広がります。もちろん、心理的にもプラスに働きます。

●ワンポイントアドバイス：痙性

　痙性は両刃の剣で、適当な痙性はトランスファーや立ち上がりを容易にします。過度なものは、睡眠時の障害や、関節可動域制限の原因など、各作業で悪影響を及ぼすことがあります。

●ワンポイントアドバイス：座位と起立性低血圧

　T5レベル以上の脊髄損傷者は、自律神経障害のため起立性低血圧を引き起こす可能性が高く、ベッドや車いすの座位耐性に悪影響を与えます。作業活動に応じて、背もたれ角度や時間を把握することも必要となります。

●ワンポイントアドバイス：心理的な問題

　対象者が不安定な心理状況や、将来がみえず目的意識が低い場合は、作業活動を行ううえで大きな問題となることがあります。

　突然の受傷により、医学管理下におかれる急性期の心理は、私たちの想像をはるかに超えています。また、機能回復を得ることが困難となったときに、その障害受容は個人差が大きく[4]、時間も要します。時には見守り、時には叱咤激励し、息の長いかかわりが必要となります。

●●● **おわりに**

　脊髄損傷の運動・感覚機能評価と作業を遂行するために必要な身体部位のコントロールから記述しました。急性期の場合は、評価を行ううえで部位や肢位など制限も多くありますが、あくまでも評価することが目的でなく、対象者の問題点や利点を把握し、将来何につながるかを模索するための解決する手法であることを再確認し評価に臨んでください。

（浜岡憲二）

【文献】
1) 鷲田孝保：作業療法における作業. 基礎作業学, 改訂第2版（作業療法学全書第2巻）, 鷲田孝保（編）, pp 1-17, 協同医書出版, 東京, 1999.
2) 生田宗博, 寺田佳世：上肢機能検査. OTジャーナル 27：633-641, 1993.
3) 二瓶隆一, 木村哲彦, 陶山哲夫（編）：頸髄損傷のリハビリテーション；国立身体障害者リハビリテーションセンター・マニュアル. pp 140-141, 協同医書出版, 東京, 1998.
4) 森田稲子：脊髄損傷. 身体障害, 改訂第2版（作業療法学全書第4巻）, 金子 翼（編）, pp 94-113, 協同医書出版, 東京, 1999.

# CHAPTER 2 脊髄損傷のリハビリテーション

機能評価
## 3. 脊髄損傷の呼吸機能障害 ―呼吸機能障害の評価

● SUMMARY

1. 脊髄損傷者の呼吸機能障害は拘束性換気障害が主ですが、混合性換気障害を示していることもあります。
2. 臨床検査として呼吸機能検査や動脈血酸素飽和度などがあり、正常値や特徴を知っておくことが必要です。
3. 理学療法士が臨床上行う呼吸機能評価を示しました。

## 1 脊髄損傷者の呼吸機能

　脊髄損傷者の呼吸機能障害は呼気筋の麻痺による肺活量の低下をきたした拘束性換気障害といわれています。頸髄損傷では肺活量は健常者の30～50%程度と顕著に減少し、1秒率の低下による混合性換気障害を示していることも多くみられます。

　また一方、脊髄損傷者では自律神経系の障害も起こします。特に頸髄損傷者では交感神経は中枢よりの調整を欠き、気管支拡張・分泌液抑制の機能が障害されます。このことにより気道分泌液が異常に多く分泌されたり、気管支の拡張が不十分で喀痰が行いにくい状態が起こります。

　上記のことから呼吸機能に重大な障害をもつ頸髄損傷者では無気肺、肺炎が起こりやすく、交感神経障害による循環障害・肺血流量低下・血管透過性亢進による肺水腫、腸管麻痺からの鼓腸による横隔膜挙上、下肢深部静脈血栓からの肺塞栓などが起こる可能性があります。

　特に留意する点は、急性期の頸髄損傷者は座位・立位で肺活量が最低になり、臥位にて最高になるというように体位により換気量が変化することです。理由は座位・立位時では腹部内臓が腹腔下部に集まり横隔膜が下がるため肺活量が低下し、臥位では呼気終末弛緩時に腹部内臓が横隔膜を押し上げ、換気量が増加するということが考えられています。

## 2 臨床検査について

### [1] 呼吸機能検査

　一般的に呼吸機能検査で使われる値としては表1のようなものがあります。現在の機器では携帯型のものでもスパイロメトリーとピークフローメーターは両方装備されています(図1)。

表1 呼吸機能検査で使われる値

肺活量(VC＝1回の吸気または呼気による最大のガス量)
1秒量(FEV$_{1.0}$＝1秒間に呼気できる最大のガス量)
全肺気量(TLC＝最大の吸気をしたときの肺中のガス量)
1回換気量(TV＝安静呼吸時の1吸気または呼気するガス量)
予備吸気量(IRV＝安静吸気時からさらに吸気できる最大のガス量)
最大吸気量(IC＝TV＋IRV)
予備呼気量(ERV＝安静呼気位より呼気できる最大のガス量)
残気量(RV＝最大呼気を行った後の肺中のガス量)
機能的残気量(FRC＝ERV＋RV)

} スパイロメトリーにて測定可能(これらの関係を示した図が肺気量分画といわれる)

努力性呼気量(FEV＝最大に呼気できるガス量)
N秒量(FEV$_N$＝N秒間に最大に呼気できるガス量)
分時換気量(MV＝安静呼吸時1分間のガス換気量)
分時最大換気量(MVV＝1分間に換気できる最大のガス量)
％肺活量(％VC＝標準肺活量に対する実測値の百分率)
1秒率(FEV$_{1.0}$％＝肺活量に対する1秒量の百分率)
残気率(％RV＝全肺活量に対する残気量の百分率)

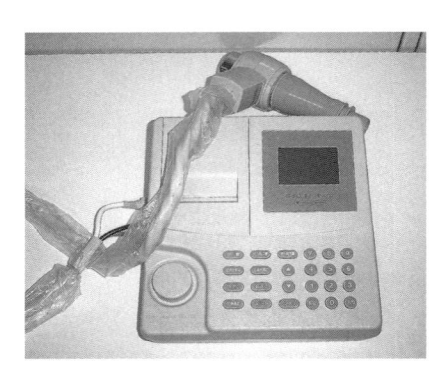

図1 電子スパイロメーター
(フクダ電子社製)

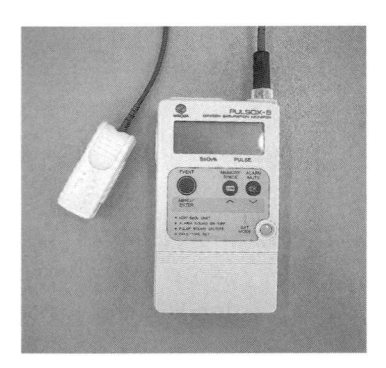

図2 パルスオキシメーター
(ミノルタ社製)

## [2] 動脈血ガス分析

　動脈血ガス分析とは動脈にて血液を採取し血中のガス交換と酸塩基平衡の状態を調べることで肺胞換気の状態を知ることができます。

　正常値は動脈血酸素分圧($PaO_2$)：80～100 torr、炭酸ガス分圧($PaCO_2$)：30～40 torr、酸塩基平衡(pH)：7.40前後です。

## [3] 動脈血酸素飽和度

　動脈血酸素飽和度($SaO_2$)は酸素飽和度モニター(パルスオキシメーター、図2)により手指などから推測します。

　動脈血から直接採取され分析される動脈血酸素飽和度と区別して $SpO_2$ と表記されます。動脈血酸素飽和度と動脈血酸素分圧とは図3のような関係があることが知られています。

　このことにより動脈血ガス分析を頻繁に行わなくても簡易的に動脈血の酸素の状態を知ることができます。値は90％以上が目安となります。

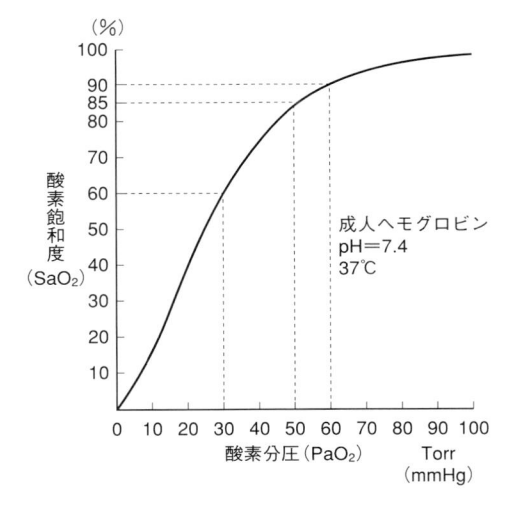

**図3 動脈血酸素飽和度(SaO₂)と動脈血酸素分圧(PaO₂)の関係**
(寺本信嗣：プログラムに必要な検査値の読み方. Clinical Rehabilitation 別冊呼吸リハビリテーション, p 52, 医歯薬出版, 東京, 1999 による)

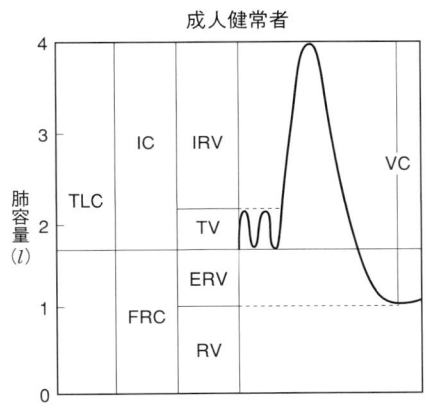

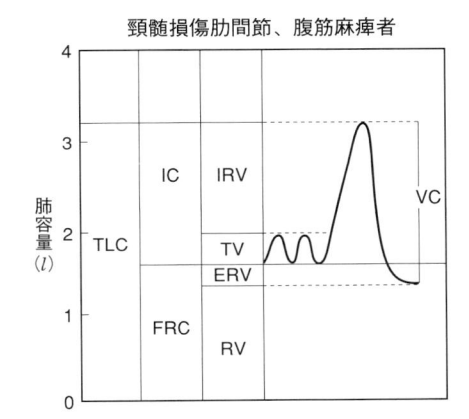

**図4 健常者と頸髄損傷者の肺容量分画**
TLC：全肺容量　IC：深吸気量　FRC：機能的残気量　IRV：吸気予備量　ERV：呼気予備量
RV：残気量　TV：1回換気量　VC：肺活量
(富永積生：脊髄損傷の実際. 救急処置, 赤津　隆, ほか(編) p 70, 南江堂, 東京, 1991 による)

## [4] 胸部X線写真

　胸部を正面や側面から撮影します。胸部X線写真のほかにはCTなどが用いられます。これにより痰などの貯留部を確認することができます。

　脊髄損傷者では特に頸髄損傷に肺活量の低下、呼気予備量の減少、残気量の増加が顕著になります。
　急性期には肺活量の顕著な減少がみられ、逆に残気率は50%以上の高度な換気障害を示すといわれています。
　健常者と比較した肺気量分画について図4に示します。呼気予備量についても健常者の30%程度に減少しているといわれています。フローボリューム曲線では高肺活量域では拘束性換気障害を呈しますが低肺活量域ではかなり流量が保たれているといわれています。このこと

から頸髄損傷では呼気時の腹腔内圧が弱く、呼気終末時の細気管支のつぶれ現象は起きていないといわれています。

　動脈血ガス分析では PaO₂ 75 mmHg 以下、PaCO₂ 40 mmHg 以上の低酸素血症、高炭酸血症に注意します。特に人工呼吸器に関しては PaO₂ の値を参考にすることが多くあります。急性期や人工呼吸器を装着しており呼吸機能検査ができない場合に簡易的に使用するため、呼吸理学療法の施行前後に効果を判定するために臨床ではパルスオキシメーターを用いて動脈血酸素飽和度を計測します。

## 3　臨床上理学療法士が行う呼吸機能評価

### [1]　医師・看護師・カルテよりの情報

　理学療法に必要な情報をカルテより得ます。この中には検査の項で述べられたさまざまな値や胸部 X 線写真・CT の所見、合併損傷の有無などの情報が得られます。また、患者の心理的な情報なども看護師の記録から得ることも可能です。カルテからの情報以外にも医師・看護師に直接状態の確認をすることも重要な情報を得る手段となり得ます。

　呼吸理学療法のための評価項目を表2に示します。

### [2]　視診

　実際の臨床場面ではまず表情や顔色など対象者を観察することから始まります。対象者の状態を簡略的に把握し、カルテの情報などと重ね合わせることによってより障害像を明確にします。次に呼吸のパターンを視診にて把握します。呼吸機能検査の特徴からもわかるように特に頸髄損傷者では浅く速い呼吸が特徴的に現れます。

表2　呼吸理学療法のための評価項目
①基礎情報
・損傷レベル、麻痺の程度
・胸・腹部の外傷による合併症の有無、呼吸器合併症の既往の有無
・人工呼吸器管理の有無とその設定、気管切開の有無
・胸部 X 線写真や血液ガスなどの検査所見
・痰の量と性状、貯留しやすい部位
②視診
・安静時の呼吸パターン
・奇異呼吸の有無
・呼吸補助筋の収縮の有無
③触診
・胸郭の可動性
・腹式呼吸（横隔膜収縮）の強さ
・呼吸補助筋の収縮の程度
・肩甲帯や肩関節の ROM
・痙性の程度
④聴診
・呼吸音：エアエントリー（air entry）の状態
・副雑音：痰の有無と貯留場所
・呼吸理学療法の実施中と実施後の効果判定
⑤モニタリング
・パルスオキシメーター：経皮的にリアルタイムで動脈血酸素飽和度（SpO₂）を監視

　理学療法士（PT）は呼吸パターンを観察し、どの筋が最も使用されているのか、またどの筋が効率よく働いていないのかを把握することが大切です。

● ワンポイントアドバイス
対象者の状態は日々変わります。毎日チェックしましょう。

> ● ワンポイントアドバイス
> 
> まずは健常者で確認してみましょう。自分でいろいろな呼吸法を行ってみるのもよいでしょう。

### [3] 触診

　まずは呼吸機能に重要な位置を占める胸郭のモビリティ（可動性）を確認します。これは呼吸機能だけでなく呼吸パターンや排痰にも大きく関与します。セラピストが胸郭を呼吸に合わせて少し大きく動かしてみることでその胸郭のモビリティを大まかに知ることができます。また、胸郭の皮膚の状態も確認することが大切です。伸縮性のない光沢のあるような皮膚状態だと胸郭のモビリティを阻害することになります。

　呼吸筋の触診は行われている呼吸パターンがどの筋を収縮させているかを知るうえで重要になります。浅く速い呼吸をしている場合には頸部の筋が異常に緊張し、ゆっくりとした横隔膜呼吸をしているときには頸部の筋は緊張が少ない場合が多くみられます。また、胸鎖乳突筋や斜角筋群など頸部の筋を指標にして検査していくとわかりやすいでしょう。

> ● ワンポイントアドバイス
> 
> 実際に皮膚の上から触ってみましょう。常に筋の収縮や胸郭の動きを確認しましょう。

### [4] 聴診

　肺の呼吸音を聴診することで気道の収縮や痰の貯留部位、全肺野への空気の流入の有無、左右差などが確認できます。特に両肺下葉への空気の流入の有無は痰の貯留、無気肺などの重要な指標となります。方法としては可能な限り両肺の各区域を聴診し左右を比較します。そのときには口から深く呼吸させながら行うと聞きやすいでしょう。副雑音は正常な肺では聞こえることはなく、特に断続性・連続性のラ音は痰の貯留指標として位置の確認などに使われ重要です。肺の呼吸音の聴診にはある程度の練習が必要ですので健常者の音と聞き比べながら常に行うように心がけることがよいでしょう。

> ● ワンポイントアドバイス
> 
> まずは心音を除外できるようにしましょう。空気の流れを聞き取るようにしてみてください。

（武田正則）

【参考文献】
1) 寺本信嗣：プログラムに必要な検査値の読み方．Clinical Rehabilitation 別冊呼吸リハビリテーション，石田暉，ほか（編），p 52, 医歯薬出版，東京，1999．
2) 富永積生：脊髄損傷の実際．救急処置，赤津　隆，ほか（編），p 70, 南江堂，東京，1991．
3) 荻原新八郎：呼吸理学療法学．p 9, 医学書院，東京，1990．

CHAPTER 2 脊髄損傷のリハビリテーション
リハビリテーション
## 1. 脊髄損傷者の早期理学療法

● SUMMARY

1. 完全麻痺胸・腰髄損傷：ハムストリングスの伸張とプッシュアップ能力の向上が重要です。
2. 完全麻痺頸髄損傷：急性期では全身の体力回復および向上と残存能力の有効な活用が可能となるように関節可動域訓練（ROM-ex）などの身体管理が重要です。
3. 不全頸髄損傷：より早期の訓練アプローチと十分な練習が重要です。

### ●●● はじめに

脊髄損傷の急性期における初期治療は、骨折部を整復固定する観血的治療か保存的治療が選択されますが、現在では手術の術式や技術の向上により、術直後からの体位変換などが容易に可能となる観血的治療が主流となっています。

これによりリハビリテーションも早期より積極的なアプローチが可能となり、合併症、廃用性症候群などの予防ができ、より短期間での社会復帰や自宅復帰が可能となります。

しかし、中高年者に増加している非骨傷性頸髄損傷は、明らかな骨傷がなく、靱帯などの損傷も軽微であるため、これらの対象者では余計な侵襲を省くために保存療法が選択されます。

本稿では観血的治療を施行した完全麻痺の胸・腰髄損傷と頸髄損傷、ならびに保存的治療を施行した不全麻痺の非骨傷性頸髄損傷についての早期理学療法を中心に述べます。

### 1 完全麻痺の胸・腰髄損傷（表1）

#### [1] 急性期

整復固定術が施行された完全麻痺の胸・腰髄損傷における理学療法は、主に静脈血栓予防と関節可動域維持を目的として、手術翌日より開始されます。コルセット装着までは、抵抗のない範囲での両下肢 ROM-ex をベッドサイドで施行します。術後 3〜5 日目には軟性コルセットが装着され、ギャッジベッドでの起座が開始されます。同時に、早期からの長座位獲得に向け、ハムストリングスの伸張を行います。特に、中・高位の胸髄損傷完全麻痺では、強い痙縮の出現によりハムストリングスの伸張に難渋する例もあるので、急性期における spinal shock の筋緊張弛緩時期から十分な伸張を施していくことが望まれます。

術後 1 週間から 10 日で出棟可能となり、当日より、車いす乗車および駆動、ROM-ex、筋力増強、長座位保持などのリハを開始します。このような早期の出棟により対象者の大部分は

## I ■ 急性期における疾患別リハビリテーションの実際

表1 胸・腰髄損傷の理学療法手順

| 急性期 受傷〜2週 | ○受傷・入院<br>　骨傷治療（観血的）<br>○翌日よりベッドサイドでのリハビリテーション開始<br>　7〜10日　　●関節可動域運動　　　●ギャッジベッドにて座位練習<br>○理学療法室で開始<br>　　　　　　　●車いす座位および駆動　●残存筋力増強運動<br>　　　　　　　●長座位保持　　　　　　●プッシュアップ |
|---|---|
| 回復期 3週〜3カ月 | ○車いす⇔プラットフォームの移乗練習（直角アプローチ）<br>　　　　　　　●床上動作練習　　　　　●排尿練習（自己導尿）<br>○車いす⇔ベッドの移乗練習（直角アプローチ）<br>　　　　　トランスファーボードを要す<br>○側方移乗練習<br>○高低差のある移乗練習<br>　　　　　　　●入浴練習　　　　　　　●排便練習<br>　　　　　　　●車いす応用練習<br>受傷後2〜3カ月──院内ADL自立 |
| 完成期 4〜6カ月 | ○床⇔車いすの移乗練習<br>　　　　　　　●歩行練習　　　　　　　　●スポーツ<br>　　　社会・家庭復帰への準備（回復期から他部門と協力）<br>　　　・身体障害者手帳申請　　　・車いす作製<br>　　　・復学、復職への働きかけ　・住宅改造（改修）<br>　　　・職業訓練　　　　　　　　・自動車免許<br>　　　・福祉サービスなどの情報収集　・自己管理教育<br>○退院 |

(文献1）より改変）

● 注意点

総合せき損センターでは軟性コルセット装着後のROM-exを積極的に行いますが、病院によって異なるので主治医の処方に従ってください。

車いす乗車および平地駆動が出棟当日あるいは数日で可能となります。
　車いす平地駆動は、上肢だけでなく腰背筋群をはじめとする体幹筋群の筋活動も促通するため、急性期における筋力と全身体力の回復には大変効果的な運動となります。また、徒手での筋力増強訓練を行うことで、筋持久力などの回復度を随時評価把握し、適切な鉄亜鈴や重錘バンドによる負荷量を決めることで、無理な抵抗運動による筋肉や関節障害を予防することができます。
　出棟直後の座位は、コルセットによる体幹可動域制限とハムストリングスの伸張が十分に得られないため、多くの対象者が後方に両上肢を付いた長座位保持となります。
　出棟後1週間くらいで体幹前傾位での長座位保持が可能となり、若年者では正面アプローチによる車いすとほぼ同じ高さの訓練台への移乗が自立してきます。また、臥位から長座位への起き上がりも、この時期に可能となります。
　脊髄損傷者の移乗動作にとって基礎となるプッシュアップ運動もプッシュアップ台を使用して開始されます（図1）。このプッシュアップ運動で大切なことは、骨盤を後方に振り挙げる（引き上げる）動作で、その指導も重要です。

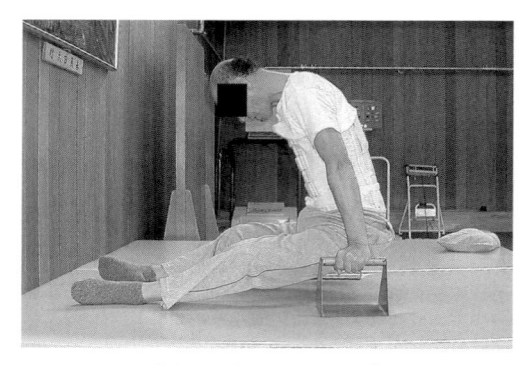

図1　プッシュアップ
Th 10 完全麻痺、53 歳男性、受傷後 1 ヵ月。頭部を前屈させ、骨盤帯を後方に振り挙げる動作が重要。

この長座位でのプッシュアップ能力は、主に上肢、体幹の残存筋力とハムストリングスの伸張度合に左右されます。

急性期から回復期にかけては筋力増強を主目的としたベンチプレスや鉄亜鈴を使用する訓練とともに、プッシュアップや移乗などの基本動作の繰り返しが ADL 自立に直接関連するため対象者のモチベーションも向上し、より効果的なものとなります。また、車いすでのスロープ昇降はプッシュアップで重要な腰背筋群や上肢の筋力増強、持久力向上などに効果的な運動です。

## [2] 回復期から退院

当センターでは入浴、排便を含めた院内 ADL は平均で受傷より約 11 週で自立します。若年者ではより早期に自立可能ですが、高齢者、中年の女性、高位胸髄損傷者では自立までに期間を要す対象者もあります。その後、退院までには車いす応用動作、よりハードな筋力増強、歩行訓練、スポーツなどを導入します。

受傷後 4～8 ヵ月で身体的には社会復帰可能となりますが、住宅などの問題により、多くの患者は、受傷後 6～10 ヵ月くらいで退院となります。早期の社会復帰を目指すには、早期からの住宅改造や車いす購入などのアプローチが重要となります。

● ワンポイントアドバイス
1. ハムストリングスの伸張
2. 残存筋筋力増強（特に腰背筋群）
3. プッシュアップ能力の向上

## 2　完全麻痺頸髄損傷（表2）

### [1] 急性期

完全麻痺頸髄損傷では手術翌日にはカラーを装着し、徐々にギャッジベッドでの起座を開始します。理学療法は胸・腰髄損傷と同様に手術翌日より、四肢の ROM-ex をベッドサイドで施行します。早期から抵抗のない範囲での肩関節全可動域の ROM-ex が重要となります。

術後約 1 週で出棟し、ROM-ex、筋力増強、可能であれば当日からの車いす乗車などのリハが開始されます。

頸髄損傷者は自律神経系の麻痺が重篤で全身状態も悪いため、ギャッジベッドでの起座が可

I ■ 急性期における疾患別リハビリテーションの実際

表2　頸髄損傷の理学療法手順

| 期 | 内容 | （目標残存レベル） |
|---|---|---|
| 急性期<br>受傷〜3カ月 | ○受傷・入院<br>　骨傷治療（観血的）<br>○翌日よりベッドサイドでのリハビリテーション開始<br>　7〜10日　●関節可動域運動　　　●人工呼吸器（C3、4）<br>　　　　　　●肺理学療法<br>　　　　　　●ギャッジベッドにて座位練習<br>○全身体力調整期間<br>　理学療法室で開始<br>　　　　　　●車いす座位および駆動<br>　　　　　　●残存筋力増強運動　　　●食事などの身のまわり動作練習<br>　　　　　　●長座位保持<br>　　　　　　●前方移動練習（長座位保持可能となれば側・後方移動） | <br><br><br><br><br><br><br><br>C4<br>C5A<br> |
| 回復期<br>4カ月〜1年<br><br>完成期<br>9カ月〜1年半 | ○基本および応用動作練習<br>　　基礎体力および基本動作の修得（残存筋力増強、柔軟性）⇒ADL拡大<br>　　　移動・移乗　　　　　床上動作　　　ADL<br>●プラットフォームでの前方移動<br>●プラットフォームでの側・後方移動　寝返り（ベッド柵）　シャツの着脱<br>●車いす⇔プラットフォーム<br>●車いす⇔ベッド　　　　　起き上がり　　　ズボンの着脱<br>●端座位での側方移動<br>●自動車への移乗　　　　　　　　　　　　自動車<br>●側方移乗　　　　　　　　　　　　　　　入浴<br>●高低差のある移乗<br><br>　　　　社会・家庭復帰への準備（回復期から他部門と協力）<br>　・身体障害者手帳申請　　　　　　・車いす作製<br>　・住宅改造（改修）　　　　　　　・自動車免許<br>　・環境制御装置などの環境整備　　・復学、復職への働きかけ<br>　・自助具作製（トランスファーボードなど）・スポーツ<br>　・福祉サービスなどの情報収集　　・介護者への介助指導<br>○退院 | <br><br><br>C5B<br>C6A<br><br>C6B1<br><br>C6B2<br>C6B3<br>C7A<br> |

（文献1）より改変）

能でも下肢が下がることで起立性低血圧を起こすこともあるので、急性期はリクライニング式の車いすが有用です。しかし、C6、7レベルの若年者では少し無理でも最初から標準タイプの車いすに乗車させ、慣れさせることが重要です。また、C4、5レベルの若年者も可能な限り早期から、標準タイプの車いすに乗車させます。

　急性期における筋力増強は、主に背臥位において徒手や重垂バンドなどを使用して行い、換気量が低下する座位での筋力増強も、早期より積極的に取り入れ全身持久力および筋持久力の増大を行います（図2）。特にC6レベル以下では、滑り止めの付いたハンドリムやグローブを使用した車いす平地駆動が効果的です。

　このような早期からのアプローチにより、諸動作において重要となる体幹可動域の維持改善、沈下性肺炎などの呼吸器合併症の予防、筋活動を行うことによる肺機能向上[3]などが得られると同時に、受傷後の全身体力および筋力が効果的に回復します。

　C5レベル以下では、早期より長座位あるいは長座位前屈位での床上移動やプッシュアップなどの基本動作練習も開始し、これらの基本動作が可能となればADLへ導入します（図3）。

　基本動作やADLを繰り返し練習することが、急性期から回復期の頸髄損傷者にとって、残

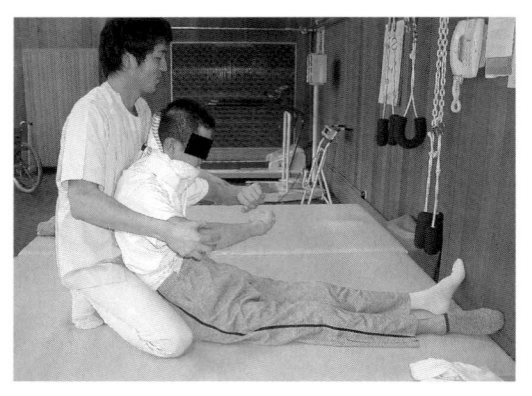

図2 長座位での筋力増強運動
C8完全麻痺、23歳、男性、受傷後1ヵ月。

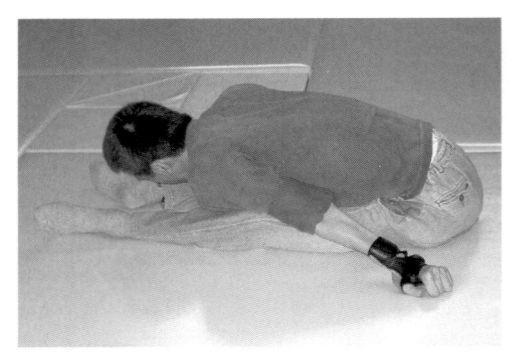

図3 長座位前屈位での前方移動（C6レベル）
もし、ハムストリングスの伸張が不十分であれば、踵部が抵抗となり臀部が前方に進んだ分だけ股関節外旋位で膝関節が屈曲し、前方への移動が困難となる。

存筋を十分に使用した筋力増強運動となり、それらの動作が少しずつ可能となることでモチベーションも向上します。

● 注意点

当センターはカラー装着後には肩関節全可動域の ROM-ex を施行しますが、病院により異なるため主治医の処方に従ってください。

### [2] 回復期から退院

回復期から完成期にかけてのリハは、基本動作の獲得とその応用による ADL の獲得が大変重要となります。基本動作は、主に残存筋力と柔軟性により可否が決定されるので、理学療法は基本動作の繰り返しを中心に、ROM-ex、車いす平地駆動やスロープ昇降、ダイナミックで負荷の強い筋力増強、スポーツなどを個々のレベルに合わせて施行していきます。このようにして、特別な阻害因子のない10〜30代のC6Bレベルの対象者は、受傷後1〜2年で自動車への移乗と車いすの積み下ろしなどを含んだ多くの APDL、IAPDL が自立します。

### [3] 完全麻痺頸髄損傷におけるポイント

プログラム施行のポイントは、残存レベル別のゴールを念頭におき、可能となる動作を少しずつ積み上げ、ADL に応用していくことです。その際に大切なことは、次に可能になるであろうと思われる動作が現時点では少し困難であっても、それらの動作練習を早め早めに取り入れることです。特に、ADL を大きく左右する床上移動と移乗の動作練習が重要となります。

ROM-ex のポイントは、
①C4、5レベルでは肩甲帯を挙上させ呼吸の補助動作を行うため、肩甲帯は挙上位に変位しやすく、下制方向への十分なストレッチを行う
②肘伸展筋の機能しないC5、6レベルでは肘関節を伸展位でロックして諸動作を行うの

で、肘関節の屈曲拘縮に注意する
　③Ｃ6、7レベルではテノデーシスアクションにより把持を行うため、手指屈筋腱の過度の伸張は禁忌である
　④Ｃ5レベル以下では床上移動と移乗で重要なハムストリングスの伸張を行う
などです。また、長期臥床により体幹可動域が極端に低下した対象者も散見されます。上記事項が十分に管理されているか否かで、その後の身体能力に大きな差が生じます。

　その他のポイントとして、頸髄損傷では多くの面において環境整備が必要でありOTをはじめとするチーム連携と福祉機器などの導入が大変重要です。特に車いすの採型と住宅改造は重要で、失敗するとADLが著しく低下する場合もあるので注意してください。

### ● ワンポイントアドバイス
1. 残存筋力強化と柔軟性の獲得
2. 残存レベル別のゴールを念頭においた段階的なアプローチ
3. 適切な環境整備

## 3　不全麻痺頸髄損傷

　不全麻痺頸髄損傷に多い頸椎の非骨傷性頸髄損傷に対しては保存療法を選択しますが、骨傷が認められなくても靱帯などの重度損傷や骨傷のある対象者では観血療法が施行されます。
　観血療法の場合は、手術により受傷後1～2週の急性期管理と対象者への負担が増大する点が2つの療法の大きな違いです。特に高齢者では、安静度合の増大と体力低下により呼吸器合併症を併発しやすく、排痰などの呼吸器管理が重要となります。
　この項では、保存療法が選択されリハ出棟時に、損傷以下の筋力が0～2レベルの重度な運動不全麻痺を呈するFrankel Cの非骨傷性頸髄損傷を中心に述べます。

### [1]　急性期

　非骨傷性頸髄損傷は中高年者に多く、過伸展損傷によるＣ3、4高位の不全麻痺が多くみられます。その症状は一般に、下肢よりも上肢の麻痺が重度であり、多くの対象者で受傷時より麻痺の改善がみられます。
　多くは保存的治療が選択され、受傷当日より頸椎カラーを装着し、ギャッジベッドによる起座を開始します。理学療法は受傷翌日より静脈血栓予防と関節可動域維持を目的とした、四肢の他動あるいは自動介助運動によるROM-exをベッドサイドで施行します。
　受傷後3日目頃には出棟し、症状に応じたROM-ex、筋力増強、端座位保持、立ち上がりなどのリハを開始します。早期リハが、呼吸器合併症や廃用性症候群の予防には大変重要です。
　主な随伴症状である痙縮を不全麻痺と完全麻痺で比較すると、不全麻痺では、より早期から

痙縮が出現し、その程度も重度不全麻痺者では強い傾向にあります。そのため不全麻痺ではスムーズな関節運動が阻害されやすく、疼痛、腫脹が合併すると容易に関節拘縮を生じるので、関節可動域の維持を目的とした ROM-ex が重要となります。

特に、高齢者や麻痺の重篤な対象者は、上肢に RSD（反射性交感神経性ジストロフィー；reflex sympathetic dystrophy）による疼痛や腫脹の出現する例が多く、急性期から肩関節を中心とした頻回な ROM-ex が重要です。また、このような RSD 発症が懸念される対象者では、発症前よりレーザーによる星状神経節への照射が有効です。

深部覚障害が重度な対象者では、下肢の力の入れ方がわからず、安定した筋の随意収縮が得られない場合があります。このような対象者に対しては、声かけや視覚でのフィードバックにより、安定した力の入れ方を指導する必要があります。

## [2] 不全麻痺頸髄損傷におけるポイントと実際

麻痺やその回復の程度により理学療法を施行していきますが、前述した完全麻痺と同様、次に可能になるであろうと思う動作を端座位保持、立ち上がり、歩行の順に早期から行うことと、それらの十分な練習量を確保することが重要となります。そのためには、以下に紹介する訓練機器が有用です。

立ち上がりでは、平行棒に取り付ける膝折れ防止用の台が下肢の筋力増強において有効です（図4）。この台に膝を着けることにより、膝が支点の役割をすると同時に、十分な体幹の前屈が可能となり、弱い筋力での立ち上がりが可能となります。

また、臀部の前方への滑り出しによる転倒防止、介助量軽減、自主訓練の促進など、安全で効果的な筋力増強運動が可能です。その後、十分な立ち上がりが可能な対象者では歩行訓練を行います。

早期の歩行練習では、転倒防止の懸垂装置のついた歩行器が安全なため、長時間の自主訓練

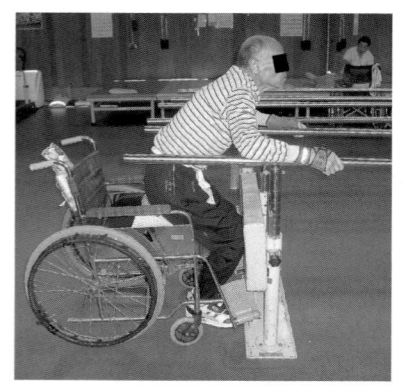

**図4　膝折れ防止用の台**
重心の前方移動が容易であるため、安全で楽な立ち上がりが可能。

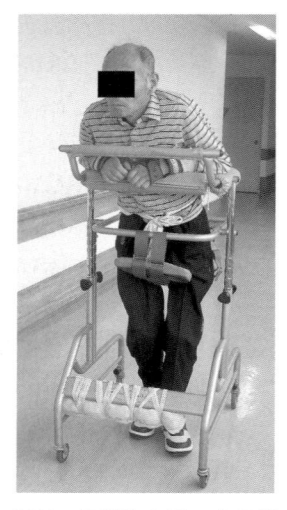

**図5　転倒防止用の歩行器**
両下肢の間に体幹懸垂装置を通す。

が可能となり、下肢の効果的な筋力増強と操作性向上に効果的です（図5）。

また、痙縮は胸部の締めつけ感や不快感を惹起したり、スムーズな動きを阻害しますが、痙縮を上手に利用することが立ち上がりによる移乗の自立や介助者の介助量軽減のポイントとなることもあります。立ち上がりによる移乗が自立あるいは軽度介助により可能となれば、リフターなどの使用が不必要となるため、その後の生活が大きく変化します。

### ● ワンポイントアドバイス
1. より早期の訓練アプローチ
2. 訓練機器の工夫による運動量の増大および自主トレの活用

●●● おわりに

脊髄損傷は健常者が事故などにより瞬時にして重篤な麻痺を起こし、車いすでの生活を余儀なくされるため、精神面のフォローが非常に重要となります。

精神的な落ち込みが非常に強い場合には、同じような障害を克服し、家庭復帰あるいは職場復帰した脊髄損傷者に実際に会い、いろいろと話を聞くことが最善の方法です。

（戸渡富民宏）

【参考文献】
1) 戸渡富民宏：脊髄損傷の理学療法. 標準理学療法学, 吉尾雅春（編）, 奈良 勲（監修）, pp188-207, 医学書院, 東京, 2001.
2) 橋元 隆, 戸渡富民宏：中枢神経障害の筋力低下の評価と治療③脊髄損傷. 筋力, 奈良 勲, 岡西哲夫（編）, pp191-205, 医歯薬出版, 東京, 2004.
3) Crane L, et al：The effect of exercise training on pulmonary function in persons with quadriplegia. Paraplegia 32：435-431, 1994.
4) Frankel HL, et al：The value of postural reduction in the initial management of closed injuries of the spine with paraplegia and tetraplegia, part I. Paraplegia 7：179-192, 1969.

CHAPTER 2 脊髄損傷のリハビリテーション

リハビリテーション
## 2. 頸髄・脊髄損傷の呼吸機能障害
― ICU からの呼吸機能障害に対する理学療法

● SUMMARY

1. 頸髄損傷者の残存機能による呼吸機能とその管理を理解します。
2. 呼吸理学療法の方法、手技を理解します。
3. さまざまな運動、訓練により呼吸機能の向上を図り、呼吸器合併症の予防に努めます。

### ●●● はじめに

頸髄損傷は、四肢および体幹の運動麻痺や感覚障害をきたすのみではなく、生命維持の呼吸にも重大な影響を受けます（表1）。

頸髄損傷に対する急性期の理学療法は、これらの頸髄損傷の症状をよく把握したうえで合併症と随伴症状を予防し改善することが目的となります。

ここでは ICU で行う理学療法として、関節可動域の維持・改善、筋力の維持・増強、呼吸理学療法に限局して述べます。

表1　頸髄損傷の症状

○神経症状
　①運動麻痺
　②知覚麻痺
　③自律神経機能障害（起立性低血圧、体温調節障害、消化管機能障害、自律神経過反射など）
　④排尿機能障害
　⑤排便機能障害
○初期治療
　①全身管理
　　・呼吸の管理（横隔膜麻痺、無気肺、肺炎、肺塞栓、血胸、気胸など）
　　・消化器の管理（ストレス性潰瘍、イレウスなど）
　　・心血管系の管理（低血圧、徐脈、深部静脈血栓症など）
　②骨傷の管理
　③排尿管理
　④排便管理
　⑤合併症の管理（褥瘡、拘縮、異所性骨化、骨萎縮、尿路合併症、皮膚合併症など）
　⑥随伴症状の管理（痙性、自律神経機能障害、疼痛など）

## 1 関節可動域の維持・改善

完全損傷の場合、その損傷高位により残存機能がほぼ決定されるため、生じやすい関節拘縮を予測することができます。これらをもとに、外傷や痙性、疼痛などによる個人差を考慮したうえで、可動域の維持・改善を図ります。

C4レベルでは呼吸補助筋である頸部周囲筋と僧帽筋の作用により肩甲帯挙上位をとりやす

く、これにより呼吸パターン習得に支障をきたすほか疼痛の原因にもなるため、十分なストレッチに加え物理療法の併用を考慮する必要があります。C5・6レベルでは肩関節外転位、肘関節屈曲位、前腕回外位をとりやすくなります。特に肘関節伸展制限は、プッシュアップやトランスファー能力獲得において重大な阻害因子となります。C6・7レベルにおいては手指筋群のテノデーシスアクション（tenodesis action）による把持機能を残存させるため、オーバーストレッチにならないよう十分な注意が必要です。

## 2　筋力の維持・増強

　急性期においては、麻痺レベルの上・下行の変化に絶えず着目し損傷高位に応じた残存筋の筋力維持・増強を図りますが、まずは損傷部位の保護を念頭におきます。
　上肢筋は強い筋収縮により損傷部位にストレスがかからないよう、中枢部を十分固定して行います。頸部周囲筋は等尺性収縮より開始し、頸椎装具除去後、徐々に等張性運動へと進めていきます。

## 3　呼吸理学療法

　脊髄損傷では、生命維持に関与する呼吸管理が重要となります。

### [1]　頸髄損傷における呼吸機能

　横隔膜の麻痺を伴う第4頸髄（C4）損傷より高位の損傷は高位頸髄損傷と呼び、C1〜2損傷では、横隔膜だけではなく呼吸補助筋も麻痺しているため人工呼吸器管理となります。
　C3残存では横隔膜は麻痺していますが、頸部周囲の呼吸補助筋の機能により、数分〜数十分の自発呼吸能力は獲得できます。
　C4残存では人工呼吸器より離脱し、横隔膜呼吸が可能になります。
　C5以下では横隔膜と呼吸補助筋は残存しますが、肋間筋の麻痺のため拘束性換気障害となり、また腹筋群の麻痺のため努力性呼気が障害され、咳嗽やくしゃみ、痰の喀出が困難となります。

### [2]　頸髄損傷者の呼吸管理

　大まかですが、残存機能レベル別に考えられる呼吸管理を図1に示します。しかし臨床では訓練方法は損傷レベルによって画一的に決まるものではなく、呼吸の状態によって決定すべきです。高位頸髄損傷者において横隔膜の麻痺を伴う場合、自発呼吸困難により十分な換気量が得られないため、人工呼吸器による補助呼吸が必要となるとされています。

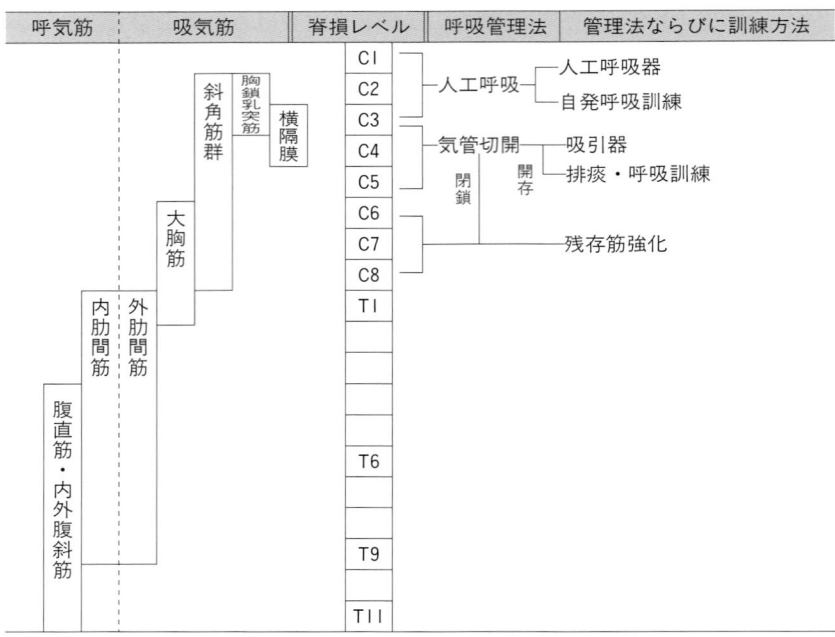

図1 呼吸筋の脊髄支配と頸髄損傷者の呼吸管理

表2 離脱への条件

| | |
|---|---|
| 臨床的に | ・血圧、脈拍数、呼吸数とも正常範囲<br>・意識清明<br>・横隔膜運動十分<br>・気管内分泌物が少ない |
| 肺容量 | ・肺活量 10 ml/kg(体重)以上<br>・吸気圧 20 cmH$_2$O 以上 |
| 換気条件 | ・分時換気量 10 l/分以上<br>・1回換気量 5 ml/kg(体重)<br>・呼吸数 20 回/分以下 |
| 酸素化能力 | ・肺胞動脈間酸素分圧較差 350 mmHg 以上<br>・シャント率 20% 以下 |
| 血液ガス | ・PaO$_2$ 75 mmHg 以上<br>・PaCO$_2$ 40 mmHg を保つ<br>・pH 7.45 近く |

(文献1)による)

## [3] 人工呼吸器からの離脱(weaning)

高度な呼吸障害をもつ対象者でも自発呼吸で生命を維持できるよう、可能な限り人工呼吸器からの離脱を図ることは重要です。

❶ 離脱の時期と条件(表2)[1]

離脱を図る時期では、Guttmann は「高位頸髄損傷の脊髄ショック期には肋間筋に活動電位はみられないが、脊髄反射弓が回復してくると、胸鎖乳突筋の呼吸運動や横隔膜呼吸による

肋間筋の伸展が刺激となり、脊髄反射路の形成に大きく影響する」と報告しています。山本[2]はこの時期に間欠的強制換気(IMV)による離脱を図るとともに、同時に残存呼吸筋の強化に努め自発呼吸による換気量増大が重要であると述べています。呼吸状態は対象者によって一様ではないため、臨床では一般状態が改善され、なんらかの自発呼吸がみられ換気条件が満たされた時期が適当でしょう。

❷ 離脱方法

離脱方法では、いかに自発呼吸を引き出すかがポイントとなります。各種、人工呼吸器を使用している場合では、設定強度、時間、間隔圧を軽減、延長し、自発呼吸を誘導し強化していきます。人工呼吸器以外に切り替える場合では、舌咽呼吸、横隔膜神経刺激装置などがあります。

## 4 呼吸理学療法の実際

急性期の呼吸理学療法は、①胸郭可動域運動、②呼吸パターンの指導、③排痰、です。

### [1] 胸郭可動域運動

急性期には胸部の皮膚と皮下組織の柔軟性、可動性を維持するため skin rolling を実施します。セラピストの母指の指腹と第 II、III 指腹で皮膚をつまみ胸骨体から外方へ向けて、前胸部全体に rolling させます。この際、セラピストの爪などで皮膚を傷つけないように注意が必要です。

一般に胸郭可動域運動といわれる手技には、関節モビライゼーションや肋間筋伸張法などさまざまなものがあります。ここでは離床期以後に実施される、徒手胸郭伸張法(図2)について述べています[3]。5つの技法があり、その中でも特に効果的なものに、肋骨の捻転が挙げられます。肋骨の走行に沿って手を置き、呼気時にタオルを絞るように捻っていく方法です。上部肋骨より1本ずつずらすように進み、下部まで施行したら次は徐々に上部へ進みます。上部肋骨と下部肋骨では走行が異なるため、運動方向に関しても注意が必要です。

可動域運動では、平等な圧を対象者の耐え得る範囲内でゆっくり加えます。そして柔軟性の維持のためには日に一度、柔軟性の獲得のためには日に二度が適当とされています。

### [2] 呼吸パターンの指導

❶ 横隔膜呼吸

T1より上位損傷では横隔膜は残存していても受傷直後は肺活量が700～1,000 m*l* 前後と著明に低下するといわれています。換気量を増加させるため、できるだけ深くゆっくりとした横隔膜呼吸を行わせます。呼吸パターンは1分間に12～15回前後が適当とされています。

セラピストは上腹部の横隔膜上に両母指指腹から手掌を当てて、対象者にゆっくりと鼻から深く吸気をさせます。横隔膜の収縮を促通するため、呼気開始時に横隔膜に quick stretch を加え、呼気の間は断続的に軽い抵抗、圧迫を加えます。特に胸部、腹壁の感覚障害があるた

a. 術者は一側の手を胸郭の下に回し、指の尖端は横突起部に置く。他側の手は胸壁の前面で手根部を胸骨縁に近く置く。

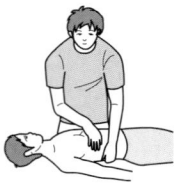

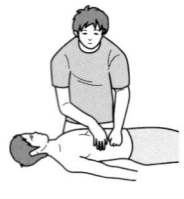

b. 絞るように両手を動かして揃える。圧は手掌全体に分散する。これを胸郭上部から下部へ向かって行い、下部まで行ったら上部へ進む。

① 肋骨の捻転

a. 一側の腕を対象者の肩の下に入れ、手は腋窩近くにくる。他側の手で胸郭下部を固定する。

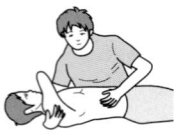

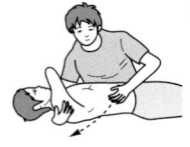

b. 矢印の如く固定手で斜めに上背部に向かって圧を加える。他方の肘を屈曲し、対象者を手前に回転させる。このとき対象者を持ち上げてはならない。

② 体幹の捻転

a. 一側の腕を斜めに対象者の肩下に置き、手は腋窩に入れる。他側の手で胸郭の下外側を固定する。

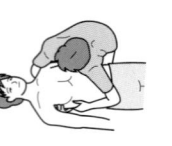

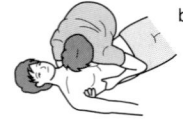

b. 内下方に向かって固定手で圧迫しながら、上部体幹を術者の方へ引っぱる。目的は肋骨間を伸張するのであって、側腹筋を伸張するのでないから、側屈はごく軽度に留める。

③ 体幹の側屈

a. 術者は両手を対象者の肩甲骨部に置き、指尖は横突起部にくるようにする。各指は平行に肩甲棘の下方に置く。

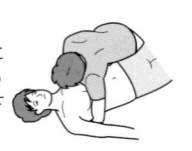

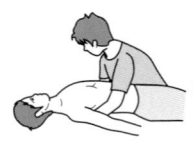

b. 術者は手関節を屈曲し、対象者の上胸部を持ち上げると同時に対象者に深呼気をとるよう指示する。

④ 胸椎の過伸展

a. 一側の手と前腕を下胸部前面に置き固定する。対象者の筋力が弱く、上肢の挙上が困難であれば図の如く介助する。

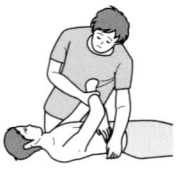

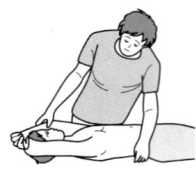

b. 対象者に、両腕を頭上に挙上すると同時に、深吸気をするよう指示する。

⑤ シルベスター

**図2　徒手胸郭伸張法**

（中山彰一：脊髄損傷. 理学療法ハンドブック, 細田多穂, ほか(編), 改訂第2版, pp 787-791, 協同医書出版社, 東京, 1997より改変）

めセラピストの徒手圧迫は大切で、上腹部を内上方に向け圧迫し、横隔膜の正しい運動をリードします。

　胸郭の動きは年齢や性別などにより個人差があり、また痙性によっても可動性や呼吸パターンが変化するので注意を要します。

❷ 息こらえ

　最大吸気後の息こらえ訓練では肺胞虚脱を予防します。また息こらえ後に生じる強い吸気は胸郭拡張に有効です。

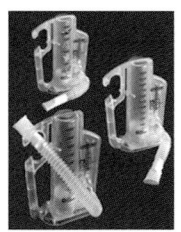

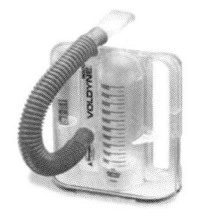

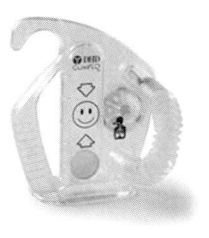

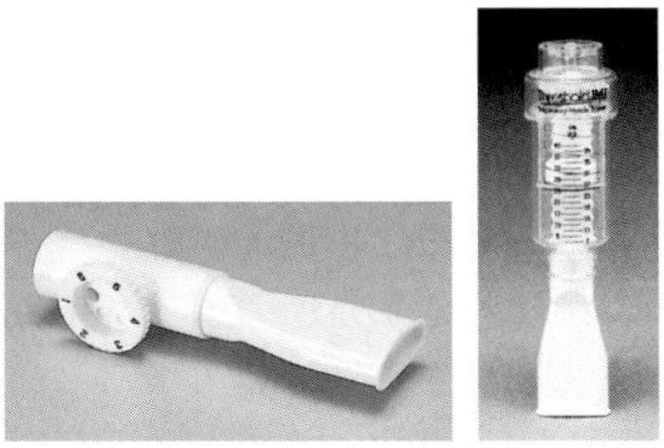

図3 Incentive Spirometer (Coach 2, VOLDYNE, CLINIFLO)

図4 吸気筋トレーニング器具 (PFLEX, Threshold IMT)

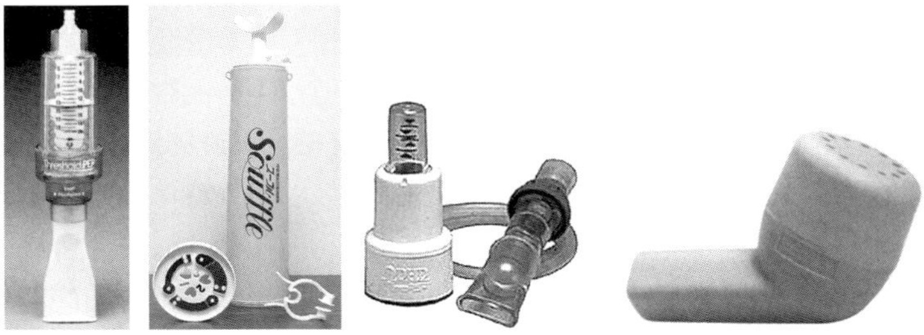

図5 呼気筋トレーニング器具 (Threshold PEP, Souffle, Thera PEP, FLUTTER)

### ❸ 呼吸筋トレーニング[4]

#### a. 徒手的方法

腹式呼吸のパターン習得後、吸気の際に下部胸郭または肋骨弓下部に徒手抵抗をかけ、手を押し上げるように鼻から吸気を行わせて横隔膜の筋力増強を行います。呼気は口をすぼめて吸気の2～3倍の時間をかけ、呼気終末陽圧をかけることにより気道の虚脱防止、呼吸数の減少、1回換気量の増加を図ります。

#### b. 器具を用いた方法

仰臥位にて上腹部に500 g～3 kgの砂嚢を乗せ、横隔膜の筋力と耐久性の向上を図る方法（腹部重錘負荷法）のほか、次のような呼吸訓練機器を用いた方法があります。

肺胞の虚脱や無気肺を防止するために、努力性最大吸気で胸腔内圧を陰圧にして肺容量を増大させる目的で用いられる器具をインセンティブ・スパイロメーター（Incentive Spirometer、図3）といいます[5]。Coach 2、VOLDYNEなどの吸気容量の増大を図る容量式とCLINIFLO、TriFloなどの吸気流速の増大を図る流量式があり、前者は無気肺に適しており、後者は横隔膜の筋力低下や拘束性障害の呼吸筋トレーニングに適しています[6]。

PFLEX、Threshold IMTなど（図4）は、吸気に負荷をかけ吸気筋の筋力と耐久性向上を図ることができます。逆に呼気に負荷をかける器具（図5）としてはThreshold PEP、Thera PEP、Souffleなどがあります。FLUTTERはステンレス製のボールが回転することにより、呼気に振動を与え痰の除去を促す効果があります[7]。

## [3] 排痰

脊髄損傷では自律神経系の障害も生じ、気道分泌物が増加、貯留しやすい状態となります。さらに肋間筋や腹筋の麻痺による気道分泌物の喀出困難も加わります。呼吸器合併症はこのような状態が原因で引き起こされるため、排痰法により気道を浄化し、合併症予防に努めなければなりません。

### ❶ 体位排痰法

分泌物が貯留した肺区域の位置と重力の作用を考え、貯留区域が上方となり分泌物を気管まで誘導するように対象者に体位変換させる方法を体位排痰法といいます。通常、排痰手技や咳嗽法などと組み合わせて実施されます。

まず事前に触診や聴診などで分泌物が貯留している部位を確認し、確認後は肺区域の開口部が下を向くような体位をとらせます。安静体位が中心となるため、背臥位、半側臥位（45度側臥位）、側臥位の排痰体位中心となります（図6）。実施時間は各体位3〜15分で、対象者のバイタルサインや疲労度、分泌物の喀出量などによって時間を調節します。

### ❷ 排痰手技

より末梢にある分泌物の移動や肺胞壁に付着した分泌物の遊離などは体位変換だけでは困難で、セラピストの徒手的排痰手技は分泌物の移動をより促す効果があります。

実施体位は、体位排痰と同様に背臥位、半側臥位、側臥位が中心となります。実施時間は分泌物が貯留している肺区域それぞれに3〜5分程度です。

排痰手技は、主に分泌物の移動を助けるものであり、分泌物の気道からの喀出には排痰手技だけでは限界があるため、体位変換や咳嗽などと併用され、気道内吸引が必要となる場合もあります。

#### a. squeezing（胸郭圧迫法）（図6）

主に呼気に合わせて実施する手技です。

セラピストは対象者の胸郭に両手を置き、呼気のはじめに軽く圧迫を加え、徐々に強めていき、呼気終末までゆっくりと搾り出すように圧迫していきます。圧迫は手掌全体に均等に分散させ、呼吸に同調させることが大切です。痛みのない範囲で胸郭可動域全域にわたって圧迫を加えます。

上葉区では背臥位をとらせ、第4肋骨より上部に手を置き実施します。中葉区では半側臥位をとらせ、前方は第4、第6肋骨に挟まれた胸郭を、後方は肩甲骨の下角部を、それぞれ肘を曲げて手を置き、圧迫していきます。下葉区では側臥位をとらせ、中腋窩腺と第8肋骨部に手を置き、引き下げるように圧迫します。

#### b. vibration（振動法）

主に呼気に合わせて実施する手技です。

セラピストは両手を必要な部位に当てて軽く体重をかけ、呼気が小刻みに震えるように胸郭に振動を加えます。振動を与える頻度は12〜20Hz程度とされています。臨床ではsqueezing手技と併用して行われる場面が多くみられます。

物理的刺激として電動vibratorを使用する方法もあります。電動vibratorでは胸壁の上

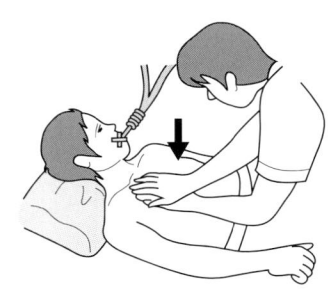

a：上葉区（第4肋骨より上部）

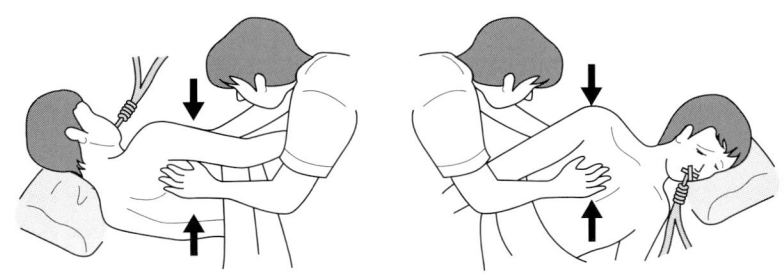

b：中葉区（前方は第4、第6肋骨に挟まれた胸郭、後方は肩甲骨下角部）

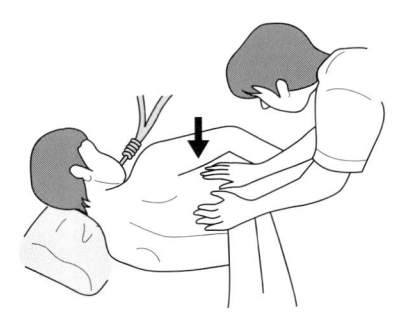

c：下葉区（中腋窩腺と第8肋骨部）

図6　squeezing
(宮川哲夫：呼吸リハビリテーションと呼吸理学療法のEBM. 理学療法MOOK 4；呼吸理学療法, 宮川哲夫, ほか(編), p 10, 三輪書店, 東京, 1999による)

を1〜2 cm/secのスピードで移動させます。

● ワンポイントアドバイス

電動vibratorの使用時には、皮膚を傷つけないよう、タオルや衣服の上から行います。

c. springing

主に吸気に合わせて実施する手技です。

セラピストは両手を対象者の胸郭に置き呼気最終時まで胸郭を圧迫した後、吸気開始時胸郭に対し少し抵抗をかけ、胸郭の拡張を感じたら圧迫していた手を離します。

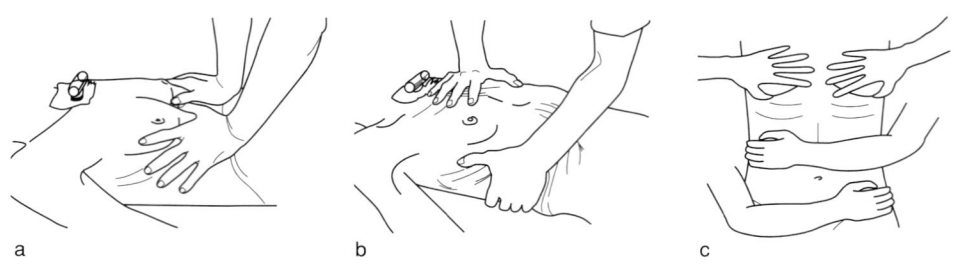

図7　咳嗽介助

### ❸ 咳

　咳は合併症の予防に極めて重要で、呼吸筋筋力の低下した対象者の咳は弱く、そのため排痰力は著しく低下します。気管内分泌物が排出できず無気肺、肺炎、肺および胸郭のコンプライアンスの低下を招きます。正常な咳は、①深呼吸をして、②息を止めておき、③声門を閉じ胸腔内圧を高め、④呼気筋を急激に収縮させて急速に力強く吐き出す、という過程からなっています。このメカニズムを十分に理解し、無駄な咳を極力避け、咳による酸素消費量を減らして効果的な咳により排痰することが重要です。

#### a. 咳嗽法

　脊髄損傷者においては急速な呼気ができず、これに気管切開があれば声門を閉じた胸腔内圧上昇も困難なため、さらに咳嗽困難となります。呼気筋に頼らない強制呼気方法を指導し、またセラピストがこれを介助します。

　対象者には数回の深呼吸の吸気直後に、呼気と同時に咳をするように指示します。その咳にタイミングを合わせて、セラピストの両手で肋骨の下端〜上腹部(横隔膜)を内上方へ圧迫する方法(図7-a)、セラピストの片手を痰の貯留部位へ当て圧迫すると同時に、反対側の肋骨下端に当てたセラピストの前腕部で腹圧をかける方法(図7-b)、同様の圧迫を2名のセラピストが両側から行う方法(図7-c)などにより呼気を介助します。

> ● ワンポイントアドバイス
>
> 呼気時は大胸筋が作用します。残存筋力を増強すると咳嗽に役立ちます。

#### b. huffing

　有効な咳ができないときに実施します。腹式呼吸に続いて声門を開いたまま「ハー」と呼気を強く長く行います。セラピストが上部胸郭を徒手圧迫する場合もあります。最大吸気位からの huffing は中枢気道の、中等度の吸気位からの huffing は末梢気道の喀痰に効果的であるとされています。

## 5　リラクゼーション

　上肢から頸、肩、時に顔面までの呼吸補助筋の活動が必要以上に亢進していると、呼吸効率

を低下させ、呼吸疲労あるいは頸や肩の筋肉性疼痛の原因となります。リラクゼーションにより胸鎖乳突筋や僧帽筋などの短縮予防や頸部、体幹の過度の筋緊張の抑制を行います。

（濱田哲郎、中嶋奈緒）

【参考文献】
1）赤津　隆, ほか（編）：脊髄損傷の第一線救護と救急処置. 脊髄損傷の実際, 南江堂, pp 76-78, 1991.
2）山本敬雄, ほか：リハビリテーション医のための呼吸器入門（6）. 総合リハ 8(6)：475-480, 1980.
3）中山彰一：脊髄損傷. 理学療法ハンドブック, 改訂第 2 版, 細田多穂, ほか（編）, 協同医書出版社, pp 787-791, 東京, 1997.
4）濱田哲郎：呼吸を訓練する. 整形外科看護 8：1002-1005, 2003.
5）真淵　敏：肺理学療法の基本手技. ICU のための新しい肺理学療法, 石田博厚（監修）, 丸川征四郎（編）, pp 107-175, メディカ出版, 大阪, 1990.
6）高木康臣：呼吸ケアの機器. 理学療法 MOOK 4；呼吸理学療法, 黒川幸雄, ほか（編）, pp 312-326, 三輪書店, 東京, 2002.
7）中村精一, ほか：フラッターの慢性呼吸器疾患における急性去痰効果. 日本胸部疾患学会雑誌 34：180-185, 1996.
8）鵜沢吉宏：呼吸理学療法の基本手技（排痰法）. 理学療法 MOOK 4；呼吸理学療法, 宮川哲夫, 黒川幸雄（編）, pp 130-139, 三輪書店, 東京, 1999.

# CHAPTER 2 脊髄損傷のリハビリテーション

**リハビリテーション**
## 3. 急性期における外傷性頸髄損傷の麻痺回復とリハゴール

### ● SUMMARY

1. 外傷性頸髄損傷の麻痺回復は多くの対象者で経験されます。
2. 麻痺髄節のレベルが回復する「麻痺高位の回復」と、麻痺重症度が回復する「脊髄横断面の回復」について、それぞれの麻痺回復とそれに伴うリハゴールの設定方法について述べます。
3. 麻痺高位および脊髄横断面の回復はほとんどの対象者でみられ、受傷早期ほど回復が期待できます。
4. 受傷直後の状態や経過期間を考慮して、麻痺の回復を想定し、リハゴールを設定することが重要です。

#### ●●● はじめに

脊髄損傷の麻痺回復とは、麻痺髄節のレベルが回復する「麻痺高位の回復」と、麻痺重症度が回復する「脊髄横断面の回復」に分けて考えなくてはなりません。

急性期における外傷性脊髄損傷の麻痺回復の実際を「麻痺高位の回復」と「脊髄横断面の回復」に分けて報告し、麻痺回復に伴うリハゴールの設定方法について述べます。

## 1 受傷後の損傷脊髄の状態

田中らは受傷後1週間以内の急性期、1週間〜1ヵ月の亜急性期および1ヵ月以上の慢性期の3期に分け脊髄損傷の剖検例にみられる病理組織を分析しました[1]。その結果、急性期には受傷部を中心に壊死が起こり、その周囲には著しい浮腫がみられたと報告しています。

浮腫の発生には動脈流の遮断による虚血や低酸素症が関与すると考えられ、一部の浮腫発生には静脈系のうっ滞が少なからず関与しており、可逆的な要素が残されていると述べています。実際、受傷後急性期にはMRIのT2画像で浮腫を示す高信号が損傷部周囲に拡大し、受傷後1〜3ヵ月になると損傷部に収束してくる様子が確認できます(図1)。

脳・脊髄には多分化能を有する神経幹細胞あるいは神経前駆細胞が広く分布しており、中枢神経系が損傷を受けた後、これらの細胞が分化・増殖を開始することが証明されつつあります[2]。

よって、受傷直後は神経的な変化が起こり得る状態であり、麻痺の回復が期待できると考えられます。

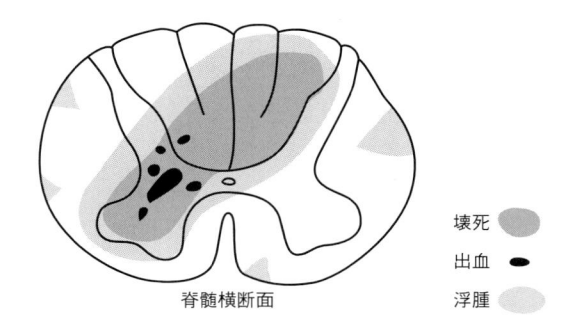

**図1 急性期（受傷1週以内）の脊髄損傷組織病変**
出血を伴う壊死部周辺に浮腫が拡がっているのがわかる。
(田中順一, 新宮彦助：脊髄損傷の神経病理とその発生機序. 臨整外 26：1137-1144, 1991 による)

## 2 麻痺の回復

### [1] 麻痺高位の回復

完全麻痺の場合、胸腰髄損傷に比べ、頸髄損傷における麻痺高位の回復が特に重要です。なぜなら、胸腰髄損傷の麻痺回復は、ADL動作の改善にあまり変化はありませんが、頸髄損傷は1髄節の回復でも、ADL上重要な上肢機能が関与するため自立可能なADL動作が拡大するからです。

❶ 長期的な麻痺回復

麻痺高位回復の報告として、植田は受傷後72時間以内に入院し、6ヵ月以上経過観察できたFrankel AあるいはB（運動完全麻痺）の頸髄損傷98名を対象に麻痺高位変化を集積した[3]結果、98名中麻痺高位の悪化がみられたのは3名のみで、24名が不変、残り71名には麻痺高位の回復がみられたと報告しています（表1）。このように長期間の経過をみると大部分の対象者で麻痺高位の回復が起こることがわかります。

❷ 経時的な麻痺回復

筆者は受傷後急性期のどの時期に、どの程度の運動機能の回復がみられるのかを受傷直後から経時的に調査しました。その詳細を以下に述べます。

a. 対象

1999年4月〜2002年3月の間に総合せき損センターを退院した頸髄損傷者で
①退院時のFrankel分類がAあるいはB（運動完全麻痺）である対象者
②受傷後14日以内に当センターへ搬送された対象者
③6ヵ月以上運動機能（麻痺高位・上肢筋力）の経過観察ができた対象者（入院時・受傷後45日・90日・135日・180日のデータが得られた対象者）
以上の30名（男性27名、女性3名：平均年齢46.3±15.3歳）を対象としました。

表1 頸髄損傷受傷後6ヵ月の麻痺高位変化

|  | 受傷6ヵ月後 |  |  |  |  |  |  |  |  |  |  |
|---|---|---|---|---|---|---|---|---|---|---|---|
| 入院時 | C3 | C4 | C5A | C5B | C6A | C6B | C7A | C7B | C8A | C8B | TI |
| C3 |  | 5 |  |  |  |  |  |  |  |  |  |
| C4 |  | 14 | 8 |  | 2 | 2 | 1 |  |  |  |  |
| C5A |  | 1 | 2 | 7 | 4 | 2 | 3 |  |  |  |  |
| C5B |  |  |  |  | 4 | 2 | 2 |  |  |  |  |
| C6A |  |  | 1 |  | 3 | 2 | 5 | 4 | 2 |  |  |
| C6B |  |  |  |  |  |  | 1 |  |  |  |  |
| C7A |  |  |  |  | 1 |  | 3 | 6 | 2 |  |  |
| C7B |  |  |  |  |  |  |  |  | 1 | 1 |  |
| C8A |  |  |  |  |  |  |  |  | 2 | 2 |  |
| C8B |  |  |  |  |  |  |  |  |  | 1 |  |
| TI |  |  |  |  |  |  |  |  |  |  | 2 |

表2 せき損センター麻痺高位分類

| せき損センター高位分類 | 残存筋 | 対応するZancolli分類 |
|---|---|---|
| C1,2 | 僧帽筋、胸鎖乳突筋などの頸部筋が0〜3 | (−) |
| C3 | 頸部筋4 or 5、横隔膜完全 or ほぼ完全麻痺 | (−) |
| C4 | 横隔膜OK(呼吸十分)、上肢筋力0 | (−) |
| C5A | 上腕二頭筋 1〜3 | C5A |
| C5B | 上腕二頭筋 4 or 5 | C5B |
| C6A | 手根伸筋 1〜3 | C6A |
| C6B | 手根伸筋 4 or 5 | C6B Ⅰ or C6B Ⅱ |
| C7A | 上腕三頭筋 1〜3 | C6B Ⅱ or C6B Ⅲ |
| C7B | 上腕三頭筋 4 or 5 | C7A or C7B |
| C8A | 指屈筋 1〜3 | C7B or C8A |
| C8B | 指屈筋 4 or 5 | C8A or C8B |
| TI | 骨間筋 4 以上 | (−) |

せき損センターの麻痺高位分類とそれに対応したZancolli分類のレベル。

b. せき損センターの麻痺高位分類

ここでは当センターの麻痺高位分類を使用しています。

頸髄損傷の麻痺高位分類として有名な Zancolli の分類はもともと上肢機能再建術の適応、術式決定のために作成された分類で、評価する筋が多い、筋力評価が曖昧である、C4より頭側がない、などの問題があります。そこで当センターでは急性期から慢性期まで経時的に行え、日常生活を推察しやすいように、より簡便にした分類を使用しています。表2に当センターの麻痺高位分類を示します。

c. 研究方法

対象の6ヵ月間の上肢筋力および麻痺高位の経過をカルテに記載されているすべての評価データから調査しました。

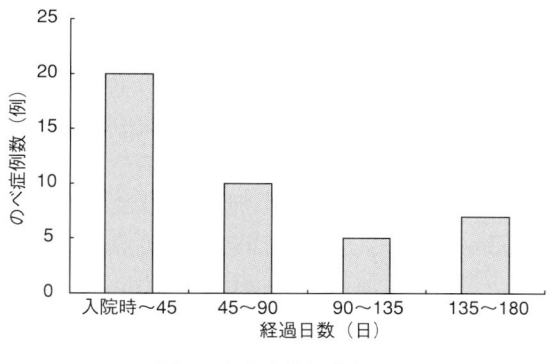

図2 麻痺高位回復経過

図3 motor score 回復経過

- 麻痺高位:麻痺高位に回復がみられたのは受傷後何日であるかを調査しました。回復が複数回みられた場合は、そのすべての経過日数をデータとし、麻痺高位に左右差がある場合、麻痺が上位な方を使用しました。
- 上肢筋力:ASIA(American Spinal Cord Injury Association)の motor score(肘関節屈曲・手関節背屈・肘関節伸展・手指屈曲・手指外転筋力)を使用しました。受傷後 45 日以内、45〜90 日、90〜135 日、135〜180 日の各期間で motor score 回復値を算出し、平均値を比較しました。

d. 結果

今回の調査で麻痺高位に回復がみられたのは 20 名、麻痺高位が変化しなかったのは 10 名でした。全体の 66.7% に麻痺高位に回復がみられ、悪化した対象者はありませんでした。回復がみられた対象者の受傷後の経過日数を図 2 に示します。

麻痺に回復があった対象者 20 名で、のべ 42 例の麻痺高位回復がみられました。受傷早期である受傷後 45 日以内が最も多く、その後徐々に減少しながらも、長期にわたり回復がみられました。

motor score 回復の平均値は、麻痺高位の回復と同様に、受傷後経過日数で分け図 3 に示します。ここでも受傷早期の motor score が、平均して 2.50±3.48 点と有意に高く回復していました($p<0.01$)。以降、回復は徐々に減少していました。

e. 急性期の麻痺回復

麻痺高位・motor score の回復は受傷早期に多くみられることがわかります。このことから受傷早期には特に神経的な回復が起こりやすく、時間経過とともに漸減していくことがわかりました。

f. 受傷後 6 カ月以降の回復

近年、入院期間の短縮により同一医療機関で長期経過を追うことが困難です。

Marino らは米国の MODEL SPINAL CORD Injury Systems における脊髄損傷の米国のデータベース(1988〜1997 年の 10 年間、頸髄損傷 1,727 人)から麻痺変化、またそれに伴う motor score の変化を分析しています[4]。

その結果、頸髄損傷において、入院時からその 1 年後の変化は Frankel A では 9.6 点、B では 28.2 点、C では 43.0 点、D では 25.7 点の回復が確認されました(表 3)。

表3 米国データベースからの頸髄損傷麻痺予後（1年後のASIA motor score 回復点）

| Frankel/AIS Grade | 回復平均値 |
| --- | --- |
| A | 9.6±12.7 |
| B | 28.2±25.6 |
| C | 43.0±20.4 |
| D | 25.7±20.1 |

Dはもともとmotor scoreが高いため、回復値が少ない。

麻痺が重度なほど、大幅な回復が期待できないことが示唆されていますが、それでもFrankel A・Bにおいて改善がみられたことは、麻痺高位の回復を反映していると考えられます。私たちの報告でも受傷6ヵ月間で平均5.54点の回復が確認されました。単純に米国データベースの受傷1年間で9.6点回復と比較すると、受傷後6ヵ月以降も極めて小さいが、麻痺高位の回復は起こり得ると推測できます。

実際に受傷後2年経過した時点で、それまで確認できなかった上腕三頭筋の収縮を確認できた対象者もあり、経験的には受傷後1～2年の期間でプラトーに達すると考えられます。

## ［2］ 脊髄横断面の回復

脊髄横断面は損傷部位（中心性・前部・後部・ブラウンセカールなど）により、出現する神経症状・機能障害が異なるため、麻痺回復をひとまとめにして考えることは困難です。よってここでは不全麻痺が呈する麻痺重傷度の推移から、脊髄横断面の回復を述べます。

### ❶ 改良Frankel分類

脊髄損傷の麻痺重傷度分類には、従来よりFrankel分類が用いられてきました。しかし不全麻痺の症状の多様性を考えると、評価・分類のためには呈している症状からより細かく分類する必要性があります。当センターではFrankel分類をさらに細分化した改良Frankel分類を使用しています（表4）。

表4 頸髄損傷横断面評価（改良Frankel分類）

A. motor、sensory complete　完全麻痺
　　仙髄の知覚（肛門周辺）脱失と運動（肛門括約筋）完全麻痺
B. motor complete、sensory only　運動完全（下肢自動運動なし）、感覚不全
　B1：運動完全麻痺、触覚残存（仙髄領域のみ）
　B2：運動完全麻痺、触覚残存（仙髄だけでなく下肢にも残存）
　B3：運動完全麻痺、痛覚残存（仙髄あるいは下肢に残存）
C. motor useless　運動不全で歩行不能
　C1：下肢筋力　1、2程度
　C2：下肢筋力　3程度
D. motor useful　運動不全で歩行可能
　D0：急性期歩行テスト不能例
　　　下肢筋力が4～5あり歩行できそうだが、急性期のため正確な判定困難
　D1：車いす併用例
　　　屋内平地であれば10m以上歩ける（歩行器、装具、杖を利用してよい）が、屋外、階段は困難で日常的には車いすを併用する
　D2：杖独歩例あるいは中心性損傷例
　　　杖、装具など必要とするが屋外歩行も安定し車いす不要。あるいは、杖、装具など不要で歩行は安定しているが、上肢機能が悪く日常生活に部分介助必要
　D3：独歩自立例
　　　筋力低下、感覚低下はあるも独歩で上肢機能も含めて日常生活に介助不要
E. normal　正常
　　神経学的脱落所見なし（自覚的しびれ感、反射亢進はあってよい）

### ❷ 脊髄横断面の麻痺推移

1991年から2001年までに当センターに受傷後7日以内に搬送され、6ヵ月以上経過観察できた頸髄損傷430名の入院時と退院時の麻痺推移を表5に示します[5]。

A→D以上への改善は3%、B→D以上は44.6%、C→D以上は78.4%、D→D以上は100%でした。

同じB群でもB1→D以上は33%であったのに対し、B3では80%と有意に改善が認められました。つまり受傷直後に運動完全麻痺の状態であっても、感覚の残存、特に痛覚が残存している対象者の方が麻痺予後は良好です。

同様にC1→D以上は64%、C2→D以上は96%と回復に有意な差がみられました。以上の結果より、不全脊髄損傷の場合、受傷直後に歩行不能であっても、時間経過による麻痺推移から、歩行獲得の可能性があります。また、受傷直後に泌尿器的機能（尿意・自排尿）が残存している場合も比較的良好な経過をたどります。

このことから、予後予測のために麻痺の詳細な分類を行うことは有用であるといえます。

そのほか、受傷72時間の時点でFrankel Aであった対象者でDまで回復した対象者はいなかったとの報告もあり、受傷から経過した時間も予後予測の重要な情報となります。つまり、受傷後早い時期に回復が起こった方がその後の回復をより期待できると考えられます。

表5 頸髄損傷430例の入院時（7日以内）と退院時（6ヵ月以降）の改良Frankel分類での比較

| 入院時＼最終時 | A | B | C1 | C2 | D1 | D2 | D3 | E |
|---|---|---|---|---|---|---|---|---|
| A | 140 | 18 | 18 | 18 | 4 | | 2 | |
| B1 | 1 | 3 | 1 | 1 | 3 | | | |
| B2 | | 6 | 6 | 10 | 5 | 4 | 1 | |
| B3 | | | 1 | 2 | 7 | 5 | | |
| C1 | | | 6 | 14 | 13 | 17 | 5 | |
| C2 | | | | 2 | 18 | 16 | 11 | |
| D0 | | | | | 1 | 17 | 46 | 8 |

（文献5）による）

## [3] 回復する麻痺とリハゴールの立て方

麻痺の回復はあまり期待し過ぎず、変化し得る範囲内で予測しなくてはなりません。なぜなら回復を予測し設定したリハゴールがその対象者にとって修得可能なものでないと、無理で不必要な訓練を行わせることになってしまいます。

### ❶ 頸髄損傷完全麻痺

時間経過・麻痺状態から、その患者の今後の麻痺変化を想定しリハゴールを設定します。

先述したように、その対象者が受傷後早期であれば麻痺高位の回復を期待して、現状のレベルから考えられるリハゴールよりやや高めのゴールを設定することも必要です。受傷後経過時間が長いのであれば、現状のレベルどおりのリハゴールを設定します。

リハゴール設定には麻痺高位により自立可能な動作を示した表6を参照下さい。表6は当センターでの急性期から1年半のリハビリ期間で獲得された日常生活動作をまとめたものです[6]。

完璧に麻痺の経過を把握することは不可能で、想定以上の麻痺回復が起こる場合、また想定したほど麻痺回復が起きない場合も十分に考えられます。それに応じてリハゴールを変化させていくことも重要です。

表6 頸髄損傷 ADL 自立の境界

| ADL 項目 | 残存機能 | C4 | C5A | C5B | C6A | C6BⅠ | C6BⅡ | C6BⅢ | C7A | C7B | C8A | C8B | 使用設備機器 |
|---|---|---|---|---|---|---|---|---|---|---|---|---|---|
| 車いす動作 | 座位バランス保持 | 2 | 2 | 2 | 3 | 3 | 3 | 3 | 3 | 3 | 3 | 3 | |
| | 前進駆動 | 0 | 1 | 2 | 2 | 3 | 3 | 3 | 3 | 3 | 3 | 3 | |
| | コーナーを曲がる | 0 | 1 | 1 | 2 | 3 | 3 | 3 | 3 | 3 | 3 | 3 | |
| | 後進駆動 | 0 | 1 | 1 | 2 | 3 | 3 | 3 | 3 | 3 | 3 | 3 | |
| | ブレーキをかける | 0 | 1 | 1 | 2 | 3 | 3 | 3 | 3 | 3 | 3 | 3 | |
| | 屋外駆動(アスファルト) | 0 | 0 | 1 | 2 | 2 | 3 | 3 | 3 | 3 | 3 | 3 | |
| | スロープ昇降(4度) | 0 | 0 | 0 | 3 | 3 | 3 | 3 | 3 | 3 | 3 | 3 | |
| | シート上体位変換 | 0 | 0 | 1 | 1 | 3 | 3 | 3 | 3 | 3 | 3 | 3 | |
| | 段差越え(3 cm) | 0 | 0 | 0 | 1 | 3 | 3 | 3 | 3 | 3 | 3 | 3 | |
| | キャスター上げ | 0 | 0 | 0 | 0 | 1 | 1 | 3 | 3 | 3 | 3 | 3 | |
| 移乗動作 | 車いすからベッドへ | 0 | 0 | 0 | 2 | 2 | 2 | 3 | 3 | 3 | 3 | 3 | |
| | ベッドから車いすへ | 0 | 0 | 0 | 1 | 2 | 2 | 3 | 3 | 3 | 3 | 3 | |
| | 車いすから洋式便器へ | 0 | 0 | 0 | (2) | (2) | (2) | 3 | 3 | 3 | 3 | 3 | 頸損者用トイレ |
| | 洋式便器から車いすへ | 0 | 0 | 0 | 1 | (2) | (2) | 3 | 3 | 3 | 3 | 3 | 頸損者用トイレ |
| | 車いすから洗い台へ | 0 | 0 | 0 | (2) | (2) | (2) | 3 | 3 | 3 | 3 | 3 | 座面レベルの洗い台 |
| | 洗い台から車いすへ | 0 | 0 | 0 | 1 | (2) | (2) | 3 | 3 | 3 | 3 | 3 | |
| | 浴槽の出入り | 0 | 0 | 0 | 0 | 0 | 0 | 3 | 3 | 3 | 3 | 3 | |
| | 自動車乗降 | 0 | 0 | 0 | 0 | 2 | 2 | 3 | 3 | 3 | 3 | 3 | |
| | 床⇄車いす | 0 | 0 | 0 | 0 | 0 | 0 | 1 | 3 | 3 | 3 | 3 | |
| 起居動作 | 長座位保持 | 0 | 0 | 0 | 3 | 3 | 3 | 3 | 3 | 3 | 3 | 3 | |
| | 長座位→臥位 | 0 | 0 | 0 | 2 | 2 | 2 | 3 | 3 | 3 | 3 | 3 | |
| | 寝返り | 0 | 0 | 0 | 1 | 2 | 2 | 3 | 3 | 3 | 3 | 3 | |
| | 起き上がり | 0 | 0 | 0 | 1 | 2 | 2 | 3 | 3 | 3 | 3 | 3 | |
| | 四つ這い位 | 0 | 0 | 0 | 0 | 0 | 0 | 3 | 3 | 3 | 3 | 3 | |
| 食事動作 | 軽食(パンなど)をとる | 0 | 1 | 2 | 3 | 3 | 3 | 3 | 3 | 3 | 3 | 3 | |
| | フォークで食べる | 0 | 1 | 2 | 2 | 2 | 2 | 2 | 2 | 2 | 2 | 2 | |
| | おかずを細かくする | 0 | 0 | 1 | 1 | 2 | 2 | 2 | 2 | 2 | 2 | 2 | |
| | コップで飲む | 0 | 0 | 2 | 2 | 2 | 2 | 2 | 2 | 2 | 2 | 2 | |
| | お茶を注ぐ | 0 | 0 | 0 | 0 | 3 | 3 | 3 | 3 | 3 | 3 | 3 | |
| | 箸を使用する | 0 | 0 | 0 | 0 | 0 | 0 | 0 | 0 | 0 | 2 | 2 | |
| 更衣動作 | シャツの脱ぎ着 | 0 | 0 | 0 | 3 | 3 | 3 | 3 | 3 | 3 | 3 | 3 | |
| | ファスナーの上げ下ろし | 0 | 0 | 0 | 2 | 2 | 2 | 2 | 2 | 2 | 2 | 2 | |
| | ズボンの脱ぎ着 | 0 | 0 | 0 | 0 | 2 | 2 | 2 | 2 | 2 | 2 | 2 | |
| | 靴下の着脱 | 0 | 0 | 0 | 0 | 2 | 2 | 2 | 3 | 3 | 3 | 3 | |
| | 靴の着脱 | 0 | 0 | 0 | 0 | 2 | 2 | 2 | 3 | 3 | 3 | 3 | |
| | ボタンの付け外し | 0 | 0 | 0 | 0 | 0 | 0 | 0 | 0 | 0 | 1 | 1 | |
| 整容動作 | 歯を磨く | 0 | 0 | 2 | 2 | 2 | 2 | 2 | 2 | 2 | 2 | 2 | |
| | 整髪 | 0 | 0 | 2 | 2 | 2 | 2 | 2 | 3 | 3 | 3 | 3 | |
| | ひげを剃る | 0 | 0 | 1 | 1 | 2 | 3 | 3 | 3 | 3 | 3 | 3 | 電動カミソリ |
| | 顔や手を洗う | 0 | 0 | 1 | 1 | 3 | 3 | 3 | 3 | 3 | 3 | 3 | |
| | 手の爪を切る | 0 | 0 | 0 | 0 | 0 | 0 | 2 | 2 | 3 | 3 | 3 | |
| 入浴動作 | 洗体(上半身) | 0 | 0 | 0 | 0 | 1 | 1 | 2 | 2 | 2 | 2 | 2 | |
| | 洗体(下半身) | 0 | 0 | 0 | 0 | 1 | 1 | 2 | 2 | 2 | 2 | 2 | |
| | シャワーの使用 | 0 | 0 | 0 | 0 | 0 | 0 | 3 | 3 | 3 | 3 | 3 | |
| | 洗髪 | 0 | 0 | 0 | 0 | 0 | 0 | 3 | 3 | 3 | 3 | 3 | |
| | ドライヤーの使用 | 0 | 0 | 0 | 0 | 2 | 2 | 3 | 3 | 3 | 3 | 3 | |
| 排泄動作 | 蓄尿袋操作(尿を捨てるなど) | 0 | 0 | 0 | 0 | 2 | 2 | 3 | 3 | 3 | 3 | 3 | |
| | 自己導尿 | 0 | 0 | 0 | 2 | 2 | 2 | 2 | 2 | 2 | 2 | 2 | |
| | 座薬の挿入 | 0 | 0 | 0 | 0 | 3 | 3 | 3 | 3 | 3 | 3 | 3 | 座薬挿入器 |
| | 肛門の清潔 | 0 | 0 | 0 | (2) | (2) | (2) | 3 | 3 | 3 | 3 | 3 | 自動肛門洗浄器 |
| 連絡動作 | ページをめくる | 1 | 2 | 2 | 3 | 3 | 3 | 3 | 3 | 3 | 3 | 3 | |
| | ワープロ操作 | 1 | 1 | 2 | 2 | 2 | 2 | 2 | 2 | 2 | 2 | 2 | |
| | 受話器ダイヤル操作 | 0 | 0 | 2 | 3 | 3 | 3 | 3 | 3 | 3 | 3 | 3 | |
| | 字を書く | 0 | 0 | 2 | 2 | 2 | 2 | 2 | 2 | 2 | 3 | 3 | |
| ADL 項目 | 残存機能 | C4 | C5A | C5B | C6A | C6BⅠ | C6BⅡ | C6BⅢ | C7A | C7B | C8A | C8B | 使用設備機器 |

3：完全自立　2：自助具などを使用し自立　(2)：特別な設備等を使用し自立　1：部分介助が必要　0：全介助
(文献6)による)

### ❷ 頸髄損傷不全麻痺

　脊髄障害が重度な場合は完全麻痺に近い考え方でリハゴール設定を行います。脊髄横断面の回復は多くの対象者でみられ、Frankel D、つまり歩行可能になる確率は少なくありません。先述した脊髄横断面の麻痺推移を参照してください。受傷後経過時間から今後の麻痺回復を想定し可能であるならば歩行獲得を目指します。その際には、歩行獲得の阻害因子となる上肢機能障害や感覚障害（表在・深部）、痙性なども考慮します。

### ●●● おわりに

　当センターにおける調査を中心として、麻痺の変化とリハゴールの設定方法について述べました。しかし、頸髄損傷の損傷レベルだけを見て、対象者の将来像を決定するのは危険なことであることを留意しておいてください。

　同一レベルでも個人個人で身体機能に幅があります。対象者の身体機能を見定め、動作獲得のためにセラピストが試行錯誤を繰り返すことが、対象者のもつ可能性を伸ばすことにつながります。

（須尭敦史）

【文献】
1) 田中順一, 新宮彦助：脊髄損傷の神経病理とその発生機序. 臨整外 26：1137-1144, 1991.
2) 黒田　敏, ほか：中枢神経再生研究の最近の動向. 脊髄脊椎ジャーナル 16(2)：96-100, 2003.
3) 植田尊善, 芝啓一郎：総説頸髄損傷；急性期の対応と予後. 日本脊椎脊髄病学会雑誌 12(2)：389-417, 2001.
4) Ralph J Marino：Neurologic Recovery After Traumatic Spinal Cord Injury；Data From the Model Spinal Cord Injury System. Arch Phys Med Rehabil 80：1391-1396, 1999.
5) 猪川輪哉, 植田尊善：上肢機能；歩行機能の神経学的診断. 脊椎脊髄ジャーナル 16(4)：292-299, 2003.
6) 木村利和, ほか：頸髄損傷者（運動麻痺一完全型）に関する総合せき損センター式上肢残存機能分類表に基づく日常生活動作の自立の可能性について. 総合リハ 21(1)：37-44, 1993.

CHAPTER 2 脊髄損傷のリハビリテーション

リハビリテーション
## 4. 脊髄損傷者治療のための車いす装着型簡易式抵抗器

●SUMMARY
1. 車いす装着型簡易式抵抗器（以下、抵抗器）を考案しました。
2. 車いす駆動によって筋強化や持久力、操作能力の向上が可能です。

### ●●● はじめに

愛媛労災病院では、日常場面でも手軽に訓練可能な抵抗器を考案しました。これは車いすに直接装着し、各人の能力に応じて容易に抵抗を変えられるとともに、前進のみならず後退も可能です。また、ローラーが左右独立しているため方向転換も行うことができます。さらに抵抗器が非常にコンパクトなため、装着時の外観も目立たず日常生活での使用にも違和感がありません。以下に、この抵抗器を紹介します。

### 1 抵抗器の概要（図1）

抵抗器は、抵抗となるローラーが軸パイプの両端に取り付けてあり、ローラーの中央に2本のワイヤーが軸パイプに固定され、その両端はターンバックルにて連結しています。

ワイヤーおよびターンバックルは2つの役割があります。1つはワイヤーの張力をターンバックルで変化させ、抵抗の大きさを調節します。もう1つは、ベースパイプ上に設置している軸パイプを、ベースパイプとタイヤの間に固定する役割をします。

これによって、後退時にも抵抗器が外れない仕組みになっています。

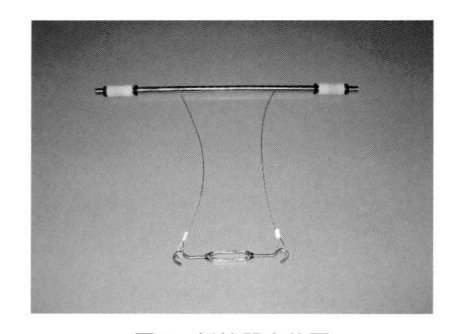

図1　抵抗器全体図

### 2 材料（図2）

これらのすべては、ホームセンターなどで購入することができ、価格は約1,500〜2,000円くらいです。

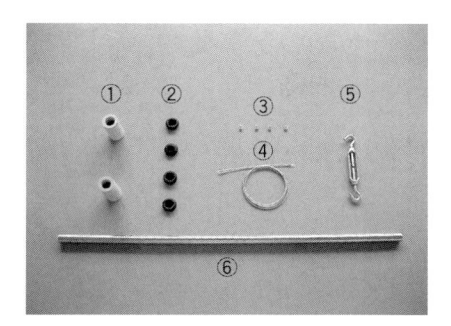

I ■ 急性期における疾患別リハビリテーションの実際

図2　各種部品
左上から順に
①木管(内径 φ18×60 mm)…2個
②配線工事用ゴムブッシング(内径 φ15×8.5 mm)
　…4個
③ワイヤー通し金具(φ2 mm用)…4個
④ワイヤー(2 mm)…1.0 m
⑤ターンバックル(5/16)…1個
⑥ステンレスパイプ(φ16×620 mm)…1本

## 3 ▌ 作成および装着方法

### [1]　作成方法

まず、軸パイプの作製から行います。
①ステンレスパイプ両端から約 200 mm のところにドリルで穴を開けます(図3)。貫通させずに片方のみを開け、2穴はパイプに対して水平な位置とします。
②ワイヤーを半分(500 mm)に切断し、先ほど開けた穴にそれぞれ通します。2本のワイヤーの両端(計4ヵ所)を約 50 mm のところで折り返し、通し金具で輪をつくるようにしてとめます(図4)。図4の右上の輪はワイヤーをパイプに固定し、左下の輪はターンバックルに連結します。
③軸パイプの両端から出ている輪をパイプの中に戻し、穴を開けた方からワイヤーを引き出します。
次にローラー部の作製を行います。
④ステンレスパイプの両端に、内側からゴムブッシング・木管・ゴムブッシングの順に通します。木管両サイドのゴムブッシングの間隔は約 65 mm とします(図5)。車いすに装着した際、木管の部分がタイヤに接地するように、また、内側のゴムブッシングは車いすのベースパイプのすぐ外側にくるように調整します(図6)。

### [2]　装着方法

軸パイプを車いすのタイヤ前方およびベースパイプ上に取り付け、木管がタイヤに接するように設置します(図7)。ワイヤーは車いすのバックパイプの外側を通し、バックレストの下部でターンバックルと接続します(図8)。

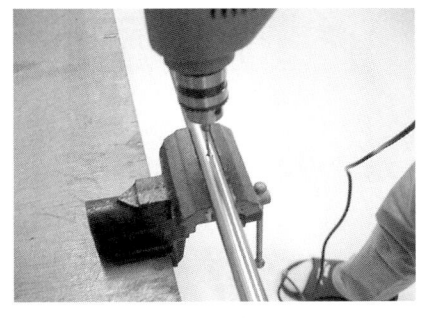

図3　パイプ穴あけ

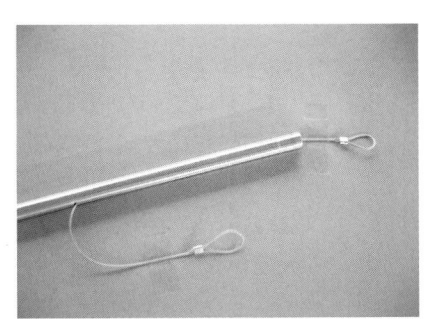

図4　ワイヤー取りつけ

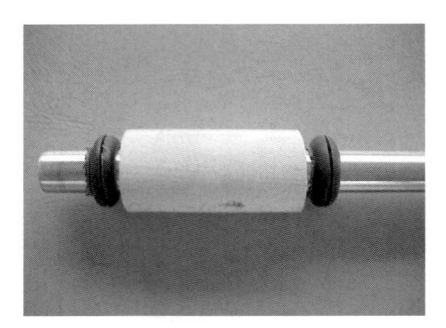

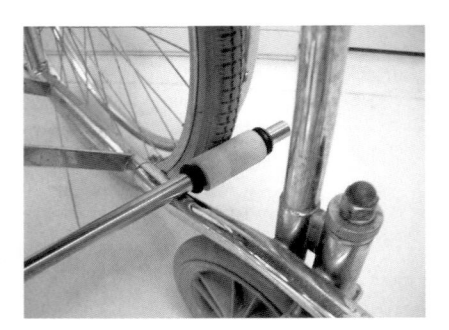

図5　ローラー部　　　　　　　　図6　ローラー設置位置

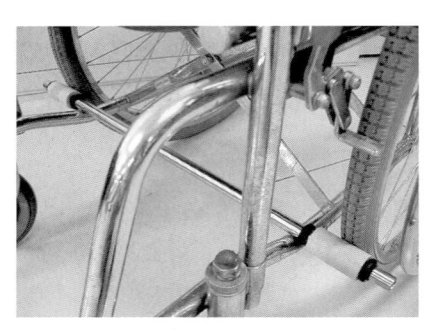

図7　装着図(前面) 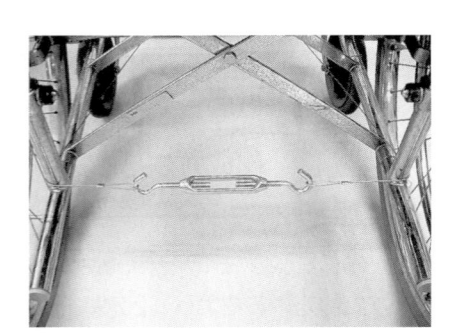　　　　　　　図8　装着図(後面)

## 4　諸注意

　この抵抗器は固定しやすく、取り外しも簡単に行えるようベースパイプ上に装着するため、タイヤ前方に障害物のない、タッグル式の車いすに限定されます。作製する前に、対象となる車いすに抵抗器が装着できるかを確認してください。装着後は、車いすを折りたたむことができません。折りたたむ場合は抵抗器を取り外してください。
　また、抵抗器は常にタイヤと接触しているため、タイヤの磨耗が早いことが予測されます。使用する前には、必ずタイヤの空気圧、磨耗状態などの点検・メンテナンスを行ってください。

### ●●● おわりに

　車いす駆動のための訓練は、他の機能訓練やADL訓練が先行し、多くの時間がとれないのが現状です。この抵抗器は、特別な時間や場所にとらわれることがなく、筋力強化や持久性の向上がより効率的に行えます。限られた訓練時間を有効に活用することで早期社会復帰にもつながるといえます。
　簡単な工具さえあれば、誰でも手軽に作成できるため一度挑戦してはいかがでしょうか。

（近藤大輔）

CHAPTER 2 脊髄損傷のリハビリテーション
リハビリテーション
5. 高位頸椎損傷ならびに気管切開対象者とSTとのかかわり—コミュニケーション手段の確保

● SUMMARY

1. 気管切開中の対象者に対して、カニューレの選択によるコミュニケーションの援助には言語聴覚士（ST）のかかわりが欠かせない状況です。
2. 新潟労災病院でのSTと他職種とのチームアプローチを通して、提供できるサービスについて紹介します。

## 1 対象とする疾患

ここでは、高位頸椎損傷者のリハビリテーションとして気管切開後の各種カニューレ装着時、また人工呼吸器装着時のコミュニケーション手段の確保ならびに援助、次に摂食・嚥下障害のリハビリテーションについて述べます（図1）。

## 2 コミュニケーション手段の確保ならびに援助

麻痺の有無や残存コミュニケーション能力の程度により、要求される内容も異なってきます。主なコミュニケーション手段を表1にまとめます。

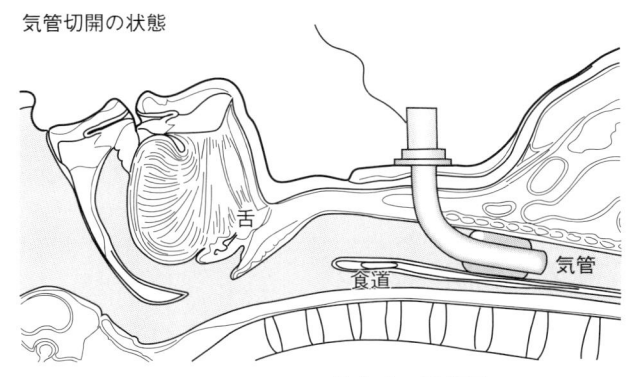

図1 カニューレ装着時の解剖図
（豊岡秀訓（編）：人工呼吸器の使い方. 付録, 小学館, 東京, 1988 による）

表1　気管切開によるコミュニケーション障害に対する代償手段

| [コミュニケーション環境に配慮したもの] | [機器を利用したもの] |
|---|---|
| a：筆談<br>b：仮名ボード(透明板)<br>c：口型・読唇 lip reading<br>d：首振りによる YES/NO 反応<br>e：起こり得る出来事を文章カードとして提示する | a：コンピュータを使った意思伝達装置(コミュニケーションエイド®、レッツチャット®、ビッグマック®、メッセージメイト®、漢字Pワード®、伝の心® など)<br>b：ベンチボイス®<br>c：電動式人工喉頭<br>d：笛式人工喉頭：タピアの笛 |

希望する番号を教えて下さい。（舌打ちで番号を示す）

|  | 1回 | 2回 | 3回 |
|---|---|---|---|
| 1．温度 | 暑い | 寒い |  |
| 2．ベッド | 起こす | 倒す |  |
| 3．治療のこと | 看護師を呼ぶ | 痰を吸引する | その他 |
| 4．自分のこと | 喉が渇いた | 腰が痛い | その他 |
| 5．枕 | 高くする | 低くする | 位置を変える |
| 6．該当なし |  |  |  |

図2　起こり得る事柄の文章カード(その1)

希望する番号を教えて下さい。（舌打ちで番号を示す）

|  | 1回 | 2回 |
|---|---|---|
| 1．テレビ | 付ける | 消す |
| 2．テレビ | ボリュームを変える | チャンネルを変える |
| 3．カーテン | 閉める | 開ける |
| 4．照明 | 点ける | 消す |
| 5．該当なし |  |  |

図3　起こり得る事柄の文章カード(その2)

## [1]　コミュニケーション環境に配慮したもの

a. 筆談

b. 仮名ボード(透明板)

仮名文字50音表を白いボードに記載したり、透明板に記載したりして使います。放射線科で不要となった透明のフイルムが使いやすく、意思伝達装置でみられるような行と列のスキャニングによる仮名文字のポインティングで、選択文字を誘導することができます。援助者と使用者が慣れてくると大変便利な方法です。

c. 口型・読唇 lip reading

口型を読みとりながら、話者の発話を理解する方法です。慣れてくると大変簡便で有効な方法ですが、誰でもできるというものではなく、やりとりできる情報にも限りがあります。

d. 首振りによる YES/NO 反応

内容は限られますが、聞き手側の誘導により簡単な事柄の確認が可能です。

e. 起こり得る出来事を文章カードとして提示する

日頃要求の多い事柄を一覧表にまとめてボード(図2、3)で提示します。舌打ちや瞬きなどの合図で、該当する事柄を選択します。優先順位は、対象者の訴えに従い使いやすく変更していきます。

## [2]　機器を使用したもの

a. コンピュータを使った意思伝達装置

市販品からフリーランスソフトまでさまざまなソフトが出回っています。漢字Pワード®や伝の心®ならびにハーティー・ラダー®(hearty ladder)を示します。最近発売されたレッツ

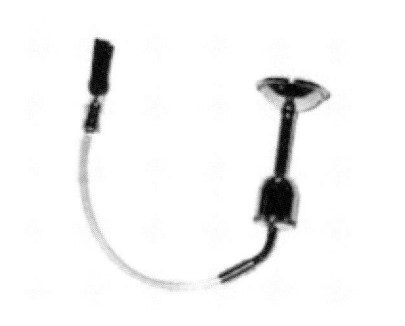

図4　笛式人工喉頭

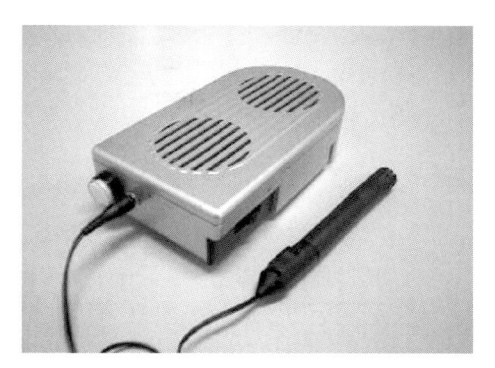

図5　VIVA VOICE®

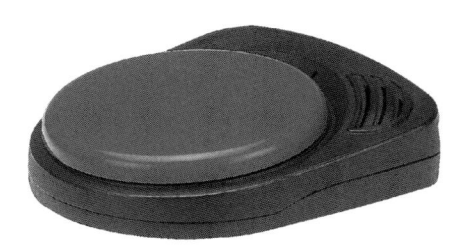

図6　ビッグマック®

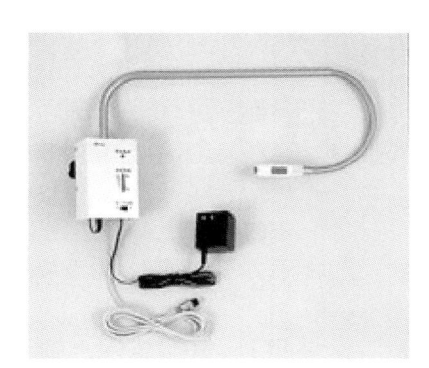

図7　ブレスコール®

チャット®も手頃な値段と操作性に優れています。

#### b. 電動式人工喉頭

喉頭摘出者のコミュニケーション手段として開発された機器で、咽頭腔を使って共鳴させることで発話につなげます。気管切開しカニューレを装着している場合に、体幹姿勢や開口に制限を伴うことが多く、頭部に音源を付けても明瞭な発話が得られないことがあります。実用性はやや乏しいが試みる必要があります。ほかにも原田産業の「トゥルトーン®」「ソラトーン®」があります。

#### c. 笛式人工喉頭：タピアの笛（図4）

電動式人工喉頭と同様に喉頭摘出者に対する代償方法として発案されたものを応用し、周囲の者が振動音を対象者の口腔内に送り、口腔・鼻腔・咽頭腔内で共鳴させて発話につなげる方法です。電動式人工喉頭と同様に、構音のメカニズムを明確に示すことが成功につながります。

また、十分な声量が得られないときに音量を増幅して聞き取りやすくする「VIVA VOICE®」（図5）などがあります。

### [3] ナースコール

ナースコールの代用として、ビッグマック®（図6）やブレスコール®（図7）があります。

ブレスコール®は、息(ブレス)と音の2系統があります。呼吸器併用の場合、呼吸器の機械音に誤作動してしまうことがあるので、息が最良と思われます。

気切の場合、口腔をすぼめ舌で残存エアーを押し出すようにすれば十分作動します。

設置使用の場合は、スイッチの特徴を十分説明するとともに家族や看護師に対して使用上の注意点を明示しておく必要があります。当院では、ブレスコール®使用時は表2のような注意点をベッドサイドに掲示しています。また、舌打ちやベッド柵を叩いたりすることで周囲の人に注意を促すことができることも教示します。

**表2 ブレスコール®使用時の注意点**
① 入力スイッチは精密であるため丁寧に扱うこと。
② 適時感度スイッチを確認すること。
③ コード類が正しくつながれていることを確認すること。
④ 電源コンセントが正しく挿入されていることを確認すること。
⑤ ベッドを離れる&再セットするときは、作動を確認すること。

## 3 カニューレ

一般的なカニューレの機能は表3のとおりです。カフには低圧カフとダブルカフなど、さまざまなものがあります。

**表3 カニューレの機能**
① カフの有無(カフの大きさ、1つか2つか、エアーを抜いた場合のボリュームの違い)
② 内筒の有無
③ スリット(窓)の有無
④ カフ上部の吸引の有無
⑤ 一方弁バルブの装着の有無

### [1] 気道確保と唾液や貯留物の誤嚥防止を目的としたカニューレ

a. カフ付きカニューレ(図8)

臨床現場では、最もポピュラーなカフ付きカニューレです。カフのエアーを抜くと、まったくカフの面影が残らないほどすっきりするタイプと、ある程度のボリュームが残るタイプがあります。

b. 金属カニューレ(図9)

滅菌をすることで再使用が行えるので、臨床場面では頻繁に使われていました。しかし、気管粘膜への損傷が懸念され、最近ではディスポ製品が主流です。

### [2] 吸引と発話を目的としたカニューレ

a. スピーキングチューブ speaking tube(mallinckrodt medical 社製)(図10)

カフ上部に貯留する分泌物や食物残渣の吸引を目的としたカニューレです。同時に、圧縮エアーやルームエアーをカフ上から上部気道に送気するため、発話が可能です。またサクションポートから直接気道内を吸引できます。使用手順と注意点は表4のとおりです。

b. ボーカレイド vocal aid

機構的にはスピーキングチューブと同じですが、特許の関係で吸引のサブルートがカニューレ外筒の外側にあります。

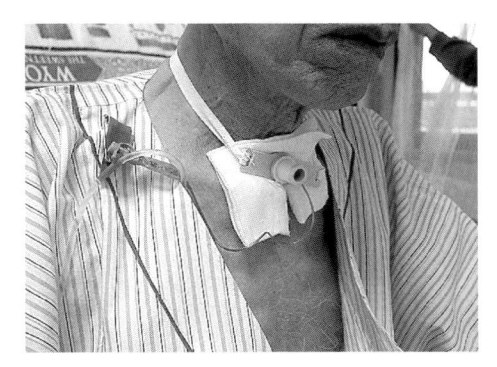

図8 カフ付きカニューレの装着（portex社製）

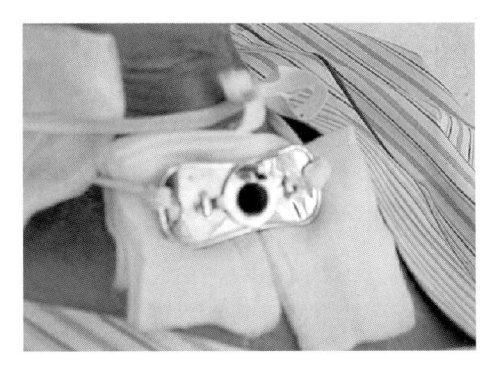

図9 金属カニューレの装着

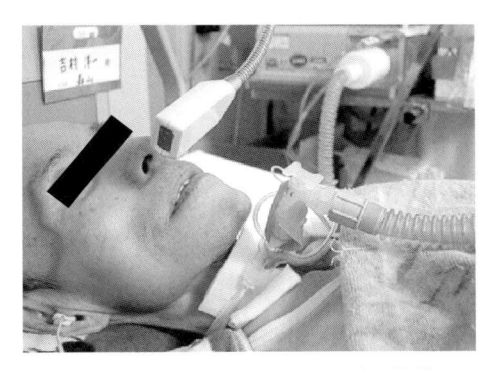

図10 スピーキングチューブの装着

表4 スピーキングチューブの使用手順と注意点

［使用手順］
① カフ上部に貯留する痰を十分吸引する
② 圧縮酸素をおよそ8cc/秒、送気する
③ 使用時間は15分程度に控える

［注意点］
・あくまでもカフ上部に貯留する痰の吸引が第一の目的であるので無理はしない
・カニューレ交換直後は肉が十分盛り上がっていないため、送気の漏れがある
・在宅では農業用噴霧器などを代用することも可能である

## ［3］ 発話を目的とした方法

#### a. パッシーミュアー社製スピーキングバルブ speaking valve

スピーキングバルブ（図11）は、目立たない白色と、落とした場合でもわかりやすいようにカラフルな色が用意されています。また、脱着が容易なように持ちやすい形状に工夫されています。

使用にあたっては、対象者ならびに家族に十分な説明と注意点を明示する必要があります。

#### b. 高研社製スピーチカニューレ speech kanyura（図12〜16）

カニューレ孔に一方弁を被せ、吸気を維持しながら呼気相にて発話を行います。ベッドサイドには、使用にあたっての注意事項（表5）を明示しておきます。

#### c. 開口部レティナ（図17）

気管切開孔を維持するためのもので、構造がシンプルで痰の吸引も容易です。物理的な刺激が少ないので、対象者の負担も軽減できます。手で開口部を塞ぐことで、発話も得られます。

#### d. レティナカニューレ（図18、19）

開口部レティナに外部フランジを付けることで、さまざまなオプションの装用が可能となりました。

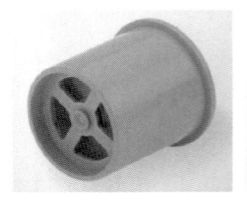

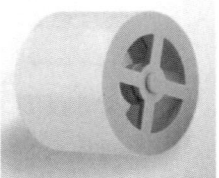

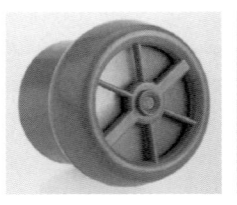

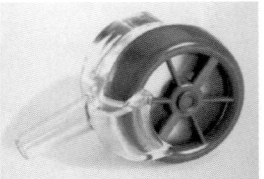

図 11 スピーキングバルブ（写真左から PMV 007・PMV 005・PMV 2001・PMA 2000）

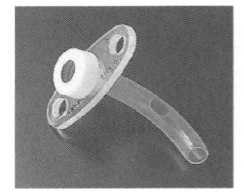

図 12 スピーチカニューレ

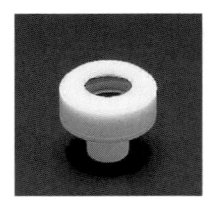

図 13 スピーチバルブ

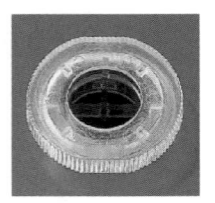

図 14 ワンウェイバルブ

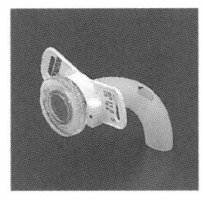

図 15 ワンウェイバルブ装着時

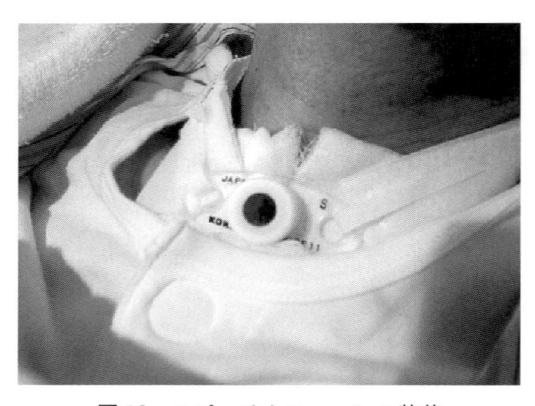

図 16 スピーチカニューレの装着

表5 スピーチカニューレ使用上の注意点

①喀痰量が多い場合には使用を控える
②使用する時間は、徐々に増やしていくようにする
③一方弁が十分作動することを確認する
④ガーゼや病衣が覆い被さって吸気を妨げないよう注意する
⑤夜間は使用しない

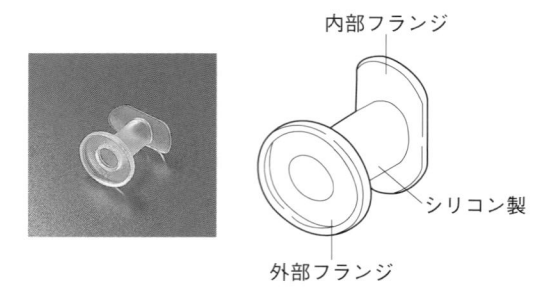

図 17 開口部レティナの名称

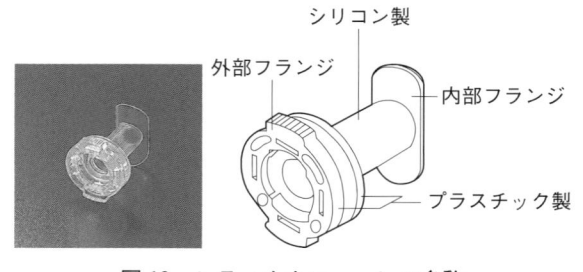

内部フランジ
シリコン製
外部フランジ

図 18 レティナカニューレの名称

シリコン製
外部フランジ
内部フランジ
プラスチック製

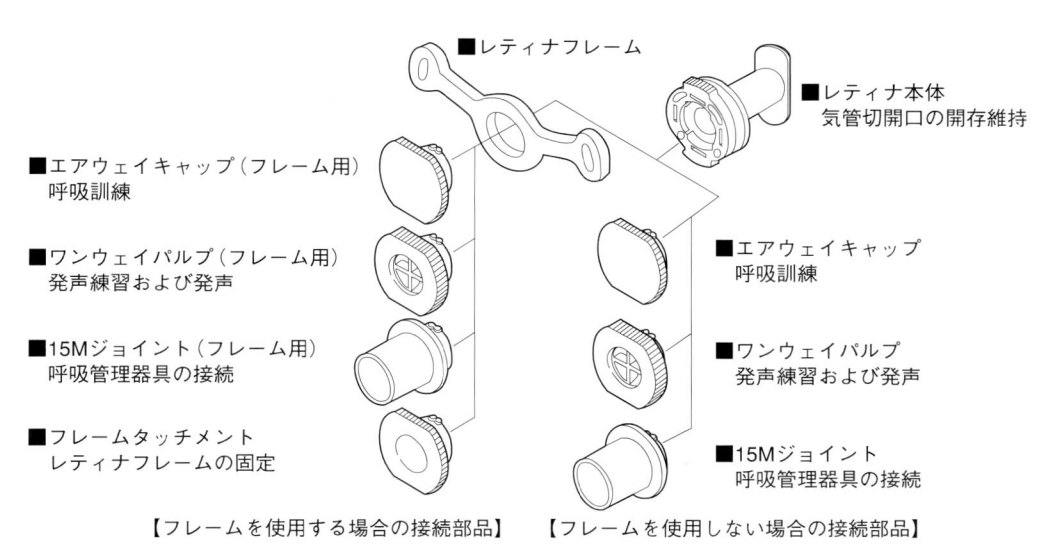

I ■ 急性期における疾患別リハビリテーションの実際

図19　レティナのオプション設定

●●● **おわりに**

　気管切開は、解剖学的に甲状軟骨に続く輪状軟骨下を切開することが一般的です。そこは、呼吸と発声と嚥下を司る場所であることからカニューレの変更や人工呼吸器の設定変更などに対して、対象者は非常に保守的になる傾向があります。カニューレを変更しようとする場合は、十分な人員配置と説明が必要です。カニューレ装着の実際を実物やパンフレットなどを用いて具体的に示す努力が必要です。

　また、気管切開中のコミュニケーション手段にはさまざまな方法があります。対象者の残存機能も多様で、当然、治療上の訴えも多いことが予想されます。特に、医療従事者との音声によるコミュニケーションを要求する場合が多いので、医師と相談しながら援助を進めていきましょう。

（森田　浩）

# CHAPTER 3 整形外科疾患のリハビリテーション

## 1. 腱板断裂術後の作業療法

### ● SUMMARY

1. 腱板断裂は、高齢者の転倒時に多く、肩に対する機械的刺激の多い労働条件も発症の要因となります。
2. 症状は疼痛と挙上困難が主で、運動痛や夜間痛はしばしば就業や日常生活動作（ADL）の障害となります。
3. 保存的治療で改善する例もありますが、疼痛の軽減、機能回復、可動域の改善を目的として、断裂腱の修復術が行われることがあります。

### ●●● はじめに

　腱板断裂は、加齢に伴う腱の変性を基盤とし、これに外力が加わって発生することが多いといわれています。高齢者の半数以上に腱の変性があるといわれ、対象者は上肢の挙上困難と肩の疼痛を主訴とします。特に夜間痛は対象者を悩ます要因であり、可動域制限と合わせて、ADLに大きな支障となります。腱板断裂術後の後療法では、可動域の拡大とともに、疼痛のないADL自立を目標とします。

## 1 腱板断裂を理解するために

### [1] 腱板の働き

　腱板の主な役割は、肩の挙上・回旋と、上腕骨骨頭を肩関節窩に引きつける働きをします。腱板の働きが弱まると、上腕骨骨頭は三角筋に引っ張られ、肩峰および烏口肩峰靱帯と腱板や肩峰下滑液包がぶつかります。このような機械的刺激が慢性的に続くと疼痛が生じ（インピンジメント症候群）、腱板断裂の誘因となります。

### [2] 腱板断裂の受傷機転

①転倒・転落などにより、直接肩を打つ直達外力によるもの。
②転倒して手をついた際、上腕骨骨頭が突き上げられ腱板を損傷する介達外力によるもの。
③重い物を持ち上げた際、腱板にストレスがかかり断裂するもの。
④明らかな誘因がなく、腱の変性に伴う自然断裂によるもの。

### [3] 腱板断裂の症状

①疼痛：安静時痛は、発症間もない時期によくみられます。運動痛としては、肩関節を動かそうとしたはずみに鋭い痛みを感じるものが多く、上腕部に放散する場合もあります。夜間痛は頻発で、特に寝返りをした際、「患側が下になると痛くて目が覚める」という訴えが多くあります。

②挙上困難：程度は発症直後に強く、時間の経過とともに軽くなる傾向があります。外転や外旋筋力に低下がみられますが、疼痛による筋力低下（挙上制限）との区別は、臨床上困難です。

### [4] 肩の痛みについて

臨床上肩関節に疼痛を訴える対象者を多く経験します。ではなぜ、肩の痛みが生じやすいのでしょうか。

肩関節は機能的にみると、自由度の高い運動性と柔軟性に優れた関節です。上肢の重みを支えた状態（抗重力筋）でありながら、手を伸ばす・重い物を持つ・運ぶといった日常的な行為はもちろん、スポーツ活動など、常にストレスのかかった状態にあります。

三笠らは、痛覚受容体である自由神経終末が、肩関節を構成するほとんどの組織に存在しており、特に肩峰下滑液包は自由神経終末の極めて豊富な組織であり、肩関節の疼痛と一定の相関関係があると述べています[1]。肩関節は、これらの機能的要素と解剖学的要素がからみ、痛みが生じやすいのです。

### [5] 夜間痛に対するアプローチ

日中の疼痛は、身体を動かすことである程度紛らすことも可能ですが、夜間の疼痛は睡眠不足を生じるとともに耐え難いものです。

疼痛の発生は深夜から明け方にかけて、気温が下がる時間帯に多く、その対策としては、まず肩をバスタオルや肩掛けなどで被うなどして（図1）、肩を冷やさないよう指導します。

次に、ベッド上のポジショニング指導として、背臥位で寝る場合、患側の肩関節が伸展しないよう、肩から肘にかけてバスタオルや枕などを当てるとよいでしょう（図1）。また、寝返りをして患側が下になる際に、痛みが生じて目が覚める、というケースが多くみられます。寝返りにくくするために、あらかじめ半側臥位の状態にし、患側に大きめの枕か座布団を入れておくのも効果的と思われます。

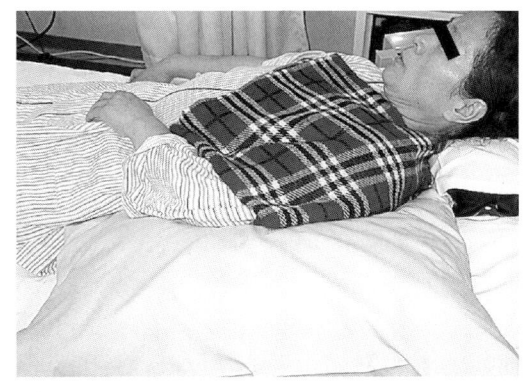

図1　肩掛けと枕で疼痛予防

- ● ワンポイントアドバイス

寒冷時、長時間外出する場合、肩にホッカイロを貼ったり、サポーターなどで保温すると、比較的痛みが和らぎます。

## 2 腱板断裂術後の作業療法

図2は新潟労災病院における腱板断裂術後の作業療法プログラムです。術式や疼痛ないし上肢挙上筋力の程度により、バリアンスがみられます。再断裂を防ぐという観点からも、主治医と綿密に情報交換しながら訓練を進めます。

腱板断裂術後の作業療法で重要となるのは、疼痛のコントロールと良好な関節可動域の獲得です。

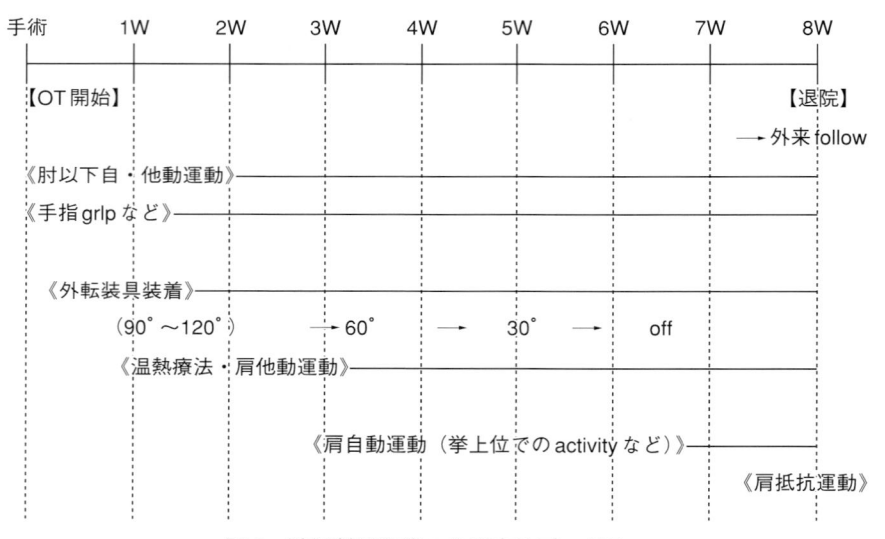

```
手術    1W    2W    3W    4W    5W    6W    7W    8W
【OT開始】                                              【退院】
                                                      → 外来 follow
《肘以下自・他動運動》──────────────────────────
《手指 grip など》──────────────────────────

《外転装具装着》
        (90°～120°)    → 60°    → 30°    → off
《温熱療法・肩他動運動》──────────────────
                《肩自動運動(挙上位での activity など)》────
                                              《肩抵抗運動》
```

図2 腱板断裂術後の作業療法プログラム

- ● ワンポイントアドバイス:外転装具の装着方法

既製品の外転装具は大きめにつくられているので、ぴったりフィットしないことがあります。そんなときは、フィットしない部分にタオルを狭んだりして調整します。これを術前に行っておくと術後スムーズに装着することができます。

外転装具は90～120度より開始し、段階的に30度ずつ下垂していきます。しかし、これはあくまで目安であり、術式や疼痛および上肢挙上筋力の程度によりバリアンスがあり、個々の対象者に応じて異なります。

## [1] 術後2日目〜

術直後は、肩の疼痛が一時的に強くなるためこの時期は、疼痛の軽減を図ること(ベッドサイドのポジショニング指導など)と、肘関節以下の自・他動運動および手指グリップ訓練などが中心となります。

この頃より外転装具やエアープレーンブレースを装着しますが、不適切な装着は痛みを誘発します。患者に疼痛の有無を確認しながら、慎重にセッティングします(図3)。外転装具の肘ロックはフリーにし、肘関節以下の自動運動を常時行うよう指導します。

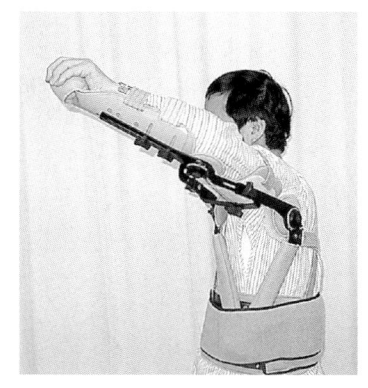

図3　外転装具装着

● ワンポイントアドバイス：外転装具の角度を下げる目安は？

外転装具から上肢を挙上させることができ、かつ挙上位保持が可能な状態です(図4)。対象者によっては、下垂することにより、腱板縫合部が伸張され、疼痛を訴える場合があります。また、下垂することへの恐怖感を訴える方もいます。疼痛が強い場合、下垂角度を少なめに調節する必要があります。

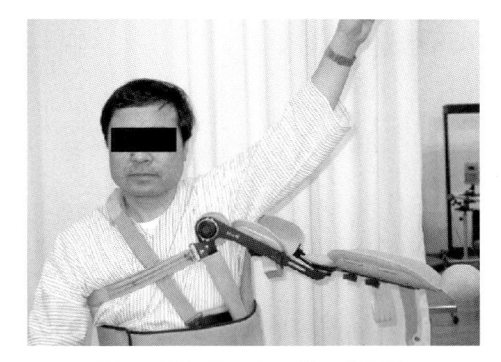

図4　外転装具より挙上位保持

## [2] 術後1週目〜

徐々に肩関節の他動運動(挙上のみ)を開始します。関節可動域の拡大は、腱板の変性を有する高齢者が多いことから、愛護的な他動運動を行います。特に痛みの強い場合や筋の防御収縮が認められるときは注意が必要です。

正常可動域の獲得を目指すというよりも疼痛がなく、かつADLに支障をきたさない可動域(自動可動域で、およそ屈曲120度、内・外旋60度くらい)を目標とした方がよいでしょう。疼痛が強い場合は、訓練前に温熱療法の併用も考慮します。

## [3] 術後2週目〜

肩関節の支助自動運動を開始します。この時期で重要なのは、三角筋に過度の緊張が加わらないよう、リラックスさせた状態で、肩甲上腕リズムを学習することです。具体的には、テーブルサンディング・セラピーバルーンなどで正しい運動パターンを学習します(図5、6)。

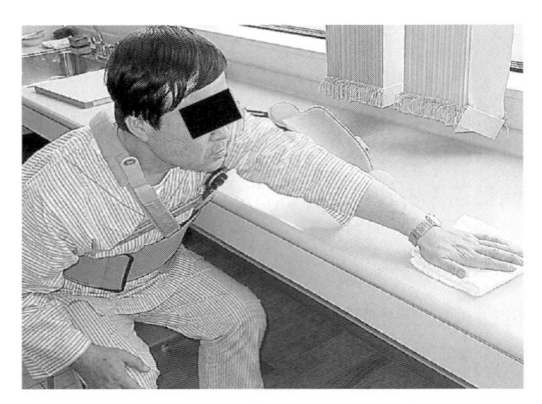

図5　テーブルサンディング

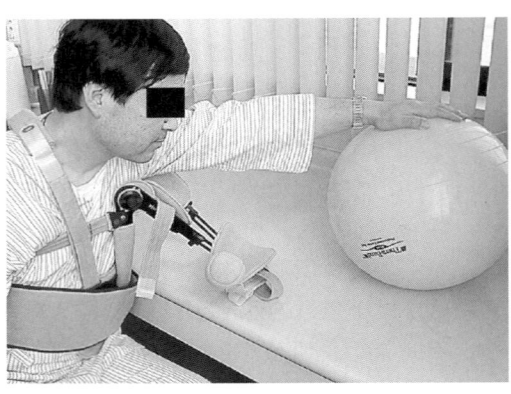

図6　セラピーバルーン

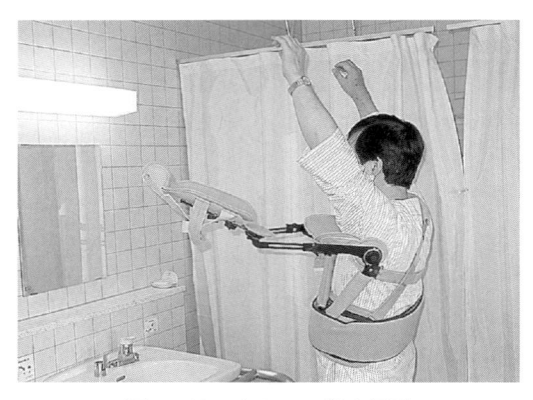

図7　鏡に向かって挙上運動

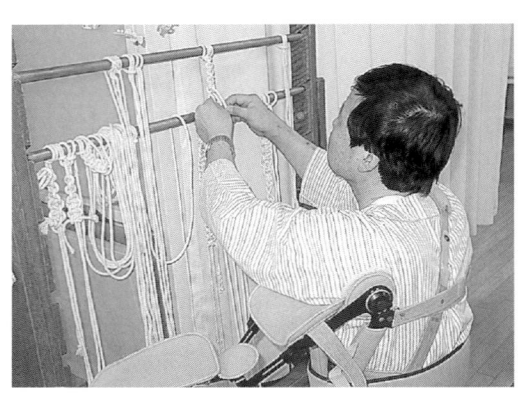

図8　挙上位での作業（まくらめ）

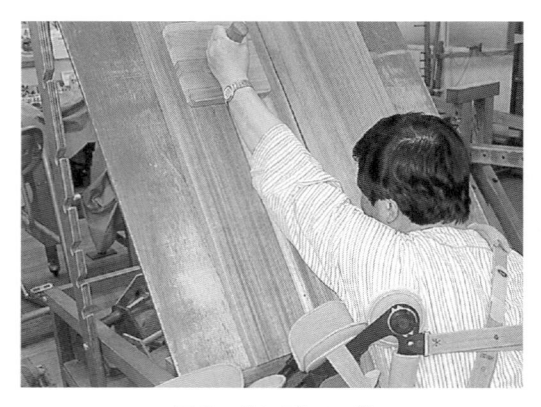

図9　サンディング

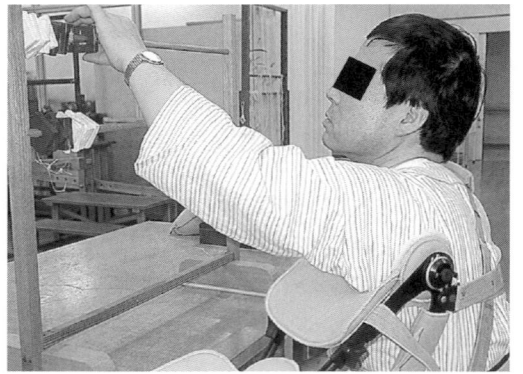

図10　挙上位での作業（ペグボード）

## [4]　術後3週目〜

　外転装具は装着したまま、自動運動を開始します。この段階で無理に挙上しようとすると肩甲骨の回旋が優位となり、肩甲上腕リズムに乱れが生じることがあります。このようなときは

背臥位での棒体操や、鏡を利用して自己フィードバックしながら挙上運動することで、正しい運動パターンへの方向づけが可能となります(図7)。

### [5] 術後4週目〜

正しい運動パターンが確立されたら、挙上位での作業活動や多方向へのリーチ活動を意識したactivityを導入します。具体的には、まくらめ(図8)・サンディング(図9)・ペグボード(図10)などで肩の支持性向上、筋持久力の増大を図ります。

また、内外旋方向への他動運動も開始します。内外旋の可動域制限は、ADLの大きな阻害因子となり得ますので、疼痛を引き起こさないよう慎重に訓練を進めます。

### [6] 術後6週〜

この段階で外転装具は除去され、抵抗運動も徐々に始めます。大切なのは、早く筋力をつけようとするあまり、三角筋優位の運動にならないことです。肩甲上腕リズムの乱れにつながり、結果として疼痛を引き起こす原因となるとともに、過度なストレスは、再断裂を招く恐れもあります。将来的な作業活動を意識しつつ肩の実用性、耐久性の向上を考慮します。

この頃に退院する対象者が多く、外来で定期的にフォローし、職業やスポーツ活動への復帰時期ならびに復帰状況を見極めます。

## 3 腱板断裂術後の予後について

当院での経験では、運動痛が一部残存する傾向にありますが、夜間痛はほぼ消失しています。ADLはほぼ自立し、現職復帰も全例で可能でした。しかし、内外旋の可動域制限の残存する患者が比較的多く認められます。これは、術前に内外旋の可動域が少ない対象者で顕著であること、また、術後一時的に可動域が減少することから、術前の可動域拡大訓練が重要であると考えます。

●●● おわりに

肩関節の疼痛を訴えて来院する患者が多く、いわゆる五十肩の頻度が高く、臨床所見も腱板断裂と鑑別が困難な場合があります。いずれも腱板の変性に起因するものであり、肩の疼痛と挙上困難ならびに洗髪、パンツの上げ下げなどのADL障害を主訴とします。

今回腱板断裂術後の後療法について述べましたが、五十肩をはじめとする肩関節の疼痛性疾患に対し、保存的治療の場合でも、疼痛軽減の工夫と早期拘縮予防のアプローチが重要です。

(平原由之)

【文献】
1) 三笠元彦, ほか：整形外科痛みへのアプローチ⑤肩の痛み. 三笠元彦(編), 南江堂, 東京, 1998.

# CHAPTER 3　整形外科疾患のリハビリテーション
## 2. 上肢外傷後の理学療法

● SUMMARY

1. 上肢外傷後の理学療法を施行する際には、患部の状態を評価し、整形外科的な治療を踏まえてプログラムを決定します。
2. 本稿では、鎖骨骨折、上腕骨骨折（近位端・骨幹部）、橈骨遠位端骨折の理学療法の基本的な考え方を述べます。
3. 鎖骨骨折では、骨折部にストレスを加えない範囲で、早期から肩甲上腕関節にアプローチしていくことが重要です。
4. 上腕骨骨折では、偽関節や機能障害に留意して、骨癒合を確認しながら訓練の時期や負荷を決定していきます。
5. また、橈骨遠位端骨折では、可動域の獲得はもちろん、機能的な手関節を獲得することが重要です。

●●● はじめに

　上肢は、肩甲帯、上腕、前腕、手、手指の分節に別れており、そこには多くの関節とそれらを構成する骨や軟部組織（皮膚、筋肉、腱、靱帯など）があります。上肢の外傷では、これらの多くの器官や組織が単独に、または同時に損傷を起こすため、その症状は多岐にわたります。
　今回は、上肢外傷で臨床上多くみられる鎖骨骨折、上腕骨骨折（近位端・骨幹部）、橈骨遠位端骨折などの骨折後の理学療法について、疾患ごとにその基本的な考え方を述べます。

## 1　上肢骨折後の理学療法の捉え方

　上肢外傷後の理学療法を行うにあたり、以下のことを念頭において理学療法を開始します。

❶ 患部の状態の正確な評価

　主たる損傷が骨折の場合には、骨折部位や程度により骨癒合までの期間が異なります。この骨癒合までの期間は重要で、骨癒合期間にいかに損傷部位にストレスを与えず、その他の部位の機能を維持・改善していくかが理学療法のポイントとなります。
　また、損傷の部位や程度により合併症も異なります。合併症には、主にその骨折部周囲の神経損傷や血管損傷、筋損傷、また、その骨により形成される関節の損傷などが考えられます。損傷が軽度の場合には見過ごされることもあり、これが二次的な損傷や機能障害の原因につながることもあります。また、合併症の有無によって理学療法のプログラムは変更されます。

**❷ 整形外科的な治療方法の選択と評価に基づく理学療法**

整形外科的な治療方法（手術療法・保存療法）によって理学療法プログラムは異なります。保存療法では、骨癒合が目的のため、初期には安静固定が第一選択となります。

手術療法での骨接合術では、早期から可動域訓練などの理学療法を開始できるという利点もありますが、術式によっては、安静固定や可動域を制限しなければならない期間があり、当然、可動域訓練の開始時期にも違いが生じます。また、時期を失した治療は、骨癒合を妨げ、偽関節や隣接関節の機能障害を引き起こす恐れがあることに留意しながら理学療法を進行します。

## 2 疾患別理学療法の実際

### [1] 鎖骨骨折の理学療法

鎖骨骨折は、臨床的に最も多い骨折の1つで、すべての骨折の約10%を占めるといわれています。通常、整形外科的治療は保存療法が第一選択となりますが、骨折部の転位が激しく整復しても骨癒合が困難と考えられる場合や、長期間の保存療法によっても骨癒合が不良であった場合、早期のスポーツ復帰を目指す場合には手術療法が選択されます。

手術はプレート固定法やKirschner鋼線固定法など多種にわたり、術式に応じてプログラムは変更されます。

保存療法では、8の字包帯法や鎖骨バンド、三角巾などで骨折部の整復位保持と安静を図り、必要に応じて理学療法が開始されます。骨癒合の状態にもよりますが、通常、鎖骨バンドは6～8週で除去していきます。

また、合併症には、肩鎖関節損傷、胸鎖関節損傷、腱板損傷などが考えられます。

a. 可動域訓練に関して

安静期間中の可動域訓練は、骨折部にストレスが加わらない運動範囲で行います。表1は肩関節複合体の運動メカニズムです[1]。肩関節の挙上運動とともに、鎖骨には外側端の挙上と回旋運動が起こります。可動域訓練のプログラムはこれらの運動学的研究と骨癒合経過をもとにして決定されます。特に、90度以上の挙上では、鎖骨の回旋運動が生じるので、まだ骨癒合が弱い時期や、回旋に対する強度が弱いKirschner鋼線固定法などの術後の場合には注意しなければなりません。通常、鎖骨の単独損傷では、比較的容易に可動域が獲得できるため、早期に肩甲上腕関節の機能評価を行い、損傷や制限を確認する必要があります。

可動域訓練開始初期には、settinng phase内から内外旋方向の運動も含めて肩甲上腕関節の可動域を獲得します。その後、化骨形成の経過とともに、徐々に肩甲胸郭関節の運動を含めた挙上方向の可動域を獲得していきます。肩甲上腕関節に制限が認められれば、関節モビライゼーションなどを積極的に行い、肩甲上腕関節の可動域を改善していくことがポイントです。

また、鎖骨は体幹と肩甲帯をつなぎ、肩甲骨とともに肩鎖関節を形成しています。骨折部を保護するために必要な長期の運動制限は、肩甲骨の可動性を低下させる原因にもなります。肩関節の可動域制限をきたさないためにも早期から肩甲骨の可動性を維持・改善し、必要に応じて体幹の柔軟性を高める体幹・下肢へのアプローチも行います。

### ● 理学療法の基本方針とポイント

受傷後、術後の急性期では、患部の疼痛からリラクゼーション不良になることが多く、無理な自動運動や可動域訓練は疼痛の増悪を招き、肩甲上腕関節にまで機能障害を生じる恐れもあるため注意を要します。

このような観点で安静良肢位の保持は重要です。三角巾使用中（図1）や就寝時（図2）など、常に肩関節を正しい位置にポジショニングするように心がけます。

また、可動域の改善に関しては、早期より肩甲上腕関節の機能を維持・改善させることが重要です。

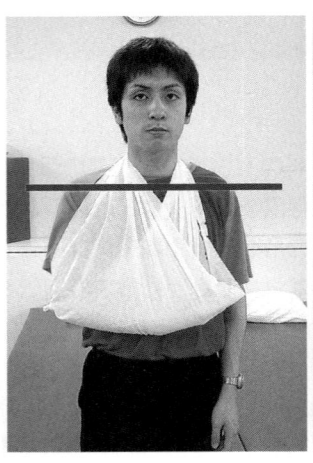

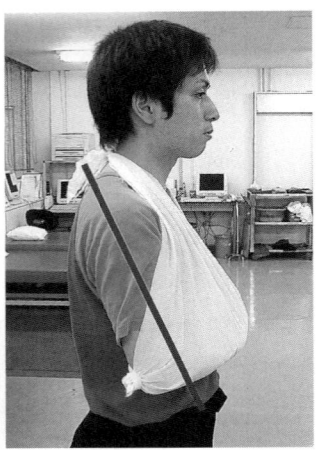

a：前額面　　　　　　　　b：矢状面

**図1　三角巾の良肢位**
前額面では、両肩の位置が揃うようにポジショニングし、肘関節約90度で上肢全体を三角巾に預けます。矢状面では、肘関節が肩関節より前方に位置しなければなりません。

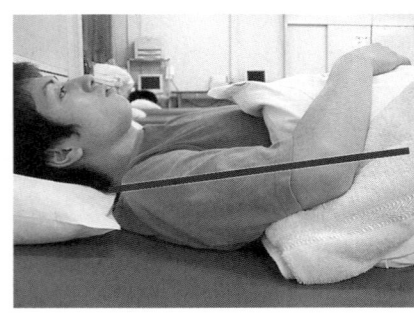

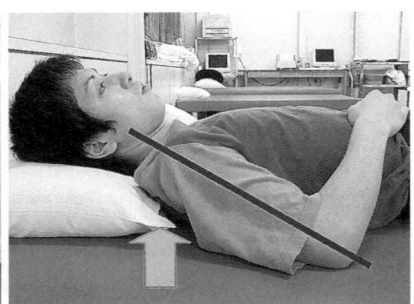

a：臥位での良肢位　　　　　　　　b：臥位での不良姿勢

**図2　就寝時（臥位）の肩関節のポジショニング**
a：良肢位では、肩甲骨が床面に接地し、肘関節が肩関節より前方に位置します。
b：不良姿勢では、肘関節が肩関節より後方に位置しているため、肩甲上腕関節の前方にストレスが生じます。
＊枕やタオルなどを用いて肩関節と肘関節を正しい位置にポジショニングすることが大切です。

表1 肩関節複合体の運動メカニズム

| 部位 \ 相 | 1<br>(setting phase) | 2 | 3 |
|---|---|---|---|
| 肩関節 | 下垂位 ⟶ 前挙60度<br>　　　　　側挙30度 | ⟶ 前挙90度<br>　　側挙90度 | ⟶ 最大挙上位 |
| 鎖　骨<br>（胸鎖関節） | 鎖骨外端の挙上 12～15度 | 鎖骨外端の挙上 30～36度 | クランクシャフト状回旋<br>30～40度<br>前挙が側挙より先に |
| 肩甲骨<br>（肩甲胸郭関節） | 前後軸の回旋（±）<br>個人差強く、setting phase | 肩関節に対する<br>肩甲骨運動比2：1<br>肩関節10度：肩甲骨5度 | 左の運動比は逆転<br>運動比1：2<br>肩関節5度：肩甲骨10度 |

（文献1）より一部改変）

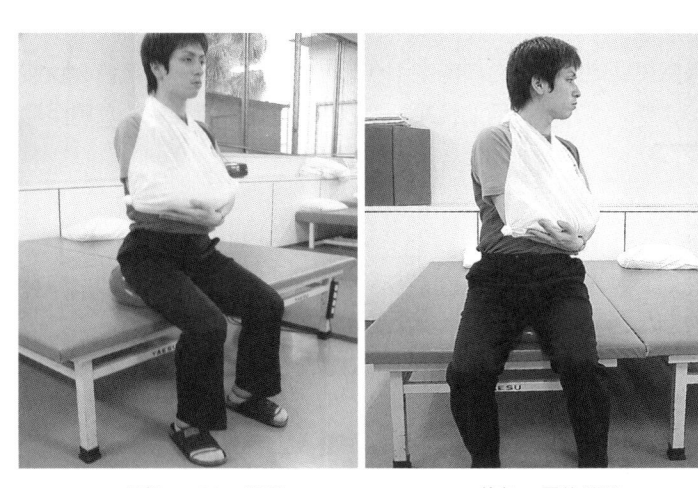

a：骨盤の tilting 運動　　　　　b：体幹の回旋運動

図3　体幹ストレッチングの一例

＊骨盤の tilting 運動では、a のようにバランスディスクを用いるとより効果的にリラクゼーションが得られます。また、患部の疼痛を引き起こさないように注意が必要です。

　筆者は、リラクゼーションを目的に積極的に深呼吸を行わせ、体幹の運動としては疼痛のない範囲で骨盤の tilting 運動や体幹回旋運動などを行わせています（図3）。

## ［2］　上腕骨骨折の理学療法

　上腕骨は、肩関節、肘関節の両関節を形成する骨であるため、その損傷は上肢の機能に多大な影響を与えます。また、その周囲には多くの筋肉や神経があるため、骨折部位によって転位の方向も異なり、起こり得る神経損傷などの合併症も異なります。

　本稿では、上腕骨近位端骨折、上腕骨骨幹部骨折の理学療法について述べます。

　❶　上腕骨近位端骨折

　上腕骨近位部は構造上、骨頭部、大結節、小結節、骨幹部の4つに分けられ、骨折はこの境界線で起こります。骨折の分類は Neer の分類[2]が一般的で、これは骨折部の転位骨片の数に

より分類されています。整形外科的な治療は、転位の少ない骨折では保存療法が選択され、2-part 骨折、3-part 骨折、4-part 骨折では手術療法が選択されます。手術療法はさまざまで、髄内固定法(Kirschner 鋼線、Ender 釘など)やプレート固定などがあります。分類法も含め、詳しくは成書を参照してください。

　上腕骨近位端骨折は、肩関節の脱臼を伴うこともあり、腋窩神経麻痺を合併する場合があります。損傷が重篤な場合には手術の適応もあるため、初期より評価し、経過観察が必要です。

### ● 理学療法の基本方針とポイント

　保存療法の理学療法について説明していきます。
　受傷後の固定は三角巾が用いられ、状態に応じて体幹固定も行われます。骨癒合が完了するには 3～4 ヵ月を要します[3]。
　偽関節や患部以外の損傷を引き起こさないため、骨癒合の状態を踏まえて、理学療法を行います。また、肩甲上腕関節のみならず、体幹を含めた肩甲胸郭関節の可動性の改善も重要です。

#### a. 可動域訓練に関して

　急性期では、無理に背臥位での可動域訓練は行わず、座位にて深呼吸やマイルドな体幹の運動を行うなどリラクゼーションの獲得に努めます。
　急性の炎症期が過ぎ、骨癒合が始まる 3～4 週より、愛護的な他動的可動域訓練を開始しますが、背臥位にてリラクゼーションが得られていることが大切です。視診と触診により筋のリラクゼーションを確認し、前挙および外転方向の可動域を確認していきます。外転方向の運動の場合、前額面上の運動では、肩峰下でインピンジメントをきたしやすいため、まず、肩甲骨面(水平内転 30 度の面)より開始し、徐々に前額面の運動へと拡大していきます。
　受傷後 6～7 週経過し X 線上で化骨を確認後、徐々に回旋方向の関節運動を含め、全方向への可動域訓練を開始します。
　挙上や外旋方向の制限に比べ、内旋制限は見過ごされがちですが、肩関節の内旋制限は肩関節のみならず肘関節や前腕の機能障害の原因につながります。内旋制限がある場合、下垂位で肩関節を内旋させると、肩甲骨が前方突出し、前腕は回内位を呈します(図4)。見かけ上、内旋制限がないように見えても、上肢全体に目を向け、その運動様式を評価することで制限を明確にすることができます。
　また、内旋制限は、肩甲上腕関節における上腕骨骨頭の外旋偏位のために起こることが多く(図5)、関節面の不適合は、他方向の生理的な運動を妨げるため、初期から積極的な関節モビライゼーションを行い、内旋制限を改善する必要があります。以上のように、可動域訓練を行う際には上肢の運動連鎖を考慮し、肩関節のみならず、肘関節や前腕を含めた上肢全体をアプローチすることが大切です。

#### b. 筋機能の改善

　受傷後 3～4 週より肩関節周囲筋や腱板に対して疼痛を指標として、マニュアルにて低負荷での筋力強化訓練を開始します。積極的な筋力強化は、X 線上で骨癒合が十分に確認できてか

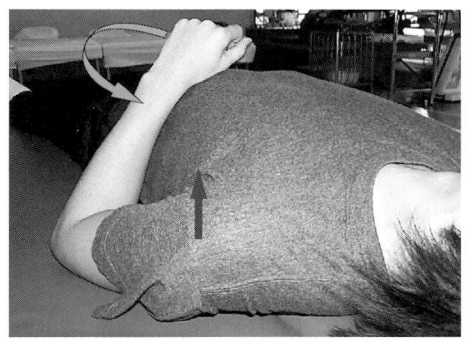

**図4 肩関節の内旋制限**
肩甲骨を前方突出し、前腕を回内位にして内旋制限を代償します。
＊このとき手関節では、前腕回内偏位のために、尺骨頭が亜脱臼したように外方へ突き出した状態が観察できます。肩甲骨の代償運動が少ない場合でも、手関節の状態を観察することで、内旋制限を見極めることができます。

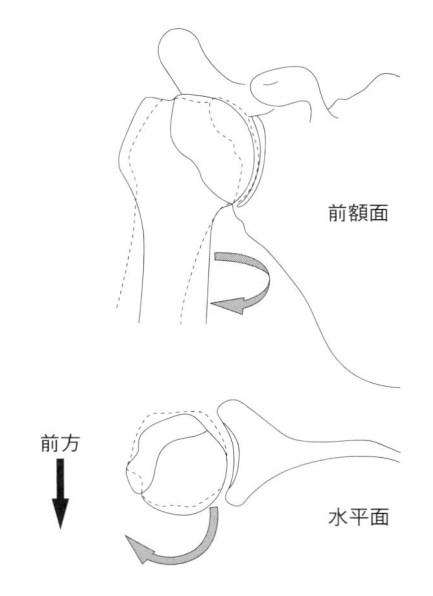

**図5 肩甲上腕関節における上腕骨の外旋偏位**
点線：上腕骨の正中位
実線：上腕骨の外旋偏位
＊上腕骨の外旋偏位が起こると、上腕骨骨頭自体が前上方へ移動します。このため、肩甲上腕関節の運動軸も偏位し、前挙や外旋など他方向の運動制限も起こりやすくなります。

ら行うようにします。

❷ 上腕骨骨幹部骨折

　上腕骨には肩関節および肘関節を動かす多数の筋肉や腱が付着しているため、上腕骨骨幹部の骨折は両関節の機能障害を引き起こすことがあります。整形外科的な治療法の選択は転位の状態や橈骨神経麻痺の有無などにより決定されます。

　保存療法では、三角巾やhanging cast法、Fanctional brace法などの固定が行われます。特に、Fanctional braceは装具装着下で肘関節の屈伸運動を行うことで骨折部が整復されるため、早期の骨癒合と可動域の獲得が期待できるとされています[4]。通常、骨癒合には3～4ヵ月を要します。

　a. 可動域訓練に関して

　上腕二頭筋や上腕三頭筋は固定期間中に筋緊張が高くなりやすく、これらの筋肉の緊張は骨癒合の遅延や可動域制限を助長するため、早期からアプローチが必要です。また、プレート固定後は、術創部に皮膚を含めた軟部組織の癒着や瘢痕化が起こりやすく、必要に応じて超音波療法を用いるなど、癒着を剝離し、瘢痕化を抑制しなければなりません。

肩関節に対する可動域訓練を行う場合、上腕骨は構造上、回旋方向の運動には弱いという特徴をもつため、回旋の運動は骨癒合が確認できてから徐々に行います。

> ● 理学療法の基本方針とポイント
>
> 肩関節、肘関節に近い部位での骨折は同関節への影響を及ぼしやすいですが、通常、関節自身の損傷がなければ、可動域制限を起こすことは少ないです。
> しかし、固定期間中の不良姿勢による過剰な筋緊張や不動による関節拘縮、暴力的な可動域訓練のために、二次的な可動域制限が生じてしまうことがあります。このような二次的な可動域制限をつくらないことが重要です。

### b. 筋機能の改善

筋肉の作用により転位を助長し、骨癒合を妨げる可能性があるため、筋力強化は骨癒合が確認でき、ある程度の関節可動域が獲得できてから徐々に始めます。特に、らせん骨折や斜骨折などの場合、筋収縮の作用により転位を引き起こしやすいため、骨癒合の状態を把握し、時期や負荷に注意しなければなりません。

## [3] 橈骨遠位端骨折の理学療法

橈骨遠位端骨折では、末梢骨片の転位の方向が受傷機転により異なり、その転位の方向によって、Colles 骨折（橈骨の遠位骨片が背側に転位している場合）や Smith 骨折（逆 Colles 骨折：橈骨の遠位骨片が掌側に転位している場合）などに分けられます。一般的に、整形外科的治療は保存療法が第一選択とされ、主にギプス固定が骨折部に線維性の結合が起こり出す4週間程度行われます。

合併症では、尺骨茎状突起骨折、手根骨骨折等の骨折や三角線維軟骨複合体（TFCC）損傷、正中神経麻痺などの神経損傷が起こることがあります[5]。また、交感神経依存性の痛み［CRPS type-I＝反射性交感性ジストロフィー（RSD）］には注意しなければなりません。

### a. 可動域訓練に関して

ギプス固定後の後療法は、手関節の可動域訓練が中心となります。また、固定除去直後は、手関節のみならず前腕の可動性も低下しています。運動学的要因により前腕の可動性低下も手関節の可動性に影響を与えます。まず、遠位橈尺関節のモビライゼーションなど手関節へのアプローチを行う前に、前腕の可動性を獲得する必要があります。特に、掌側、背側の骨間膜や手指の屈筋（深指屈筋や浅指屈筋）などは硬くなりやすいため、マッサージやストレッチングなどを積極的に行います。

### b. 疼痛への対処法

疼痛は、遠位の尺骨頭周囲や手根骨部の掌側に起こりやすく、尺骨茎状突起部の骨折や尺骨頭の脱臼による遠位橈尺関節の開大、手根骨の骨折、TFCC 損傷などさまざまな要因が考えられるため、X 線などの画像のチェックをする必要があります。

また、これらの疼痛は尺屈時に多く認められ、この場合は、尺骨頭を背側および掌側方向に誘導した状態で尺屈を行い、疼痛の緩和される方向を評価し、図7のようにテーピングで尺骨

I ■ 急性期における疾患別リハビリテーションの実際

● 理学療法の基本方針とポイント

　ギプス固定中は、手指や肘、肩関節に機能障害を起こさないように、患部以外のアプローチを積極的に行います。
　橈骨遠位端骨折の場合、可動域訓練を行う際に、骨片の転位の方向が重要となります。例えば、Colles 骨折では、遠位の骨片が背側方向に転位しているため、手関節の関節面も、背屈方向に転位してしまいます（図6）。このため、整復が不十分であると掌屈制限が起こりやすくなります[6]。また、単に可動域の獲得にこだわることなく、使いやすく機能的な手関節を獲得していくことが大切です。

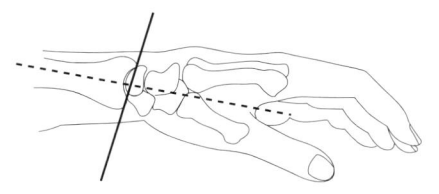

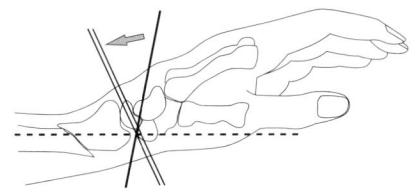

a：正常な手関節　　　　　　　　　　b：Colles骨折

**図6　橈骨遠位端骨折後の手関節関節面の傾き**

実線：橈骨長軸に対する正常な手関節の関節面の傾き
点線：橈骨長軸、二重線：Colles 骨折後の関節面の傾き
＊Colles 骨折では、手関節の関節面は背屈方向に転位します。このため、整復が不十分であると掌屈制限が残存しやすくなります。

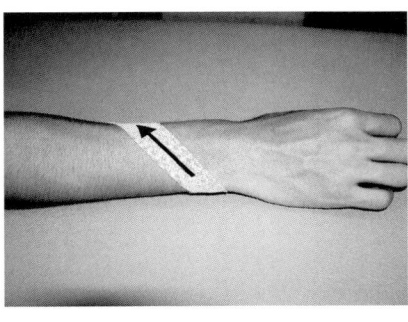

a：尺骨頭を背側へ誘導するテーピング　　　　b：尺骨頭を掌側へ誘導するテーピング

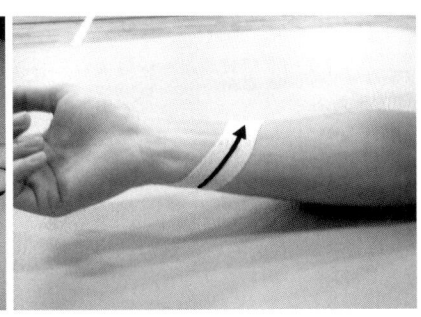

＜評価法＞
・掌屈位で尺屈させたとき（セラピストは他動的に尺骨頭を背側に誘導する）に疼痛が軽減する場合には、尺骨頭を背側へ誘導するテーピングを施行する。
・背屈位で尺屈させたとき（セラピストは他動的に尺骨頭を掌側に誘導する）に疼痛が軽減する場合には、尺骨頭を掌側へ誘導するテーピングを施行する。

**図7　テーピングによる尺骨頭の誘導**

＊橈尺関節の関節面の適合を保つため、テーピング施行の際に、橈尺関節を圧迫するように尺骨頭を橈骨方向に軽く押し込みながら巻くと、手関節運動時の違和感が軽減しやすくなります。例えば、Colles 骨折の場合、橈骨骨片が背側へ転位するため、尺骨頭を背側へ誘導する（a）と関節面の適合が保たれ、運動中の違和感も減少し、疼痛が軽減されます。

頭を誘導することにより可動域訓練中や日常生活での疼痛を緩和することができます。

　また、握り動作時に「力が入りにくい」などの違和感や痛みを訴える対象者に、手関節を両側から保持した状態で握り動作を行わせると、力が入りやすくなり違和感が消えることがあります。これは遠位の橈尺関節の開大による関節の不適合が原因で起こることが多く、先述のテーピングを応用して遠位の橈尺関節を圧迫したり、リストバンドをすることで違和感や疼痛を緩和できます。

### ●●● おわりに

　以上、上肢外傷後の理学療法の考え方と各疾患の理学療法のポイントについて説明してきました。症状は多岐にわたるため、必要な医学的情報を踏まえ、機能障害を含めた患部の状態を正確に評価し、評価に基づくアプローチを選択していかなければなりません。また、その疾患が他の部位に及ぼす影響も考慮し、身体全体を踏まえた理学療法を展開していくことが大切です。

（勝木秀治）

【文献】
1) 信原克哉：肩；その機能と臨床. 第2版, 医学書院, 東京, 1991.
2) 岩崎安伸：上腕骨の骨折；骨折の分類および治療法. 肩の外科, NEW MOOK 整形外科 10, 越智隆弘, 菊地臣一（編）, pp 237-247, 金原出版, 東京, 2001.
3) 皆川洋至, ほか：上腕骨近位端骨折の保存療法. 関節外科 21：1392-1400, 2002.
4) 三木英之：上腕骨骨折（肩甲帯・肩・上腕）. スポーツ外傷学 III；上肢, 黒澤　尚, ほか（編）, pp 126-134, 医歯薬出版, 東京, 2000.
5) 田中寿一：骨折, 脱臼, 靱帯損傷（手関節・手指）. スポーツ外傷学 III；上肢, 黒澤　尚, ほか（編）, pp 204-217, 医歯薬出版, 東京, 2000.
6) 西井幸信：橈骨遠位端骨折後の変形治癒と機能的予後. 臨床整形外科 37：1055-1060, 2002.

# CHAPTER 3 整形外科疾患のリハビリテーション
## 3. 人工膝関節全置換術後の在宅に向けての ADL 指導

### ● SUMMARY

1. 人工膝関節全置換術(total knee arthroplasty；TKA)後、退院前のADL指導は重要です。
2. TKA後、作業療法にてADL指導を行った102名についてその内容を調査しました。
3. その内容をもとにTKA用評価表を作成し、指導が必要な項目に漏れがないように指導を行っています。

### ●●● はじめに

TKA後は、外科的には術後3〜4週で退院可能というのが一般的ですが、退院可能ということと家庭での生活に困らない、不安がないということの間には大きなギャップがあります。最終的に大多数の人は術前より歩行能力が向上し、ほとんどのADLは術前と同様に、またはより楽に行うことができます。入院中のリハビリテーション(リハ)は歩行練習が中心となり、在宅を見据えたADL指導は手薄になりがちです。不安なく在宅生活を送るには、きめ細やかな退院前のADL指導が重要です。

## 1 クリニカルパスにおける ADL 指導

TKAの術後リハ計画については、クリニカルパス(パス)で対応している病院が多いと考えます。パス表に組み込まれるリハ内容で、歩行の開始時期などは標準化しやすいのですが、ADL指導は家庭環境や家屋環境などにより必要な動作が異なり、標準化しにくく、どの時点でどのようなADL指導を行うかを決めるのは困難なことです。

山口労災病院作業療法士(OT)はパス導入までは、一本杖歩行開始を目安として介入し、退院に備え在宅での生活を考慮したADL指導を行ってきました。パス開発にあたり、どのようなADL指導をどの時期に行うべきかを検証する目的でそれまでの作業療法内容の調査を行いました。

### [1] パス導入までの ADL 指導内容

#### ❶ 対象と方法

当院でTKAを実施し、1996年8月〜1999年7月に術後の作業療法を実施した102名(111肢)を対象に、作業療法の介入時期、実施回数、実施内容などを作業療法実施記録より調査し、

実施回数の効果について担当者の主観的な評価を行いました。

### ❷ 結果と考察

#### a. 対象者など

平均年齢 70.2±8.2 歳（44〜86 歳）、女性 92 名（101 肢）、男性 10 名（10 肢）でした。基礎疾患は RA 30 名（31 肢）、膝 OA 72 名（80 肢）で、転帰は自宅退院 97 名、転科 2 名、老健施設への転出や転院が 3 名でした。

#### b. 評価・指導の内容

評価内容は手術前後の ADL 評価、家屋調査、家庭状況調査などでした。

指導の内容は動作指導や福祉用具の紹介、住宅改修指導などでした（表 1）。

福祉サービスなどの調整を行った者のうち 15 名は、市町村保健師や在宅介護支援センターとの連絡調整を行っていました。

#### c. 開始時期・介入回数とその効果

72 名（65％）が一本杖歩行開始時に上記の評価を開始し、ADL 指導回数は 3 回以下でした。そのほとんどが、開始時期・介入回数とも効果ありと判断しましたが、福祉用具導入などが間に合わない事例が 6 名あり、いずれも一本杖歩行が安定してから退院までの期間が極端に短いケースでした。

一方 4 回以上 ADL 指導を実施した 68 名中、23 名は維持的に継続したため介入回数がもう少し少なくてもよいのではないかとの判断でした。

介入回数は適当であったとされる対象者のほとんどが 7 回以下であり、それ以上必要とされた対象者は、再置換例や反対側下肢などの機能障害合併、持続する浮腫や痛み、段の多い住宅環境のために住宅改修指導に時間がかかったり、独居のため支援体制の構築に時間がかかった対象者でした。

このような対象者はパス導入後は、パスから除外されるかバリアンスになると考えます。

ADL 指導においては家庭環境・家屋環境などの社会要因がバリアンスにならないためのアプローチづくりを考えました。

## [2] 4 週パスにおける ADL 指導

このような結果より、パス導入にあたっては、入浴動作の練習には一本杖歩行が可能であること、住宅改修の調整に 2 週間程度かかることを考慮し、術後 2 週目に「ADL 指導」としました（表 2）。

表 1　指導内容

| | | |
|---|---|---|
| 動作指導 | | |
| 　入浴動作練習 | | 91 名 |
| 　玄関出入り（段昇降）練習 | | 55 名 |
| 　立位耐久性練習 | | 47 名 |
| 福祉用具紹介 | | |
| 　シャワーいす | | 61 名 |
| 　ベッド | | 13 名 |
| 住宅改修指導 | | 25 名 |
| 　場所 | 浴室 | 17 名 |
| | 玄関 | 14 名 |
| | トイレ | 6 名 |
| 　内容 | 手すり設置 | 17 名 |
| | 式台設置 | 12 名 |
| 訪問指導 | | 7 名 |
| 福祉サービスなどの調整 | | 24 名 |

表 2　TKA パスリハビリテーションの概略

| | |
|---|---|
| 術前評価 | 日整会評価、等速性筋力評価 |
| 術後 1 日目 | カフパンピング、下肢筋力増強 |
| 　　　2 日目 | CPM 開始　車いす乗車 |
| 　　　3 日目 | リハ室出棟 |
| 　　　1 週目 | 全荷重開始、院内 ADL 指導 |
| 　　　2 週目 | OT での退院前 ADL 指導 |
| 　　　4 週目 | 退院状況が整えば退院可能 |

前述したように、家屋環境などで練習が必要な動作が異なるため、パス表には細かな項目は入れていませんが指導の標準化を図るため、評価項目をリストアップした評価表を作成し(図1)、必要な指導や動作練習に漏れがないようにしました。

## 2 評価・指導のポイント

### [1] 評価(情報収集)のポイント

十分な指導を行うためには、情報を収集する必要があります。

家族構成やキーパーソンの情報を得ることにより、最低限必要なADLやAPDLの自立動作がわかります。

家屋状況は段差の有無と、ベッドや洋式トイレ・食事用テーブルの有無などTKAの状態に適した環境整備かどうかを中心にみていきます。段差の高さのみでなく入院前の動作方法についても確認しておきます。

そのほか、自動車を運転するか、公共の交通機関を利用するか、介護保険や福祉サービスの利用状況などについても確認します。

本人や家族に聞き取り調査を行うとともに必要に応じて家庭訪問を行います。

---

氏名：　　　　　　　（　　歳）　　　　　　　　　　担当：
疾患名：TKA（R・L）　　反対側や他の関節・全身の状況：
ope日：　　年　　月　　日

＊入院前ADL：自立(◎)　自立だが困難(○)　介助(△)　不可(×)

| 評価 | 評価実施日：　年　月　日 | 予定プログラム | 実施日 |
|---|---|---|---|
| 家庭状況<br>家族構成：<br>生活支援者：有（　　）・無・不要<br>家事：全部実施・一部実施（　　）・非実施<br>備考： | | □ 入院前ADL確認：<br>□ 家屋状況確認指示<br>□ 立位耐久性訓練<br>□ その他： | |
| 家屋状況<br>1F建て・2F建て　　　持ち家・借家（　　　　　）<br>主な生活空間：1F・2F<br>敷地内までの車の乗り入れ：可・不可<br>車から主出入り口までの距離：　　m　　路面状況：<br>備考： | | | |
| ＜出入り口＞<br>主な使用場所：玄関・裏口<br>外段差　（主）：　　　　（副）：<br>上がり口（主）：　　　cm　（副)上がり口：　　　cm<br>支持物　（主）あり（手すり・下駄箱）・なし<br>　　　　（副）あり（手すり・下駄箱）・なし<br>靴着脱方法：立位・椅子座位・その他（　　　　）<br>備考： | | □ 方法確認<br>□ 段昇降訓練<br>□ 手すり設置指導<br>□ 踏み台設置指導<br>□ 靴着脱方法確認<br>　（方法：　　　　　　）<br>□ その他： | |
| 入院前ADL（　　） | | | |

図1　ADL評価・指導チェックリスト

| | |
|---|---|
| <トイレ><br>洋式・和式・据置便座<br>手すり：有・無<br>備考：<br>　　　　　　　　　　　　　入院前 ADL（　　） | ☐ 立ち上がり練習<br>☐ 動作確認<br>☐ 手すり設置指導<br>☐ その他： |
| <風呂><br>脱衣所-洗い場段差：　　　　cm<br>浴槽　高さ：　　cm　　深さ：　　cm<br>　　　縦幅：　　cm　　横幅：　　cm<br>手すり：有・無　　シャワーチェア：あり・なし<br>広さ：<br>備考：<br>　　　　　　　　　　　　　入院前 ADL（　　） | ☐ 可否の判定：可・不可<br>☐ 段昇降訓練<br>☐ 動作確認<br>　（出入り・立ち上がり）<br>☐ シャワーチェア購入指導<br>☐ 入浴台購入指導<br>☐ 手すり設置指導<br>☐ その他： |
| <寝室><br>１F・2F　　ベッド：有・無<br>備考：<br>　　　　　　　　　　　　　入院前 ADL（　　） | ☐ ベッド購入指導<br>☐ その他： |
| <階段><br>傾斜：　　　　　　手すり：有・無<br>備考：<br>　　　　　　　　　　　　　入院前 ADL（　　） | ☐ 階段昇降訓練<br>☐ 手すり設置指導<br>☐ その他： |
| <生活範囲の段差><br>有（　　　　　　　　　　　　）・無<br>備考：<br>　　　　　　　　　　　　　入院前 ADL（　　） | ☐ 段昇降訓練<br>☐ その他： |
| <食事場所><br>テーブル・椅子：有・無<br>備考：<br>　　　　　　　　　　　　　入院前 ADL（　　） | ☐ テーブル・椅子購入指導<br>☐ その他： |
| 外出<br>主目的：　　　　　　　　頻度：<br>方法：自動車運転(オートマ・マニュアル)・助手席・公共交<br>　　　通機関（　　　　　　使用）<br>備考：<br>　　　　　　　　　　　　　入院前 ADL（　　） | ☐ 乗り降り動作練習<br>☐ 運転シュミレーション<br>　（ペダル操作・シフト操作・<br>　　　　　　　　　　　　　）<br>☐ その他： |
| 介護保険利用状況<br>利用（要支援・要介護　　・なし）<br>申請：要・不要　　適用外<br>備考： | ☐ 制度の説明<br>☐ 家庭訪問<br>☐ 住宅改修・福祉用具調整<br>☐ その他： |

初期評価時院内 ADL 評価・訓練予定(訓練予定→項目を○で囲む)

| | |
|---|---|
| 食事：自立・一部介助・全介助・非実施<br>　方法：<br>更衣(上半身)：自立・一部介助・全介助<br>更衣(下半身)：自立・一部介助・全介助<br>靴・装具の着脱：自立・一部介助・全介助・非実施<br>整容：自立・一部介助・全介助 | 排尿：バルーン・尿瓶・ポータブル・病棟トイレ<br>排便：オムツ・ポータブル・病棟トイレ<br>洗体：自立・一部介助・全介助・非実施<br>浴槽への移乗：自立・非実施<br>移動：車いす（自走・介助）・杖歩行：　　・独歩<br>便座への移乗：自立・一部介助・全介助・非実施 |

就労状況

図1　続き

漏れがないようにと評価チャートを作成することはよいのですが、その項目を追うことに主眼がおかれ、なぜその設問をするのかの本質を忘れてしまうことがよくあります。例えば、浴槽のサイズを知ることが重要なのではなく、今の膝の屈曲角で浴槽に浸かることができるか、対象者の身長から判断して深過ぎるのではないかなどで何を把握するための情報収集であるのかを忘れないようにします。

### [2] 指導のポイント

以下に比較的頻度が高いADL指導のポイントについて述べていきます。

**❶ 玄関(上がり框)の出入り**

家屋での出入りで一番の問題は、上がり框への上がり降りです。困難であれば段差解消の式台を置くか手すりを取り付けることを勧めます。

**❷ トイレ動作**

最近は既に洋式トイレか据置便器を設置している場合がほとんどですが、据置便器を導入する場合、立ち座りに十分なスペースが確保できるか確認する必要があります。また置くだけのものは不安定ですので固定のできるものを勧めます。

**❸ 入浴動作**

洗体にはシャワーいすの使用を勧めます。

ほとんどの対象者は浴槽をまたいで入ることが可能ですが、手の着く位置や身体を回転させる方向など、細かな指導が必要です。

両側TKAや、反対側にも痛みがある場合にはシャワーいすに腰掛けて行った方がよく、シャワーいすの選択は洗体のみに使用する場合と浴槽出入りにも使う場合とでポイントが変わってきます。浴槽出入りにも使う場合は浴槽縁と同高で座面がフラットなもの(図2)を勧めますが、縁高と合わせた場合、立ちやすい高さであることが必要です。

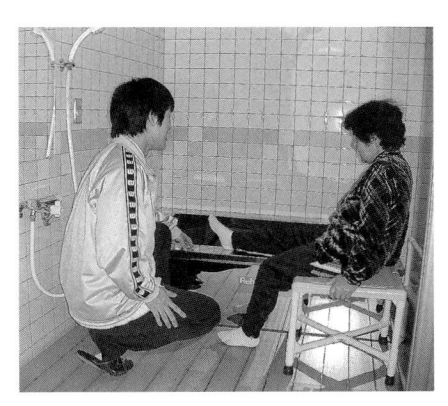

図2 シャワーいすを用いての浴槽の出入り

**❹ 自動車運転**

踏み込みに十分な力が入るか、十分な速さでアクセル-ブレーキの踏み替えができるかを確認します。

**❺ その他**

高齢者は新しい動作を習得するのが困難です。理想的な動作が今までの方法とまったく異なる場合には受け入れてもらえないこともあります。最善の方法でなくても、許容される範囲であれば、できるだけ入院前の動作方法に近い方法を提案するようにします。

住宅改修の必要性については、退院までに改修が必須のところと転倒予防の観点で改修した方が望ましいところとに分けて指導します。介護保険を利用しての住宅改修は市町村によって異なります。

介護保険関係の連絡調整は MSW がするところも多いと思いますが、保険対象のサービスや予測される介護度など、制度について十分理解しておくことが大切です。
　また、パスの対象にならない対象者は、より多くの配慮すべき点があるので、除外された理由を念頭におき、評価や指導を進めます。

### ●●● おわりに

　パス中に在宅に向けた ADL 指導を組み込み実施してきました。2002 年 1 月～2003 年 9 月の TKA パス実施 74 名中、住宅改修の遅れなどの社会要因がバリアンス要因となったのは 1 名のみで、当院での指導方法は一定の成果を収めています。
　今回は術後 4 週パスを中心に述べてきましたが、TKA は 3 週パスが標準になる日も近いと思います。また近い将来の診断群別包括支払方式の導入も見通して、現体制を常に検証し、効率的に実行していくことを心がけていくことが重要と考えます。

（河本玲子）

CHAPTER 3 整形外科疾患のリハビリテーション

## 4. 大腿骨頸部・転子部骨折者における骨接合術後短期歩行到達度予測の検討

### ●SUMMARY

1. 急性期病院では短時間で歩行到達度を予測する必要があります。
2. 術後2日目に評価・リハビリテーション(リハ)を開始し、術後2週間での歩行到達度を予測し、その有用性を検討しました。
3. 年齢、精神機能、受傷前の歩行能力、術後2日目の体位変換および歩行能力、術後2週間での歩行能力を評価し、予測因子としての妥当性を検討しました。
4. 術後2週間での歩行自立度の予測には、術後2日目の体位変換と歩行能力の自立度および歩行距離が有用でした。

### ●●●● はじめに

今回、私たちは急性期病院入院期間術後2週間での歩行到達度を予測するために、術後2日目より評価・リハを行い、その有用性を検討しました。

## 1 対象および方法

評価期間は2002年1～12月で、この期間内に長崎労災病院に入院し、リハを施行された大腿骨頸部・転子部骨折者は127例でした。

その整形外科的治療の内訳は、骨接合術82例、人工骨頭置換術42例、保存的療法3例でした。今回は術後2日目の移動能力を評価するため、術後早期から荷重開始を許可される骨接合術後の対象者で、表1の条件を満たす38例(男性4例、女性34例)を対象としました。年齢は67～100歳(平均82.9±8.1歳)で、骨折の分類では頸部骨折4例、転子部骨折34例、術式はCHS 31例、γネイル7例でした。

評価項目は、従来から行われている年齢、精神機能、受傷前の歩行能力に加え、新たに術後2日目の体位変換と歩行能力(臥位から座位への自立度、座位から立位への自立度、歩行の自立度、最大歩行距離)、術後2週間での歩行能力を測定しました。

表1 調査対象者の条件
- 初発の骨折で他の部位の骨折を合併していない
- 内科的合併症がなく、術後早期のリハビリが可能な全身状態である
- 主治医より早期荷重を許可されている
- 重度の中枢神経疾患や筋骨格疾患の既往を有していない

精神機能は SPMSQ[1]（Short Portable Mental Status Questionnaire、**表2**）で評価しました。

術後2日目の体位変換と歩行能力は The Iowa Scale（The Iowa Level of Assistance Scale）[2] を用い、「0：試行不可」「1：最大介助でも失敗する」「2：最大介助」「3：中等度介助」「4：最小介助」「5：監視」「6：自立」の7段階評価を行いました。

歩行の評価には4点式の交互歩行器を使用し、病棟にてその最大歩行距離を計測しました。その後、対象者には週5日間のリハを施行し、術後2週間で再度歩行能力を評価しました。

4点式歩行器以上で15m以上の歩行能力を判断し、術後2日目と同様に、The Iowa scale を用い、「試行不可」から「自立」までの7段階評価を行い、「自立」「監視」「最小介助」を歩行可能群、「中等度介助」「最大介助」「最大介助でも不可」「試行不可」を歩行不可群としました。

この歩行可能群と歩行不可群との2群間に基づき、上記評価項目を比較し、予測因子としての妥当性を検討しました。なお、統計学的解析には、t検定および Mann-Whitney 検定を用い、危険率が5%未満の場合に有意差ありとしました。

**表2　SPMSQ**

- 今日は何年何月何日ですか
- 今日は何曜日ですか
- 今、私たちがいるところはどこですか
- あなたの家の電話番号は何番ですか[*1]
- お歳はいくつですか
- 生年月日はいつですか
- 現在の総理大臣は誰ですか[*2]
- その前の総理大臣は誰ですか[*3]
- あなたの母親の旧姓は何ですか[*4]
- 20から3を順番に引いていって下さい

| 不正解の数 | |
|---|---|
| 0〜2 | ……intact |
| 3〜4 | ……mild |
| 5〜7 | ……moderate |
| 8以上 | ……severe |

[*1]：電話がない場合は住所を聞く
[*2,3]：原文ではアメリカ合衆国大統領
[*4]：現在の姓と別の姓を答えられればよい

## 2　大腿骨頸部・転子部骨折の術後リハについて

表3に当院における骨接合術（CHS、γネイル）後のリハプログラムを示します。主治医の術中所見において固定性に問題がなければ、術後2日目よりベッドサイドにて端座位（図1-a）を開始し、可及的早期に車いす移動を行います［今回は評価のために可能な場合のみ、術後2日目でベッドサイドにて、立位・歩行訓練を施行しました（図1-b）］。早ければ術後3日目よりリハ室にて平行棒内立位・歩行訓練（図1-c）を開始しています。このとき高齢者が部分荷重を行うことは困難なため、疼痛自制内での荷重を行っています。疼痛や介助量により個人差はありますが、早ければ術後1週間で歩行器（図1-d）、術後2週間でT字杖（図1-e）による歩行が可能となる対象者も経験しました。

表3 骨接合術(CHS、γネイル)後理学療法プログラム

| | 術後1日 | 2日 | 3日 | 1週 | 2週 |
|---|---|---|---|---|---|
| 関節可動域訓練 | ・患側自動介助運動から開始 | ・徐々に他動運動開始 | | | → |
| 筋力増強訓練 | ・健側自動および抵抗運動<br>・両側大腿四頭筋 setting<br>・両下腿 pumping | ・徐々に患側抵抗運動開始 | | | → |
| 基本動作訓練 | | ・端座位<br>・移乗 | ・平行棒内歩行 | ・歩行器歩行 | ・杖歩行 → |
| 荷重 | | ・疼痛自制内で荷重 | ・荷重量増加可能なら全荷重へ | | |
| 評価 | | ・体位変換および歩行能力評価 | | | ・歩行能力評価 |

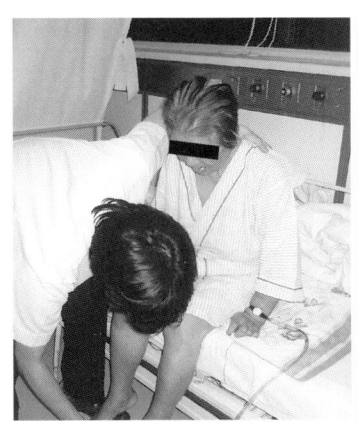

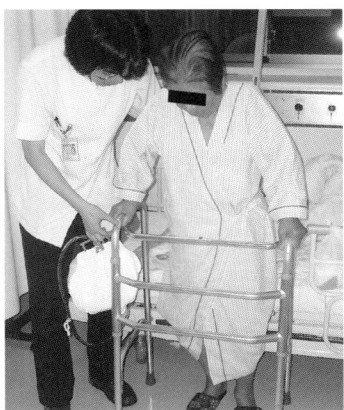

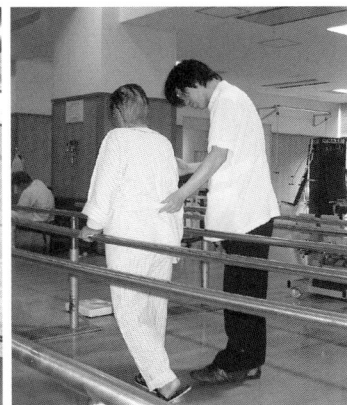

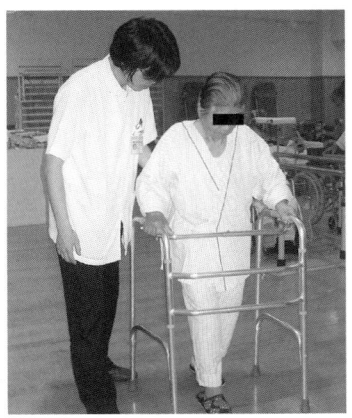

図1 右大腿骨転子部骨折 CHS 術後 (84歳、女性)

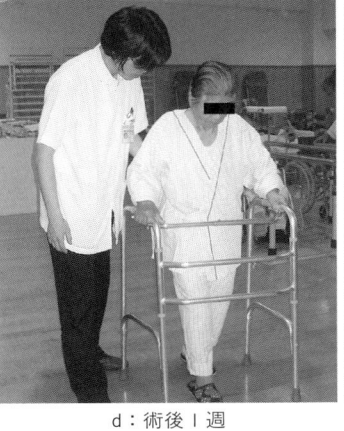

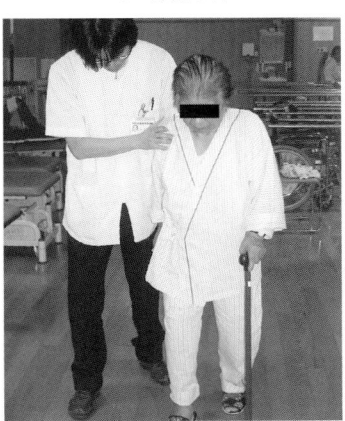

a：術後2日
b：術後2日
c：術後3日
d：術後1週
e：術後2週

図2 年齢

図3 精神機能

図4 臥位から座位への自立度

図5 座位から立位への自立度

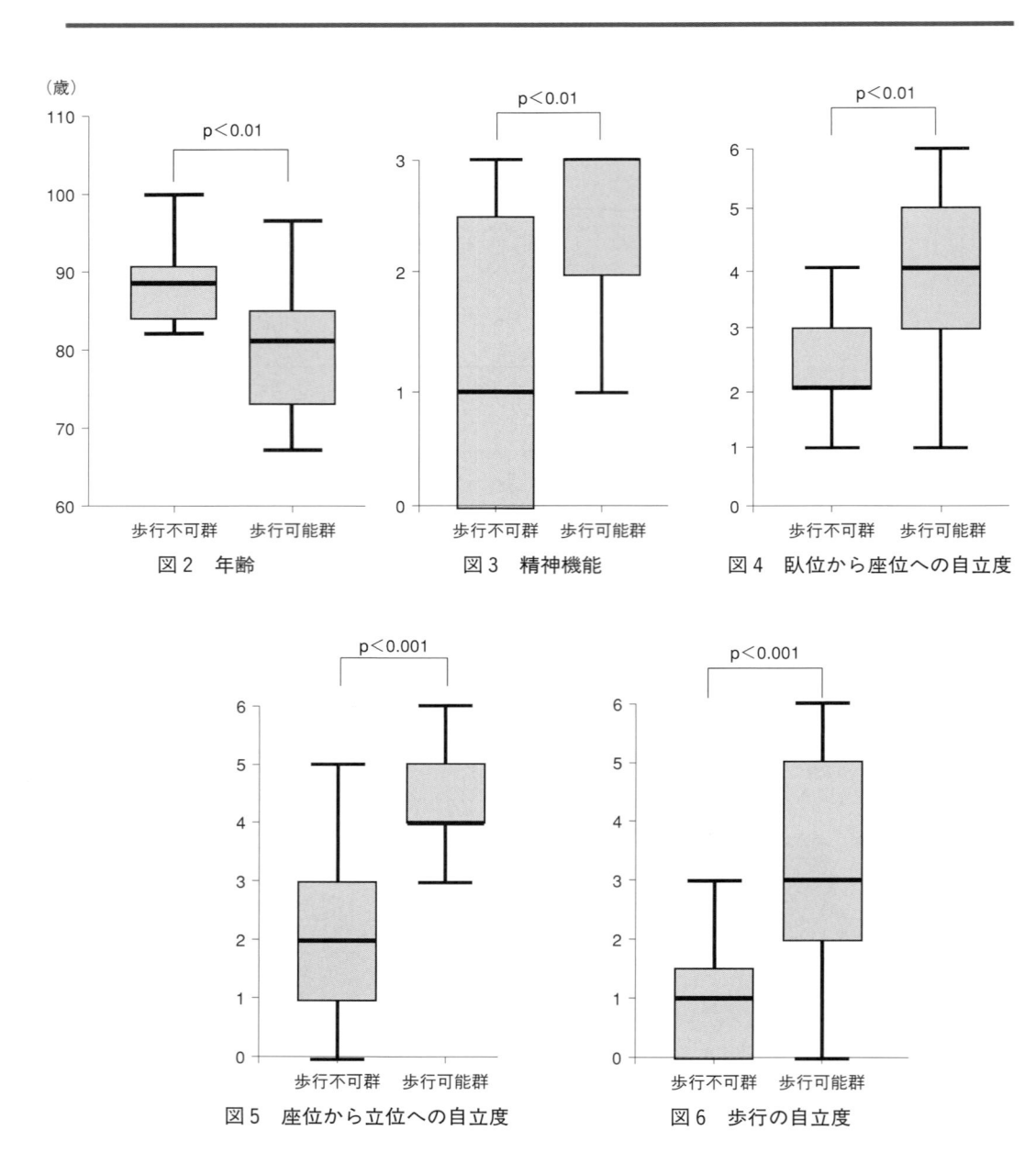

図6 歩行の自立度

## 3 結果

　術後2週間で歩行可能群に属したのは38例中22例でした。図2〜7に示すように、「年齢」「精神機能」「臥位から座位への自立度」「座位から立位への自立度」「歩行の自立度」「術後2日目の歩行距離」の各項目で有意差を認めました。しかし、「受傷前歩行状態（図8）」では有意差を認めませんでした。

I ■ 急性期における疾患別リハビリテーションの実際

図7 術後2日目の歩行距離

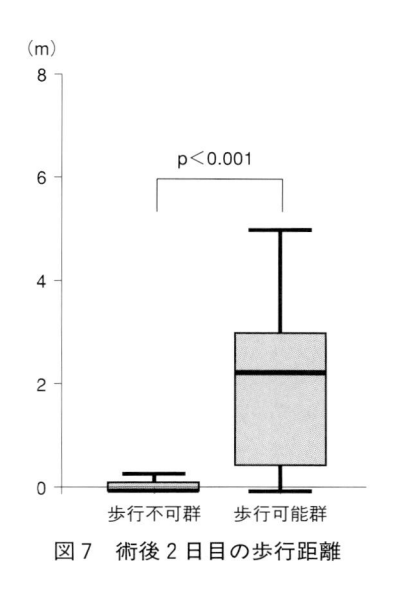

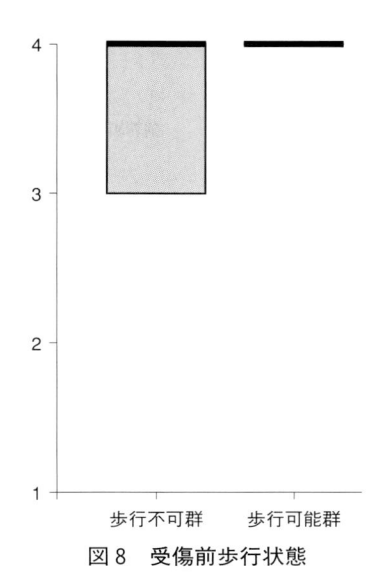

図8 受傷前歩行状態

## 4 まとめ

　大腿骨頸部骨折患者の予後予測因子として、年齢や精神機能、受傷前の移動能力などが用いられてきました。今回、急性期病院の在院期間と大腿骨頸部・転子部骨折者の機能回復について、術後2週間以内で自宅退院に必要な移動能力を獲得することが可能かどうかを予測することを目的に、術後2日目の状態を評価し検討しました。

　まず従来からの予測因子である年齢と精神機能では、術後2週間での歩行能力の自立度に対して有意差がみられました。同様に、術後2日目の体位変換と歩行能力の自立度および歩行距離においても、有意差がみられました。この結果から、術後2日目の体位変換と歩行能力の自立度および歩行距離の評価が、術後2週間での歩行自立度の予測に有用であることがわかりました。

　受傷前歩行状態のみ有意差を認めませんでした。これは受傷前の歩行能力が高かった者が多く（独歩27例、片側に杖を使用9例、両側に杖を使用1例、歩行器を使用1例）、対象に偏りがあったためであると考えられます。

　なお、今回の調査において、本骨折受傷後に骨接合術を施行した82例のうち、評価の対象とならなかった者が44例と過半数を占めました。その内訳は表4のとおりですが、最も多かっ

表4　調査対象外の内訳

| | |
|---|---|
| ・術武の不安定性による荷重開始時期の遅れ | 13例 |
| ・既往症や合併症のため除外 | 12例 |
| 　　脳血管疾患 | 6例 |
| 　　悪性腫瘍 | 3例 |
| 　　パーキンソン病 | 1例 |
| 　　心疾患 | 1例 |
| 　　その他 | 1例 |
| ・CHSやγネイル以外のハンソンピンなどでの固定による荷重開始時期の遅れ | 7例 |
| ・術後2週間以内での転院 | 6例 |
| ・年末年始などの連続した休みによるリハ不足 | 5例 |
| ・若年者の受傷例 | 1例 |

たのは術部の不安定性による荷重開始の遅れでした。この不安定型に対しては、1週間程度の免荷期間をとった後に荷重を開始しています。しかし、高齢者であっても術後早期に歩行訓練は可能で、しかもそのメリットが多いことも報告されています。

　Koval[3]らは大腿骨頸部骨折術後、早期から荷重制限なしで歩行を行うことが合併症を予防すると報告しており、Hosam[4]らは大腿骨頸部骨折術後の歩行開始時期の遅れが在院日数の増加とせん妄や肺炎などの合併症を増加させるため、術後早期の歩行開始を奨励しています。

　本骨折で術部の不安定性を認めない場合、早期に荷重・歩行を行うことによって、当院のような急性期病院においても、短い入院期間で歩行能力を向上させることが可能であるとわかりました。但し、リハを開始しても短期間で転院となるため、ほぼ全対象者に転院後のリハが必要となります。早期に離床し、荷重・歩行訓練を施行した対象者が転院する際には、紹介状にその旨を記載し、転院先への情報提供を行っています。

　また、施設などに入所中の転倒などによる受傷例では、術後抜糸が済むともとの入所先に復帰させる対象者も多いというのが現状です。場合によってはリハの設備がないため、受傷前の歩行能力の再獲得どころか、寝たきりにもなりかねません。そこで、1～2週程度入院期間を延長しリハを継続することで、移乗動作や歩行能力の向上が見込まれる対象者には、主治医と相談し、リハ科に転科した後、施設復帰させるという取り組みも行っています。

（山田和紀、玉谷良一、大野重雄）

【参考文献】
1) Eric Pfeiffer：A short portable mental status questionnaire for the assessment of organic brain deficit in elderly patients. American Geriatrics Society 23：433-441, 1975.
2) Richard KS, Lori JE, Richard EE, et al：Reliability, validity, and responsiveness of functional tests in patients with total joint replacement.Physical Therapy 75：169-175, 1995.
3) Aharonoff GB, Koval KJ, S kovron ML, et al：Hip fractures in the elderly；Predictors of one year mortality.J Orthop Trauma 11：162-165, 1997.
4) Hosam KK, Mohammad AI, Ratna Mogallapu, et al：Time to ambulation after hip fracture surgery；Relation to hospitalization outcomes.Medical Sciences 58 A：1042-1045, 2003.
5) Ross GD, Jennifer LK：An investigation of factors predictive of independence in transfers and ambulation after hip fracture：Arch Phys Med Rehabil 83：158-164, 2002.

CHAPTER 3 整形外科疾患のリハビリテーション

## 5. THAに対する評価と実践的アプローチ

### ● SUMMARY

1. 臨床で実際に行っている全人工股関節置換術(total hip arthroplasty；THA)の評価項目と理学療法について紹介しました。
2. THAの特徴を考えた基本的理学療法と指導方法を中心に説明しました。

### ●●●● はじめに

THAを行う対象者は、変形性股関節症や関節リウマチ(RA)などにより、疼痛や日常生活困難を経験されてきた方々です。今回、臨床にすぐ役立つような大阪労災病院で行っているTHAに対する理学療法を紹介します。

## 1 THAの評価

最近では、動作分析から評価内容を考えるように教えられていますが、THAの場合、病態や手術方法・禁忌などを知らずに行うと脱臼などのリスクが伴ってきます。そのため、THAに対する理学療法は、まず病態を詳しく知り、THAの手術内容を調べ、評価内容を決定する必要があります。以下にTHAの評価項目を記載します。

❶ 病態の把握（THAの主な適応疾患と合併症）

THA適応疾患は変形性股関節症、RA、特発性大腿骨頭壊死などがあります。

合併症としては脱臼、感染、摩耗・ゆるみ・破損、深部静脈血栓症・肺梗塞・肺塞栓、神経麻痺・血管損傷などがあり、教科書や専門書から詳しい内容や合併症の予防法を知っておきましょう。

❷ 画像所見、臨床検査値、投薬状況

術前は、X線所見より関節裂隙の狭小化・骨構造の変化(臼蓋の骨硬化、骨嚢胞の有無)・臼蓋および骨頭の変形の程度を両側とも評価します。臨床検査値は炎症所見の有無を白血球・CRP・赤沈などで確かめておきます。術後は、少なくともX線の正面画像にてカップの外転角度・前捻角度を評価しておきます(カップの位置により後方・前方どちらに脱臼しやすいのかを予測することができます)。

❸ THAの術所見チェック

①アプローチ方法とリスク：代表的な後方進入の場合は屈曲90度以上・内転・内旋が、前方進入の場合は伸展・外旋が脱臼肢位となることが多いようです。

②脱臼角度（術中に脱臼角度のチェックをしている場合）：術中の脱臼角度を知ることは、動作指導を考えるうえでの基本となります。
③カップ・ステムの固定：RA などの場合、骨質が弱いため固定不十分な場合があります。固定にはセメント使用・セメント非使用・スクリュー固定・ハイブリッド固定などがあり、荷重時期を考えるうえで重要です。
④その他：大転子の切離・縫合固定や、骨移植の有無など。
画像や検査値、手術記録から少しでも気になる点があれば、医師に確認するようにします。

❹ 理学的評価

ROM、MMT、疼痛、脚長差、周径、歩行能力、ADL（靴下の着脱・足趾の爪切り・床からの立ち座り・しゃがみこみ・RA の場合 class 分類）などを評価します。骨盤や体幹（脊柱の代償的側彎や前彎・筋力）、上肢（RA などの場合 ROM・筋力・痛み）の評価も行います。

❺ 家屋評価

家屋評価では、最低でもトイレ、浴室、寝具、段差の状況は確認しておきましょう。

❻ 生活環境の調査

家族（キーパーソン）の有無、家事の必要性、職業（座業・営業・肉体労働）、職業上必要な動作、生活上の交通手段（徒歩・自転車・電車・バス・自動車）、趣味など。

家屋評価や生活環境の情報によって、具体的なゴール設定と、ADL 訓練で必要な動作の選択が可能になります。

## 2 THA の理学療法

THA の理学療法は、対象者に人工関節という特殊な関節の構造と使い方、そして脱臼・ゆるみ・摩耗など、運動に関連した合併症に対する注意点を理解してもらうことです。しかし、脱臼やゆるみなどの情報ばかり伝えると対象者の不安を増大させることになるので、「あれをしてはいけない・これをしてはいけない」というような指導ではなく「こういうふうにすればできますよ・こんなこともできますよ」と、対象者が THA と向き合って前向きに取り組めるような指導をすることが大切です。

また、これからの臨床では整形外科手術の進歩から、理学療法の内容は動作指導が中心となるでしょう。基本的な理学療法（ROM 運動、筋力運動、ADL 訓練、物理療法）を駆使し、対象者が理学療法を受けたくなるようなメリット（早期の ROM 改善・効率的な筋力強化・異常歩行の修正・早期 ADL 自立・退院後の生活への不安解消など）を前面に出していくべきです。以下に具体的な理学療法の内容を紹介します。

### [1] 当院における THA プログラム（図1）

当院ではほとんどの対象者がパスプログラムに従って理学療法が実施されますが、痛みや筋力などの状況からパス通りに進まない対象者がいるということを知っておきましょう。

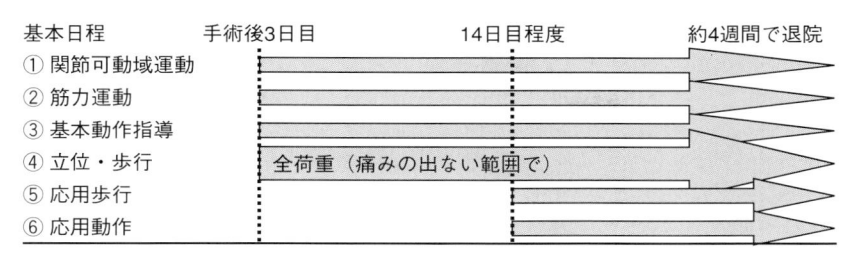

| 基本日程 | 手術後3日目 | 14日目程度 | 約4週間で退院 |
|---|---|---|---|
| ① 関節可動域運動 | | | |
| ② 筋力運動 | | | |
| ③ 基本動作指導 | | | |
| ④ 立位・歩行 | 全荷重（痛みの出ない範囲で） | | |
| ⑤ 応用歩行 | | | |
| ⑥ 応用動作 | | | |

図1　THAプログラム

## [2] ROM運動

　THAの最大の特徴は角度制限があり、一般的な後方進入の場合、股関節屈曲90度以上・内転・内旋は禁忌です。この角度と動きは術前から指導しておき、術後も各動作で対象者が危険な動作を行うたびに指導します。

　徒手でROM運動を実施する際は必ず手の全面接触を心がけ、対象者をリラックスさせるために理学療法士（PT）との接触面を多くするようにします（図2）。また、対象者自身ができるようなストレッチ方法を指導します（図3）。

> ● ワンポイントアドバイス：筋疲労による疼痛について
>
> 　筋は収縮させるとポンプのように働き、血液の循環量が増え、乳酸などの発痛代謝産物を取り除き酸素補給を行うので、低負荷の運動を行うと筋疲労による疼痛を軽減することができます。筋疲労の痛みに対して対象者からマッサージの要望が時々ありますが、力まかせに揉んだりマッサージをすると、筋肉の発達していない筋の場合、痛んだ筋線維をさらに損傷させたり、リンパ管に障害を起こし、微小出血や浮腫をきたすことになります。
> 　対象者は揉まれた後に楽になった気がしますが、翌日にはさらに痛みが増大し、マッサージ依存症に陥ることもあるので注意しましょう。

## [3] 筋力運動

　股関節屈曲筋力強化の1つとしてSLR運動がありますが、股関節への負荷圧が体重の1.6～2倍程度の負荷がかかるため、全荷重になってから行う方がよいでしょう。SLR以外の方法としては、背臥位で膝関節屈曲位にて下肢を挙上する、もしくは平行棒内で足踏みを行います。

　足踏み動作の際、腸腰筋が弱い場合は膝の屈曲と骨盤の代償で足を上げようとするので、足を持ち上げるのではなく膝を前に出すように指導するとよいでしょう。股関節外転の筋力強化は背臥位・腹臥位での下肢外転運動（場合によってはゴムを抵抗に利用）や、立位での運動（図4）、横歩きなどがあります。股関節伸展の筋力強化は、背臥位膝立て位からの臀部の挙上（両足で行い、全荷重になれば片足でも行います）、背臥位での下肢伸展、立位で壁を押しながら

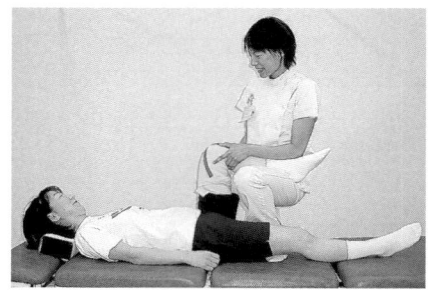

図2 他動的ROM運動
a：屈曲
b：伸展 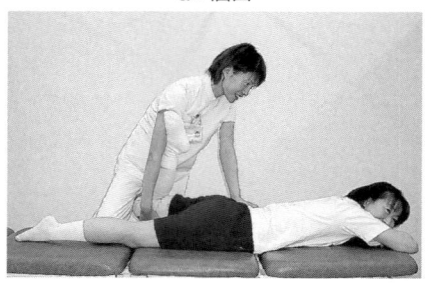
c：外転 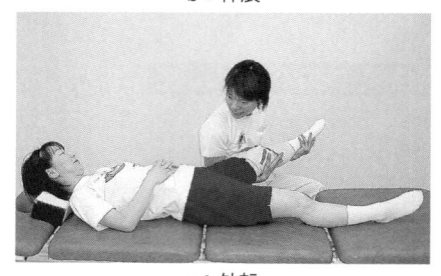

図3 自動的ROM運動 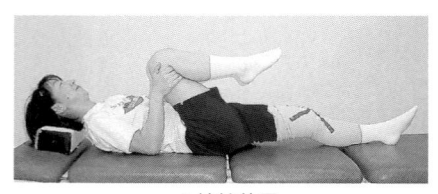
a：持続伸展 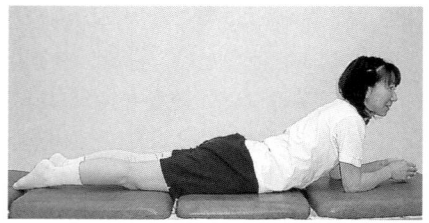
b：側臥位での持続伸展 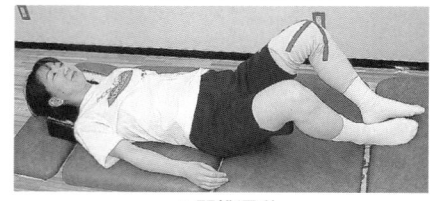
c：開排運動

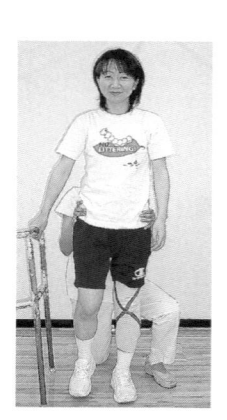

図4 外転筋の強化
術側の外転筋を意識させながら骨盤を水平位に保ち、健側の足を少し持ち上げてもらいます。

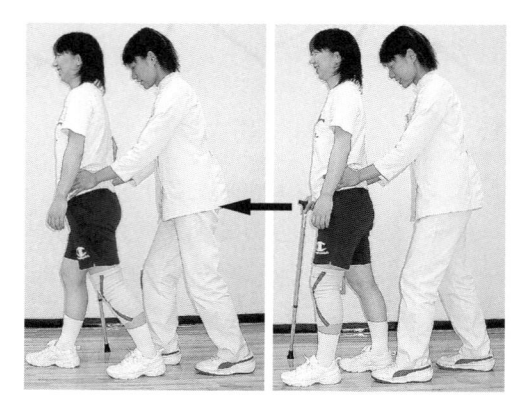

図5 伸展筋の運動学習
術側の股関節伸展と骨盤の回旋を介助することにより、股関節伸展と歩行時の骨盤回旋のリズムを習得してもらいます。

爪先立ち、歩行時の骨盤介助(図5)などがあります。

> ● ワンポイントアドバイス
>
> 　筋の使い方を指導する際、収縮させたい筋にタッピング(創部の痛みが出ない強さで)や、バイオフィードバックなどを用いると理解しやすくなります。また術前は屈曲拘縮などにより、股関節を動かさず骨盤の代償運動で振り出しと蹴り出しを行っていることが多いため、筋力強化というよりも、筋の使い方を再学習させるというイメージに近いと考えましょう。
> 　収縮を意識させても難しい場合は、逆に意識させず自動介助運動のような形(図5)で行うのもよいでしょう。

## [4] 動作指導

　対象者にとってTHAの禁忌角度は、股関節単独の動きでは理解できますが、動作上では理解しにくく、普段から行っている動作に禁忌角度が含まれている(例：横座り・足組み・低いいすでの立ち座りなど)ことに気づきません。そのため、対象者が普段から行っている動作を把握し、必要な動作を安全に行えるように指導する必要があります。

　①下衣・靴下の着脱方法：股関節を外旋させて(図6、7)のように片方ずつ行います。履く場合は術側から、脱ぐ場合は健側から行います。できない場合はソックスエイドやマジックハンドなどを利用して行います。

　②いすからの立ち上がり：健側の手でいすもしくは台を押して立ちます(図8)。

　③座位↔四つ這い：図9のように術側を伸展位にして行います。

　④浴槽への出入り：浴槽の縁が高い場合は、縁もしくは縁と同じ高さのシャワーいすに座り、先に足を入れるようにして入ります。縁が低い場合はまたいで入ります。

　⑤和式トイレの使用：洋式トイレがない場合の緊急用として指導します。まずはトイレットペーパーなどを使用して膝を着く場所を確保します。その後、健側に重心移動して(手すりがあれば利用)患側の膝をついて片膝立ちになり、用を足します(図10)。

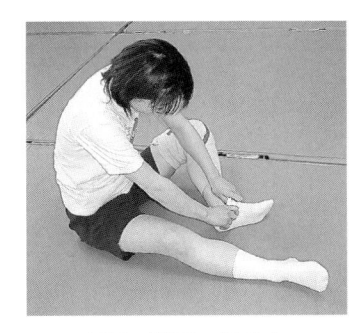

図6　靴下の履き方

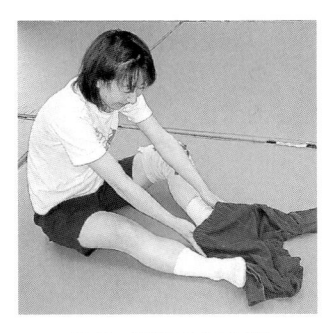

図7　下衣の履き方

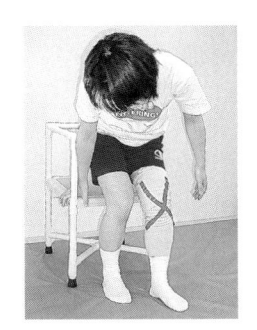

図8　いすからの立ち上がり

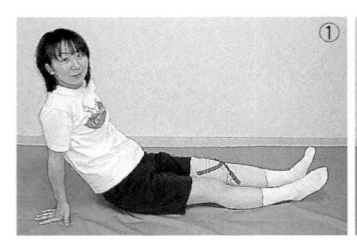

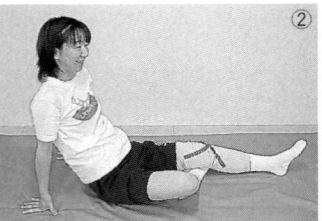

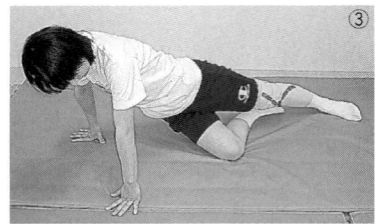

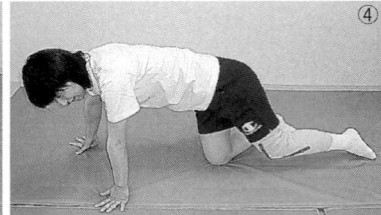

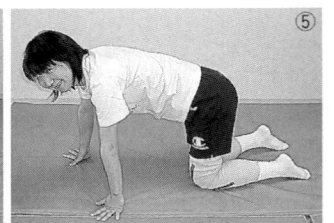

図9　座位↔四つ這い

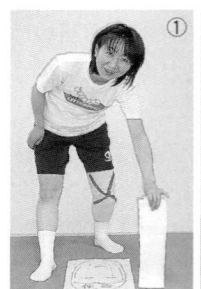

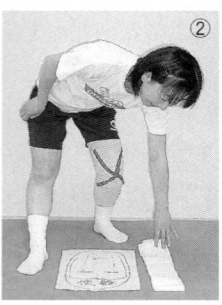

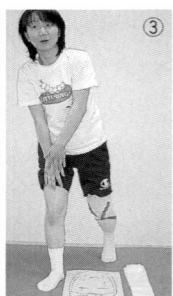

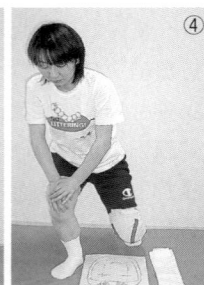

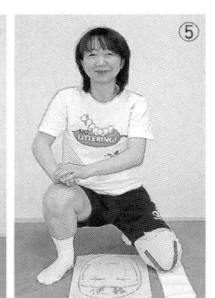

図10　和式トイレの使用法

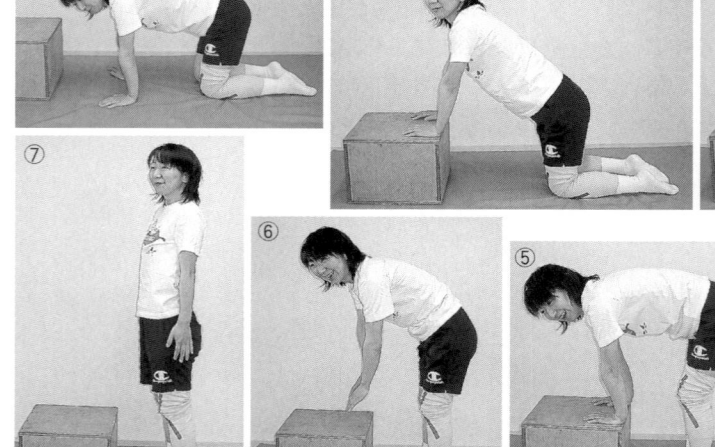

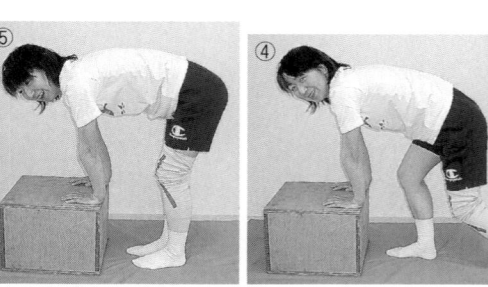

図11　床からの立ち上がり

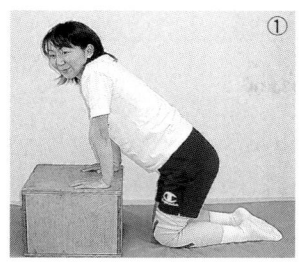

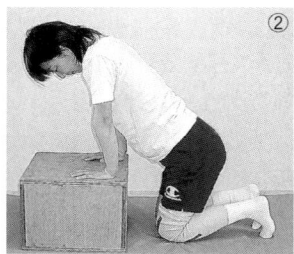

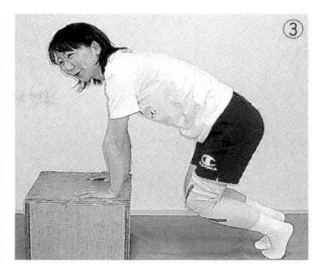

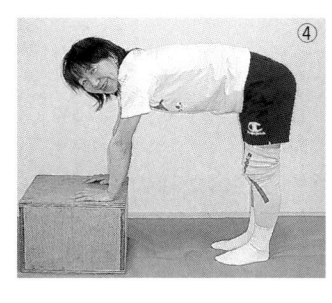

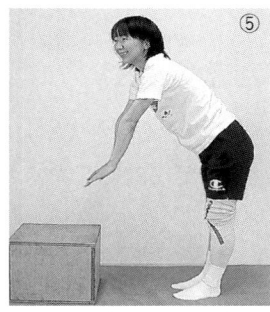

図12　床からの立ち上がり（別パターン）

⑥床上での立ち座り：片側の場合は四つ這い位から図11のように行います（左がTHA）。両側や、下肢の筋力が弱い場合は図12のように行います。

⑦階段昇降：基本は二足一段ですが、ROM制限が著しい場合や筋力が低下している場合は、両上肢で手すりを把持した横向きでの昇り降りや、後ろ向きで降りるようにします。

### ● ワンポイントアドバイス

術前から屈曲拘縮で歩行していた方は、歩行時の股関節伸展を習得するのに時間がかかる場合があります。ビデオ撮影や鏡などを利用して本人へフィードバックをすると意識しやすくなります。

## [5]　注意点

THAで生じる疼痛は、筋の疲労痛（収縮時痛・伸張痛）・短縮時の伸張痛、炎症、骨折、脱臼、靱帯や腱の伸張痛などさまざまなものがあるので、疼痛の評価は客観的かつ慎重に行うことが大切です。

> ● ワンポイントアドバイス：見かけ上の脚長差をとるには？
>
> 　術側下肢は、大腿骨頭や臼蓋の変形により脚長差があるので、これをカバーするために骨盤を下げて立位・歩行していた場合、術後は骨頭の位置がもとに戻るため中臀筋の短縮により、外転拘縮を生じることがあります。また骨盤の高さが左右違うため「左右の足の長さが違う」との訴えもあります。この場合、術側の外転筋を伸張させることにより改善させます。

## [6] 疾患別理学療法

### ❶ 変形性股関節症

先天性股関節脱臼などによる二次的な変形性股関節症の場合、長い年月を経て変形しており、疼痛を避けるため関節の不動や筋の短縮（特に脚長差がある場合）などが多くみられます。このような対象者が術後関節の位置がもとどおりになると、筋の短縮による可動域制限がよく出現します。この場合 ROM 運動を強い力で積極的に行うと筋の張力によるインピンジを誘発し、脱臼の危険がありますので、ROM 運動は軽い伸張痛程度のところで保持し、長時間（最低 30 秒程度）筋を伸張させるように行います。実施前に物理療法（温熱療法）を併用する場合もあります。

筋力強化に関しては、疼痛による筋出力低下か、代償運動や不動による運動感覚の低下（使い方の下手さ）のため、筋力強化というより筋の収縮を促通させるように指導していくことが望ましいでしょう。指導方法としては、個別の筋収縮を習得させ、動作上でも意識させて収縮させるように指導します。

### ❷ RA

症状は、関節の対称性腫脹と関節痛、関節変形が主ですが、脱臼（環軸椎）、皮膚症状（皮下結節、腫瘍など）、神経症状（手根管症候群などの圧迫性神経障害・多発性単神経炎・頸髄病変による脊髄症状）、関節外症状（間質性肺炎・強膜炎・血管炎）など重篤な症状をも呈する全身性疾患であることに注意すべきです。

理学療法を行う際には疼痛と過用に注意することが大切です。軟部組織や骨が脆弱のため、ROM 運動の際は曲がり過ぎに注意し、愛護的に行います。また炎症を起こしやすいので筋力運動は、種類（等尺性が望ましい）や回数の注意が必要です。手術部位やその他の関節に炎症症状（熱感・発赤・腫脹・臨床検査値など）がないか、毎回チェックする習慣をつけましょう。

歩行は、杖の種類や握りの部分の工夫が必要です。上肢の痛みや支持性が弱い場合は、杖を使わないようにすることもあります。

動作は、基本的に術前の能力を目標にします。床からの立ち上がりなどは、上肢にも負担がかかるため本人の ニーズ を確認してから行いましょう。また、リウマチ用の自助具などの情報提供も必要です。

### ❸ 特発性大腿骨頭壊死

変形性股関節症と違い、早期に変形をきたすことが多いので筋の短縮などが少なく、また

青・壮年期に発生することから活動的な対象者が多いため、職業内容などを考えた動作指導や、ジャンプ動作を伴う運動を避けるように指導します。

## 3 集団指導について

他の患者の質疑を聞くことで患者同士がTHAについて考えるようになり、THAを理解する補助となるため当院では、医師・看護師・医療相談員を交えてパンフレットを作成し、パンフレットを参考にしながら週1回THA教室を行っています。教室の内容は、講義(医師・PT)とグループ運動(家庭で1人でも行うことのできる運動)を行っており、患者から理解しやすいとの賛同を得ています。

●●● **おわりに**
整形外科の手術方法が日進月歩であるように、私たちPTも日々の努力が大事です。解剖・生理・病理を理解し、客観的な視点で理学療法の効果を見極められるようになってください。

(浅田史成)

# CHAPTER 3 整形外科疾患のリハビリテーション
## 6. 腰仙部神経根障害術後の患者に対するリハビリテーション

> ● SUMMARY
>
> 1. 腰仙部神経根障害術後の患者が社会復帰を目指すためにリハビリテーション（リハ）は大きな役割を果たします。
> 2. 医師、理学療法士（PT）、作業療法士（OT）、看護師などの各職種によるチームアプローチによって行われます。
> 3. 各職種が責任をもって自分の役割を果たすこと、また各職種間のコミュニケーションを活発にすることが必要です。
> 4. 評価や治療を行うにあたって留意しなければならないポイントは疾患や術式によって異なりますので疾患別の特異的な症状、および術後に禁忌となる姿勢や運動について十分に理解しておくことが大切です。

●●●● はじめに

腰椎椎間板ヘルニアや腰部脊柱管狭窄症といった腰仙部神経根障害術後リハでは、術前から評価と機能向上、そして教育を目的としたプログラムを作成することが必要です。本稿では医師、PT、OT、看護師などによるチームアプローチとしてのリハを論述します。

## 1 腰仙部神経根障害の代表的な疾患

①腰椎椎間板ヘルニア：成年層に多く、中腰で重い物を持ち上げようとしたときや腰部を過度にひねったときに発症することが多い疾患です。また不良姿勢を長時間継続した後に発症する場合や、慢性潜行性に発症する場合もあります。腰痛のみならず下肢痛も出現し、咳やくしゃみで増悪します。側臥位でエビのような姿勢をとり、安静を保つと比較的楽です。神経根が障害されるために筋力低下や感覚障害などの下肢神経症状が出現します。

②腰部脊柱管狭窄症：初老期、中老期に多くみられる疾患であり、大腿神経領域や坐骨神経領域に神経根性の疼痛やしびれ感、冷感などが出現します。体幹を伸展することによって症状が増悪します。特徴的な症状としては間欠性跛行、膀胱直腸障害がありますが、腰痛を伴うこともあります。

③腰椎分離すべり症：腰椎分離が起こったうえに、椎体が下位腰仙椎に対して前方に転位したものです。運動時の腰痛や臀部痛が主症状ですが、脊柱管狭窄があるものは間欠性跛行や下肢神経症状が出現します。

④腰椎変性とり症：退行変性によるもので、椎弓の分離を伴わずに腰椎の分離をきたしているものです。中年女性の第4腰椎に多く、腰椎分離とり症と同様に脊柱管狭窄の症状を呈することがあります。

## 2 術前の評価

術後の歩行や日常生活活動（ADL）のゴール設定、ならびに治療の効果判定を行ううえで必要となりますので、十分に時間をかけて、正確かつ詳細に行います。

### [1] 下肢神経症状の評価

#### ❶ 下肢痛

疼痛の出現領域を皮膚髄節（dermatome）と照合し評価を行います。疼痛の程度はVAS（Visual Analogue Scale）を指標とします。

姿勢の変化や動作の違いにより、疼痛が変化する場合もあるので姿勢変化による評価も重要です。

#### ❷ 下肢感覚の異常

皮膚髄節と照合し、触覚、痛覚、温冷覚などの表在感覚の評価を行います。またしびれ感もその出現部位と程度を評価します。上位腰椎の障害のように、脊髄症の症状が混在している場合には、位置覚、振動覚などの運動感覚の評価も行う必要があります。

#### ❸ 下肢筋力の低下

基本的には徒手筋力テスト（MMT）により筋力の評価が行われます。近年、筋力測定機器の普及により、定量的かつ客観的な評価が可能になりました。神経根障害により筋力低下を呈する代表的な筋は、L2・L3神経根が腸腰筋、L4神経根が大腿四頭筋、L5神経根が中臀筋、前脛骨筋、長母趾伸筋、S1神経根が下腿三頭筋、長母趾屈筋などです。

#### ❹ 下肢腱反射の低下・消失

L4神経根障害では膝蓋腱反射、S1神経根障害ではアキレス腱反射の低下あるいは消失がみられます。

#### ❺ 下肢の神経伸展試験（tension sign）の陽性所見

L3・L4神経根障害では大腿神経伸展試験（FNSテスト）が、L5神経根障害・S1神経根障害では伸脚挙上テスト（Lasegueテスト）が陽性となります。

#### ❻ 下肢皮膚温の低下

一般的にL5神経根障害では母趾、S1神経根障害では小趾の皮膚温が低下します[1]。しかし、神経根が障害されることによって皮膚温が低下するメカニズムは、現段階では完全には明らかにされていません[2]。

### [2] 歩行機能評価

馬尾神経性の間欠性跛行が代表的な症状である腰部脊柱管狭窄症の症例ではトレッドミル上

表1 腰仙部神経根障害術後のリハビリテーションプログラム

| | 術翌日から術後2日 | 術後3日 | 術後1週 | 術後2週 | 術後3週 | 術後4週 | 術後5週 | 術後6週 | 術後8週 | 術後9週 |
|---|---|---|---|---|---|---|---|---|---|---|
| 開窓ヘルニア摘出術後／腰椎椎弓切除術後 | ・ベッドサイドでの下肢の自動運動，他動運動，等尺性運動を中心に行う（PTがベッドサイドに赴く）<br>・対象者が自主トレを行えるように，疼痛や疲労，術後の禁忌事項を考慮した運動を指導する<br>・適切な運動が行えているかどうかを，PTをはじめ主治医，看護師が随時チェックする | ・体幹筋の等尺性運動（図1）を行う<br>・端座位から立位を進め ADLを進める（創傷痛が残存している対象者は状態を勘案しながら慎重に進める） | ・積極的に下肢の筋力増強，関節可動域拡大を図る<br>・歩行練習を本格的に開始する | ・体幹の筋力増強をダイナミックに行う（恐怖感もある対象者には，十分に説明し，徐々に行う）<br>・階段昇降を開始する<br>・下肢筋力および歩行能力を評価する | ・屋外歩行の練習を開始する<br>・家庭復帰へ向けてADLの評価や指導をPT, OT, 看護師が協力して行う<br>・職業復帰をする対象者へは就業に関する評価を行い，復帰の時期や就労時の注意点について指導を行う | ・運動による症状悪化の有無，体幹や下肢筋力などの再評価を行う<br>・退院の可否を主治医が判断する | | | | |
| 腰仙椎固定術後 | 【抜糸が終了するまでの期間】<br>・ベッドサイドでの下肢の自動運動，他動運動，等尺性運動および体幹筋の等尺性運動を中心に行う（PTがベッドサイドに赴く）<br>・対象者が自主トレを行えるように，疼痛や疲労，術後の禁忌事項を考慮した運動を指導する<br>・腰仙椎固定術後のストレスと，体幹ギプスの上方へのズレを考慮し，高さの低いいすでの座位は行わないように指導する<br>【抜糸が終了した後】<br>・端座位から立位を進めADLを進める | | ・体幹の筋力増強をダイナミックに行う（恐怖感を訴える対象者もあるので，十分に説明し，徐々に行う）<br>・階段昇降を開始する<br>・下肢筋力増強，関節可動域拡大および歩行練習を積極的に行う | | ・屋外歩行の練習を開始する<br>・体幹ギプスを硬性コルセットに変更する（コルセットの着脱については当初，PTやOT，主治医，看護師などの介助により行う）<br>・屋外歩行，階段昇降の練習を開始する（極度に段が高い階段は腰仙椎固定術後ではストレスがかかるため徐々に行うようにしたい）<br>・体幹ギプスおよび歩行能力を評価する<br>・家庭復帰へ向け，コルセットの自己着脱を含めたADLの評価や指導をPT, OT, 看護師が協力して行う | ・職業復帰をする対象者へは就業に関する評価を行い，復帰の時期や就労時の注意点について指導を行う | ・運動による症状悪化の有無，体幹や下肢筋力などの再評価を行う<br>・退院の可否を主治医が判断する | ・骨癒合が確認された後に，体幹の筋力強化をダイナミックに行う（恐怖感を訴える対象者が十分にあるので，徐々に行う）<br>・家庭復帰へ向け，コルセットの着脱を含めたADLの評価や指導をPT, OT, 看護師が協力して行う | ・運動による症状悪化の有無，体幹や下肢筋力などの再評価を行う<br>・退院の可否を主治医が判断する |

で連続歩行を行わせ、下肢にだるさやしびれ、疼痛といった症状が出現するまでの距離を測定します。ただ、血行性の間欠性跛行と鑑別する必要があるために、歩行時の姿勢を体幹屈曲位と体幹伸展位の両方で行います。

### ［3］ ADL・職務内容の評価

起居動作、食事・トイレ・更衣・入浴・整容といったセルフケア、歩行などの評価で、それらが理学療法室や作業療法室において「できる」項目なのか、あるいは病棟において「している」項目なのかを明確にしておくことは重要です。つまりPT、OT評価と、看護師による評価が必要です。

また、日常生活や職務中における不良姿勢が発症の一要因になっていることも考えられるため、症例の日常生活や職務中の動作や姿勢に関しても把握しておくことが必要となります。

## 3 術後のリハビリテーション

術後は可及的早期よりリハビリテーションが開始され、離床が進められることを対象者に理解してもらい、術後の治療プログラム教育を行っておくことが必要です。

術後リハは通常、プロトコール（表1）に従って進められます。しかし、対象者の症状に応じてプログラムが修正されることがあります。

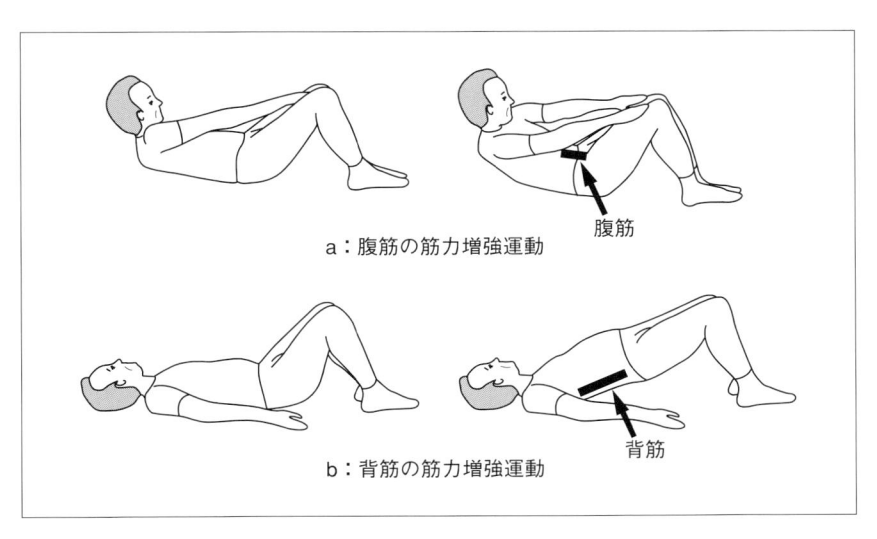

a：腹筋の筋力増強運動

b：背筋の筋力増強運動

図1　体幹筋の等尺性運動

表2　腰椎疾患の理学療法士および作業療法士の業務分担

| 1. 理学療法士（PT） | 2. 作業療法士（OT） |
|---|---|
| ①術前<br>　・下肢および体幹機能の評価<br>　・下肢および体幹機能の機能向上<br>②術後<br>　・下肢および体幹機能の機能向上<br>　・移動手段の獲得および移動能力の向上<br>　　（端座位→立位→歩行器歩行→独歩）<br>　・下肢および体幹機能の定期的な評価<br>　・退院後の自主トレーニングの指導 | ①術前<br>　・歩行を含むADLおよび就業に関する評価<br>②術後<br>　・ADL評価とADL向上（屋外歩行を含む）<br>　・日常関連動作（IADL）とQOLの向上<br>　・復職に関する評価と機能向上<br>　・退院後のADLと復職指導 |

## 4　腰仙部神経根障害の患者に対するチームアプローチとしてのリハビリテーション

　腰仙部神経根障害の対象者は機能障害レベルから社会的不利レベルまで多岐にわたって障害を有するため、MSWを含めたチームアプローチは重要です。業務分担の方法は病院や施設によって異なるとは思いますが、当院ではPTとOTがそれぞれ表2のように業務分担しています[3]。

（坂本親宣）

【文献】
1) 橋口浩一, ほか：腰仙部神経根ブロックによる皮膚温の変化. 第3回日本腰痛研究会抄録集, p20, 1995.
2) 坂本親宣：腰痛の急性期理学療法. 理学療法ジャーナル 31：560-567, 1997.
3) 井口哲弘, ほか：腰椎除圧術後の運動療法. 整形外科運動療法実践マニュアルII, 疾患別, 白土　修, ほか（編）, pp159-166, 全日本病院出版会, 東京, 2003.

CHAPTER 3　整形外科疾患のリハビリテーション

# 7. 膝関節におけるバイオメカニクスとリハビリテーション

### ●SUMMARY

1. 本稿では、膝関節の関節運動、靱帯、半月板のバイオメカニクスについて詳述し、各種膝関節疾患に対する治療概念を述べ、プロトコールを紹介します。
2. 前十字靱帯再建術後では再建靱帯を保護しつつ積極的に治療を行い、可及的早期の正常歩行の獲得を目標とします。
3. 半月板切除術後では個々の膝の状態を的確に評価し、炎症症状を起こさないようにプログラムを進めます。
4. 習慣性膝蓋骨脱臼手術後は大腿四頭筋の萎縮が生じるため、早期から低周波などで筋収縮の促通を図ります。
5. 内側側副靱帯損傷後の保存療法では、損傷した靱帯の修復を期待しつつ、早期から疼痛のない範囲で生理的な関節運動を促します。

### ●●●はじめに

　人体中最大の関節である膝関節は、筋肉、靱帯、関節面の形態などのさまざまな因子が関連して運動を行っています。また、膝関節には常に体重の何倍ものストレスがかかり、複雑な動きにも耐え得る支持性をもつ一方、0〜160度の広い可動性が要求されます。膝疾患を治療する際には、このような膝関節の複雑なバイオメカニクスを理解し、評価に役立て、治療にいかしていかなければなりません。

　本稿では膝関節のバイオメカニクスを中心に述べ、代表的な膝疾患のリハビリテーション（リハ）を紹介します。

## 1　膝関節の機能解剖とバイオメカニクス

### [1]　膝関節の構成

　膝関節は大腿骨、脛骨、膝蓋骨から構成され、大腿骨と脛骨からなる大腿脛骨関節と膝蓋骨と大腿骨からなる膝蓋大腿関節の2つの関節が存在します。関節の表面には厚さ約3〜4mm程の関節軟骨が覆っており、関節運動時の衝撃吸収や潤滑化の役割を果たしています。大腿脛骨関節の間には線維軟骨からなる半月板が存在し、関節の安定化、衝撃吸収、関節潤滑などの役割を果たしています。また、大腿骨と脛骨の安定性を高めるために4本の靱帯が存在します。

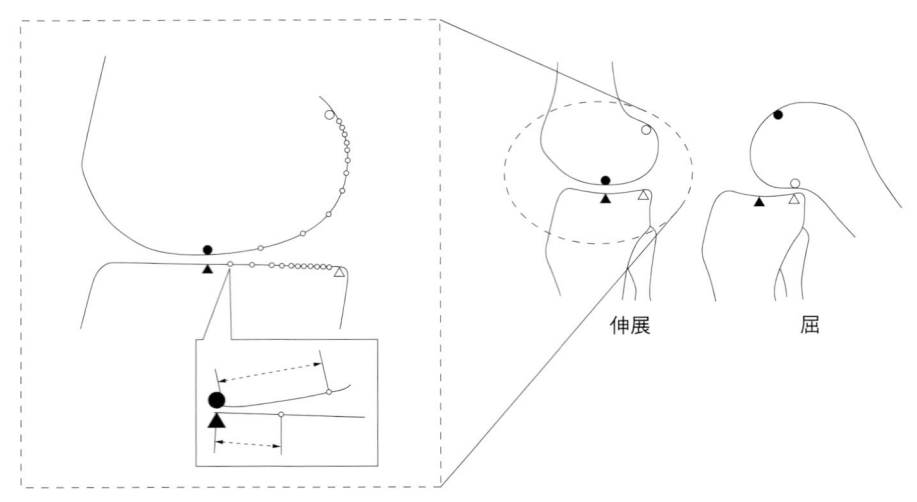

図1　膝関節の屈伸運動
膝関節の屈伸運動は滑りと転がりを組み合わせながら行われます。左図の大腿骨面と脛骨プラトーの○が一致するように屈曲していきます。初期屈曲時は大腿骨の移動量は脛骨の移動量の2倍であり、最終屈曲時には4倍になります。

## [2]　関節運動

　膝関節の関節可動域(ROM)は伸展約0度、屈曲は股関節伸展位で約135度、股関節屈曲位で約160度(正座)です。伸展の主動作筋は大腿四頭筋、屈曲の主動作筋はハムストリングスです。膝関節の回旋は完全伸展位では不可能ですが、屈曲位になると靱帯の緩みが生じ可能となります。外旋のROMは20度で主動作筋は大腿二頭筋です。内旋のROMは10度で主動作筋は半腱様筋、半膜様筋です。
　大腿脛骨関節では滑り運動と転がり運動を組み合わせながら屈伸運動が行われます。滑り運動に対する転がり運動の比率は膝の角度により異なり、屈曲開始時で転がりと滑りの比率は約1：2、屈曲終了時で約1：4になります(図1)。膝関節の伸展運動時、大腿内側の関節面は外側より長いため、外側では最大伸展位に至る前に負荷面は既に関節面の最前縁部に到達しており、内側ではまだ前方への移動を残しています(図2)。したがって、最大伸展時には脛骨に対する大腿骨の内旋運動が必要となり、この運動をscrewhome movementといいます。大腿脛骨関節ではこのscrewhome movementにより最終伸展位が誘導され、膝関節のすべての靱帯は緊張し不動結合位となります。

## [3]　靱帯

　ここでは、臨床的に損傷が多く見受けられるACL(前十字靱帯)とMCL(内側側副靱帯)について述べます。
　ACLは大腿骨外顆内側面後方から起こり、脛骨顆間結節の前方からやや内側に付着しています。大腿骨の付着部は上下に円弧形で約23 mm、脛骨の付着部は前後に楕円形で約30 mmあります。ACLの全長は約30 mm、横径は約10 mmで脛骨から大腿骨にかけて徐々に細く

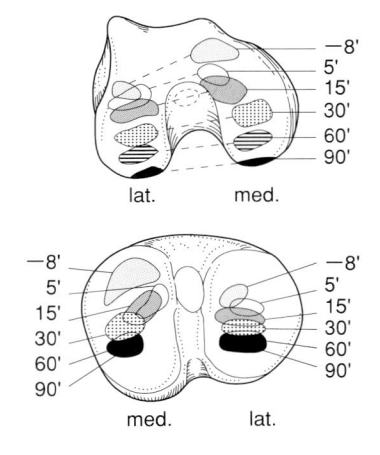

**図2 大腿脛骨関節面の負荷面の移動相**
膝関節最大伸展時に内側の負荷面は前方に移動しますが、外側の負荷面はほとんど移動しないため、外側をpivotとした回旋運動（screwhome movement）が生じます。
（戸松泰介：膝関節における負荷面の移動相に関する研究. 日整会誌 52：551-560, 1978 による）

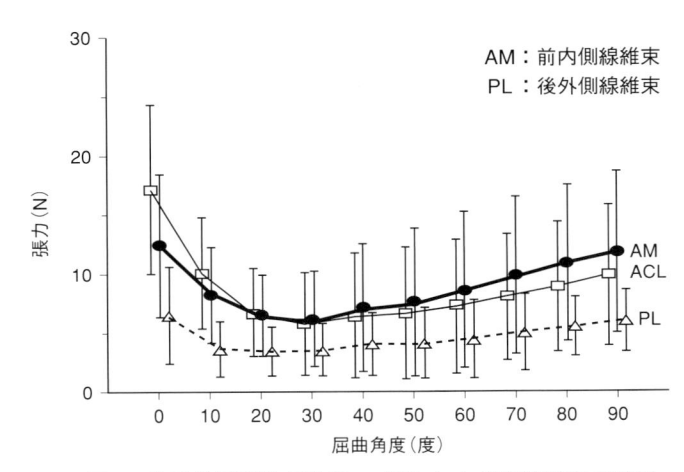

**図3 他動的膝関節屈伸時のACLおよび各線維束の緊張**
（前 達雄, ほか：膝関節のバイオメカニクス. 関節外科 21 (10月増刊号)：79-84, 2002 による）

なっています。図3に他動的に膝を屈伸した際のACLに加わる張力を示しますが、20〜30度で最も張力が減少しています。すなわち、この角度で最も膝の前方動揺性が大きいということであり、この角度で代表的なACL機能不全のテストであるLachman testが施行されることの裏づけとなります。ACLは膝関節前方不安定性に対する主制動因子であり、脛骨の前方移動に対する抑制力の80％以上を担っています。また、膝の内外反、内外旋においても二次的安定機構として機能しています。さらに最大伸展時にACLは顆間窩の天蓋に挟み込まれ、過伸展を制御しています。

MCLは狭義には大腿骨内側上顆から起こり脛骨骨幹端内側に付着する浅層の側副靱帯のことをいいますが、広義には深層にある後斜靱帯や内側関節包靱帯も含みます。MCLは一般に関節外靱帯であるとされていますが、深層のMCLに関しては関節内の内側半月板と密に連結しています。内側関節包靱帯は内側関節包の厚い中央1/3のことをいい、浅層のMCLと走行がほぼ一致しています。後斜靱帯は主に脛骨後縁と内側半月板へ付着し、一部は半膜様筋腱へ

付着します。MCL は膝の外反動揺性に対する主制動因子であり、外反に対する抑制力の 60～80％ を担います。

### [4] 半月板

大腿脛骨関節には内側半月板と外側半月板が存在し、内側半月板は C 状、外側半月板は O 状を呈しています。半月板は前角と後角で脛骨に固定され、大腿骨顆部に連動して運動するため、膝関節伸展時には前方へ、屈曲時には後方へ移動します。内側半月板は前節では狭く幅約 8 mm、厚さ 3 mm 程度ですが、後節にいくほど広く厚くなり幅 15 mm、厚さ 4.5 mm 程になります。内側半月板の中 1/3 は内側関節包に強固に付着し、後方 1/3 は後斜靱帯と半膜様筋腱の線維性の強い付着部をもっており、このため可動性は少なくなっています。一方、外側半月板は前中後節とも幅約 10 mm ほどで、厚さも 4 mm 程度です。外側半月板は膝窩筋腱溝部で固定されていないので可動性が大きく、内側半月板と比べて通常の屈伸で約 2 倍の可動性をもっています（図 4）。

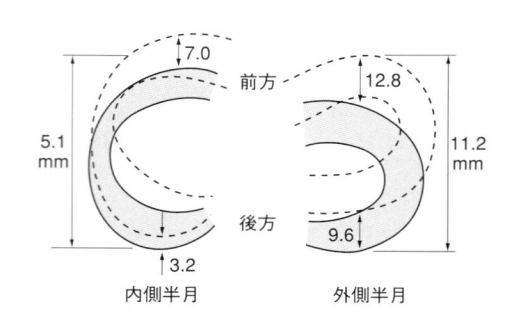

図 4 膝関節屈伸による半月板の前後方向移動範囲
(Thompson WO, et al：Tibial meniscal dynamics using threedimensional reconstruction of magnetic resonance image. Am J Sports Med 19：210-216, 1991 による)

## 2 代表的な膝関節疾患のリハビリテーション

ここまで膝関節の機能解剖とバイオメカニクスを述べました。手術後の治療を施行するにあたりこれらの知識を活用し、手術の意図、術式も理解したうえで治療にあたります。以下に代表的な膝疾患とそのリハプロトコールを示します。プロトコールはあくまでも 1 つの指標であり、必ずしもその時期にその種目を行わなければならないということはありません。細かな調整は、腫脹や疼痛などの炎症症状、ROM、筋力など、膝の状態によって決定していきます。

### [1] 前十字靱帯（ACL）再建術後のリハビリテーション（表 1）

近年、手術手技の進歩に伴い積極的な早期リハが可能になっています。よって、術後早期から積極的な ROM 訓練、筋力訓練、荷重訓練を行い、可及的早期に正常歩行を獲得できるようにします。但し、再建靱帯に伸張ストレスが加わらないよう十分注意します。杖、装具がない日常生活（院内）での安定した歩行が獲得できれば退院となり、適宜外来通院でフォローしていきます。

競技復帰は種目によって若干変わりますが、9 ヵ月前後で完全復帰となります。競技復帰にあたり、女性ではバスケットボール、男性ではサッカーでの再受傷が多いため、復帰に際し注意を要します[5]。

表1 前十字靱帯再建術後のリハビリテーション

| 術後2日 | PT開始<br>① ROM訓練（ヒールスライド）、②クワドセッティング、③SLR、④1/4スクワット、⑤歩行訓練（装具なし、両松葉杖歩行で。歩容、筋収縮よければ可及的早期に全荷重へ） |
|---|---|
| 2週前後 | 退院 |
| 4週 | エアロバイク |
| 5週 | ADLではBrace off |
| 8週 | ジョギング |
| 12週 | サイドステップ、ランニング |
| 4ヵ月 | ダッシュ |
| 5〜6ヵ月 | KT-2000（弛緩性）、バイオデックス（筋力）測定　基準値に達したら（筋力健患比70〜80%以上）部分練習開始 |
| 8〜9ヵ月 | KT-2000、バイオデックス測定　基準値に達したら（筋力健患比80%以上）完全復帰 |

(関東労災病院, 2005)

表2 半月板切除術後のリハビリテーション

| 術後1日 | PT開始<br>① ROM訓練（ヒールスライド）、②クワドセッティング、③SLR、④1/4スクワット、⑤レッグエクステンション（低負荷より） |
|---|---|
| 1週 | エアロバイク、退院 |
| 4〜6週 | ジョギング |
| 2ヵ月 | ノンコンタクトプレイのみ徐々に開始 |
| 3ヵ月 | 競技復帰 |

(関東労災病院, 2005)

## [2] 半月板切除術後のリハビリテーション（表2）

　半月板切除術後に一定期間経って、再度水腫や疼痛が出現する場合があります。特に、術後早期に歩き過ぎるなどADLでの運動量が多い場合、リハにおけるトレーニングの量が多い場合、スポーツ復帰の時期が早過ぎる場合にこの症状が生じやすい印象があります。これらの症状に対し適切な処置が行われなければ、慢性的な水腫につながったり、再び半月板に損傷が生じ再手術が必要になることもあります。また、術後の経過は半月板損傷の部位、断裂の種類、損傷の程度によって異なります。よってほかの疾患に比べ、リハを進めるうえでより細かい評価・調整が必要です。一般的な術後プロトコールを表2に示しますが、膝の状態には細心の注意を払い、リハ種目、時期を調整し、完全復帰まで導くことが望まれます。

　その他、円板状半月板の切除術後は通常の半月板切除術後に比べ、多くの場合痛みや腫れ、ROM制限（特に伸展）が持続します。よって円板状半月切除術後は表2のプロトコールよりも1〜2ヵ月遅らせたリハで進めます。

## [3] 習慣性膝蓋骨脱臼手術後のリハビリテーション（表3）

　習慣性膝蓋骨脱臼の手術では、膝蓋靱帯の付着部である脛骨結節を骨ごと内方へ移動させ、Q-angleを正常化させることにより膝蓋骨が外側へ移動することを防ぎます。代表的なものにElmslie-Trillat法やcrosse de hockey法などがあります。同時に外側支帯解離術、内側

表3 習慣性膝蓋骨脱臼手術後のリハビリテーション（Elmslie-Trillat法）

| 術後2日 | PT開始<br>① ROM訓練（ヒールスライド）、② クワドセッティング、③ SLR、④ 歩行訓練（シーネ＋伸展装具にて可及的早期に全荷重まで進めてよい） |
|---|---|
| 10日〜2週 | 歩容がよければシーネoff、伸展装具のみで歩行 |
| 2週 | 1/4スクワット |
| 3週 | 膝屈曲90度を目標とする、退院 |
| 4〜6週 | エクステンションラグがなくなったらADLで伸展装具off |
| 5〜7週 | エアロバイク（膝屈曲120度確認できたら） |
| 10週 | ジョギング（骨癒合確認できたら） |
| 4〜6ヵ月 | レクレーションレベルの競技復帰 |

（関東労災病院, 2005）

支帯縫合術を行うこともあります。

　手術により伸展機構の付着部を操作するため、大腿四頭筋の萎縮が必発します。術後早期より低周波などで大腿四頭筋への通電を行い、筋収縮の再教育を行います。

## [4] 内側側副靱帯（MCL）損傷後の保存的リハビリテーション

　MCLは自己修復能力が高いため、損傷後早期からリハを開始し、疼痛のない範囲で生理的な膝関節の運動を行わせることで、損傷したMCLのコラーゲン線維が修復されることがわかっています。したがってMCL損傷後、ギプス包帯などで固定すると、MCLの修復を妨げるばかりか、筋の萎縮、関節拘縮など引き起こしスポーツ復帰を遅らせることになります。但し、III度損傷の場合、疼痛や不安定感が強いため歩行できない症例が多く、受傷後初期に装具などで固定することがあり、固定除去後から積極的にリハビリを開始します。

　MCL損傷直後は疼痛や腫脹のためにROM制限が生じることが多いようです。特に最終伸展域と最終屈曲域での疼痛はしばらく続くことが多いので、ROM訓練時には注意が必要です。また荷重位での筋力訓練では膝の外反位をとるとMCLにストレスが加わり炎症症状が増加するので注意します。また、受傷後早期のレッグカールなど強い膝の屈曲運動も疼痛が生じやすく、好ましくありません。圧痛や運動痛が減少し、ROMが改善された時期から徐々にエアロバイク、ハーフスクワット、ジョギングなどの運動を開始し、徐々にもとのスポーツへ復帰していきます。スポーツ復帰に際して、膝関節の外反を伴うような運動は遅らせて開始させることが必要な場合もあります。例えば、サッカーのインサイドキックや柔道の大外刈りなどで、これらの運動は疼痛が生じた場合続けて行わないように指導します。

●●●おわりに

　膝関節の運動は基本的に屈曲と伸展であり一見単純にみえますが、滑り、転がり、回旋など複雑に運動が組み合わさって行われます。また、膝関節は筋肉、靱帯、関節面の形態などさまざまな因子が関連して、高度の支持性と広い可動性を維持しています。膝関節疾患の治療に携わるとき、この相反する支持性機能と運動性機能を熟知することで、膝関節の運動機能を統合的に評価することが可能となります。

（今屋　健）

【参考文献】
1) Werner Muller, 新名正由(訳)：膝. シュプリンガー・フェアラーク東京, 東京, 1989.
2) 戸松泰介：膝関節における負荷面の移動相に関する研究. 日整会誌 52：551-560, 1978.
3) Thompson WO, et al：Tibial meniscal dynamics using threedimensional reconstruction of magnetic resonance image. Am J Sports Med 19：210-216, 1991.
4) 前 達雄, ほか：膝関節のバイオメカニクス. 関節外科 21(10月増刊号)：79-84, 2002.
5) 今屋 健, ほか：膝前十字靱帯再建術後の再受傷に関する検討；スポーツ種目による特殊性. 第20回神奈川県理学療法士学会抄録 11, 2003.
6) 福林 徹：膝の機能解剖. 臨床スポーツ医学 18(臨時増刊号)：40-44, 2001.

# CHAPTER 4 外科疾患に関するリハビリテーション

## 1. 開胸・開腹術前後の呼吸理学療法

### ● SUMMARY

1. 開胸・開腹術における呼吸理学療法の目的は、術後肺合併症の予防と早期離床です。
2. 術前は対象者へのオリエンテーションに重点をおき、治療への自主性と協力を求め、腹式および胸式呼吸、排痰方法、寝返り・起き上がり方法を修得させます。
3. 術後は早期からのポジショニング、腹式および胸式呼吸、体位ドレナージ・huffingを組み合わせた排痰を実施し、併行して端座位、歩行へと離床を進めます。

#### ●●● はじめに

　近年、麻酔および手術技術の進歩により高齢者に対する積極的な開胸・開腹術の適応が増加傾向にあります。対象者の高齢化により、呼吸循環系疾患、脳血管障害や筋骨格系疾患を有する対象者も増えています。このため、肺炎や無気肺などの術後肺合併症（以下肺合併症）の予防と早期離床を目的とする呼吸理学療法のニーズは高まっています。これは平成14年度の診療報酬改定で外科術後の理学療法が認定されたことからも伺うことができます。この改定を契機として外科手術前後の理学療法という新たな領域に取り組む病院も増え、この分野における理学療法士（PT）の活躍が期待されています。中国労災病院リハビリテーション科では1994年より開胸・開腹術前後の呼吸理学療法を実践しており、本稿では自験例を交えて解説します。

## 1 呼吸理学療法の目的

　開胸・開腹術では手術侵襲が加わることにより呼吸運動が障害され、換気量は低下します。実際に上部開腹術前後の肺活量変化をみると、術後7日目で術前の71.3±22.2％まで低下していました。術後1〜6日以内ではさらなる肺活量の低下が予測され、一般的に上部開腹術では術翌日に術前値の50％まで低下するといわれています。原因は、創部痛や胸郭・肺・横隔膜・腹筋群への直接侵襲による呼吸運動障害、麻酔薬や鎮痛薬による呼吸中枢抑制、腸管ガス、腸管浮腫、腹水による横隔膜運動抑制などです。
　全身麻酔の影響や術中姿勢（仰臥位）により、肺の機能的残気量の低下が引き起こされます。原因として、
　①筋弛緩薬投与の影響により横隔膜の緊張が低下し、内臓器が肺下側を圧迫する
　②術中に長時間にわたり仰臥位をとり続けるため、心臓や肺自身の重力が肺下側を圧迫する
　③重力により肺血流は下側肺領域に流れるため血流量が増加し、肺胞や末梢気管支を圧迫する

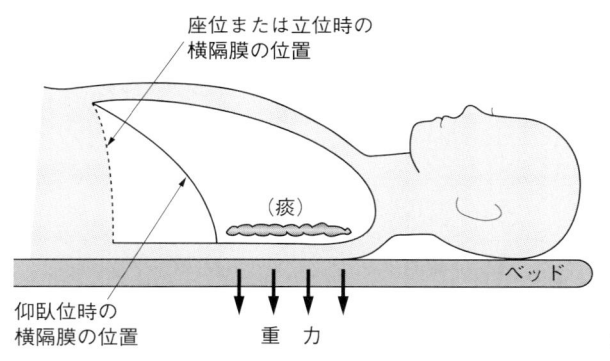

図1 下側肺障害
(辻 哲也：急性期からの呼吸リハビリテーション；開胸・開腹術後. Journal of clinical rehabilitation 12：408-415, 2003による)

表1 術前評価

| | |
|---|---|
| 1. 問診<br>　年齢<br>　喫煙歴<br>　呼吸器、運動障害をきたす疾患の既往<br>　栄養状態、肥満度（Body Mass Index など）<br>2. 全身状態<br>　バイタルサイン<br>　歩行能力、活動性<br>　心理精神状態：せん妄、認知症（痴呆）、不安、抑うつの有無 | 3. 呼吸状態<br>　胸部聴診<br>　呼吸数、呼吸パターン<br>　咳・痰の排出状況と性状<br>4. 心肺系の検査所見<br>　胸部 X 線所見<br>　肺機能検査<br>　動脈血液ガス分析、動脈血酸素飽和度（$SpO_2$）<br>　心電図所見 |

が挙げられます。

　また術後も患者を仰臥位のまま不動化すると、気道内分泌物、滲出液、血液などの貯留が加わり肺胞は虚脱しやすくなります（図1）。この下側肺領域では、肺血流が増加しているため肺胞虚脱が生じると換気血流不均等となり低酸素血症をきたしやすくなります。この肺下側のびまん性肺病変を下側肺障害といい、その予防には術後早期から側臥位や座位をとることが重要です。

　以上の病態を踏まえて、呼吸理学療法の目的は換気量増大、喀痰・気道分泌物の除去、残存肺・虚脱肺の再膨張促進、不規則呼吸パターンの改善により肺合併症を予防し、早期離床を図ることです。

## 2 ▎評価のポイント

### [1] 術前評価

　術前は各評価、検査により個々の対象者のもつリスクを総合的に把握します（表1）。また術後の呼吸障害と混同しないためにも動脈血ガス分析や聴診により、酸素化能および換気能を把握しておき、（パーキンソン病などの神経筋疾患や脳血管障害による）運動機能障害や日常生活自立度、精神機能も評価します。

表2　術後評価

| | |
|---|---|
| 1. 全身状態<br>　意識状態<br>　心理精神状態：せん妄、認知症（痴呆）、不安、抑うつの有無<br>　疼痛、鎮痛薬の投与回数・量<br>　バイタルサイン<br>2. 呼吸状態<br>　呼吸数、1回換気量<br>　咳嗽の有無と強さ、痰の自己喀出の程度<br>　喀痰の量・色調・粘稠度<br>　呼吸音、呼吸パターン | 3. 心肺系の検査所見<br>　胸部X線所見（無気肺、肺炎、胸水の有無、肺切除では肺の拡張状態、チューブ・ドレーン位置）<br>　動脈血ガス分析、動脈血酸素飽和度（SpO₂）<br>　人工呼吸器設定、酸素濃度<br>　心電図所見<br>4. 手術内容<br>　術式、手術部位<br>　リンパ節郭清の程度<br>　手術・麻酔時間、出血量、輸血量<br>　ドレーン・カテーテル・動静脈ラインの位置 |

（文献1）より一部改変）

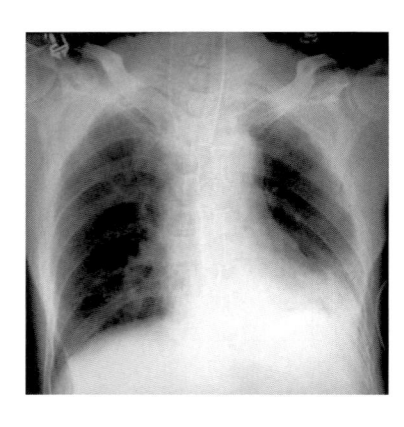

図2　胸部X線における左無気肺の所見
82歳、男性、胆嚢摘出術、術後1日目。CRP 6.2、WBC 9,030、room air にて PaO$_2$ 58.9、PaCO$_2$ 37.3（mmHg）。

## [2]　術後評価

　術後早期は呼吸循環動態が不安定なため、心肺系の検査所見を十分にモニタリングしながら離床を進めます。術後評価を表2にまとめます。肺合併症の徴候としては、呼吸音の消失または減弱、胸部X線所見上で肺野の透過性低下、低酸素血症、CRPや白血球数上昇などの炎症所見が認められます（図2）。

　肺切除術では、疼痛を回避するために肩関節を動かさず、肩関節拘縮をきたすことがあるため、定期的に関節可動域も確認しておきます。

# 3　術前の対象者および家族への説明

　当院では、イラスト入りのパンフレットを作成し、オリエンテーションに活用しています。これは呼吸理学療法の概要を解説したもので、術前後の予定や安静度も含めている点でクリティカルパスとしての機能も兼ね備えています。対象者や家族オリエンテーションの際には、呼吸理学療法が肺合併症を予防する目的で実施されますが、まずは対象者自身の自主性や協力が欠かせないことを説明します。術前評価からハイリスクと判断された対象者に対しては、リスク要因と肺合併症の関連について説明し、肺合併症への注意を促します。

## 4 呼吸理学療法の実際

### [1] 術前プログラム

在院日数短縮化のため、当院でも術前検査が外来で済まされ、入院数日後には手術が予定されていることも少なくありません。術前の理学療法実施日数は、平均4.2±3.7日と短期間のため、より短時間で簡潔な指導が要求されることから、パンフレットの果たす役割は大きく、当院における術前指導の具体的内容は、①腹式または胸式呼吸、②排痰（huffing）方法、③起居方法、です。

#### ❶ 腹式および下部胸式呼吸

換気効率を上げる目的で行います。対象者は腹部と胸部に手を置き、吸気は鼻から呼気は口から行い、腹部の膨隆を手で意識しつつ吸気を行い、呼気は自然にゆっくり行うよう指導します（下部胸式呼吸の場合は、吸気時に下部胸郭の膨隆を意識させます）。はじめは仰臥位より呼吸方法を練習し、続いて側臥位、端座位でも修得できるようにします。

#### ❷ 排痰（huffing）方法

ネブライザーによる去痰薬の吸入と気道の加湿、体位ドレナージ、創部を保護しながらの咳嗽もしくはhuffingまでの過程をオリエンテーションし、術後を想定したデモンストレーションを行います。

huffingとは数回の深呼吸の後に、中等度の吸気位から最大呼気位の間を「ハッ、ハッ」と2、3回速い呼気を行う排痰方法で、通常の咳嗽よりも創部の痛みや循環動態への影響も少ないといわれています。そしてhuffingにより痰が中心気道に届いたら、より強い努力呼気もしくは咳払いにより排出します。なお当院では麻酔科指導のもとPatient-Controlled Analgesia（PCA）ポンプによる鎮痛が術前後に実施され、疼痛緩和に効果を上げています。

#### ❸ 寝返り、起き上がり方法

術前より寝返り、起き上がり方法を指導しておくことで、対象者は術後に安心して、かつ円滑に離床を進めることができます。無理な体動により創部痛を助長させないことが重要で、具体的なポイントは図3に示します。

以上を指導し、最後に呼吸理学療法の治療計画予定と安静度を確認します。側臥位となる際は、看護師の指示・協力を求めることや、翌日から速やかに離床していくことが肺合併症を予防するためにも重要であることを再度伝えます。

一般的に、外科手術前後の理学療法でIncentive Spirometryが使用されます。Incentive Spirometryとは、長い深呼吸を持続させる呼吸訓練器の総称で、吸気流速と増大させる流速型と吸気量を増大させる容量型があります。流速型は速い流速で呼吸するため疼痛を助長させやすいこと、また術後はゆっくりとした深呼吸を長く持続する必要があることから容量型を選択している施設が多いようです。

しかしIncentive Spirometryの効果に関しては、肺合併症の予防に効果のあったとする報告がある一方で、その効果を疑問視する報告も多く、今後の検討に注目していく必要があります。

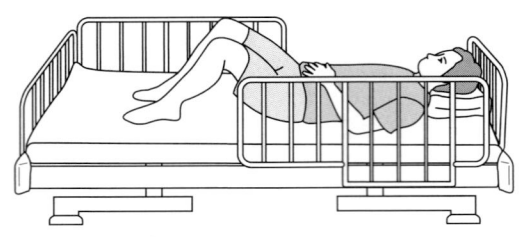

① 両下肢を屈曲します。

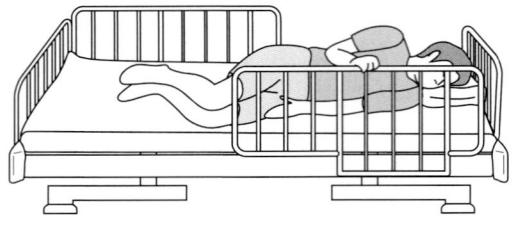

② 両下肢と体幹を同時に旋回し、寝返ります。

a：寝返り

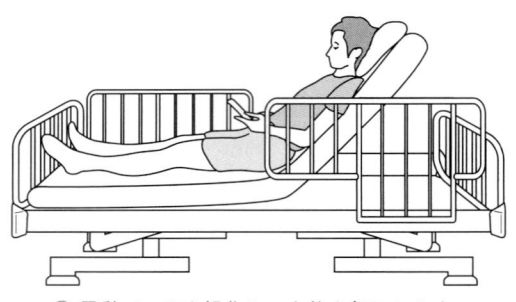

① 電動ベッドを操作し、上体を起こします。

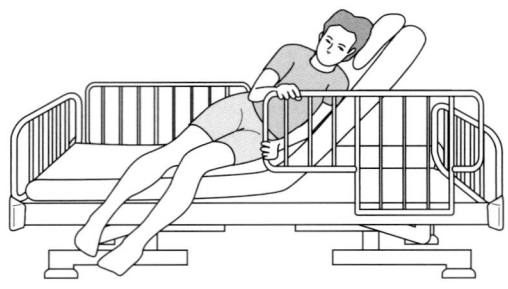

② ベッドから両下肢を下垂し、起きたい側へ身体を向けます。

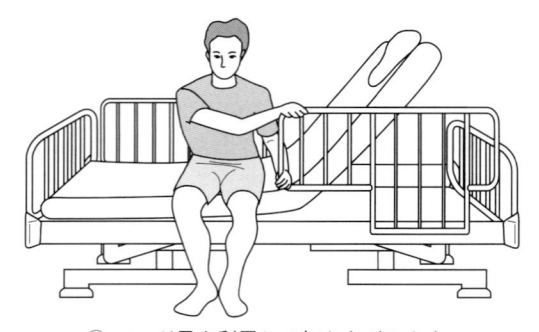

③ ベッド冊を利用して起き上がります。

b：起き上がり

図3　寝返り・起き上がり方法

## [2] 術後プログラム

### ❶ ポジショニング（図4）

呼吸障害に対して換気やガス交換の改善を目的に用います。中でも腹臥位、前傾側臥位、側臥位へのポジショニングは高い効果が証明されています。しかし外科手術後は腹臥位が困難なことが多いため、可及的早期より側臥位（90度）や前傾側臥位（90〜135度）となり、下側肺障害を予防していきます。術当日にPTは関与できないため、看護師の連携と協力、ならびに対象者の自主性が大切です。

### ❷ 腹式および下部胸式呼吸（図5）

麻酔覚醒時より腹式呼吸を開始します。しかし上部開腹術では創部痛のため吸気時に腹部を膨隆させることが困難となるため、腹式呼吸を無理強いせず、下部胸式呼吸を選択します。

### ❸ 呼吸介助法（図6）

術後は呼吸の深さやパターンを評価します。特に浅く不規則な呼吸補助筋による上部胸式呼吸となっている場合は、まず対象者に安楽な姿勢をとらせてリラクゼーションを図り、呼吸介助を施行します。仰臥位や側臥位での呼吸介助法は、下部胸郭に対し側方より肋骨の走行に沿

側臥位（90度）　　　　前傾側臥位（90〜135度）

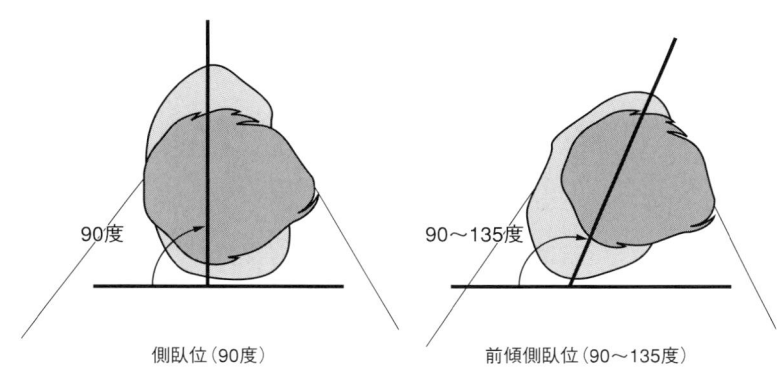

図4　ポジショニング
術後の可及的早期から、（前傾）側臥位となり、下側肺障害を予防します。安楽な姿勢となるように、クッションを利用します。

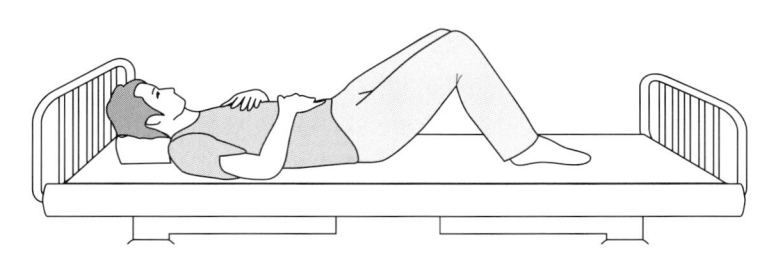

図5　腹式呼吸
麻酔覚醒時より腹式呼吸を始めます。上部開腹術で、創部痛のため腹部を膨隆させることが難しい場合は、下部胸式呼吸を選択します。

a：仰臥位での呼吸介助法　　　　b：側臥位での呼吸介助法

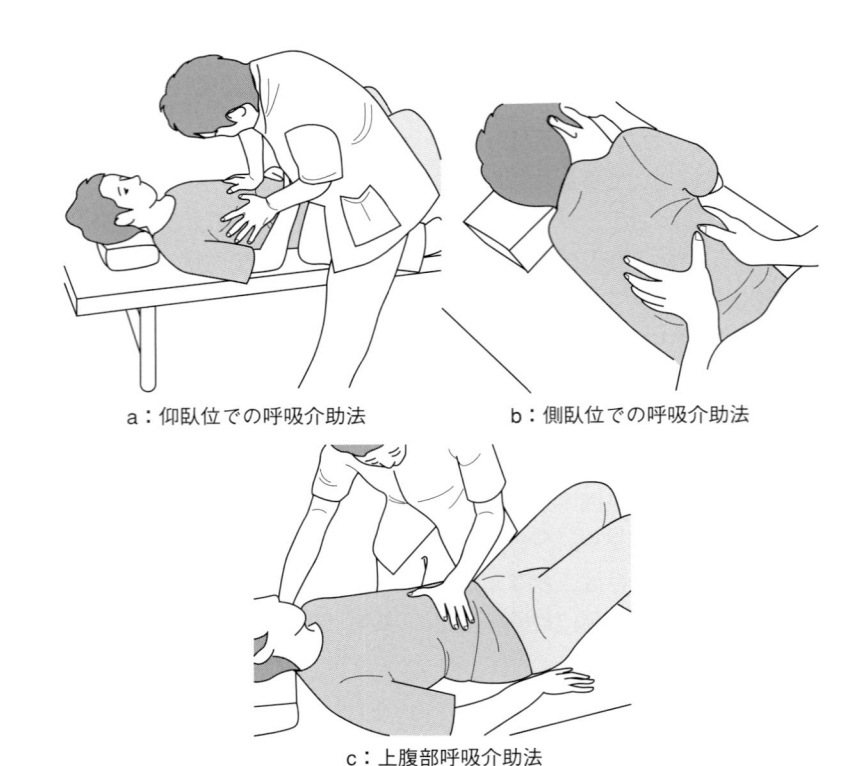

c：上腹部呼吸介助法

図6　呼吸介助法
介助者は、腹部に手掌を添え、吸気時に軽い抵抗を加えます。抵抗に対して腹部
を持ち上げるよう指示し、ゆっくりとした吸気を促します。

って手掌を添え、下部胸郭を軽く圧迫しながら自然とゆっくり呼出させ、吸気は胸郭の弾性により受動的に促し、呼吸パターンの是正と換気効率の改善を図ります。但し開胸術では手術創への局所的圧迫を避け、呼吸リズムの調整を目的とした上腹部呼吸介助の方が、むしろ望ましいと考えられます。

❹　排痰

　PTは評価に基づいてドレナージ体位を決定し、呼気介助により排痰をサポートします。これは貯留した気道分泌物の排出を重力により促進させる目的で、対象者に特定の体位をとらせる方法です。一般的には肺区域に対応した十数種類の体位が知られていますが、術後や急性期の重症者には側臥位、腹臥位を組み合わせた修正体位が推奨されています。術後の腹臥位は苦痛を伴うため、患側肺が存在する場合は、基本的に患側肺を上にした側臥位をドレナージ体位とします。患側肺は、聴診、経皮的動脈酸素飽和度の測定、胸部X線撮影所見により判断しますが、基本的には、側臥位から端座位へと離床状況に応じたドレナージ体位を選択していきます。また体位交換に際しては、循環動態や低酸素血症に注意を払ったリスク管理が必要となるため、脈拍数や経皮的動脈酸素飽和度がリアルタイムに表示されるパルスオキシメーターが有用です。

　古典的な体位排痰法は、軽打法（percussion）や振動法（vibration）などの排痰手技と併せて

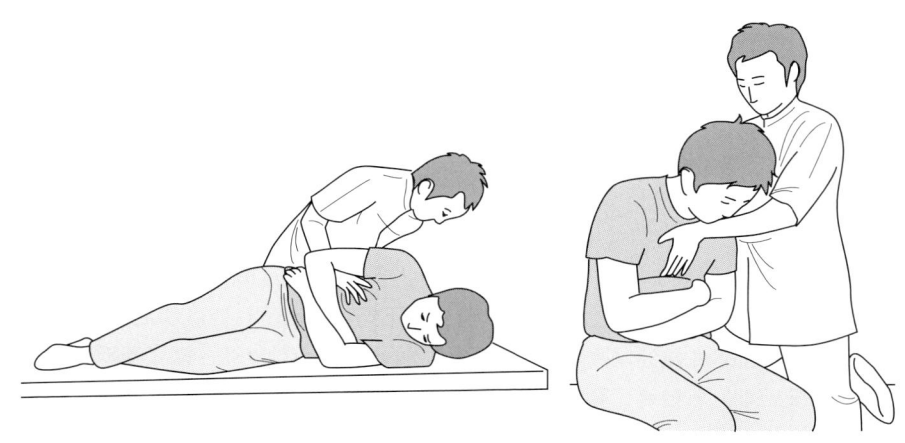

Ⅰ■急性期における疾患別リハビリテーションの実際

a：側臥位での排痰　　　　　b：起座位での排痰

図7　上部開腹術患者における排痰方法の例
第一にドレナージ体位を選択します。去痰薬の吸引後の創部を保護した huffing により排痰を試みます。その際、呼気介助法により痰の喀出を補助します。

行われてきました。しかしその科学的根拠はなく、むしろ術後は疼痛、低酸素血症、不整脈、気管支攣縮などの合併症を助長しやすいため最近では禁忌とされています。一方、対象者の呼気に合わせて胸郭に圧迫を加える呼気介助法は、循環動態に大きな変動を与えず呼気流速を速め、貯留物の移動を助けることができるため、広く臨床で実践されています（図7-a、b）。

**❺ モビライゼーション**

モビライゼーションとは、身体運動や動作を行うことの総称です。術後早期からの側臥位、端座位、歩行は酸素需要と換気量を増加させ、結果として換気血流量の改善が期待できます。また体動や換気の亢進は、気道分泌物の移動を促進し肺合併症の予防にも役立ちます。

当院では、食道など侵襲の大きな手術やハイリスクの対象者を除き、術翌日から端座位もしくは室内トイレ歩行が許可されます。術後は安静度を確認した後、対象者の疼痛やバイタルサインをモニタリングしつつ離床を進めます。

2001～2003年の当院での離床状況を術式別にみると表3のとおりで、平均7割が術後1日目に座位となっています。また平均7割が術後2日目に歩行開始となっています。術後の歩行開始に3日以上を要した主な理由としては、肺合併症の発症や循環動態不安定によるICU管理の長期化、創部痛や気分不良など身体的要因、各種ルートやドレーンなど複数のチューブによる体動制限などです。

創部痛が強く体動もままならない場合には、呼吸理学療法実施前に硬膜外への麻薬投与、坐剤や筋肉注射などにより鎮痛を図ることがポイントとなります。また創部に負担のかからない電動ベッドを利用した起き上がり方法の指導、チューブ類を整理するなどの離床しやすい環境づくりも大切です。

当院における呼吸理学療法の終了基準は、術後7日目で肺合併症を発症せず、かつ病棟内歩行が自立していることです。但しこの時点で肺合併症の徴候を認める場合や離床の進んでいない場合は、改善が得られるまで理学療法を継続します。

表3　離床状況　　　　　　　　　　　　　　　　　　　　　　　（単位：日）

| | 肺切除術(n=17) | 上部開腹術(n=66) | 下部開腹術(n=35) |
|---|---|---|---|
| 端座位 | 1.4±0.5 | 1.8±2.0 | 1.3±0.9 |
| 歩　行 | 2.4±1.5 | 2.4±2.3 | 1.9±1.3 |

　理学療法実施日数は平均10.7±7.7日であり、また肺合併症発症率は5.9%(118名のうち肺炎3名、無気肺4名)でした。全体の22%に実施期間の遷延を認め、主な理由は、肺合併症の発症、ICU管理の長期化、全身状態不安定などでした。また術前から運動機能が低下している高齢者や脳血管障害者は、廃用症候群に陥りやすく、終了時期を越えて歩行練習の継続が必要です。今後終了基準についてはコスト面も含め再検証が必要です。

### ●●●おわりに

　外科手術後の呼吸理学療法の概要を述べてきました。その効果については術前後の包括的アプローチにより肺合併症が有意に減少するとの報告が多くなされています。呼吸理学療法も旧態依然とした経験則による方法から科学的な治療方法への発展が期待されており、呼吸管理に携わる専門職として自らが行う技術再検討のためにも、最新情報に耳を傾けていく必要があります。最後に、本稿が臨床現場における実践の一助となることを願っております。

（藤村宜史）

【参考文献】
1) 辻　哲也：急性期からの呼吸リハビリテーション；開胸・開腹術後. Journal of clinical rehabilitation 12：408-415, 2003.
2) 藤村宜史, ほか：上部開腹術周術期における肺理学療法の有用性；在院日数及び肺合併症の比較から. 理学療法学 30：35-40, 2003.
3) 豊田章宏, ほか：外科手術前後の呼吸リハビリテーションと肺機能の経時的変化. リハビリテーション医学 38：769-774, 2001.

# CHAPTER 4　外科疾患に関するリハビリテーション

## 2. 食道癌手術前後の呼吸理学療法

● SUMMARY

1. 食道癌手術における呼吸器合併症の発生頻度は高く、予防が重要になります。
2. 術前は呼吸機能評価、リスク把握、パンフレットなどを用いたオリエンテーションや呼吸方法・排痰法習得で手術に望む準備を行うことが大切です。
3. 術後はICUなどの集中管理の場面から全身状態に合わせ、呼吸機能改善や合併症の予防を行います。また身体活動を高めることも合併症予防につながります。無理のない範囲で早期離床を促しましょう。

### ●●● はじめに

　食道癌手術の術式や手技にはさまざまな方法があります。最近では侵襲が少ない胸腔鏡、腹腔鏡がアプローチされるようにもなってきましたが、選択される術式が一様ではなく、原発巣の位置や進行度、また施設などによっても異なります。しかし手術が大きくなるほど合併症の危険性も高くなります。リハビリテーションでは、呼吸器合併症予防のための呼吸理学療法や身体機能の改善のための運動療法などが大切です。

## 1　食道癌の特徴と近年の治療

　食道癌は60歳代の男性に多く、臨床症状としては嚥下困難、つっかえ感などの食物の通過障害がみられます。これらの自覚症状を感じたときは既に進行している場合が多く（早期癌のほとんどが無症状）、急激な体重減少から気づく方も少なくありません。食事、喫煙や飲酒などの生活習慣が関与しているともいわれています。
　食道癌治療も多様化しており、放射線療法や化学療法を組み合わせた集学的治療といわれるものや予後不良の病期の方に対しては食道を切除せず温存することによってQOLの向上・維持を目指した放射線根治照射に化学療法を組み合わせた治療も行われるようになっています。

## 2 術前

### [1] 術前評価

　術前理学療法の目的は、術後の呼吸器合併症のリスクを評価（表1）し、全身調整や教育によってリスク軽減を図ることです。これには、対象者用のパンフレットを配布してオリエンテーションを行うことが望ましいでしょう。評価結果からリスクを予測し、訓練方法やプログラムの設定などを行います。

### [2] 術前理学療法

#### ❶ 腹式呼吸（横隔膜呼吸）

　CHAPTER 4-1「開胸・開腹術前後の呼吸理学療法」192頁を参考にするとともに胸部の動きが出ないようにするのがポイントです。

#### ❷ 排痰法の習得と理解

　195、198頁を参照してください。

表1　術前評価項目

1. 問診
　　現病歴
　　既往歴（呼吸器疾患の有無）
　　年齢・性別
　　活動性
　　理解力［認知症（痴呆）の有無など］
　　喫煙歴（1日何本？　何年間？）
2. 理学所見
　　咳・痰の排出状況と性状
　　肺機能検査（スパイロメーター）
　　呼吸パターン（呼吸数・胸郭の可動性や
　　　変形の有無・補助筋の緊張）
　　胸部聴診・打診
　　栄養状態・肥満度（BMI）
3. 胸部X線所見
4. 心電図所見
5. 血液ガス所見
6. 心理精神状況

> **● ワンポイントアドバイス：ハフィング（huffing）**
>
> 　咳が困難な場合に用いる方法です。深呼吸を数回行い、その後で吸気から呼気に移る瞬間に口をやや大きめに「ホ」と言うときの形に開き、喉の奥から一気に息を吐き出します。

#### ❸ 呼吸筋や周囲筋のストレッチ（図1）

　呼吸筋の短縮や胸郭の可動性の低下がある方はもちろんですが、手術侵襲による影響や活動制限のため筋や関節の柔軟性が乏しくなることがあります。頸部や肩甲帯、体幹の柔軟性を獲得しておきましょう。侵襲や疼痛の影響からか円背傾向となる人もいます。術後にも可能な範囲で行いましょう。

## 3 術後

### [1] 術後の理学療法

　術後はICUなどの集中的な管理が必要です。理学療法士（PT）は術当日、あるいは翌日などの集中管理の場面からベッドサイドで実際の呼吸理学療法を開始します。医師や看護師と積極的な情報交換を行うとともに、全身状態が変化するので、ベッドサイドのみの情報で適切な処

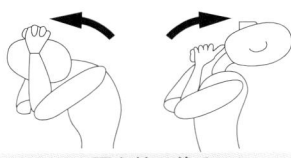

I ■ 急性期における疾患別リハビリテーションの実際

**a. 頭を前や後ろへ**
① 頭の後ろで手を組んで前方へ倒す。
② 親指を顎の下に当て後方へ。

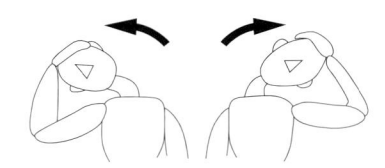

**b. 頭を側方へ**
① 右手で左側頭部を持って息を吐きながら頭を右側へ倒す。
② 逆に左へ倒す。

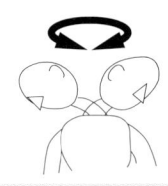

**c. 頭を回す**
① 肩や身体を動かさず大きく頭を回す。
② 反対方向に回す。

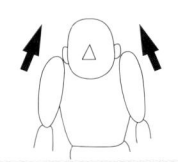

**d. 肩の上げ下げ**
① 吸いながら両肩をゆっくり上げる。
② 吐きながら肩を下げる。

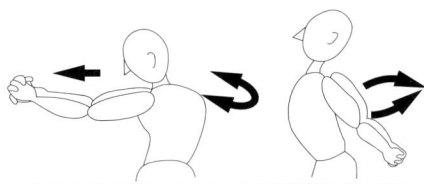

**e. 背中や胸の筋肉を伸ばす**
① 両手を前で組んで息を吐きながら背中を丸めていく。
② 吐ききったら次に息を吸いながら手を後ろで組んで精一杯胸をはる。

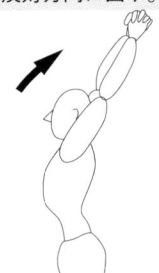

**f. 両手を上げる**
① 手を組んで息を吸いながら挙上する。

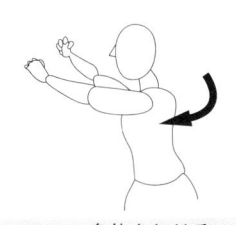

**g. 身体をねじる**
① 後ろを見るようにして両手を後ろへ回し、身体をねじる。
② 逆に身体をねじる。

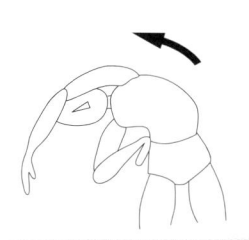

**h. 身体を側方へ**
① 息を吐きながら身体を横に倒す。
② 逆に倒す。

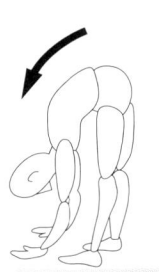

**i. 身体を前や後ろへ**
① 無理のない範囲で身体を前屈する。
② 身体を後屈する。

図1 呼吸筋や周囲筋のストレッチ

表2 術後チェック項目

| | |
|---|---|
| ・術式のチェックや意識レベル | ・心電図 |
| ・人工呼吸器のモード | ・聴診 |
| ・自発呼吸の状態 | ・喀痰の量や性状 |
| ・酸素投与 | ・薬剤投与状況 |
| ・胸部X線 | ・各種ルートの確認 |
| ・血液ガスデータ | ・反回神経麻痺の有無 |
| ・バイタルサイン | ・心理精神状況 |

置を行うことは困難です。何度も病室に足を運んで情報収集、評価、呼吸理学療法の実施・指導が必要です（表2）。

呼吸理学療法自体は、愛護的に行いましょう。手技は、全身のリラクゼーション、肩甲帯や胸郭のモビライゼーション、呼吸介助手技、体位排痰法、ハフィング、咳嗽練習、下肢の廃用変化予防、離床練習などがあります。順調に進めば術後7～10日程度で終了可能です。中には、リンパ節郭清を伴う縦隔操作によって術後2～3日は十分な咳嗽反射がみられず、危険性が高くなります。十分に注意しましょう。

### ❶ 呼吸介助手技
　胸郭に手を当て、動きに合わせて呼気時に手掌全体で圧迫を加えます。手技の実施者は体重移動をうまく利用するとよいでしょう。もちろん創部痛を助長するようなことは避けて、深呼吸を促すように行います（熟練者から教わることをお勧めします）。体位排痰法と併せて行うことも効果的です。

### ❷ ハフィング・咳嗽練習
　術前に覚えたことを実践します。創部痛がひどく、咳嗽やハフィングができない場合は、手で術創部を広げないよう保護しながら圧迫したり、比較的軟らかめのクッションを抱きかかえるようにして咳嗽を促したりする方法もあります。医師や看護師と相談して鎮痛薬を使用することも方法の1つです。

### ❸ 下肢の廃用変化予防
　安静臥床の経過の中で少なからず下肢・体幹などに筋力低下が起こります。予防・改善目的で指導しましょう。

### ❹ 座る・立つ・歩く
　早期の離床を促していきます。無理のない範囲で立位、歩行など行い、ADL能力の改善に努めます。

### ●●● おわりに
　日進月歩の医療情勢の中、がん治療そのものも変化しています。常に新しいリハ効果を収集し、対象者に合った方法とその効果を模索し検証することが大切です。

（谷本武晴）

# CHAPTER 5 内科疾患に関するリハビリテーション

## 1. じん肺患者に対する呼吸リハビリテーション

### ● SUMMARY

1. じん肺患者に対する呼吸リハビリテーションはCOPD（慢性閉塞性肺疾患）患者と同様、呼吸訓練、運動療法（上・下肢トレーニング、呼吸筋トレーニング）、排痰法、ADL指導などを行います。
2. 在宅で効果を維持していくためには特別なプログラムを組む必要はありません。入院中指導した項目を持続することが重要です。
3. じん肺患者は高齢者が多く運動療法を行う際は十分なリスク管理の下で指導することが必要です。

### ●●● はじめに

じん肺症はCOPD患者同様、呼吸困難から生じる運動制限、ADL制限をきたし、さらには呼吸困難感悪化という悪循環に陥り、最終的には患者は自立心を失い、生活意欲が減退していきます。米国では1997年、ACCP/AACVPR（米国心血管・呼吸リハ協会）による呼吸リハガイドラインで、呼吸リハの効果として呼吸困難の軽減、運動耐容能の改善は強い科学的根拠を有するとされ、QOLの改善、入院日数の短縮などの効果があるとされています。わが国ではCOPD患者に対し呼吸リハを実施しその有効性についての報告、および最近では間質性肺炎、肺結核後遺症などについてもその有効性が報告されていますが欧米に比べて数少ないのが現状です。

ここではじん肺患者に対する呼吸リハについて紹介します。

## 1 じん肺症

じん肺症とは「粉じんを吸入することによって肺に生じた線維増殖性変化を主体とする進行性不可逆性の疾患」と定義され、進行すると高度の呼吸機能障害を呈します。粉じんには無機粉じんと有機粉じんとがあり、無機粉じんの吸入によって惹起されるじん肺は、吸入粉じんの生物学的毒性の強弱によって線維増殖性変化を主体とする病変から、粉じん吸入沈着に留まるものまでさまざまな組織変化を示します。線維増殖性変化とは、組織障害によって生じた生体反応であり、損傷された組織が機能をもたない結合組織に置き換えられていく過程と考えられており、じん肺ではこのような変化が呼吸細気管支から肺胞にかけて生じます。粉じんの種類には遊離珪酸、石綿、ベリリウム、滑石、石炭、鉄、アルミニウム、セメントなどがありま

す。またじん肺が発生しやすい職場には、陶磁器製造業、セメント製造業、ガラス製造業、耐火煉瓦製造業などがあります。

### [1] じん肺症の特徴

①自覚症状：軽症例は無症状、初発症状は労作時呼吸困難で始まることが多いようです。
②他覚所見：胸部聴診上、水泡音（ブツブツ、ブクブク音）、捻髪音（バリバリ音）、乾性ラ音が聞き取れます。進行するとチアノーゼ、ばち状指がみられます。
③胸部X線所見：粒状影が上肺野の背部に分布し次第に全肺野に出現します。
④肺機能障害の特徴：肺の気腫性変化に加え線維増殖性変化が特徴とされます。したがって肺機能検査においては閉塞性換気障害から拘束性換気障害、さらに病状が進むと混合性換気障害へと進行するのが特徴とされます。
⑤合併症：肺結核、結核性胸膜炎、続発性気管支炎、続発性気管支拡張症、続発性気胸などがあります。

## 2 評価

### [1] 医学的評価

医師の臨床判断を正しく評価し、理学療法士（PT）として何を行うべきか考えることが重要です。

**❶ 臨床経過と現症**
① 喫煙歴、② 職業歴、③ 生活歴

> ● ワンポイントアドバイス
> 最近の病状（安定しているか否か。肺炎などからの回復直後は要注意）は？
> 具体的にどのような機能障害に苦しんでいたか？ リハに至る経過は？

**❷ 血液ガスの評価**
$PaO_2$ は 80 torr 以上、$PaCO_2$ は 40 torr が正常。安静時の $PaO_2$ 低下の原因は？
・換気の量的問題：強い拘束性換気障害（%VC 80%以下）があります。安静時も十分な1回換気量を確保できないことがあります。
・換気の質の問題：換気不均等分布（気道の障害に由来）、線維化などにより死腔率増大が考えられます。
$PaCO_2$ の増加の原因は多くは1回換気量の低下（拘束性換気障害）に由来します。

**❸ 6分間歩行試験（Six-Minute Walk Test）の見方**
予測歩行距離＝825.43－4.66×年齢（m）

> ● ワンポイントアドバイス
> ・換気能力に見合うだけの歩行ができているか？ 呼吸困難度は妥当なレベルか？
> ・持久力運動の負荷強度をこの値から決定する（およそ 6MWT）の平均速度×（0.7〜0.9）。

#### ❹ その他検査項目で確認すること
① 栄養状態：身長・体重より BMI を算出。TP、Alb、Hb の確認。
② 生化学：CRP、血沈など異常値がないかをチェック。
③ 心電図：心エコー、心機能などに問題はないか。

## [2] PT 評価・障害の把握

#### ❶ 呼吸困難感の評価
a. 間接的評価法
① MRC（Medical Research Council）息切れスケール：臨床重症度を 0〜6 段階で評価します（表 1）。
② Fletcher-Hugh-Jones の分類（表 2）

b. 直接的評価法
直接、患者が呼吸困難の程度を評価する方法です。
① 修正 Borg スケール：0〜10 の比例的分類尺度で呼吸困難の程度を定量的に評価します。
② VAS（visual analogue scale）：100 mm の水平線に呼吸困難の程度を直接マーキングし定量的に評価します。

表 1　MRC 息切れスケール

| Grade 0 | 息切れを感じない |
|---|---|
| Grade 1 | 強い動作で息切れを感じる |
| Grade 2 | 平地を急ぎ足で移動する、または緩やかな坂を歩いて登るときに息切れを感じる |
| Grade 3 | 平地歩行でも同年齢の人より歩くのが遅い、または自分のペースで平地歩行していても息切れのため休む |
| Grade 4 | 約 100 ヤード（91.4 m）歩行した後、息継ぎのため休む、または数分間、平地歩行した後、息継ぎのため休む |
| Grade 5 | 息切れがひどくて外出ができない、または衣服の着脱でも息切れがする |

（Brooks SM：Surveilance for respiratory hazards. ATS News 8：12-16, 1982 による）

表 2　Fletcher-Hugh-Jones 分類

| Ⅰ度 | 同年齢の健常者とほとんど同様の労作ができ、歩行、階段昇降も健常者並みにできる |
|---|---|
| Ⅱ度 | 同年齢の健常者とほとんど同様の労作ができるが、坂、階段の昇降は健常者並みにはできない |
| Ⅲ度 | 平地でさえ健常者並みには歩けないが、自分のペースでなら 1 マイル（1.6 km）以上歩ける |
| Ⅳ度 | 休みながらでなければ 50 ヤード（約 46 m）も歩けない |
| Ⅴ度 | 会話、着物の着脱にも息切れを自覚する。息切れのため外出できない |

（Fletcher CM：The Clinical Diagnosis of Pulmonary Emphysema. Proc R Soc Med 45：577-584, 1952 による）

表3 千住らの評価表

| 項　目 | 動作速度 | 息切れ | 酸素流量 | 合　計 |
|---|---|---|---|---|
| 食　事 | 0・1・2・3 | 0・1・2・3 | 0・1・2・3 | |
| 排　泄 | 0・1・2・3 | 0・1・2・3 | 0・1・2・3 | |
| 整　容 | 0・1・2・3 | 0・1・2・3 | 0・1・2・3 | |
| 入　浴 | 0・1・2・3 | 0・1・2・3 | 0・1・2・3 | |
| 更　衣 | 0・1・2・3 | 0・1・2・3 | 0・1・2・3 | |
| 病室内移動 | 0・1・2・3 | 0・1・2・3 | 0・1・2・3 | |
| 病棟内移動 | 0・1・2・3 | 0・1・2・3 | 0・1・2・3 | |
| 院内移動 | 0・1・2・3 | 0・1・2・3 | 0・1・2・3 | |
| 階　段 | 0・1・2・3 | 0・1・2・3 | 0・1・2・3 | |
| 外出・買い物 | 0・1・2・3 | 0・1・2・3 | 0・1・2・3 | |
| 合　計 | /30点 | /30点 | /30点 | |
| 連続歩行距離 | 0：50m以内、2：50〜200m、4：200〜500m、8：500〜1km、10：1km以上 ||||
| | | | 合計 | /100点 |

〈動作速度〉
0：できないか、かなり休みをとらないとできない
　　（できないは、以下すべて0点とする）
1：途中で一休みしないとできない
2：ゆっくりであれば休まずにできる
3：スムーズにできる

〈息切れ〉
0：非常にきつい、これ以上は耐えられない
1：きつい
2：楽である
3：まったく何も感じない

〈酸素流量〉
0：2 $l$/min 以上
1：1〜2 $l$/min
2：1 $l$/min 以下
3：酸素を必要としない

（文献1）による）

❷ 活動能力の評価

① 実際に今、何ができるかを具体的に（治療目標の設定、効果の確認に必要）。

室内移動、食事、更衣、入浴、外出、屋外での活動などについて可能かどうか？　そのときの息苦しさはどの程度かチェックします。

歩行は連続可能距離、日常の歩行範囲を具体的に。階段は可能かどうか？　どこまで登れるかを聞き取ります。

上肢を使う動作についても聞き取るようにします（更衣、入浴、食事など）。

② ADL、IADLのスコアリングは必要に応じて行います。Barthel index FIMは扱いにくいと思われます（運動器障害に偏るため）。

③ 千住らのADL評価表（表3）[1]

❸ 換気パターンの評価

実際に胸に触れ、どこをどのように矯正するか考えながら行います。

① 胸郭の形
② 呼吸数とリズム
③ 呼吸パターン（上部胸式、下部胸式、胸腹式、腹式）
④ 呼吸補助筋の寄与度：安静換気時の呼吸補助筋の寄与度を斜角筋のタイミングで判断します。

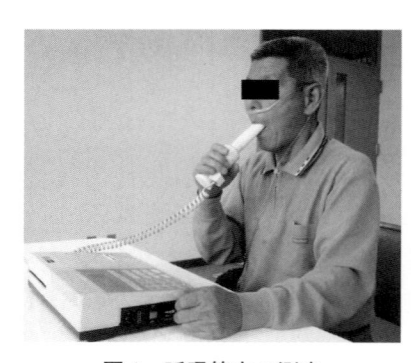

図1　呼吸筋力の測定

⑤ 呼吸筋力：呼吸筋力計（バイタロパワー）などにより測定します（図1）。
・最大吸気口腔内圧（Maximal Inspiratory Pressure；MIP）
・最大呼気口腔内圧（Maximal Exspiratory Pressure；MEP）
⑥ 胸郭の可動性：肋骨の可動性をよく観察します。
⑦ 聴診：連続性ラ音（笛音、いびき音）、断続性ラ音（水泡音、捻髪音）

## 3 呼吸訓練

　呼吸訓練とは、呼吸困難を予防するために対象者の最も効率のよい呼吸法を指導することです。

### ❶ リラクゼーション

　呼吸訓練に先立つ前に大切です。これは全身の弛緩とともに呼吸補助筋の活動を抑制し不要な酸素消費量を減少させるためです。その方法には固有神経筋促通手技の中の Hold and Relax の方法が有効です。例えば、頸部の呼吸補助筋を使っている場合は、頸部の屈曲や肩甲帯の挙上に最大抵抗を加えて数秒収縮させて弛緩させます。すなわち最大収縮後の最大弛緩を得る方法です。

### ❷ 口すぼめ呼吸

　COPDに有効とされる口すぼめ呼吸は「s」「f」の音をさせながら行う方法です。これは気道内圧の上昇による気道虚脱を防ぐためです。

### ❸ 呼吸訓練

　呼吸訓練には横隔膜呼吸と上部、下部胸式呼吸訓練がありますが、換気仕事量を減らして有効な肺胞換気量を保つには横隔膜呼吸が一番効率がよいといわれています。

#### a. 横隔膜呼吸（腹式呼吸）

　訓練姿位は後方へ寄りかかった半座位や股、膝を屈曲した背臥位で行います。横隔膜呼吸は対象者の手を上胸部と上腹部に置き、その上からPTの手を置き、上胸部の動きを抑制しながら横隔膜の動きを促通します。まず呼気から始め、呼気を誘導するように上腹部を静かに圧迫し十分な呼吸を行います。呼気は口から行い吸気は鼻から行います。COPDの指導のときと同じく口すぼめ呼吸、横隔膜呼吸を組み合わせて行うとよいです。横隔膜呼吸を習得したら横隔膜に砂嚢などで抵抗を加え筋力、持久力の増大へと進めます。臥位で習得したら座位、立位、歩行、階段昇降へと進めます。歩行の際は吸気と呼気のタイミングを歩行に同調させることが重要となります。2歩で吸気し、4歩で呼気を行うよう指導します。

> ● ワンポイントアドバイス：なぜ腹式呼吸がよいのか？
>
> 　横隔膜呼吸は最も重要な呼吸筋であり、筋肉を収縮させ下に下げることにより胸腔内容積を増やします。横隔膜が1cm下がると200〜300ccの換気量が増えるとされており、横隔膜を上手に動かすと効果的に呼吸ができます。

b. 呼吸訓練を行う際の注意点
①食前・食後は避けます。空腹時・満腹時には気分が悪くなったり、呼吸調整がうまくできないからです。
②1回の訓練は短くし、回数を多くします。
③横隔膜が平坦化した対象者には横隔膜呼吸を指導しても、却って換気仕事量を増加させる場合があるので注意が必要です。

## 4 呼吸体操

呼吸体操とは換気に重要な体幹・上肢の運動やそれらと呼吸訓練を組み合わせたものをいいます。腹式呼吸により呼吸を整えながら、効率よく四肢・体幹および呼吸筋の運動を行うことが基本となります。

**❶ 呼吸体操の目的**
①全身のリラクゼーション、②胸郭ROMの維持・改善、③短縮筋の伸張、④換気パターンの改善、⑤その他

**❷ 呼吸体操の実際**
①腹式呼吸をしながら行います。
②息切れがし始めたら運動は中止し呼吸を整えます。
③酸素吸入をしている対象者については内科医の指示で酸素量を決定しておきます。

**❸ 呼吸筋ストレッチ体操（203頁、図1参照）**
①じん肺患者の胸壁は硬いので、胸郭の柔軟性を高めます。
②上半身の筋肉をストレッチします。
③筋疲労・呼吸困難感をとります。

## 5 運動療法

じん肺患者においてもCOPD患者同様呼吸運動パターンの異常、筋・関節の柔軟性の低下、姿勢の異常などが多く認められます。さらに体動に伴う呼吸困難や倦怠感などで日常の活動を回避しがちとなります。それが四肢筋力の低下、心循環系の予備能の低下をもたらし、活動性がさらに低下します。このようなADL障害を予防もしくは改善するためには、労作に伴う呼吸困難感の軽減、また運動耐容能の改善などを目的とする運動療法が必要です。特に下肢トレーニング、上肢トレーニング、呼吸筋トレーニングが重要となります。

### [1] 下肢トレーニング

運動療法を行う際は、運動強度、頻度、持続時間が重要な決定因子となります。運動強度は、従来は「耐えられる程度」とされていました。現在のところ運動強度に関しては一定の見

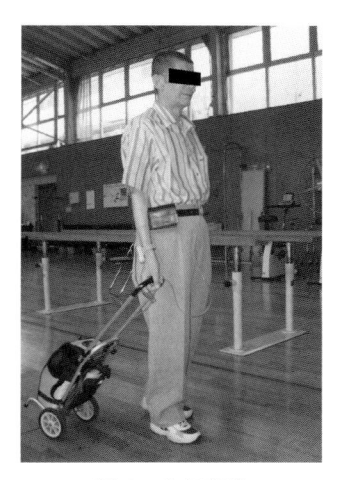

図2　歩行訓練 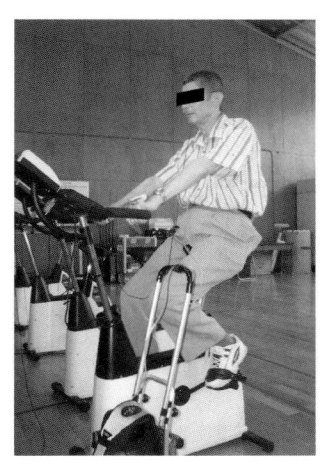　　　　　　　図3　エルゴメーター

解は得られていませんが、一般的には低い運動強度より高い運動強度が望ましいといわれています。頻度は2～5回/週、持続時間は20～40分。具体的方法として歩行（図2）、エルゴメーター（図3）、トレッドミルがあります。呼吸困難、下肢疲労などで運動が持続できない場合は、運動と運動の間に休憩を入れるインターバルトレーニングがよいでしょう。

＜注意点＞
①運動開始時にはウォームアップ、終了時はクールダウンを行います。
②運動中は低酸素血症（$SpO_2$が88％以下）に注意します。
③じん肺では過度な努力で気胸などが発生する場合があるので注意します。

## [2] 上肢トレーニング

洗顔、更衣、入浴などの上肢を用いる日常生活において呼吸困難や運動制限が生じることが多いものです。上肢の活動により換気需要が増加しますが、呼吸補助筋が上肢運動に参加するために呼吸への関与が減少するためです。

運動は座位にて肩関節前方挙上、加重負荷は500～750gで呼吸数と同じ頻度で2分間続け、2分間休息をします。これを7～8回行い、28～32回/分の頻度で行います。監視は呼吸困難感、心拍数として、5セッションごとに加重を250gずつ増やします。

## [3] 呼吸筋トレーニング

呼吸に要する仕事量の増加など種々の原因から横隔膜の筋効率や筋力が低下し、疲労しやすい状態にあり、呼吸不全の誘因になるといわれています。骨格筋同様呼吸筋もトレーニングにより強化することができます。しかし注意することは、呼吸筋の疲労と筋力低下は根本的に異なるということです。呼吸筋トレーニングは筋力低下にのみ適応となり、呼吸筋疲労の場合は禁忌となります。呼吸筋疲労は人工呼吸により休息を与えることが原則です。

### ❶ 吸気抵抗負荷法

正常換気で外部抵抗を加える方法です。負荷には最大持続吸気圧(SIP)を用います。1日2〜4回、4〜6週間行います。吸気筋力の指標であるMIPから考えると負荷量の30%あるいは40〜60%がよいとされます。簡便な方法として、Thresholdなどを用います。具体的にはまずMIPを測定し、その30%を負荷量として行い、1週ごとに評価を行い負荷量を再度設定しています。

## 6 排痰法

CHAPTER 4-1「開胸・開腹術前後の呼吸理学療法」(192頁)を参照してください。

## 7 じん肺患者のADL

### [1] ADLの特徴

動作を早く終わらせようとして動作を一気に行ったり、連続して行おうとします。途中で休憩を入れず、慌てて動作を完了する傾向にあります。

❶ 息切れが発生しやすい動作
a. 上肢挙上動作、シャツの着脱、洗髪、洗顔、物干し
b. 上肢の反復使用、洗体、整容、掃除、食器洗い
c. 上肢の持続的使用
❷ 持続的に物を持つ動作
❸ 息を止める動作
a. 洗髪、洗顔、排泄、物を持つ
b. 腹部、胸部を圧迫する動作
c. 和式トイレ、入浴、ズボンの着脱

### [2] 基本的動作への呼吸法の応用

呼吸のリズムと動作のリズムを合わせることが重要となります。呼吸と動作を合わせることは意外と難しいものです。

❶ 更衣動作
・全体：動作・スピードを落とします。
・個々の動作：かぶりシャツの着脱の際、上肢を先に通してから頭の部分をかぶります。上肢を抜いてから頭の部分を脱ぎます。横隔膜呼吸で呼吸を整え、息を吐き始めると同時に足を上げズボンに通します。靴下の着脱動作の際足を組み腹部の圧迫を少なくします。
❷ 洗面動作
a. 歯磨き動作：ゆっくり行います。重症例では電動歯ブラシを進めます。

b. 洗顔動作：息を止めているため SpO$_2$ が低下します。呼気に合わせて動作を開始します。
　❸ トイレ動作
　排便時きばって息を止めているため、SpO$_2$ が低下します。ゆっくり腹圧をかけて排便します。和式トイレから洋式トイレに替えます。
　❹ 入浴動作
　一つひとつの動作を区切り、安静状態に戻ったら次の動作を開始します。ゆっくり動作を行います。往路だけ力を入れ、復路は力を抜きます。2枚のタオルを縫い合わせ、上肢が身体の前にくる位置で背中が擦れるようにします。高いいすを置き、下肢を洗うときはあぐらを組んで腹部への圧迫を避けるように洗います。

## 8 在宅で行う呼吸リハビリテーション

　効果を維持していくためには特別なプログラムを組む必要はありません。前述した項目を在宅で継続していくことが重要となります。特に運動療法として歩行訓練（散歩）を実施してもらうことが大事です。歩行距離と歩行時間を患者とともに作成、自己管理することも重要です。

### ●●● おわりに
　じん肺症に対する呼吸リハにより、呼吸困難の軽減、運動耐容能の改善などの効果が期待されます。特に下肢トレーニングを中心とした運動療法は重要です。さらに呼吸リハを行う際はじん肺患者は高齢者が多く十分なリスク管理の下で指導することが重要となります。また多職種と連携した包括的呼吸リハの推進も不可欠です。

（小幡孝志）

【文献】
1) 橋元　隆, 天満和人, 千住秀明（編）：日常生活活動（ADL）. 神陵文庫, 神戸, 2000.

# CHAPTER 5 内科疾患に関するリハビリテーション

## 2. 慢性閉塞性肺疾患（COPD）の「在宅で継続できるリハビリテーション」

### ● SUMMARY

1. 呼吸リハビリテーション（リハ）は、慢性閉塞性肺疾患（chronic obstructive pulmonary disease；COPD）によって生じる労作時呼吸困難を軽減させ、ADL、QOLを改善する手段として認められています。
2. 呼吸リハを継続して行うためには、患者に必要性を理解して頂くための教育や、簡単でどこでも行うことのできる運動の指導が大切です。
3. 在宅でのリハの継続は、定期的な通院や介護保険の利用により、対象者が孤立するのを避け、いつでも相談できる環境をつくり話し合うことが重要です。

### ●●● はじめに

COPDは、罹患率、死亡率において世界的に増加しており、現在注目されている疾患です。WHOは、2020年にはCOPDが全世界の死因の第3位、障害原因の第5位になると予想しており、分類や治療に関する多くのガイドラインがEBM（evidence based-medicine）に基づき発表されています。

呼吸リハはこのような多くの発表の中で、ADL、QOLの低下を防ぐための一手段として、その有用性が報告されています（表1、2）。

今回は、旭労災病院で行っている呼吸リハの評価と呼吸訓練、運動療法の中でも患者が1人でも行え、在宅でも継続可能な項目について述べたいと思います。

## 1 COPDとは？

COPDとは、慢性の咳・痰・呼吸困難を主訴とし、呼吸機能上閉塞性障害をきたす疾患の総称です。これらの病態を形成する主な疾患として、肺気腫と慢性気管支炎があります。肺気腫は、終末細気管支より末梢の気腔が組織破壊を伴いながら、不可逆的に拡大した状態として病理面から、慢性気管支炎は咳や痰といった症状が長時間持続する臨床面から定義されています。COPDの病因の主たるものは喫煙であり、全体として喫煙はCOPDリスクの80～90％を占めています。

表1 慢性閉塞性肺疾患患者のための呼吸リハビリテーション・ガイドラインに対する勧告と証拠の強さのまとめ

| 構成要素/成果 | 勧告 | 証拠の強さ |
|---|---|---|
| 下肢のトレーニング | 下肢のトレーニングは運動耐容能を向上させるので、呼吸リハビリテーションの一環として推奨される。 | A |
| 上肢のトレーニング | 筋力と持久力のトレーニングは上肢の機能を高めるので、上肢の運動を呼吸リハビリテーションに含めるべきである。 | B |
| 呼吸筋トレーニング | 呼吸リハビリテーションで呼吸筋トレーニングをルーチンに行うことを支持するような科学的証拠はない。呼吸筋の筋力が低下したり息切れがする一部の患者に実施することを検討する。 | B |
| 心理社会的、行動的、教育的な構成要素と成果 | 単独の治療法としての短期的な心理社会的支援の効果を裏づける証拠はない。長期的な治療は効果が期待される。専門家たちの意見は、呼吸リハビリテーションに教育的および心理社会的な支援の構成要素を入れることを支持している。 | C |
| 呼吸困難 | 呼吸リハビリテーションは呼吸困難を改善する。 | A |
| QOL（生活の質） | 呼吸リハビリテーションは健康に関連したQOLを改善する。 | B |
| 医療の利用度 | 呼吸リハビリテーションによって入院件数や入院日数が減っている。 | B |
| 生存率 | 呼吸リハビリテーションによって生存率の改善が期待される。 | C |

A：研究計画や実施要綱が整備された対照試験（無作為化の有無は問わない）から得た科学的証拠で、ガイドラインの勧告の根拠となる統計学的な有意差を示す。
B：観察研究あるいは対照群を置いた試験から得られた科学的証拠であるが、勧告の根拠としては一貫性が欠けている。
C：入手し得る科学的証拠では一定の見解は導けないか、対照試験でないため、ガイドラインの勧告は専門家の意見に基づいている。
（日本呼吸管理学会（監訳）：呼吸リハビリテーション・プログラムのガイドライン．第2版，ライフサイエンス出版，東京，2000による）

表2 呼吸理学療法・ADLトレーニングの呼吸器関連疾患における委員会の推奨レベル

| 症状 | 全身持久力トレーニング | 筋力（レジスタンス）トレーニング | コンディショニング | ADLトレーニング |
|---|---|---|---|---|
| COPD | ＋＋＋ | ＋＋ | ＋＋ | ＋＋ |
| 気管支喘息 | ＋＋＋ | | ＋ | ＋ |
| 気管支拡張症 | ＋ | ＋ | ＋＋ | ＋ |
| 肺結核後遺症 | ＋＋ | ＋ | ＋＋ | ＋＋ |
| 神経筋疾患 | | | ＋＋ | |
| 間質性肺炎 | | | | ＋ |
| 術前・術後の患者 | ＋＋＋ | ＋＋ | ＋＋＋ | |
| 気管切開下の患者 | ＋ | ＋ | ＋ | ＋ |

空欄：現段階で評価できず
＋：適応が考慮される
＋＋：適応である
＋＋＋：適応であり有用性を示すエビデンスが示されている
（日本呼吸管理学会呼吸リハビリテーションガイドライン作成委員会，日本呼吸器学会ガイドライン施行管理委員会，日本理学療法士協会呼吸リハビリテーションガイドライン作成委員会（編）：呼吸リハビリテーションマニュアル；運動療法．照林社，東京，2003による）

## 2 呼吸リハビリテーションにおける評価

　COPDでは、労作時の呼吸困難によってADL能力が制限されます。身体を動かすことで生じる呼吸困難が患者に安静を強い、さらに活動能力を低下させます。運動療法は、この悪循環を断ち切るために重要な役割を担っています。しかしながらCOPDでは、循環器やその他の器官に合併症を有していることが多いため、主治医と相談のうえ、慎重に運動療法を進めていくことが大切です。また、COPDの重症度と呼吸困難感、呼吸困難感と低酸素血症は必ずしも一致しないため、自覚症状のみで運動量を決定するのは非常に危険で、以下の評価が安全に運動療法を行うために必要となります。

### [1] あらかじめ収集しておくデータ

#### ❶ スパイロメトリー

　スパイロメトリーにより、換気障害の程度や種類を評価することができます。拘束性換気障害では%VC(%肺活量)は80%未満となり、閉塞性換気障害ではFEV$_{1.0}$%(1秒率)は70%未満となります(図1)。フローボリューム曲線ではCOPDの場合、下方に凸となる特徴的な曲線を示します。最近では、COPDの重症度分類にFEV$_{1.0}$(1秒量)の予測FEV$_{1.0}$に対する%値が用いられており、50%以下になればその重症度に比例して、生存率が低下するといわれています。

#### ❷ 動脈血液ガス分析

　慢性呼吸不全は、低酸素血症のみのⅠ型呼吸不全と、高炭酸ガス血症を伴うⅡ型呼吸不全に分類されます。動脈血液ガス分析は、PaCO$_2$を評価することができ、病態の把握に重要な指標となります。動脈血液ガス分析の正常値は表3に示します。

#### ❸ 看護師から得られる情報

　対象者の活動状況、ADLの自立状況、不穏、異常行動の有無について情報を得ます。活動レベルが高いほど、呼吸困難感が低い、もしくは低くコントロールされていることが予想できます(実際には活動中、低酸素血症が生じているかも知れませんが…)。ADLの自立状況については、運動療法やADL訓練が、実際のADL改善に役立てられているか判断することがで

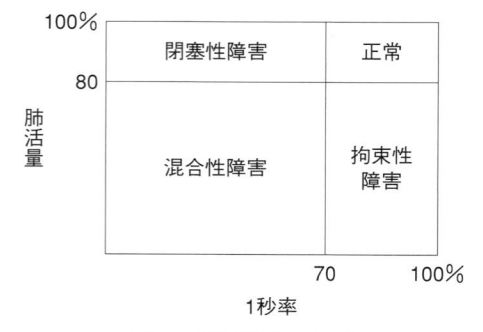

図1　換気障害の分類

表3　血液ガスの正常値

|  | 正常値 | 単位 |
|---|---|---|
| PH | 7.35〜7.45 |  |
| PaCO$_2$ | 35〜45 | mmHg |
| PaO$_2$ | 95〜100 | mmHg |
| HCO$_3^-$ | 22〜26 | mEq/$l$ |
| BE | −2〜+2 | mEq/$l$ |

きます。また、不穏や異常行動は高炭酸ガス血症で生じている場合があり、運動療法を行うことによって、高炭酸ガス血症を悪化させる危険があるため十分な注意が必要です。

● ワンポイントアドバイス：動脈血ガス分析からみた COPD の進行
COPD 初期は、比較的軽度の低酸素血症のみが認められますが、低酸素が進行すると過換気傾向となり、$PaCO_2$（動脈血二酸化炭素分圧）が低下します。さらに、病状が進行すると換気不全が生じ、高炭素ガス血症が認められるようになります。

❹ 医師から得られる情報

心電図、胸部 X 線の説明を受け、どの程度の負荷までなら安全かなどをあらかじめ医師に確認しておきましょう。また実際の運動療法に立ち会ってもらい、負荷量や継続時間など確認してもらいます。私たちセラピストが、独自の判断で運動療法を進めていくのは危険なため、運動療法の内容や負荷の変更については、主治医と相談して決めます。

### [2] 問診および理学療法評価（表4）

①問診では咳、痰、呼吸困難などの症状（いつ、どのような時、性状）や喫煙歴、リスクとなる既往歴、ADL、QOL について聴取します。また、在宅酸素療法（HOT）の対象者では、家屋構造や支援してくれる家族の有無を聴取するのが重要です。

②身体所見

換気仕事量の指標となる呼吸パターン、呼吸時の胸郭運動、呼吸補助筋の緊張を評価します。COPD の場合、胸郭が拡大することにより、胸郭の動きが制限され、肺の過膨張により横隔膜が平坦化し、横隔膜が働きにくい状態になります。このような状態が呼吸補助筋の使用を増加させ、換気仕事量が増大します。胸郭の変形では、特徴的なものとしてビア樽状変形があります。この変形は、重症となって初めて現われることが多いとされています。

③上下肢の筋力評価

COPD の筋力低下には、活動性の低下、栄養の障害、低酸素血症、高炭酸ガス血症など、さまざまな因子が関与しているとされています。筋力評価の方法としては、MMT よりも重錘や機器を用いた方が、僅かな筋力の増強や低下を客観的に捉えることができます。

表4　評価項目
- 問診
  ①咳、痰、呼吸困難などの症状
  ②喫煙歴、既往歴
  ③ADL、QOL（している ADL）
- 理学療法評価
  ①呼吸パターン、呼吸時の胸郭運動、呼吸補助筋の緊張
  ②上下肢の筋力評価
  ③ADL 評価（できる ADL）
  ④パルスオキシメーターを用いた運動負荷試験

表5　修正ボルグスケール

| 点数 | 自覚症状<br>（呼吸困難感・下肢疲労など） |
|---|---|
| 0 | 感じない |
| 0.5 | 非常に弱い |
| 1 | やや弱い |
| 2 | 弱い |
| 3 | |
| 4 | 多少強い |
| 5 | 強い |
| 6 | とても強い |
| 7 | |
| 8 | |
| 9 | |
| 10 | 非常に強い |

④ ADL 評価

ADL では、実際 ADL がどの程度行えているか、なぜ行えないのか（筋力低下？　呼吸困難？　その他？）を実際行ってもらい評価します。ADL 評価表は対象者の状態が反映されるものであればどの検査表でもよく、活動性の高い対象者と低い対象者で別の検査表を使うのもよい方法です。ADL 評価には、動作遂行時の呼吸困難感の評価［修正 ボルグ スケール（表 5）などを使用］が必要不可欠です。

### [3]　パルスオキシメーターを用いた運動負荷試験

❶ $SpO_2$（経皮的酸素飽和度）モニタリング試験

ADL 時、歩行時の適格な $SpO_2$ 低下を把握するため、$SpO_2$ モニタリングおよび呼吸困難感の評価を行います。また、同時に呼吸困難感を評価することで、その程度を知ることができます。

また入浴、更衣、排泄、整容動作時など、呼吸困難感を感じる動作があれば、随時 $SpO_2$ モニタリングを行います。

歩行時の $SpO_2$ モニタリングは、6 分間歩行試験（6 MWT）を行います。6 MWT は「どれだけ歩くことができるか」という距離を判定するものですが、当院ではほぼルーチンに実施し安静時、歩行中、歩行後の $SpO_2$ と呼吸困難感を評価し、歩行速度（呼吸と同調した）の調節、歩行時酸素投与量の参考としています。6 MWT は ADL、QOL と関係があり、簡便に行える有用な検査です。その他の歩行試験として、シャトル・ウォーキングテスト、12 分間歩行試験などがあります。

## 3　呼吸リハビリテーションの実際

### [1]　リラクゼーション

平らなベッドで背臥位をとるよりも、上体を少し起こし、膝を軽く曲げた姿勢がよりリラクゼーションを得られます。精神的な緊張も身体に影響を与えるため、はじめは静かな環境でやさしく声をかけるようにします。また、頸部や体幹筋のマッサージで呼吸が楽になることがあります。背臥位でリラクゼーションができるようになったら、座位、立位で壁にもたれて、といったように進めていくと、$SpO_2$ が低下した際、どの肢位でもリラクゼーションを行え、$SpO_2$ の回復を早くすることができます。

### [2]　可動域の増大

胸郭の可動性、柔軟性を改善し呼吸仕事量を軽減します。方法には個々の関節を動かす関節運動学的アプローチ、呼気に合わせて胸郭を動かす呼吸介助法、短縮している呼吸筋を伸張するストレッチなどがあります。対象者が 1 人で行える方法には呼吸筋ストレッチが適しています（呼吸筋ストレッチについては 203 頁参照）。

## [3] 呼吸訓練

### ❶ 腹式（横隔膜）呼吸

　腹式呼吸の効果として、横隔膜の活動の促進による呼吸困難の軽減、酸素消費量の減少、換気効率の改善などがあります。しかし、横隔膜が平坦化し働きにくいような状態では、腹式呼吸を指導しても却って換気仕事量が増え、呼吸困難を増大させる場合があります。このような対象者には口すぼめ呼吸のみを指導し、呼吸パターンの改善を図ります。

### ❷ 口すぼめ呼吸

　呼気時に口をすぼめて呼気に抵抗を加える方法です。口すぼめ呼吸は$PaO_2$（動脈血酸素分圧）、$PaCO_2$の改善、呼吸困難感などの自覚症状の改善効果があるとされています。ほとんどの対象者に有効であり、最初に行うべき指導で、ゆっくりとした呼吸パターンをつくるのに最も適した方法です。

## [4] 運動療法

### ❶ 上肢のトレーニング

　COPD患者では、洗濯物を干したり、洗髪といった上肢を使う動作で呼吸困難を訴える方が多く認められます。上肢の筋は呼吸筋としての機能を有しており、上肢の運動によって呼吸の協調性を乱すことが考えられます。日常生活の中での呼吸困難感を減少させるため上肢トレーニングの意義は大きく、500g程度の重錘を用いて呼気と同調し、肩・肘の各運動方向へのレジスタンストレーニングを行います。これは、同一負荷における代謝や換気必要量を減らし、腕の運動耐容能を高めることを目的とします。

### ❷ 下肢のトレーニング

　呼気に合わせ、いすからの立ち上がり訓練を行います。対象者の呼吸状態や自覚症状によって、自分自身でスピードや回数を調整し、負荷が足りない場合は、ハーフスクワットを呼吸に合わせて行うのがよいでしょう。立ち上がり困難な対象者には、座位もしくは背臥位で重錘などを用いて訓練を行います。

### ❸ 持久力トレーニング

　運動の種類として、自転車エルゴメーターやトレッドミル、歩行などが挙げられます。自転車エルゴメーターやトレッドミルは機器が高価なため、在宅でのトレーニングには歩行を勧めます。屋外歩行が可能な対象者では、家の周囲や公園など起伏の少ない場所での歩行を、屋内のみしか歩けない対象者には、屋内歩行や手すりに摑まり足踏みを行います。持続時間の目標は20～30分程度運動を持続することですが、連続性の運動が困難な対象者にはインターバルトレーニングから運動を開始するとよいでしょう（ワンポイントアドバイス）。

　運動療法の際の運動強度設定は、自己管理にて目標心拍数の維持（目標心拍数＝{(220－年齢)－安静時心拍数}×0.6＋安静時心拍数、Karvonenの式）、Borgスケール3の中等度の呼吸困難感の運動、$SpO_2$ 92%以上を保つなどの強度設定がよいでしょう。

> ● ワンポイントアドバイス：インターバルトレーニングとは？
>
> 　呼吸困難のため、連続した運動が困難な対象者には、2分間運動し2分間休憩を繰り返すインターバルトレーニングから開始するとよいでしょう。運動に慣れてきたら、少しずつ継続時間を長くしていきます。

### ●●● おわりに

　呼吸リハのポイントは継続性です。週3回以上の呼吸リハを継続するには、周囲のフォローアップが重要です。その方法として、定期的な通院や介護保険を利用し、対象者が孤立するのを避け、いつでも相談できる環境をつくることが大切です。また、病気の知識やリハの重要性などの教育、定期的な評価による効果の確認、あらかじめ設定した目標の達成度など、対象者と話し合うことが在宅でのリハ継続につながると考えます。

（藤代国幸）

CHAPTER 5 内科疾患に関するリハビリテーション

## 3. 嚥下訓練食および代償的栄養法

● SUMMARY

1. 高齢社会の到来とともに症状の重症化や重複化などさまざまな要因が加わり、摂食・嚥下障害を抱える対象者も多くなりました。
2. また、核家族化や介助者の高齢化などにより、入院患者を取り囲む環境はますます厳しい状況です。近年では、ご家族の協力を得ながら摂食・嚥下訓練を進めることが困難な場面に多く遭遇します。
3. 新潟労災病院では、平成14年に嚥下訓練食の導入を図りましたが、それに至った経緯と訓練食にかかる課題ならびに代償的栄養法の実際についてまとめました。

#### ●●●● はじめに

　嚥下食のつくり方は、さまざまな分野から専門書が出版されるようになりました。レシピに関することは成書に譲るとして、本稿では言語聴覚士（ST）が嚥下食の導入に取り組むにはどうしたらよいか、経口摂取に向けた取り組みや経口摂取が十分に果たせない場合の代償的手段などについて述べます。

## 1 これまでの嚥下食

　これまでは、ミキサーを使ったり、すりつぶしたりするなど食事形態の加工に多くの労力を要しました。当初、市販品が乏しく離乳食の利用を勧めたこともあります。徐々に、嚥下訓練食や嚥下補助食品が市販されるようになり、医療従事者や利用者に認知されるようになりました。老健施設などでは、増粘剤の使用は不可欠な状況と伺っています。市中のスーパーや薬局あるいは介護用品店では、介護用品とともに介助食なども販売されるようになりました。しかし、介護食と嚥下食・高齢者食などが分かれて陳列されているなど、求める側にとってはわかりにくい状況にあります。

## 2 保険診療点数上の課題

　高血圧症に対する減塩食や糖尿病療養指導における糖尿病食などさまざまな疾患に対して食事療法が行われています。また、保険診療報酬上の加算も行われています。それに対して、摂

表1　摂食関連の保険診療点数
摂食機能療法：185点
　　（月4回まで算定可能）
食事（特別食としての加算）：0点
患者自己負担（1食でも3食でも負担は同じ）：¥780円/日

表2　褥瘡委員会
主な構成員
・皮膚科医師
・管理栄養士
・褥瘡担当看護師
・薬剤師
・理学療法士

表3　栄養アセスメントチーム
主な構成員
・内科医師
・主治医
・看護師
・管理栄養士
・薬剤師
・歯科衛生士
・言語聴覚士

　食・嚥下障害のリハビリテーションは、歴史が浅いとはいえ特別食として加算の対象になっていないのは残念なことです。入院患者に対する栄養管理は、すべての治療に優先されるべきです。摂食・嚥下障害のリハがさらに発展し、患者のQOLに大きく貢献するためには加算が望まれます。平成16年度医科保険制度における摂食関連の点数は表1のとおりです。

## 3　嚥下訓練食を導入するには

　国の政策に従い、それぞれの医療機関では在院期間短縮に向けてさまざまな取り組みがされています。最近では、褥瘡委員会（表2）の設置や栄養アセスメントチーム：NST（表3）の設置が注目されています。その目的は、在院期間短縮だけでなく、感染症リスクの軽減やクリニカルパスのバリアンス予防に向けて必要性が高まっています。独居生活をされている高齢者や救急医療機関に入院される高齢者には、脱水や栄養不足を抱えている方が多いといわれています。時代の流れや日本の医療の進む方向は、栄養摂取状態への関心が高まっていると考えます。入院当初は、すべての治療に優先して栄養状態の改善に取り組まなければなりません。STの力量を発揮したいところです。
　嚥下訓練を開始した頃は、ミキサー食（ペースト食）や重湯食をオーダーし、食べられる範囲で練習する、あるいは家族におやつなどを準備して頂いたり、あらかじめお金を預かっておきスタッフが売店で購入したりして練習を始めていました。しかし、少子高齢化や女性の社会進出が進むなど社会情勢の変化により家族の来院が期待できないことや摂食・嚥下障害のリハに対するニーズの高まりなどから、対症療法的な対応は困難となりました。そこで、当院では平成13年12月27日の伝票入力システムの変更に伴い、嚥下訓練食の導入を開始しました。当初は、管理栄養士側の理解に対してつくる側の中心である調理師の十分な理解が得られませんでした。嚥下訓練食に対する意識の問題や新たに手間暇を要する嚥下訓練食の調理の問題は、スタッフ間の話し合いを何度も重ねながら、試行という形で導入が図られました。現場からは、現有人員では手間暇はかけられないという申し入れに対して、なるべく既製品による対応に応じました。訓練食導入にあたっての目的や取り決めは次のワンポイントアドバイスのとおりです。

> ● ワンポイントアドバイス：栄養状態の改善の取り組み
>
> 　一番取り組みやすいのは、摂食・嚥下障害リハチーム（表4）を設置することです。摂食・嚥下障害リハの勉強会から発展させていきましょう。管理栄養士と調理師の参加を促し、現場から嚥下訓練食の必要性を考えられるように仕向けていくことが効果的と思います。理想の訓練食を導入したとしても、この分野の技術革新は著しく、新食材の導入や調理加工の変更・工夫の努力を怠らないことが要求されます。つくる側と利用者側の現場とでは、患者へ提供する意識や態度が異なります。まずは、管理栄養士や調理師に、訓練場面の実際を見てもらうよう働きかけたいものです。
>
> 　近年、健康や食に対する要求が高く、食に対する自己主張をはっきりされる方も多くなりました。すべての入院患者向けに満足するレシピを考えることは困難ですが、選択食を考える情勢でもあり、嚥下訓練食だけが聖域ではないと考えます。毎日繰り返される多くの残飯の処理を考えると、ベッドサイドで直接訓練にかかわる立場としてもなんとかしなければと思います。
>
> 表4　摂食嚥下チーム
> 主な構成員
> ・リハビリテーション科医
> ・耳鼻咽喉科医
> ・放射線科医
> ・看護師
> ・管理栄養士
> ・放射線技師
> ・調理師
> ・理学療法士
> ・作業療法士
> ・言語聴覚士

## 4　訓練食導入にあたって

### [1]　訓練開始時の現状

「おやつ食」から開始。売店で購入したものや病院食「おやつ食」または家族が用意した嗜好品を利用しました。その後、段階的に「重湯食」または「ペースト食」から開始し、「刻み食」「3分菜食」「5分菜食」「7分菜食」「軟菜食」「常食」へと段階的に食事形態を上げました。嚥下補助材はトロミアップ®（日清サイエンス）、スルーソフトリキッド®（キッセイ薬品工業）を使用しました。

### [2]　問題点

1. 摂食・嚥下訓練を開始するにあたり、家族が来院しないと準備が整わないことがある。
2. 訓練開始の都度、家族に売店などで購入して頂く手間や苦労がある。
3. 季節や商品の関係で、冷蔵庫に保管する場合もあるなど、管理面で煩雑な面がある。
4. お金を預かり職員が購入することもあり、金銭面の管理が容易でない。
5. 病院食には、酢の物やパサパサした素材があり訓練食に向かない。
6. ペースト食では、何の食材が使われているかわからず食欲が減退する。
7. 好き嫌いを明確に主張する患者が多くなった。

## [3] 要求される課題

1. 患者の病態に見合った嚥下訓練食を提供していく必要がある。
2. 用意した嚥下訓練食の中から、簡単に選択が行えるようにする必要がある。
3. なるべく市販品で対応し、コストや調理にかかわる労力の負担を増やさないようにする。
4. すべての嚥下訓練食にお茶のゼラチンゼリー（1.6%）を添える。
5. ゼリー類は冷やした状態で提供する。
6. 食材の内容がわかる工夫を加える。
7. 新商品の開発や患者の評判により、内容の変更が簡単に行える運用方法を考える。
8. 水分摂取量やカロリー摂取量の目安が把握しやすいようにする。
9. 2回食・3回食の場合、メニューのバリエーションをどうするか検討を進める。

## [4] 嚥下訓練食の条件

1. 密度が均一であること。
2. 適当な粘度があって、バラバラになりにくいこと。
3. 口腔や咽頭を通過するときに変化しやすいこと。
4. べたつかず粘膜にくっつきにくいこと。

・嚥下食Ⅰ：開始食。条件1～4をすべて満たすこと。
　　　　　　・お茶のゼラチンゼリー（150 cc）
　　　　　　・アクアジュレハンディーボトル®（1本）
・嚥下食Ⅱ：嚥下食Ⅰに比し、繊維の少ないものを追加。条件1～4をほぼ満たすこと。
　　　　　　・お茶のゼラチンゼリー（150 cc）
　　　　　　・アクアジュレハンディーボトル®（1本）、卵豆腐や茶碗蒸しなどの副菜
・嚥下食Ⅲ：嚥下食Ⅱに比し、全粥＋野菜や魚の煮物などをミキサーにかけたものを追加。
　　　　　　条件1～3を満たすこと。
　　　　　　・お茶のゼラチンゼリー（150 cc）
　　　　　　・アクアジュレハンディーボトル®（1本）、卵豆腐や茶碗蒸しなど
　　　　　　・全粥＋副菜（ペースト状）
・移　行　食：現行のペースト食や刻み食などを利用する

　導入時は、市販のお茶パックのお茶を増粘剤スルーソフトリキッド®で粘性を加え代用としました。その後、お茶ゼリーの市販品があり緑茶ゼリー®（明治乳業）に変更しました。また、当初はアイソトニックゼリー®（三協製薬工業）を導入しましたが、量が多め（150 cc）ということもあり、100 ccの飲みきりサイズのアクアジュレハンディーボトル®（フードケア）に変更しました。

　徐々に嚥下訓練食が認知されるようになると、期待も高まり既製品のコスト高と味に対する不満が現れ始めました。そこでそれらを解消するため、手づくりの「お茶のゼラチンゼリー」の導入を検討しました。管理栄養士スタッフとの試食会風景を図1に示します。何回かの試行を経て、やはり手づくりは一番美味しく一番安い、という結論に至りました。現在の嚥下訓練

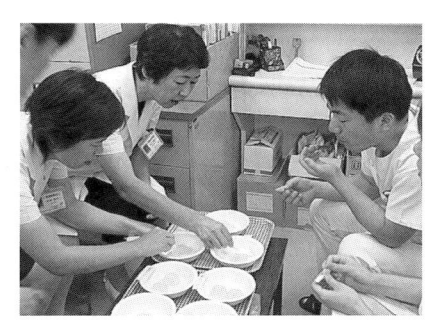

図1 栄養管理室スタッフとの試食風景

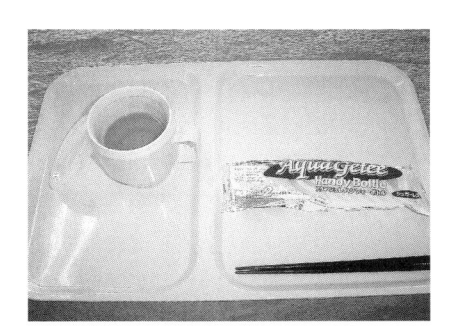

図2 嚥下食Ⅰ：開始食
約63 kcal、1食あたり約76円。

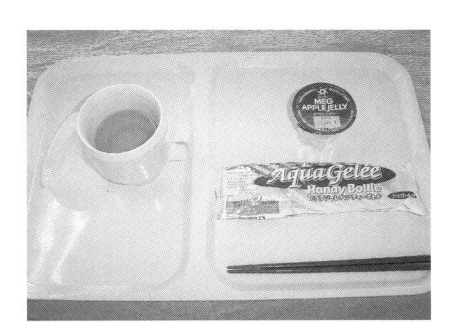

図3 嚥下食Ⅱ：開始食
約138 kcal、1食あたり約118円。

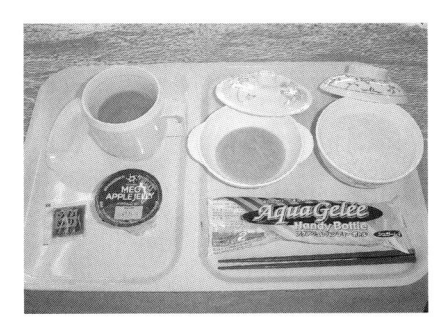

図4 嚥下食Ⅲ：移行食
約294 kcal、1食あたり約336円。

表5 緑茶のゼラチンゼリーの特長
① 温度が高いと溶けやすいので、肺に至った場合でも水として吸収される
② 口腔内ではまとまりやすい
③ 咽頭の残渣物を吸収しやすい
④ 殺菌効果が期待できる
⑤ 水分の補給が期待できる

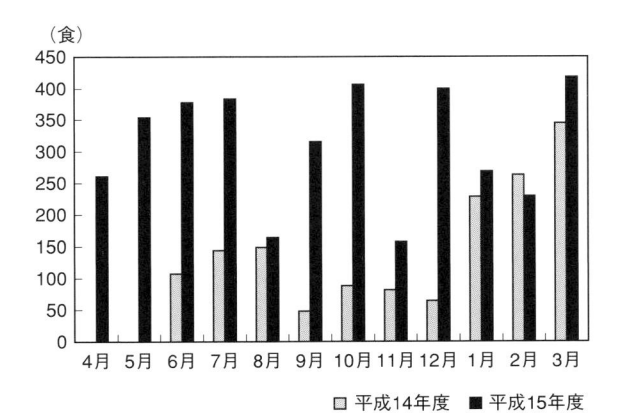

図5 嚥下訓練食の実績

食Ⅰ・Ⅱ・Ⅲを図2～4に示します。お茶のゼラチンゼリーを導入したことで、改めて表5に示す特長を活かすことができました。

ほかにも、交互嚥下など誤嚥を防止するテクニックにも効果が期待されました。コンピュータで統計処理が可能となった、平成14年6月から平成16年3月までの実績を図5に示します。

> **● ワンポイントアドバイス**
>
> 　当院では、移行食として一般食の「ペースト食」「重湯食」「刻み食」「3分菜食」「5分菜食」「7分菜食」「軟菜食」「常食」などの形態を設定していますが、摂食・嚥下障害のリハの関心や技術が高まるほど、嚥下訓練食と移行食との乖離が顕著になりつつあります。そこで、「嚥下食Ⅳ」「嚥下食Ⅴ」などを設け移行食の充実を図ればその対応も可能かも知れませんが、現有スタッフや施設面で制限を伴います。当院では、減塩食や糖尿病食などの加算食から出産後のお祝い食など70種類を超える食事形態を提供しています。むしろ、現行の嚥下訓練食をさらに充実させ、同じく加算のないペースト食や刻み食といった形態をなくし、調理現場の労力を軽減させていきたいと考えています。また、現状では嚥下食Ⅲを3食経口摂取可能になったとしても、カロリー摂取は十分ではありません。現在、重湯ゼリーやゼライスで加工されたエンジョイゼリー®（クリニコ、図6）の導入を検討しています。将来的には、1食あたり400 kcalとなる嚥下食Ⅲを設定し、3食経口摂取することで自宅復帰や施設入所が図れることを目標としています。
>
> 図6　エンジョイゼリー®

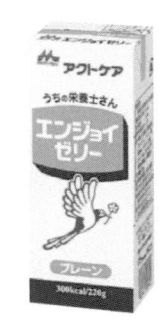

## 5　チーム医療の一員として

　今後も、病院内では在院期間短縮や褥瘡予防・NSTなど専門職の構成によるチーム医療が取り組まれると考えます。そうすると、すべての目的が栄養状態への取り組みになります。そのようなチーム医療の方向を嚥下訓練食に向けていけば、栄養管理室のスタッフの動向にも影響を与えていくのではないでしょうか。管理栄養士は、そのチームの中心的な役割を担っています。これまで営々と行われてきた病院食づくりの現場を変えていくのは非常にエネルギーを要します。特に栄養管理室のスタッフとの日頃のコミュニケーションが大切です。嚥下訓練食の依頼をするだけでなく、患者のニーズや経口栄養管理に向けたさまざまな問題点や取り組みなどの情報を提供していく努力も望まれます。

## 6　経管栄養法

　経口による栄養管理が理想ですが、STが訓練を担当すれば理想がすべて叶うわけではありません。食べられる人と食べられない人の間には、食べられるけれども不足しがちの人が大勢いると考えるのが普通です。では、不足分はどうしたらよいでしょうか。胃瘻造設など積極的な治療も選択肢の1つですが、間欠的経管栄養法が大変有効です。経管栄養法の特徴を表6に

まとめました。看護師は鼻腔からの挿管に慣れているため、間欠的鼻腔食道経管栄養法を選択することもよい判断です。栄養注入時に挿管する手間がかかりますが、安全面や二次的な問題に向ける看護量を考えたら、総合的には間欠的方法が優れていると考えます。当院では、在宅復帰に向けて介助者の理解が得られれば、間欠的経管栄養法の併用を積極的に勧めています。

表6　経管栄養法の手技と特徴

[持続的経管栄養法]
・嚥下運動の妨げになる
・抜去防止に向けて、健側手の抑制や手袋を導入しなければならない
・鼻呼吸が阻害される
・夜間の睡眠が阻害されて、1日のリズムの維持が困難となる
・逆流性誤嚥の存在が危惧される
・時によりチューブに付着した分泌物が気管に入り誤嚥を招く
・重症感を増し、審美性に難がある

[間欠的経管栄養法]
・栄養注入時のみ挿管するので、それ以外はADLに支障をきたさない
・生理的な消化管の注入が可能なため注入時間が早く済む
・挿管の手間を要する

## 7　効率のよい摂取方法

そのほかには、細めに点滴やIVHによる補液が必要です。効果的な併用を進めていきたいものです。また、効率よく経口摂取する方法には高濃流動食をそのまま経口で、あるいはゼラチンゼリーで固形化して摂取することも有効な方法です。ゼラチンゼリーのメリット＆デメリットを表7に示します。近年、ゼラチンを使った安全な食材も多く紹介されるようになりました。

現状では、エンシュア®（アボットジャパン）やエンシュアH®（アボットジャパン）など高カロリー栄養食の調理・加工によって、安全で効率のよい経口栄養摂取が期待できます。嚥下訓練食の宅配制度やレシピ（図7-1、2）の紹介など、環境も整いつつあります。また、ゼラチンゼリーの固形化による方法を積極的に勧めています。

また、介護食用に寒天を使ったレシピ（図8-1、2）も豊富にあり、手軽に水分補給・栄養補給の併用も有効な手段です。介護食の宅配サービスも提供されるようになるなど、栄養管理に伴う周辺の環境が急速に整いつつあります。

表7　ゼラチンゼリーのメリット＆デメリット

[メリット]
・肺に至った場合でも溶けるので吸収されやすい
・凝集性がある
・水分と栄養を効率的に摂取できる

[デメリット]
・温度管理が難しい
・口腔期に問題があり、口腔内に貯留する場合溶けてしまう

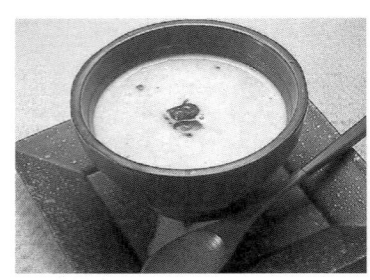

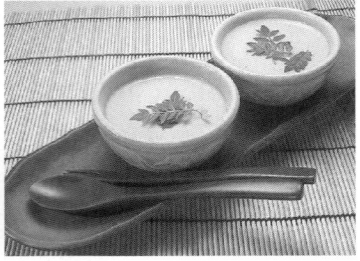

図7-1　エンシュア®のレシピ例　図7-2　エンシュアH®のレシピ例
左より、小豆オートミール・ゴマ豆腐。
（楽寿食ホームページ http://www.rakujushoku.jp/より転載）

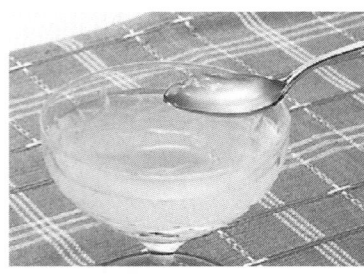

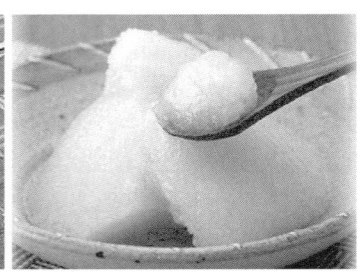

図8-1　スポーツドリンクゼリー　図8-2　芋ようかん風寄せもの
寒天ゼリーのレシピ。
（かんてんぱぱホームページ http://www.kantenpp.co.jp/より転載）

●●● おわりに

　昨今、家庭復帰困難で病院から直接施設へ入所する患者も多くみられるようになりました。老健施設においては、摂食・嚥下障害を伴う入所者に対して嚥下訓練や訓練食の導入など積極的な取り組みが始まっています（図9）。それとともに、STの採用も多くなりました。全国の老健施設におけるSTの採用は、1割に迫る勢いです。この分野におけるSTの活躍が期待されます。
　摂食・嚥下障害のリハは、誤嚥を防ぐテクニックの蓄積と訓練食など関連食材の技術革新、さらにチームアプローチや評価診断技術の進歩により、今後もニーズの高まりが予想されます。私たちが健康で経口による栄養管理を維持していくには、栄養マネジメントと口腔ケアならびに不顕性誤嚥がキーワードとなると思います。それぞれの領域の専門職と情報交換を怠らず、入院患者や地域へのサービスに努めていきたいと思います。

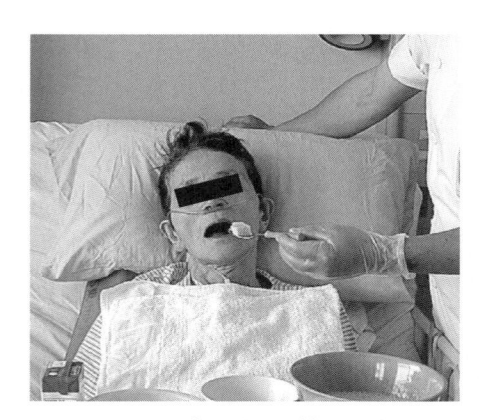

図9　摂食・嚥下訓練の風景

（森田　浩）

## II ■障害者の職業復帰

# CHAPTER 1 脳卒中患者の職業復帰―現状とその対策

● SUMMARY

1. 脳卒中患者の職業復帰を進めていくうえで、把握しておくべき問題点と職業復帰に必要な基本的条件とは何かを考えます。
2. 医療リハビリテーションの中でどのようにして職業復帰へのアプローチを行っていくか、その進め方と医療リハの役割について述べます。
3. 症例を提示することで、職業復帰までの具体的な内容と経過を例示するとともに、職業復帰に成功した要因と反省点を考察します。

●●●はじめに

脳卒中は、運動麻痺のほかに感覚障害、高次脳機能障害、感情・情動の障害など多彩な症状を呈するために職業復帰に向けてきめ細かな評価と支援が必要です。また、疾患の特徴上、中高年での発症が多く、職業についても既になんらかのキャリアを積んでいる場合がほとんどで、その点についても配慮が必要です。

ここでは、主に脳卒中患者の一般就労に向けての取り組みと具体的な流れを示します。

## 1 脳卒中患者の職業復帰上の問題点

### [1] 医学的側面

脳卒中では運動麻痺を生じることが多く、移動能力、作業能力が低下します。また、失語や失行、失認、注意障害、記銘力障害、認知症(痴呆)など、多様な症状を呈する高次脳機能障害は、まだ一般社会での認知度が低く、周囲の人々の理解を得ることが困難なために、職業復帰の際には、運動麻痺以上に大きな阻害要因となります。

合併症として高血圧、糖尿病、心疾患をもっていることも多く、再発のリスク管理を含めた健康管理が、職業生活継続の重要な要素の1つとなります。

### [2] 社会的側面

脳卒中患者で職業復帰を果たす者は発症前の雇用先への復帰(復職)となることが非常に多いのが現状です[1)-3)]。

そこで、復職にあたっては、多くの場合、雇用先になんらかの配慮をしてもらう必要が生じます。つまり、雇用者側が脳卒中患者の障害と雇用ということにどれだけ理解を示すかが、脳卒中患者の復職における大きなポイントとなります。

### [3] 個人的側面

　脳卒中患者は、その症状とともに個人のおかれた立場、家族関係や価値観もさまざまです。価値観や人生設計の変更を余儀なくされることも多く、うまく受容されない場合には、そのことが職業復帰への現実的対応を阻害することにもなります。

　また、職業復帰にあたっては、患者自身の障害の理解と受容とともに、家族の理解（心理的な支え、通勤の介助など）と支援も重要です。

## 2 職業復帰に必要な基本的条件

　職業復帰の最低条件として遠藤ら[4]は、①なんらかの仕事ができる：作業の正確性、②8時間の作業耐久力がある、③通勤が可能である：公共交通機関の利用、の3点を挙げています。これに加えて、④コミュニケーション能力：仕事上必要な意思の疎通、感情のコントロールと適切な表出も含めた職場での人間関係を良好に保つ能力が職業復帰には必要と考えます。

　また、これら4つの条件は、すべてを完全に満たさなければ職業復帰は困難であるというわけではなく、むしろ「何が、どのように可能なのか」「何が、どう困難なのか」を評価し、障害されている部分をどのような方法で補うかを検討する指標と考えて頂きたいと思います。

> ● ワンポイントアドバイス
>
> 　職業評価の方法として市販の評価法では、労働省編一般職業適性検査・FQテスト・マイクロタワー法・モダプツ法、などが知られていますが、職業に就くための最小限の心理的・行動的条件を総合的にみるという意味では、障害者用就職レディネス・チェックリストがあります。

## 3 医療リハビリテーションの役割

　脳卒中患者の職業復帰への流れの中で、医療リハの果たすべき役割を、主に理学療法士（PT）・作業療法士（OT）・言語聴覚士（ST）・医療ソーシャルワーカー（MSW）などの職種を中心に考えると、次のようになります。①機能改善や能力向上のためのアプローチを行い、②復職の可能性を探り、復職の可能性のある場合には、③雇用先への情報提供（障害の理解の促進、障害者雇用制度の紹介）と、④復職後の職務内容を想定しての訓練（職業前プログラム）の実施。復職が困難な場合には、⑤職業リハサービスへの円滑な移行を実現するための情報提供。全体としては図1のようになり、医師や看護師も含めたチームでのアプローチとなります[2]。

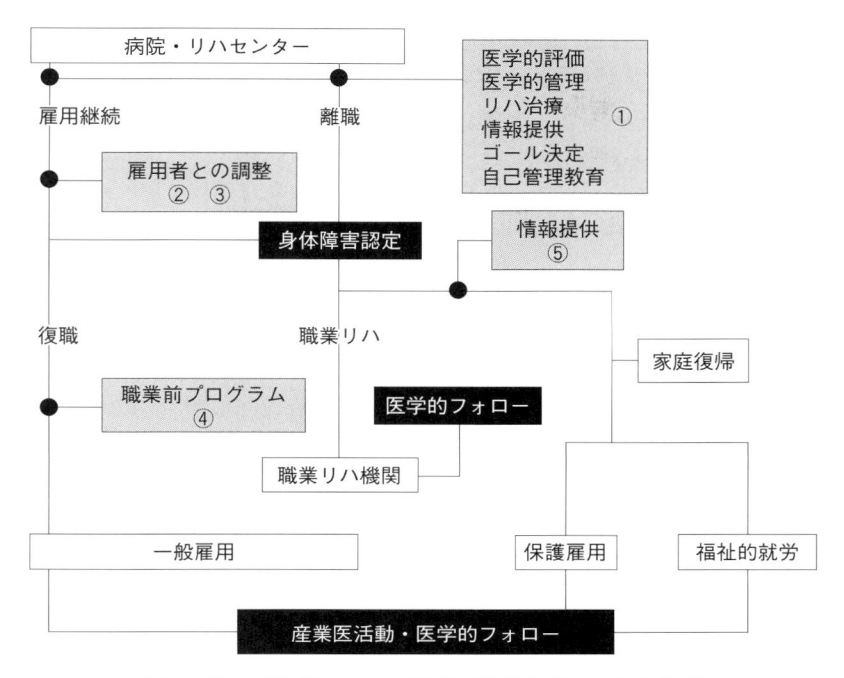

図1　リハビリテーション医療の職業復帰へのかかわり
(徳弘昭博：障害者の職業復帰の実態と問題点. 日本災害医学会学会誌 44(3)：179-185, 1996 より一部改変)

## [1]　機能改善や能力向上のためのアプローチ

　脳卒中患者の機能をできる限り改善し、能力を最大限に引き出すことは、職業復帰へのアプローチにつながります。治療の初期の段階から職業復帰を視野に入れた取り組み(情報収集を含む)を行うことは、職業復帰までの期間短縮と職業リハへの円滑な移行へとつながります。

## [2]　復職の可能性を探る

　先にも述べたように脳卒中患者の職業復帰では、復職が最も多く、雇用者側の理解や配慮をどれだけ得られるかが大きなポイントとなるため、できるだけ雇用者側とのつながりをもつ必要があります。
　初期の段階では、患者や家族に対して、できる限りもとの職場との関係を保ち続けるようにアドバイスすることも必要です[3]。

## [3]　雇用先への情報提供

　雇用先に脳卒中患者の障害を理解してもらい、復職につなげるために、情報提供は重要な意味をもちます。特に障害者雇用の経験の乏しい職場では、専門職の働きかけによる理解促進は重要です。提供する情報の中には、障害の理解を進めるための医学的情報とともに、障害者雇用の制度(障害者雇用納付金制度や助成金制度)の紹介も含まれます。

雇用先の人的、物的環境や復職にあたっての条件はどのようなものか、配置転換や環境整備、勤務時間の弾力的運用など、どのような配慮があればよいか、といったことを情報交換を通して調整していきます。訓練の進展に伴い、雇用先と何回かこのような情報提供、情報交換の機会をもつことが理想的です。

### [4] 復職後の職務内容を想定しての訓練

復職への目途が立った場合には、実際の職務を想定しての訓練を行います。作業環境や、作業内容をできるだけ実際の職場に近くして、作業能力を高めたり、通勤を含め就労に必要な身体的、精神的持久力を身につけるようなアプローチを行います。片手作業など、方法や道具の工夫が必要な場合には検討します。

### [5] 職業リハサービスについての情報提供

復職ができず、離職となった場合は職業リハシステムについての情報提供が必要となります。継続雇用の場合でも、職業リハサービスの利用が有効な場合があり、やはり情報提供は必要です。

## 4 症例紹介

障害が重度であり、職業復帰までに2年以上の長い期間を要したものの、医療リハから職業リハを経て、職業復帰を果たした症例を紹介し、職業復帰に成功した要因と反省点について検討したいと思います。

＜症例＞　男性、発症時40歳、左利き
・診断名：脳出血後左片麻痺、失語症
・家族：妻、子ども2人(12歳、10歳)
・現職：デパート勤務(外商担当)
・障害者手帳：身体障害者手帳2級
・復職までの経過
　現病歴：2000年3月31日発症し、救急病院に入院。観血的治療を受けました。同年6月5日にリハ目的にて大阪労災病院リハ科に転入院となりました。
　初期評価：運動麻痺は、Brunnstrom Stage で上肢 II、手指 II、下肢 III、移動は車いすの自走が可能で、移乗は監視レベルでした。
　　　高次脳機能障害は、運動性失語症と左側無視を認めました。コミュニケーションは、訓練や病棟生活上の簡単な指示理解は可能なものの、表出では、聞き手が内容を予測したり、言葉にして確認する必要がありました。左側無視は、線分抹消などの机上のテストで見落としはないものの、複数の刺激が同時に入ると左を落とすという状態でした。ADLは食事以外のすべてに介助を要し、FIM の得点は75点でした。
　当院での訓練経過：訓練はまず、上下肢機能の向上、ADL の自立、コミュニケーション能

力の向上を目標に開始されました。
　約3ヵ月の訓練を経て、運動麻痺は、Brunnstrom Stage で上肢Ⅲ、手指Ⅲ、下肢Ⅳ、移動はT字杖短下肢装具による歩行が安定しました。失語症は中等度で残存したものの、日常生活上は問題のないレベルとなり、左側無視は認められなくなりました。ADLは片手動作でほぼ自立し、FIM 118点となりました。
　症例の復職までの経過をまとめると図2のようになります。
　この症例が職業復帰に成功した要因をまとめると、以下の3点になると考えます。
　①チームアプローチが行えた：この症例のように障害が重度で、高次脳機能障害（失語症）も有している場合には、チームアプローチが重要となります。障害の理解を深め、能力を最大限に活用する手段を検討するには、医師、PT、OT、ST、MSWなど多くの専門職の多面的な評価と雇用先への情報提供が必要です。

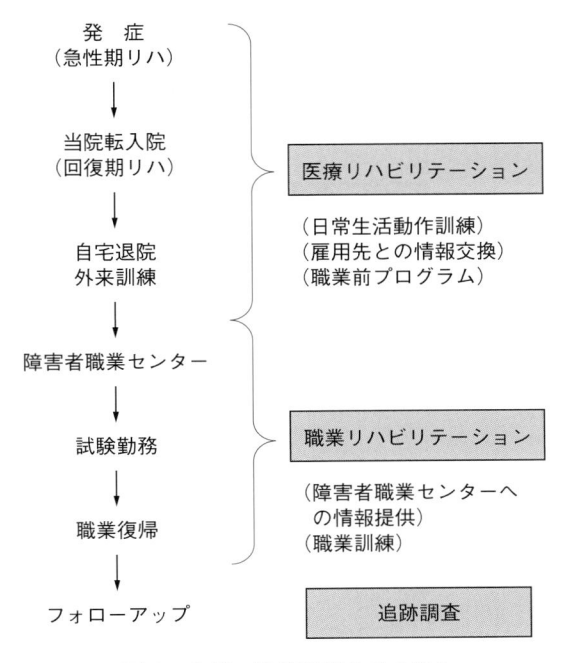

図2　症例の職業復帰までの流れ

　②雇用者側の理解：雇用者側が障害を理解し、営業職から事務職への配置転換、トイレの手すりの設置などの職場環境を整え、職場復帰を支援してくれました。
　③職業リハへの移行を通して雇用者側の求めるレベルに達することができた。
　この症例は、2年5ヵ月という長い休職期間を経て、職業復帰を果たしました。しかし、脳卒中患者の中には、雇用者側から完全によくなってから出てきてほしいといわれ、なかなか復職の内容を具体的にできないままに、休職期間の終了とともに解雇となるケースも多く認められます。そのため、できるだけ早い時期に職業復帰に必要な能力を獲得し、雇用者側と情報交換を行い、職業復帰への目途をつける必要があります。このケースにおいても、入院中の早い段階から、職業復帰への動機づけを行うようなアプローチや、職業復帰に必要な能力の評価とフィードバックを実施していれば、もっと早期に職業復帰が可能になったのではないかと反省されます。

（村田郁子）

【文献】
1) 佐伯　覚, ほか：職業復帰の疫学. 総合リハ 23(6)：461-464, 1995.
2) 佐伯　覚：脳血管障害者の職業復帰のためのサポート体制. 労働の科学 50(1)：27-30, 1995.
3) 徳弘昭博：障害者の職業復帰の実態と問題点. 日本災害医学会学会誌 44(3)：179-185, 1996.
4) 遠藤てる, ほか：脳卒中後片麻痺患者に対する職業前訓練と職場復帰. OTジャーナル 25(6)：436-442, 1991.

# CHAPTER 2 脳血管障害者・頭部外傷者の就労と作業療法のかかわり

## ● SUMMARY

1. 就労は、経済的な収入を得る方法ですが、社会的役割の遂行や自己実現の欲求を満たすことにもなります。
2. 就労に対する作業療法の役割は、職務を遂行するうえで必要な条件や環境を踏まえて評価を行い、適切な作業課題を選択し実施することです。
3. 安定した生活を支えるために、ADLの再獲得や住環境の調整も重要です。
4. 2名の症例紹介を交えて、脳血管障害者・頭部外傷者の就労へのかかわりを考えます。

### ●●●● はじめに

就労は、個人が生計を立てるための経済的収入を得る手段ですが、同等以上に社会的な役割を果たす活動、そして自己の夢を実現するための活動としても大きな意味をもちます。これは障害の有無にかかわらず、人の根元にかかわる重要な作業として捉えることができます。作業療法士（OT）として、対象者の就労に際し援助できるよう考えます。

## 1 就労とは

人は、就労により、豊かな生活の基盤づくりのために金銭を報酬として得ます。また、社会的な承認や地位を得るなど自己実現欲求を満たすことにもなります。

昨今の経済状況はいく分改善したものの、平成16年の完全失業者数は313万人であり、その率は4.7％と厳しい状況です[1]。障害者の雇用等の促進に関する法律では、一般の民間企業の法定雇用率は1.8％ですが、平成16年6月1日現在の実雇用率は1.46％と低調です[2]。対象者が復職の可能性が高く、それを視野に入れリハビリテーション（リハ）を実施しても、残念ながら退職となった話を聞くことは、多く経験することです。逆に、復職の可能性は相当低いと思われた対象者で、家族の支援や雇用者側の配慮など好条件が重なり復職した例もあります。就労にはさまざまな社会的因子が絡むのが現実です。

### ● ワンポイントアドバイス

雇用関係は、医療のかかわれる範疇ではありません。

> ● ワンポイントアドバイス
> 　リハゴールとして就労が設定される対象者は、運動機能や高次脳機能に大きな問題がなく、家族の支援や雇用側の理解が得られているなど、就労への条件が整っている例が多いといえます。

## 2　作業療法のかかわり

### [1]　就労を援助するための評価および訓練・指導

　就労に関与する医療側のスタッフは各職種に役割がありますが、OTが担当すべき項目は、職業に関する評価およびその訓練や指導となります。

**❶ 評価**

**a. 情報収集**

　職務を遂行するうえで、必要な身体的条件・精神的条件、その環境をケースワーカーや社会復帰相談員などと協力し把握します。職務を分析することは、必要な評価や作業課題を選択するうえで有用となります。

**b. 作業能力の評価**

　作業能力を評価する方法として、紙筆検査法、器具検査法、ワークサンプル法、場面設定法、実務試行法などがあります[3]。この中で、厚生労働省編一般職業適性検査（General Aptitude Test Battery；GATB）は、11種類の紙筆検査と4種類の器具検査からなり、結果から9種類の職業適性能を測定し、適職領域の探索や、職業選択を行うための1つの資料として提供できるものです。一般生徒の進路指導や職業指導・相談目的のために作成したもので、上肢や言語に障害がある場合は、そのまま使用できないこともあり工夫を要します。ワークサンプル法の1つであるマイクロタワーは13の作業課題を実施することで、運動性能、空間知覚、事務的知覚、言語性能、数的性能を測定します。対象者の長短両能力領域にわたるプロフィールをつくり出すための適性検査バッテリーです。客観性、科学性をもち得ますが、検査器具は高価であり、評価時間も長くかかり数日に分けて行う必要があります。

　作業療法でよく用いる木工・篆刻・切り絵などの手工芸的な作業課題も因子を考慮して評価ができます。標準化された評価方法ではありませんが、作業特性と作業能力を適合させれば、評価として十分に使用できます。

> ● ワンポイントアドバイス
> 　職業関連評価は、標準化されたテストや観察から結果を導き出すテストなどがあり、多くは組み合わせが必要です。対象者への日頃の観察眼が非常に重要です。

❷ 訓練や指導
a. 安定した生活の維持
　対象者は、なんらかの運動・感覚障害や高次脳機能障害を抱えている場合が多く、在宅でも職場でもADL能力が低下していると推測できます。これは就労自体に直接関係するものではありませんが、継続して就労するために安定した生活を送ることが必要です。
　ADL訓練は、就労を考慮したうえで更衣・移動などが遂行できるよう行います。更衣では代償方法を含めた訓練や指導を行います。公共交通機関の利用や、職場で階段昇降が必要となる場合は、理学療法士（PT）に情報提供し、移動に関する応用的な動作訓練を依頼します。対象者と相談しながら関連部署と連携をもちながら進めます。
b. 就労を意識した作業活動
　作業療法室では職場環境や職務内容が模擬的にならざるを得ません。職種によってさまざまなOTアプローチがありますが、筆者の経験からいくつかの作業活動を記載します。
①手工芸作業
　機能的訓練、趣味余暇活動、または役割活動として作業療法でよく用いる木工・銅板細工・籐細工・切り絵・組紐・織物などの手工芸も工程や要素を考慮すれば応用できます。ちぎり絵は、目と手の協調性・巧緻性を養い、比較的容易に導入ができます。石印材でつくる篆刻は、片手で材料を固定し片手で印刃を操作して彫るため、より強い筋力と道具の操作能力、注意力も必要です。木工では、さらに工程が多くなり、工具や機械を使い分ける知的な能力や作業姿勢が一定しないため、重量物を運搬する能力も求められます。職種に必要な条件を把握して、作業を選択すれば模擬的な課題ですが、妥当性は十分にあります。
②職業適性検査を用いた作業活動
　本来は評価目的ですが、必要な作業能力が明確になっているため訓練としても利用できます。紙筆検査では、図形や文字・数字の照合、ファイリング、文章や図面の理解、計算などが作業課題になります。器具検査では、片手または両手での物品操作や、ピンセットやラジオペンチなど道具を使用した作業課題が応用できます。時間制限を加えず、間違いがなく、適切に処理できるかを観察します。逆に、制限時間を与えてその中で、いくつ課題ができるかを観察することも勧められます。
③コンピュータ操作
　コンピュータ操作能力は日常業務では必要不可欠です。OTは各ソフトの使用方法を詳細に教える術はもっていませんが、キータッチやポインティングデバイス操作を含めたコンピュータの基本的な操作訓練や身体に負担のない環境整備のアドバイスを行います。
c. 職場訪問
　職場を訪問して、対象者の運動特性や精神機能について説明を行うとともに、職場環境や職務内容を再確認して、必要に応じて提言する場合もあります。
❸ その他
a. 自動車通勤
　多くの対象者は通勤という大きな問題が残されています。都市部では公共の交通機関が発達していますが、地方では自動車通勤を強いられる対象者も少なくありません。障害をもった方

には非常に利便性が高い自動車通勤ですが、自己責任を伴う危険をはらんだ行為のため、主治医ならびに産業医の判断が必要です。産業医の判断により妻が車送迎することで職場復帰が可能となった対象者もありました。

> ● ワンポイントアドバイス
> 但し、運転免許そのものは、公安委員会が許可するもので、医療が判断するものではありません。

#### b. 就労に関与しなかったが、復職していた対象者

リハゴールが就労でないにもかかわらず、退院後の追跡調査では復職していた対象者も存在します。職業分類では、管理、技能工、採掘・製造・建設の職業および労務の職業、専門的・技術的職業などが該当しました。この原因を考えるといくつかの特徴があります。会社経営者や自営業者では就労への融通性が高く、OTが関与する部分は少ないといえます。技能工、採掘・製造・建設の職業および労務の職業では障害の重症度が阻害因子となり、入院時では復職の目途が立たなかった対象者が大半でした。

## 3 症例紹介

以下に2名の症例の作業療法の実際と復職までの経過を記述します。
〈症例①〉 48歳、男性、脳出血後左片麻痺、自動車部品製造業の事務職
　復職を視野に入れつつ、家庭復帰を目標に作業療法が処方されました。運動および感覚障害があり、高次脳機能は構成能力や注意力に低下がありました。ADLは、入浴と歩行に介助が必要でした。OTでは、機能的訓練と入浴や畳上動作のADL訓練から開始しました。高次脳機能障害があるものの復職の可能性があったため、GATBを時間制限せずに実施しました。小さなミスが毎回検出され、一度間違うとその修正が困難でした。対象者からコンピュータ操作訓練の希望があり追加したもののほとんどできない状態でした。

　その後、対象者から復職への具体的な話が出てきました。ケースワーカーが介入し、隣接する国立吉備高原職業リハビリテーションセンターと雇用者間で打ち合わせが行われ、在院しながら10週間にわたるコンピュータ操作の短期職業講習が開始されました。

　この間、試験外泊で問題となった入浴への対応策を考えました。介護保険を用いて入浴用の福祉用具を導入し、家族へ入浴や畳上動作の介助指導を行いました。短期職業講習が終了し、住環境調整が完了して退院となりました。

　退院後4ヵ月目に、対象者と雇用者間で復職に関する話し合いがあり、1ヵ月後に復職しました。職務内容はコンピュータを用いた書類管理ですが、能力向上のため、個人負担でコンピュータ教室に通いました。勤務体系は週2日は午前のみ、残り3日は6時間勤務で開始となり、以後少しずつ延長され、半年後から8時間労働となりました。職場環境は、手すり増設などありませんでしたが、ADLはその環境に対応できています。自動車は、復職する2ヵ月前

より運転を再開し、復職時には自動車を運転して通勤となりました。

〈症例②〉 29歳、男性、頭部外傷右片麻痺、高校教員

　　　　ADLは自立し、復職をゴールに作業療法が処方されました。患側である右上肢の運動機能は、巧緻性・スピード性が低下し、箸や書字は左上肢を用いていました。高次脳機能は、注意力や視覚性記憶の軽度低下や喚語困難があり、GATBでは、各適性能とも平均を大きく下回りました。作業療法では、就労に関与する模擬授業と高次脳機能障害に対する訓練を中心に実施しました。

　教科書の説明やテスト問題解答などを行う模擬授業は、主語や述語が明確でなく、教科書を棒読みする場面がありましたが、徐々に改善しました。板書は、字体が比較的良好でしたので書字速度や耐久性を目的に10分間連続で行いました。テスト問題を作成するためのワープロ入力では、まず操作方法をかなり忘却していました。入力速度も10分間で130字と低下していましたが、最終的に200字入力できるまでとなりました。

　高次脳機能障害に対して、GATBで解答できなかった設問に制限時間を加えず、その正確性を目的に実施しました。しかし、正答率は9割程度でした。

　当センターを退院し2年間は、大学での聴講や教育委員会の研修を受けました。その後、他校にて復職し教壇に立ちましたが、授業形態は講師が補助について行うものでした。4年目に入って、1人で授業を行うことになりましたが、学級担任になることは未定です。

　生活は、職場から徒歩15分程度の宿舎で独居しています。受傷後、自動車運転は行っていませんが、今後、その希望をもたれています。

●●● おわりに

　職業関連活動として作業療法室でかかわれるものは制限があります。しかし、就労が可能な対象者には職業に必要な要素技能を判断し、作業活動を導入することが大切です。また、職業リハビリテーションセンターへの移行が円滑にできるよう基礎となる技能を高める必要があります。

(浜岡憲二)

【文献】
1) http://www.stat.go.jp/info/guide/asu/2005/14.htm
2) http://www.mhlw.go.jp/houdou/2004/12/h1228-3.html
3) 平賀昭信：職業関連活動と作業療法．職業関連活動，改訂第2版(作業療法学全書第11巻)，早川宏子(編)，pp 47-73, 協同医書出版，東京, 1999.

CHAPTER 3 記憶障害者への生活と復職の支援
—記憶支援機を用いて

> ● SUMMARY
> 1. 私たちが開発した音声出力記憶支援機や市販のICレコーダーを用いて、計10人の記憶障害者の予定行動を音声で教え、生活支援をしました。
> 2. そのうち6人から良好な結果が得られました。
> 3. また、ICレコーダーをある記憶障害者の復職支援に使い、効果を得たので報告します。

### ●●● はじめに

　記憶障害をもつ対象者の生活スケジュールの指示や出来事を記録する方法として、一般的にメモ帳の利用が勧められています。しかし、メモ帳自体を持っていることを忘れてしまう対象者も多く、このため手帳とアラーム音を組み合わせた方法も発表されています。しかし、アラーム音のたびに予定された行動を確認する意欲や能力が必要とされます。コンピュータによるスケジュール管理の方法もありますが、対象者には操作方法など困難なことが多いものです[1)2)]。

　生活スケジュールの管理と出来事の記録などをより確実に対象者に行ってもらうためには、①対象者に必要な指示が録音できる、②それらの指示が必要な時刻に音声出力でき、必要回数繰り返せる、などの機能をもつ機器が望ましいと考え、安田ら[1)]は以上の条件を満たす音声出力記憶補助機(Voice Output Memory Aids；VOMA)を開発し、対象者の生活支援を試みました。

## 1 音声出力記憶補助機の開発と適応

### [1] 音声出力記憶補助機(VOMA)

　開発したVOMAは約10.7×17.7×4.5 cmの大きさで、重さ約600 g、1件の録音可能指示音声は12秒以内8件まででこれらの指示音声は1日総計128回まで出力可能です。希望する時刻を設定すると、これらの指示音声が出力されます[1)]。

### [2] 症例提示

〈症例①〉

　52歳、男性で、1995年9月左脳梗塞を発症、右片麻痺や流暢性失語症のほか、意欲と注意力の低下および前向健忘などの記憶障害を示しました。歩数計の装着、歩数の日記への記入および書字訓練を家庭学習として勧めましたが、行いませんでした。

〈症例②〉
　69歳、男性で、MRIでは両側大脳の著明な萎縮を呈し、アルツハイマー病の疑いと診断され、重度の前向健忘のほかに、文字の忘却、喚語困難、道順の忘却、印鑑をゴミ箱に捨てるなどの異常行動もありました。健忘については、「特に困ることはない」と答える一方、「また、字を思い出したい」という希望がありました。

## [3] 指示音声

　2名の現状改善のため、対象者と妻にVOMAによる指示の内容、時間、繰り返し回数の希望を入力しました。指示音声の前に短いブザー音と各対象者の名前を出力し、注意を喚起しました。症例①が11日間、症例②が42日間、それぞれ自宅でVOMAを使用し、指示はいずれも2、3回繰り返しました。
　症例①には、起きる、髭を剃る、歩数をつける、勉強をする、散歩をする、風呂に入る、などの指示を適宜依頼調で出力しました。
　症例②には、暦に印をつける、散歩に行く、薬を飲む、勉強をする、などを同様に指示しました。

## [4] 結果

〈症例①〉
　VOMA設置後の翌日より、音声指示に従っての歩行や書字練習を行うようになるとともに、歩数の日記への記入もほぼ忘却することなく実行できるようになりました。しかし、12日後にVOMAを返却すると、歩数の記入を忘れがちになり、24日後にはまったく行わなくなりました。

〈症例②〉
　VOMAを使わなかった最初の21日間は、6日間しか書字練習をしませんでした。次にVOMAを導入した最初の21日間は、13日間練習をすることができました。しかし、次の21日間は、4日間しか書字練習をしませんでした。妻によれば、「最初は、機械に言われるとハッとして思わず返事をしたりしていた。しかし、だんだん慣れてきて、馬鹿にするようになってきた」とのことでした。

## [5] 考察

　症例①は片側損傷で前向健忘は比較的軽く、また意欲の中枢である前頭葉前部の損傷はなかったために、VOMAによる音声指示で行動が惹起されたものと思われました。
　症例②は一時的にはVOMAの効果がみられました。しかし、「慣れてきた」、すなわちVOMAの設置が記銘された後は従わなくなりました。このことから、記銘後のVOMAの効果は病識のあることが前提になると思われました。

## 2 ICレコーダーによる生活支援

　Hersh and Treadgoldら[2]はNeuro Pageと称するポケベルを用いて、記憶障害者らの予定行動を支援しています。しかし、音声表示でなく文字で予定が表示される、画面が小さく高齢者では見にくい、などが問題点です。一方、私たちは、前節のようにVOMAを開発しました。その後、Voice OrganizerやSony ICレコーダーが発売されました。後者は値段も約2万円と廉価で、VOMAと同様の機能を有します。そこで、この機器を使い8例の記憶障害者の生活支援を試みました。

### [1] ICレコーダー

　Sony ICレコーダー(ICD-80)は5.7×8.5×2.3 cmの大きさで70 gです。2本の単4電池で約3週間の使用ができます。この機種は48分間の音声録音が可能のほか、500件の録音音声の設定時刻での表出や毎日同時刻、特定曜日のみの表出も可能です。

### [2] 記憶障害者

　1997〜2000年4月の間、約15人の記憶障害者の中から8人の症例を選びました(表1)。

### [3] 手続き

　8人の症例と家族に支援してほしい項目とそれらの音声出力の日時を聞き、項目は主項目と副項目に分けました。主項目は、実験の効果を記録できるものとしました。実験はABA方法で評価しました。

　各症例の主項目は、日記をつけるが②、③、⑤、⑥、文字の練習が④、⑦、身体の運動が⑧でした。

　副項目は、リハビリに行く、薬を飲む、などで前節に準ずるものでした。

表1　各症例のデータと神経心理学的検査の結果

| 症例 | 年齢 | 性 | 教年 | 病因 | 損傷部位 | 発症月数 | WAIS-R VIQ | WAIS-R PIQ | WMS-R指標 一般 | WMS-R指標 言語 | WMS-R指標 視覚 | WMS-R指標 遅延 | 対語記銘 有関係 | 対語記銘 無関係 |
|---|---|---|---|---|---|---|---|---|---|---|---|---|---|---|
| ① | 49 | M | 16 | SAH | Bi-frontal | 10 | 83 | 71 | 69 | 77 | 73 | 69 | 5-5-5 | 0-2-1 |
| ② | 23 | M | 14 | Trauma | DAI | 16 | 103 | 103 | 86 | 78 | 110 | 83 | 9-10-10 | 1-2-4 |
| ③ | 48 | F | 9 | SAH | Bi-frontal | 5 | 79 | 70 | 31* | 15* | 16* | 0* | 4-3-4 | 0-0-0 |
| ④ | 56 | F | 12 | Multi. | Bi-hemis. | 17 | ** | 75 | ** | ** | ** | ** | 0-2-4 | 0-0-0 |
| ⑤ | 51 | F | 12 | Tumor | Fornix | 7 | 102 | 84 | 68 | 64 | 93 | 56 | 8-9-10 | 0-0-1 |
| ⑥ | 57 | M | 12 | Trauma | DAI | 25 | 97 | 83 | 69 | 84 | 64 | 52 | 8-8-9 | 0-0-0 |
| ⑦ | 48 | F | 12 | Trauma | Rt.fr., Lt.oc. | 2 | 81 | 59 | 55 | 60 | 68 | 53 | 4-2-4 | 0-0-0 |
| ⑧ | 38 | M | 16 | Trauma | Bi-frontal | 25 | 65 | 53 | 24* | 7* | 17* | 0* | 0-0-1 | 0-0-0 |

M：男　F：女　教年：教育年数　SAH：くも膜下出血　Trauma：脳外傷　Multi.：多発性脳梗塞
Bi-frontal：両側前頭葉損傷　DAI：びまん性軸索損傷　Bi-hemis.：両半球　Fornix：脳弓損傷の疑い
Rt. fr., Lt. oc.：右前頭葉と左後頭葉　*：素点　**：構音障害のため未施行

### [4] 結果

表1に示します。ICレコーダーは症例①〜③では無効でしたが、残りの5名では明らかに有効でした。⑤以外では、ICレコーダーを返却させると再びその課題の遂行が困難となりました。

### [5] 考察

ICレコーダーの効果は5例では明らかで、前節の実験を裏づけました。記憶障害者の支援は、介護者の負担を減らすためにも、即効性が求められますが、この方法ではその日のうちに効果が出ました。

しかし、①〜③では無効でした。①と③は両側の前頭葉に障害があり、自発性や病識に乏しかったことが主な原因と考えられました。

## 3 ICレコーダーによる復職支援

前節では、主に予定行動や項目を音声で知らせて支援するものでした。しかし、記憶障害者は会話や指示の内容記銘などの障害を有するため、復職が困難です。本節では、ICレコーダーやパソコンを利用して、復職が継続できた症例を報告します。

### [1] 症例

1966年生まれの男性で、大卒、公務員。1992年交通事故により両足切断と、記銘力障害。1997年の神経心理学的検査は、脳研式記銘力検査は有関係が7、9、10（＋）、無関係が1、2、5（＋）、WMS-R指標は一般的記憶65、言語性72、視覚性72、遅延再生60、労働省編一般職業適性検査は「共応」がD段階のほかは、E段階またはスケールアウトと不良。1999年のWAIS-RはVIQ 101、PIQ 82。

1994年復職するも図書管理に配置転換。しかし、「仕事上受けた注意を忘れる、同じところで同じ注意を受けてしまう、上司にこの仕事の継続は難しいと言われた、メモをとる前にその事項を忘れてしまう、メモを見ても完全には思い出せない」との訴えで言語室に来室しました。

### [2] 方法

仕事中ICレコーダーを首にかけ、①仕事上の指示などがあったらそれを録音する、②同時にメモもとる、③夜それらの録音を聞き直し手帳などに整理する、ことを勧めました。そのほか、自主的に電子手帳に明日の予定などを入力、朝それを立ちあげ、やった仕事を消しながら次の仕事に進むという手順を自ら考えました。

## [3] 結果

本人の感想として「録音時の状況がわかり後で回想しやすい、ある仕事が終わったら、自分の声でその旨録音した、記憶が乏しい点からくる不安が軽減した、これからも使っていきたい」などがありました。

上司の感想として、「(ICレコーダーは)便利に使っている、メモだけだと(情報が)抜けたりするがICレコーダーと併用している、要点を口述して録音もしている」などがありました。

## [4] 考察

対象者は2000年6月の時点でも継続して使用しています。一部の職員を除き、ICレコーダーの利用は理解してくれており、中には自分も使いたいという人もいるとのことです。職場を解雇されるという不安感の訴えは消失していました。

### ●●●おわりに

従来、記憶障害の対処において機器を用いた報告は限られています。最近の工学的進歩は著しく、機器を用いた記憶障害の支援を私たち医療職も積極的に進めるべきであると考えます。

(安田　清)

【文献】
1) 安田　清, ほか：前向健忘等の支援を目的とした音声出力記憶補助機の開発. 総合リハ 27：475-478, 1999.
2) Yasuda K, et al：Use of IC Recorder as a voice output memory aid for patients with prospective memory impairment. Neuropsychological Rehabilitation 12：155-166, 2002.

# CHAPTER 4 コミュニケーション障害者の職業復帰

## ● SUMMARY

1. 医療リハビリテーション(医療リハ)領域での復職に関するリハビリテーション(復職リハ)について、職業リハビリテーション(職業リハ)との関係について述べます。
2. コミュニケーション障害者の復職リハの現状を調査した結果を紹介します。
3. 高次脳機能障害者の復職リハの取り組みを紹介します。
4. 復職リハの課題について述べます。

### ●●● はじめに

　医療リハの概念の中には prevocational rehabilitation の復職リハも含まれ、その内容は職業復帰に関する能力評価、訓練、復職に関する指導・調整であるとされています。しかし医療制度の時間と費用の範囲内で何が可能で、どのように行えばよいのかは明確に記されておらず、復職リハの体系化が課題となっているのが現状です。

　また復職の成否は職場の受け入れ態勢などの環境要因によるところが大きく、本来社会的不利に属する問題なので、機能障害や能力低下についての医学的評価だけでは決定されない個別性の強い課題です。

　本稿では医療リハ施設でかかわる機会の多い構音障害と失語症さらに認知障害に基づくコミュニケーション障害者の復職について、自経例の報告を交えて現状と課題を述べます。

## 1 復職とは

### [1] 職業リハビリテーション

　「復職」の定義について統一した見解はなく、先行研究をみると主婦業への復帰を復職と捉えたり、復学例を含む場合もあります。但し職業リハ領域では家事労働、農業、福祉的就労などを含まない一般雇用への就業を主目標にしてきた経過があります。

　職業リハ施設には公共職業安定所(ハローワーク)や障害者職業センター(地域、総合)、障害者職業能力開発校などがあります。その内容は主に障害認定を受け離職した中途障害を対象として、新規就労先への再就職のための職業指導、職業訓練、職業紹介を行うものです。

　医療リハ領域での復職の取り組みとは、的確な診断の下に集中した機能訓練を行い、予後予測を立てて早期から復職へのアプローチを進めることで円滑な復職への道筋をつけること、職業リハへとつなげていくことだとされています。

## 2 コミュニケーション障害者の復職の現状

### [1] コミュニケーション障害者の復帰調査

当院リハ科言語室で行ったコミュニケーション障害者への社会復帰についての調査を紹介します。平成10年、11年、12年に新たに言語聴覚療法を受診した対象者に各々の翌年にハガキ調査を行いました。回答を得られた333名（回答率69.7％）のうち、就労年齢の122名についてカルテと電話調査でさらに詳細な情報収集を行いました。

### [2] 症例

疾患の内訳は脳血管障害がおよそ7割を占め、以下頭部外傷、変性疾患、その他の順になっています。障害は失語症と構音障害がほぼ半数ずつで大半を占めており、それらの合併例が3割、失語症や構音障害を合併していない高次脳機能障害や音声障害が1割程度でした。

発症前の職業は男性では技能労働と事務職が全体の7割を占めており、女性はほぼ半数が主婦でほかに事務職や販売・サービス職がそれぞれ約1割でした（表1）。

表1　発症前職業

| | 男 | 女 |
|---|---|---|
| 農 林 漁 業 | 2 | 0 |
| 商　　　　工 | 3 | 2 |
| 自　由　業 | 0 | 0 |
| 管 理・経 営 | 7 | 0 |
| 専 門・技 術 | 3 | 1 |
| 事　　　　務 | 27 | 5 |
| 技 能 労 働 | 32 | 0 |
| 販売・サービス | 4 | 4 |
| 主　　　　婦 | 0 | 19 |
| 学　　　　生 | 1 | 0 |
| 無　　　　職 | 8 | 4 |
| 計 | 87 | 35 |

### [3] 復職状況

社会復帰の状況は無職で家庭復帰を果たした症例が最も多く、職業復帰を果たしたのは男性に限られていました。

復職の内訳は原職復帰が7割、配置転換が1割、再就職が1割でした（表2）。福祉的就労例や職業リハ施設へ移行した症例はありませんでした。一般就労への復職者（復職率は30.7％）を対象にすると、復職率が高いのは、管理・経営、商工業で逆に低いのは農林・漁業、販売・サービス業でした。

### [4] 復職者の分析（表3）

復職したのはすべて男性で、ADLは社会的自立でした。復職21名の中で運動機能、コミュニケーション障害ともに軽度で復職に特に問題がなかった機能良好者が症例①〜⑩で、発症から復帰までの期間は1〜2ヵ月程度で、言語・構音機能評価と自習方法指導で終了している症例が半数を占めていました。

業務上の自由度が高いために復職に有利だったのが⑪〜⑬で、すべて管理職・経営者であり、この職種の復職率が高いというこれまでの報告と一致していました。復職までの期間は3〜4ヵ月程度でした。

表2　復帰などの状況

| | 男 | 女 |
|---|---|---|
| 死　　　　亡 | 0 | 1 |
| 病　　　　院 | 10 | 2 |
| 施　　　　設 | 2 | 2 |
| 家 庭（無職） | 39 | 19 |
| 家 庭（家事） | 8 | 11 |
| 在 宅 就 労 | 1 | 0 |
| 現　　　　職 | 21 | 0 |
| 配 置 転 換 | 3 | 0 |
| 再 就 職 | 3 | 0 |
| 計 | 87 | 35 |

表3 現職復帰者

| 症例 | 障害・重症度 | 年齢 | 麻痺側・Brun-strom stage 上肢-下肢-手指 | 言語訓練の期間 | 復帰までの期間 | 職業 |
|---|---|---|---|---|---|---|
| ① | 構音障害（軽度） | 53 | 右　6—6—6 | 1ヵ月 | 6ヵ月 | 技能労働（大工） |
| ② | 構音障害（軽度） | 51 | 左　6—6—6 | 0.5ヵ月 | 2ヵ月 | 技能労働（運転手） |
| ③ | 構音障害（軽度） | 55 | 麻痺なし | 1週間 | 1ヵ月 | 管理・経営（個人企業経営） |
| ④ | 構音障害（軽度） | 45 | 右　6—6—6 | 1週間 | 1ヵ月 | 技能労働（製造業） |
| ⑤ | 構音障害（軽度） | 59 | 麻痺なし | 1回のみ | 2週間 | 事務（新聞社） |
| ⑥ | 構音障害（軽度） | 53 | 麻痺なし | 3ヵ月 | 4ヵ月 | 商工（農機具販売店自営） |
| ⑦ | 構音障害（軽度） | 54 | 麻痺なし | 2週間 | 1ヵ月 | 事務（新聞社） |
| ⑧ | 運動性失語（軽度） | 48 | 右　6—6—6 | 1ヵ月 | 2ヵ月 | 管理・経営（企業管理職） |
| ⑨ | 運動性失語（軽度） | 50 | 麻痺なし | 1回のみ | 1ヵ月 | 事務（営業・販売事務） |
| ⑩ | 健忘失語（軽度） | 46 | 右　6—6—6 | 0.5ヵ月 | 1ヵ月 | 技能労働（製造業） |
| ⑪ | 構音障害（軽度） | 50 | 右　3—2—4 | 6ヵ月 | 4ヵ月 | 管理・経営（企業管理職） |
| ⑫ | 構音障害（軽度） | 55 | 右　4—4—5 | 1週間 | 3ヵ月 | 管理・経営（個人企業経営） |
| ⑬ | 構音障害（軽度） | 58 | 右　4—3—5 | 1ヵ月 | 3.5ヵ月 | 専門技術（建築設計） |
| ⑭ | 感覚性失語（軽度） | 57 | 右　6—6—6 | 1ヵ月 | 3ヵ月 | 管理・経営（企業管理職） |
| ⑮ | 感覚性失語（軽度） | 51 | 右　6—6—6 | 3.5ヵ月 | 1年 | 商工（建築資材販売店自営） |
| ⑯ | 構音障害（軽度） | 47 | 左　4—4—4 | 1ヵ月 | 1年 | 事務（生産現場事務） |
| ⑰ | 構音障害（軽度） | 54 | 右　5—5—4 | 1ヵ月 | 8ヵ月 | 事務（新聞社） |
| ⑱ | 失語・構音障害（軽度） | 41 | 右　5—4—5 | 2週間 | 3ヵ月 | 事務（総務事務） |
| ⑲ | 構音障害（中等度） | 50 | 左　6—6—6 | 2.5ヵ月 | 10ヵ月 | 技能労働（製造業） |
| ⑳ | 感覚性失語（中等度） | 47 | 麻痺なし | 6ヵ月 | 11ヵ月 | 事務（運輸会社） |
| ㉑ | 感覚性失語（中等度） | 45 | 右　6—6—6 | 継続中 | 11ヵ月 | 事務（信販会社） |
| ㉒ | 構音障害（軽度） | 57 | 右　2—1—4 | 1ヵ月 | 7ヵ月 | 事務（銀行）→同部署内 |
| ㉓ | 感覚性失語（軽度） | 49 | 右　5—5—4 | 5ヵ月 | 5ヵ月 | 事務（営業）→事務（総務） |
| ㉔ | 感覚性失語（軽度） | 24 | 右　6—6—6 | 3ヵ月 | 3ヵ月 | 技能労働→同部署内 |
| ㉕ | 構音障害（軽度） | 27 | 麻痺なし | 2週間 | 8ヵ月 | 技能労働（土木作業）→同職種 |
| ㉖ | 構音障害（軽度） | 26 | 麻痺なし | 継続中 | 1年 | 技能労働（運輸会社）→同職種 |
| ㉗ | 感覚性失語（軽度） | 28 | 麻痺なし | 1ヵ月 | 5ヵ月 | 技能労働（調理師）→同職種 |

　⑯～⑱はコミュニケーションは機能良好群レベルでしたが他の要因（障害受容、身体機能、職場の受け入れ態勢）の問題があり、復職までの期間は最長でも1年以内で、すべてに入院から外来へ復職リハを継続しました。⑲はコミュニケーション障害が中等度以上でありながら実質的復帰を遂げた数少ない症例です。専門性の高い職人技能を要し、コミュニケーションの社会的不利が小さい特殊性が復職に有利でした。
　⑳～㉑は名目上の復帰で、コミュニケーション障害が中等度残存しています。
　配置転換者は、コミュニケーション機能は良好ですが身体機能低下が復職を阻害した構音障害者（㉒）と、逆にコミュニケーション障害のために復職がかなわなかった失語症者（㉓、㉔）がありました。㉓、㉔はともに失語症は電話の使用にも支障のない軽症域でしたが、コミュニケーションを要する業務比率の低い部署への配置転換になりました。復職後も失語症の機能訓練継続を希望しましたが両立が困難で復職と同時に外来訓練終了となりました。

失語症は軽症でも復職の阻害因子となりやすく、情報提供による環境調節や継続したフォローアップが必要です。

再就職者はすべて若年の機能良好者で、再就職先が病前と同職種であることが共通していました(㉕〜㉗)。慣れ親しんだ職種であること、コミュニケーション障害が業務上の社会的不利として影響しない職種であったことが有利でした。

### [5] コミュニケーション障害者の復職の状況

これまでに報告されている脳卒中後の復職率は、復職の定義や対象年齢の違いなどから15〜60%と幅広いものです。

コミュニケーション障害者の復職率について検索してみると、徳弘[1]が失語症を合併した脳卒中者で38.5%、さらに中・重度域の障害者では20%以下になると報告しており、重症度の影響が大きいとしています。山口らは失語症を合併していても運動麻痺が軽度で職種を選定すれば、復職は必ずしも不可能ではないが、復職困難群の67.7%に失語症や構音障害によるコミュニケーション障害がみられたと報告しています[2]。

日本高次脳機能障害学会（旧日本失語症学会）の2000年度の調査では、失語症者の復職率は8%でした。失語症タイプではブローカ失語や健忘失語の社会的予後が他のタイプに比して優れているとの渡辺らの報告があります。諸家の報告の多くが失語症など高次脳機能障害を合併する対象者の復職率が全体の復職率に比して著明に低いことを報告しています[3]。

## 3 高次脳機能障害者のコミュニケーション障害

### [1] コミュニケーション障害の捉え方の変化

コミュニケーション障害者の職業復帰について文献を検索すると、平成13年に高次脳機能障害支援モデル事業が立ちあがった前後に大きな変化がみられます。それまでは脳卒中後の失語症など高次脳機能の巣症状や構音障害が主な対象でしたが、現在は頭部外傷後の認知障害や行動障害などの若年者認知症についての報告が増えています。

これはコミュニケーション障害を狭義の情報伝達能力（口頭での情報伝達の効率）として捉えるのではなく、注意機能、認知機能全般、意欲発動性、対人関係能力も含めた広義のコミュニケーション能力に注目するようになってきた現れといえます。

コミュニケーションの伝達情報量全体のおよそ70%が表情や口調や態度など言葉の周辺の情報であり、言葉の内容それ自体の情報量は30%ほどであるといわれています。実際の構音障害のリハビリテーションでも構音器官の運動訓練よりもコミュニケーションの基盤である全般的精神機能賦活が有効な場合もあり、この問題点を明らかにするための評価が必須といえます。

### [2] コミュニケーション障害のリハビリテーションの過程

このような考え方でコミュニケーション障害に必要な評価項目を考えてみると、意識レベル、理学的所見(運動障害、感覚障害、脳神経障害)、意欲・発動性障害の有無、情動障害の有無、易疲労性の有無、注意障害、記憶障害、失語症など高次脳機能の巣症状の評価、遂行機能障害、情報処理能力、行動障害の有無、対人関係の問題(社会性の低下)の有無の評価が挙げられます。

### [3] 認知リハビリテーション

当院では平成16年4月から、認知障害と心理社会的問題へのリハを目的に外来での集団訓練を従来の個別の認知訓練と併行して行っています。多職種(医師、MSW、CP、OT、ST)による包括的アプローチにより、復職や社会復帰などの目標を設定し総合的アプローチが可能な認知リハチームづくりを目指しています。

### [4] テストバッテリー

現在、この認知リハで用いるテストバッテリーは、FIM、FAM、WAIS-R、MMSE、TMT、仮名拾いテスト、東大式記名力検査、RCPM、リバーミード行動記憶検査、ベンダーゲシュタルトテスト、POMS、Word Fluency Test、SLTA(単語・短文の復唱、口頭命令に従う聴覚的理解検査)、WAB(漢字の構造　合成、分解)、読書力診断テストです。

現在の評価の課題は、遂行機能の評価方法を検討中であること、定量的にコミュニケーション能力を評価する方法が見い出せていないことです。また作業能力評価や一般職業適性検査、就職レディネスチェックリストは必要に応じて障害者職業支援センターで施行されています。

## 4 社会的復職支援システム

従業員56名以上の民間企業の法定雇用率の1.8%以上への引きあげをはじめ、ジョブコーチ制度の導入、OJTやトライアル雇用、特例子会社の設置条件緩和など、厚生労働省の障害者雇用支援策は強化されていますが、民間企業の障害者実雇用率は1.48%(厚生労働省:平成15年6月)とほぼ横ばいの状況です。

企業の障害者雇用に関する意識調査((株)パソナ:平成13年)によると障害者雇用を拡大するための環境整備として、調査対象の企業のうち約6割が「障害者の職務能力の適正な把握のサポート体制が必要」をトップに挙げており、雇用上の課題は「担当業務の選定」が約半数にのぼり、次いで「周囲とのコミュニケーション」が挙げられたそうです。

医療リハ領域で復職の取り組みを進める際は、職業リハ領域で始まっている「継続した援助つきの雇用」の施策に沿っていくことが国の方針とも合致する方向だと思われます。医療リハと職業リハが協同して持続的にかかわることが成功の鍵になると思われます。

職業リハとの連携には医療リハ側からの心理社会的問題を含めた詳細な情報提供が重要です

が、両者の間をつなぐシステムが整っていないことが問題です。有効に機能する施設の枠を超えた多職種による社会的支援システム構築が、今後の復職リハ体系化の課題です。

(谷口　康)

【文献】
1) 徳弘昭博：職業復帰の状況および医学的リハビリテーションと職業リハビリテーションの連携の現状. 総合リハ　23(6)：477-482, 1995.
2) 山口ハツヨ,石原義恕：青・壮年者の脳血管障害後遺症患者における職業復帰. 総合リハ　7(8)：607-613, 1979.
3) 渡辺　修, 泉　孝久, 秋庭正己, ほか：失語症の復職. 臨床リハ　10(6)：556-559, 2001.

# CHAPTER 5 頸髄症術後患者の復職に対するアプローチ

> ● SUMMARY
>
> 1. 頸椎症性脊髄症は骨棘などによる脊髄圧迫でさまざまな症状が引き起こされ、その結果、日常生活だけでなく、社会生活を営むことも困難にすることがあります。
> 2. 離職に至る理由としては、筋力低下、不定愁訴、家庭・職場の事情や経済的理由などが挙げられます。
> 3. 復職に影響を与える因子として疼痛、感覚障害、運動障害、不定愁訴、頸部関節可動性があり、また経済的要因、通勤手段、作業姿勢、心理的要因についても考えておく必要があります。

## ●●● はじめに

頸椎症性脊髄症(cervical spondylotic myelopathy；頸髄症)は、頸椎の椎間板、Luschka関節、椎間関節などに生じた加齢変性が原因で椎間板膨隆、靱帯の肥厚、骨棘の形成などが起こり圧迫性脊髄症をきたすものであり、さまざまな症状が引き起こされます。

香川労災病院整形外科では頸髄症患者に対して観血的治療(脊柱管狭窄を基盤とした多椎間病変の場合は片開き式椎弓形成術、若年者の1椎間病変に対しては前方固定術)、リハビリテーション(リハ)を行い、早期の退院と社会復帰を促してきました。今回は頸髄症術後患者の復職に対するアプローチについて述べます。

## 1 復職に関する研究について

私たちは頸髄症と診断を受けた勤労者24名について復職状況を調査しました[1]。術式は、片開き式椎弓形成術19名(男性13名、女性6名、年齢56.5±10.0歳)、前方固定術3名(男性1名、女性2名、年齢52.0±8.5歳)、片開き式椎弓形成術と前方固定術を併用2名で、職種は事務職8名、肉体労働者16名でした。手術成績(日本整形外科学会頸髄症治療成績判定基準：JOAスコア、表1)で復職者は術前12.0±2.6点、術後16±1.1点であり、改善率は82.2±20.7%でした。一方、離職者は術前12.0±2.2点、術後15.8±1.0点であり、改善率は76.0±20.3%でした。

復職率は24名中15名(62.5%)、職種別では事務職で8名中7名(87.5%)、肉体労働者で16名中8名(50%)でした。術当日から復職までの日数は事務職で66.3±43.2日、肉体労働者で84.4±39.2日であり、復帰しても不定愁訴やその他の症状で術前と同じ業務ができない、あるいは無理に我慢して行っていました。

**表1　日本整形外科学会頸髄症治療成績判定基準（改定17点法）**

運動機能
  上　肢
    手　指
      0　［不能］　　　　　　自力では不能（箸、スプーン、フォーク、ボタンかけすべて不能
      1　［高度障害］　　　　箸、書事不能、スプーン、フォークで辛うじて可能
      2　［中等度障害］　　　箸で大きな物はつまめる、書事辛うじて可能、大きなボタンかけ可能
      3　［軽度障害］　　　　箸、書事ぎこちない、ワイシャツの袖のボタンかけ可能
      4　［正常］　　　　　　正常
    肩・肘機能
      −2　［高度障害］　　　三角筋または上腕二頭筋≦2
      −1　［中等度障害］　　三角筋または上腕二頭筋＝3
     （−0.5　［軽度障害］　　三角筋または上腕二頭筋＝4）
      0　［正常］　　　　　　三角筋または上腕二頭筋＝5
  下　肢
    0　［不能］　　　　　　独立、独歩不能
   （0.5　　　　　　　　　立位は可能）
    1　［高度障害］　　　　平地でも支持が必要
   （1.5　　　　　　　　　平地では支持なしで歩けるが、不安定）
    2　［中等度障害］　　　平地では支持不要、階段の昇降に手すり必要
   （2.5　　　　　　　　　平地では支持不要、階段の降りのみ手すり必要）
    3　［軽度障害］　　　　ぎこちないが、速歩可能
    4　［正常］　　　　　　正常
知覚機能
  上　肢
    0　［高度障害］　　　　知覚脱出（触覚、痛覚）
   （0.5　　　　　　　　　5/10以下の鈍麻（触覚、痛覚）、耐え難いほどの痛み、しびれ）
    1　［中等度障害］　　　6/10以上の鈍麻（触覚、痛覚）、しびれ、過敏
   （1.5　　　　　　　　　軽いしびれのみ（知覚正常））
    2　［正常］　　　　　　正常
  体　幹
    0　［高度障害］　　　　知覚脱出（触覚、痛覚）
   （0.5　　　　　　　　　5/10以下の鈍麻（触覚、痛覚）、耐え難いほどの痛み、しびれ）
    1　［中等度障害］　　　6/10以上の鈍麻（触覚、痛覚）、しびれ、過敏
   （1.5　　　　　　　　　軽いしびれのみ（知覚正常））
    2　［正常］　　　　　　正常
  下　肢
    0　［高度障害］　　　　知覚脱出（触覚、痛覚）
   （0.5　　　　　　　　　5/10以下の鈍麻（触覚、痛覚）、耐え難いほどの痛み、しびれ）
    1　［中等度障害］　　　6/10以上の鈍麻（触覚、痛覚）、しびれ、過敏
   （1.5　　　　　　　　　軽いしびれのみ（知覚正常））
    2　［正常］正常
膀胱機能
    0　［高度障害］　　　　尿閉、失禁
    1　［中等度障害］　　　残尿感、怒責、尿切れ不良、排尿時間延長、尿漏れ
    2　［軽度障害］　　　　開始遅延、頻尿
    3　［正常］　　　　　　正常

合計17　　　　　　　　　　　　　　　計

## 2 復職に関する評価のポイントとリハビリテーションアプローチ

### [1] 離職に至る背景

まず最初に、離職者の事例を調査結果より表2に挙げます[1]。

離職に至る理由は、握りにくい、重い物が持ち上げられないといった筋力低下を訴える症例が多く、ほかに家庭・職場の事情や経済的理由などでした。

### [2] 情報収集

頸髄症術後患者のスムースな復職を考える方法として情報収集があります。対象者の就労状況について入院時、または手術前に以下の内容について情報収集しておきます。

a. 職種

業種、仕事内容について聴取します。職業の分類にはさまざまな方法が用いられていますが、日本標準職業分類を用いることが多いようです。また、兼業している場合、複数の職をもった経験のある場合は、その内容についても聴取しておきます。

b. 仕事内容

対象者の1日のスケジュールでの動作、作業姿勢について詳細に聴取します。また作業環境(環境温度、作業場所など)にも留意しておきます。

c. 勤務体系・勤務時間

常勤、交替勤務、パートタイマーなどの勤務体系、通常の業務時間、残業、休日出勤の有無、休憩時間についても聴取します。

### [3] 治療成績の判定基準

頸髄症に対しては、前述のJOAスコアが用いられます。

表2 頸髄症術後の離職者の事例

| 症例 | 職種 | | 術後 JOAスコア | 離職理由 |
|---|---|---|---|---|
| A | 通信 | 事務職 | | 年金、退職金がある |
| B | 洋裁 | 肉体労働者 | 16 | ハサミが持てない、頭が重い |
| C | 食品販売店員 | 肉体労働者 | 15.5 | 家族の反対 |
| D | 電気管理 | 肉体労働者 | 15 | 物を握れない |
| E | ホームヘルパー | 肉体労働者 | 17 | 頭、肩、手がだるい |
| F | 左官 | 肉体労働者 | 17 | 物が持てない |
| G | 運送業 | 肉体労働者 | 16 | 頭、肩の凝り |
| H | IC管理 | 肉体労働者 | 16 | リストラ |
| I | 食品販売店員 | 肉体労働者 | 15.5 | 働く意思なし |

## [4] 復職に影響を与える因子

### ❶ 機能、能力障害

#### a. 疼痛

項頸部、項頸部〜僧帽筋部、上肢への放散痛は、その程度により仕事の妨げになることがあります。

#### b. 感覚障害

脊髄伝導路の遮断症状として、知覚伝導路障害がみられます。上下肢や手のしびれ、温痛覚障害、電撃性ショックなどが挙げられます。手指のしびれは初発症状としてみられることが多く、特に指先を使ったより細かな作業を必要とする仕事において影響を与えます。

#### c. 運動障害

脊髄伝導路の圧迫症状として、下肢の腱反射亢進、病的反射の出現から徐々に痙性四肢麻痺へと進行します。また髄節症状として前角の脱落による筋力低下、筋萎縮がみられます。

筋力は、C 3-4 で三角筋、C 4-5 で上腕二頭筋、C 5-6 では上腕三頭筋の低下に注意が必要で、また筋持久力についても同様に評価を行っておきます。

頸部に対しては術後、頸椎の安定性に注意が必要であり、さらにカラーの装着では頸部周囲筋群の廃用性萎縮の可能性があるので isometric exercise など、筋力強化を行います。手指の巧緻性低下は手先を使う細かい作業が必要とされる仕事に影響を与えます。一方、歩行では歩容、バランス、速度、耐久性、階段昇降時の安定性についても評価をします。

#### d. 不定愁訴

頸髄症患者の場合、頸部や肩の凝り、脱力感(腕が重だるいなど)、めまいなどがみられます。また、術後の JOA スコアの改善率が良好であっても、不定愁訴が復職に影響を与えることがあります。私たちの調査では、離職者の頸部周囲の不定愁訴は肉体労働者 8 名中 5 名 (62.5%)でこのうち、離職の原因となった対象者は 3 名(37.5%)でした[1]。

不定愁訴の発現には頸椎アライメントの異常に基づく筋スパズムの関与の可能性が報告されており、川上ら[2,3] は頸髄症に対する前方固定術後で完全な骨癒合が完成し、脊髄症状や神経根症状が改善しても頸部痛、頸部のだるさ、肩凝りなどの頸部愁訴を訴える対象者が存在するとしています。さらに川上ら[3] は良好な頸椎アライメントの獲得で頸部不定愁訴発現を予防できる可能性があると述べています。私たちは術翌日より離床させ、早期から neck isometric exercise を行っています[4,5]。それにより、愁訴に対して効果がみられました。さらにまた、退院後にそれが継続できているかどうかが不定愁訴発現の予防につながると考えています。

#### e. 頸部関節可動性

術直後は術創部痛、動かすことへの不安などで一時的に可動域が低下しますが、術後 4 週で術前の状態にほぼ戻ることがわかっています[6]。但し頸部後面、肩甲骨周囲筋のスパズムが存在しているときは動かしにくいといった質的な問題が出ることもあります。私たちは 2000 年から頸椎カラーを廃止し、術後早期から自動運動を許可しています[4,5]。また、筋スパズムの軽減のため、リラクセーション、ストレッチなどを行っています。

前方固定術後カラー装着の場合は下を向きにくく、階段を降りるときに足元がみえない、バ

ランスをとりにくいことがあるので注意が必要です。

### ❷ 経済的要因
収入については、私たちの調査で、24名中、変化なし8名(36.4%、平均27.5万)、減収8名(36.4%、平均18.6万)、無収入4名(20%、平均10.4万)、無回答4名でした[1]。変化なしの場合は保険の適用で給付金が出たり、年休などで入院期間の給料が賄われることがありました。但しまったく無給の場合、自営業の場合は直接生活に影響を受け、実際に貯金を切り崩して入院、生活費用に充てる場合がみられました。

### ❸ 通勤手段
車を自分で運転する場合はハンドルをもち続けることができない、後ろを振り返りにくいといった訴えがあります。

### ❹ 作業姿勢
頸椎に負担の少ない姿勢や行動を指導する必要があります。過度の後屈といった頸椎前彎増強を避け、良肢位をとらせます。業務に使う物品をできる限り高い所に置かないといった工夫が必要です。

### ❺ 心理的要因
職業上のストレスと不定愁訴には関連があり、注意が必要です。

## ●●● おわりに
頸髄症術後患者の復職については、機能障害、能力障害、社会的不利といったさまざまな要因が関係してきます。セラピストは、術前よりリハについて理解させ、術後の不安を払拭し、各対象者ごとに職務の適切な評価を行い、復職をゴールとしたプログラムを立てることが重要です。

(徳本明之)

【文献】
1) 徳本明之, ほか：勤労者における頸髄症術後の不定愁訴と復職状況. 香川労災病院雑誌 9：65-66, 2003.
2) 川上 守, ほか：頸椎椎間板ヘルニアに対する前方固定術後の頸部愁訴. 中部整災誌 39：147-148, 1996.
3) 川上 守, 玉置哲也：前方固定術後の不定愁訴. NEW MOOK 整形外科 6：204-211, 2000.
4) 時岡孝光, 高田敏也, 横山良樹, ほか：片開き式頸椎椎弓形成術の装具非使用, 早期離床例の検討. 中部整災誌 45：457-458, 2002.
5) 時岡孝光：整形疾患リハビリテーション；頸椎症性脊髄症. 臨床リハ 12：609-617, 2003.
6) 徳本明之, ほか：頸髄症術後の関節可動域の経時変化について. 香川労災病院雑誌 7：99-101, 2001.

# CHAPTER 6 脊髄損傷者の就労状況

● SUMMARY

1. 1999年4月〜2001年3月に美唄労災病院を退院した脊髄損傷者94名を対象に、退院時および退院後の就労状況を調査しました。
2. 死亡者などを除き、受傷前に職業を有した75名中18名(24.0%)が退院時に原職復帰しました。
3. 76名の退院後アンケート調査では、有効回答43名中17名(39.5%)が就労・就学し、その準備期間に1〜2年を要しました。
4. 退職した理由は麻痺や体調不良のためが主なものでした。

●●● はじめに

脊髄損傷者のリハビリテーション(リハ)において就労は最終目標の1つであり、また脊髄損傷者の生活にかかわる重要な課題です。障害の程度やADL自立度、受傷前職業の内容、職場環境、家族や職場の協力体制などのさまざまな要因が影響し、就労に至るまでに長い期間を要するとともに、麻痺や体調不良のため復職を断念したりする対象者は少なくありません。本稿では、診療録より調査した退院時の就労状況とアンケートによる退院後の追跡調査の結果と脊髄損傷者の就労状況の特徴について考察します。

なお、本稿では職業分類を会社員、自営業、家業手伝い、学生、無職の6種に分類しています(表1)。

表1 職業の分類

| |
|---|
| 会社員：公務員を含む給与所得者、パート・アルバイト |
| 自営業：農業・林業・漁業等を含む会社・商店などの経営者 |
| 家業手伝い：家族が経営する会社・農林漁業などを手伝う者 |
| 主婦：専業主婦 |
| 学生：専門学校を含む |
| 無職：特に職業をもたない者 |

## 1 退院時就労状況

1999年4月より2001年3月までに当院を退院した脊髄損傷者のうち再入院を除く94名を対象に、退院時の就労状況を調査しました(表2)。対象の年代別障害分類を図1に示します。年代別には50代、60代、20代の順に多く、本邦の脊髄損傷疫学調査と同様に受傷時年齢に二峰性があり、中高齢者でピークを示していました。障害分類では四肢麻痺者が多く、特に40代以上で多くなっていました。

❶ 受傷前職業

全対象94名中、受傷前に職業を有していたのは78名でした。会社員が全体の過半数を占め、その約2/3(34名)は建築土木や運輸業などの重労作業に従事していました。

表2 対象の内訳（n＝94）

| 性別 | 男性81名、女性13名 |
|---|---|
| 受傷時年齢 | 平均50.5歳（17〜78歳） |
| 保険 | 労災32名、一般46名、老人16名 |
| 障害分類 | 四肢麻痺70名（完全26、不全44）<br>対麻痺19名（完全18、不全1）<br>馬尾損傷5名 |
| 入院期間 | 平均290日（9〜1376日） |
| 治療期間 | 平均286日（8〜1374日） |
| 移動能力 | 自立歩行30名、手動車いす34名、電動車いす12名、移動不能18名 |
| 退院時転帰 | 自宅47名、転院34名、施設10名、死亡3名 |
| 退院時就労 | 復職18名、退職56名、休職1名、無職15名、不明1名 |

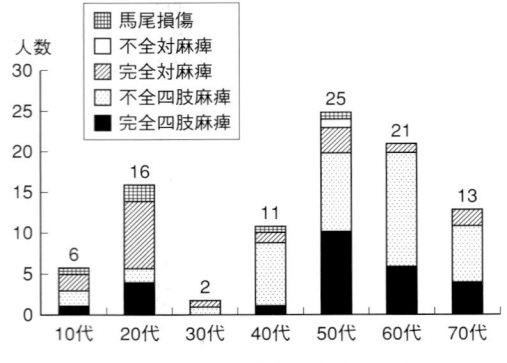

図1 年代別の障害分類（n＝94）

表3 職業別の退院時就労状況と原職復帰率

|  |  | 会社員 | 自営業 | 家業手伝い | 主婦 | 学生 | 計 |
|---|---|---|---|---|---|---|---|
| 受傷前職業 |  | 54 | 9 | 2 | 8 | 5 | 78 |
| 退院時 | 復職 | 9 | 5 | 1 | 2 | 1 | 18 |
|  | 退職・休職 | 42 | 4 | 1 | 6 | 4 | 57 |
|  | 死亡・不明 | 3 | 0 | 0 | 0 | 0 | 3 |
| 原職復帰率 |  | 17.6% | 54.5% |  | 25% | 20% | 24% |

＊家業手伝いの症例数が少ないため、原職復帰率は自営業と合わせて算出しています。

表4 職種別の退院時就労状況（主婦・学生を除く）

|  | 専門技術 | 管理 | 事務 | 販売 | サービス業 | 保安 | 農林漁業 | 運輸 | 建築土木 | その他の労務作業 | 計 |
|---|---|---|---|---|---|---|---|---|---|---|---|
| 復職群 | 3 | — | 2 | — | — | — | 4 | 1 | 1 | 1 | 12 |
| 退職群 | 3 | 1 | 1 | 3 | 1 | 2 | 7 | 5 | 20 | 4 | 47 |
| その他 | 1 | 1 | — | — | — | — | — | — | 1 | — | 3 |
| 計 | 7 | 2 | 3 | 3 | 1 | 2 | 11 | 6 | 22 | 5 | 62 |

＊その他は休職・死亡・詳細不明

❷ 退院時の就労状況

受傷前に職業を有していた78名より死亡、詳細不明を除いた75名中18名（24.0%）が復職しています。配置転換や転職はなく、18名全員が原職復帰でした。受傷前職業と復職状況の間に有意差はないものの、職業別の原職復帰率は会社員で低く、一方、名目的復職など融通のきく自営業や家業手伝いで高い傾向がみられました（表3）。

職種別では、現場仕事の重労作業である建築土木や農林漁業などに従事している者で退職が多くなっていました（表4）。

❸ 受傷時年齢

年代別の退院時就労状況を図2に示します。10代、70代の復職者はありませんでした。

❹ 保険

保険別では、労災例では非労災例よりも経済的な保障が確保されているため復職への意欲が低い傾向にあるとされていますが、今回の調査では保険と就労状況の間に有意な関係は認められませんでした。

表5 障害別の退院時就労状況(n=75)

|  | 復職 | 退職・休職 |
| --- | --- | --- |
| 完全四肢麻痺 | 2 | 18 |
| 不全四肢麻痺 | 11 | 25 |
| 完全対麻痺 | 3 | 11 |
| 不全対麻痺 | 1 | 0 |
| 馬尾損傷 | 1 | 3 |

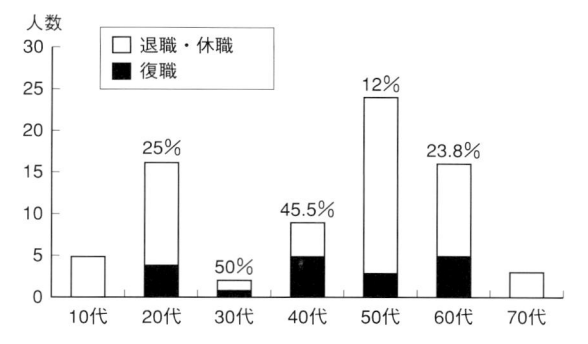

図2 年代別の退院時就労状況(n=75)
＊グラフ上の数値は年代別の復職率

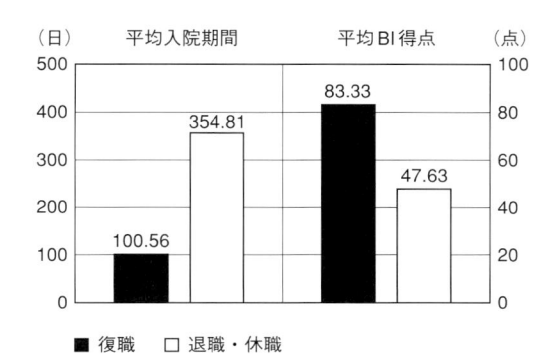

図3 入院期間とADL自立度(Barthel Index 得点)
＊一元配置分散分析：有意差あり。
　入院期間：($F_{(2,87)}=9.52$、$p<0.001$)
　BI得点：($F_{(2,87)}=6.89$、$p<0.01$)
＊Tukey の HSD 検定による多重比較：入院期間、BI 得点；
　2群間に有意差あり($p<0.05$)。

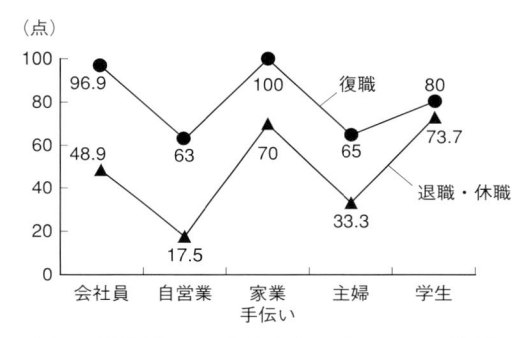

図4 職業別 ADL 自立度(Barthel Index 得点)

### ❺ 障害分類

障害別の退院時就労状況を表5に示します。対象者数の少ない不全対麻痺、馬尾損傷を除いて、完全および不全四肢麻痺、完全対麻痺の3群において就労状況が異なるかを検討したところ、復職率に有意な関係は認められませんでした。

### ❻ 入院期間と ADL 自立度

復職群では、退職・休職群と比較して入院期間が有意に短く、また ADL 自立度を表す Barthel Index 得点が有意に高くなっていました(図3)。

職業別の ADL 自立度について図4に示します。学生は高校・大学・専門学校生で、復学例と退学例で ADL 自立度に有意差はみられませんでした。カリキュラムや専攻分野、校舎の問題、受傷時の学年(入学間もないか、卒業間近か)などが復学を左右した要因と考えられます。

復職群は、数例を除きいずれも Barthel Index 得点が満点で ADL 自立度の高い対象者でした。Barthel Index 得点が低いにもかかわらず復職した例は、完全四肢麻痺者や高齢の完全対麻痺者でしたが、牧場経営者(10点)や会計事務経営者(5点)などの自営業では名目的復職が可能であり、主婦(30点)では炊事などが可能で再び主婦業を担うようになりました。学生につ

いては車いす使用でADLが自立していた大学生（80点）が復学していました。

#### ❼ 移動能力

就労状況によって移動能力は有意に異なっていました（図5）。復職群では車いす使用者は少なく自立歩行が多くなっており、退職・休職群ではその逆の傾向を示しました。

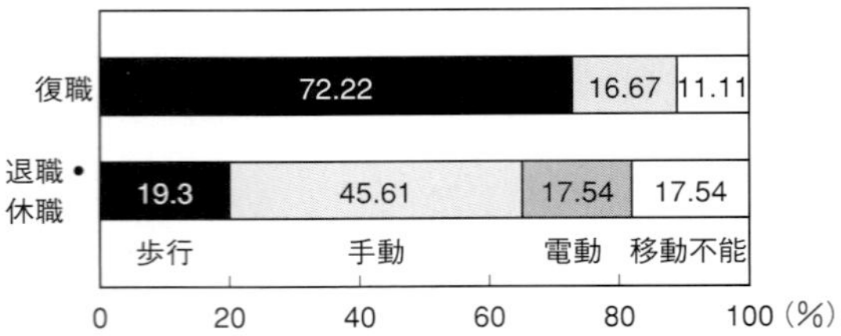

図5　移動手段と就労状況（n=75）
＊ $\chi^2$ 検定：有意差あり

復職: 72.22 / 16.67 / 11.11
退職・休職: 19.3 / 45.61 / 17.54 / 17.54
（歩行／手動／電動／移動不能）

## 2　退院後就労状況

受傷前に職業を有していた78名より死亡退院を除いた76名に対して、退院後の就労に関するアンケート調査を行いました。44名より回答が得られましたが、死亡例が1名含まれており、有効回答は43名となりました。回答者属性を表6に示します。

#### ❶ 受傷前職業とアンケート調査時の就労状況

43名中17名（39.5％）がなんらかの形で就労あるいは就学していました（表7）。

原職復帰したのは不全四肢麻痺8名、完全対麻痺2名、馬尾損傷1名で、麻痺が軽度あるいは障害が職務に大きく影響しない例でした。

配置転換により就労したのは歩行可能な不全四肢麻痺者で、木の伐採（林業）から機械運転手に復職しました。

転職した3名は退院時退職群でしたが、全員が28歳と若く、知人の紹介により転職に至りました。1名は完全四肢麻痺者で、重機関連オペレーター（専門・技術職）から情報処理技術者（専門・技術職）として在宅就労していました。ほかの2名は完全対麻痺者で、販売員から事務職に転職しており、うち1名は医療事務やワープロ検定などの資格を取得することで就労に至りました。3名ともADL自立度が高く自家用車での通勤が可能でした。

転学した1名は美容専門学校を中退後、職業訓練校へ入校しており、新規就労した1名は受傷時大学生でしたが退学し、退院後2年を経て販売員として就労しました。

休職中の例は、離職することなく休職制度を有効に利用していました。

退職群は25名で、四肢麻痺者が21名と多くみられました。年代別では50代が8名と最も多く、次いで60代7名、70代以上6名、20代3名、30代1名の順でした。就労・就学していない（できない）理由（複数回答）としては、「麻痺のため」（13名）が最も多く、次いで「体調不良のため」（7名）、「年金がある」（6名）でした。

退院時に復職を決定していた例のうち、アンケート調査では退職していた例が2名ありました。うち1名は会計事務経営者として名目的に復職したものの、高齢・麻痺・年金があることを理由に実際の仕事はしてないと回答していました。逆に、退院時は退職例であったもののアンケート調査時に転職・転学、新規就労などで就労・就学していた例が6名みられました。

表6 アンケート回答者の内訳(n=43)

| | |
|---|---|
| 性別 | 男性34名、女性9名 |
| 受傷時年齢 | 平均48.7歳(18〜77歳) |
| 調査時年齢 | 平均51.2歳(20〜78歳) |
| 受傷後経過期間 | 平均935.8日(352〜1,665日) |
| 障害分類 | 四肢麻痺31名(完全9、不全22) |
| | 対麻痺10名(完全10) |
| | 馬尾損傷2名 |
| 身障手帳 | あり36名、なし7名 |
| 居住および同居者 | 独居8名、家族と同居23名、施設7名、入院5名 |
| 移動手段［屋内］ | 歩行16名、車いす26名、どちらも1名 |
| ［屋外］ | 歩行12名、車いす30名、どちらも1名 |
| トランスファー動作 | 自立14名、要介助17名、どちらとも1名 |

アンケート依頼日は2001年11月20日(12月17日〆切り)、1999年4月〜2001年3月退院者対象。

表7 職業別のアンケート調査時就労状況と復職率

| | | 会社員 | 自営業 | 家業手伝い | 主婦 | 学生 | 計 |
|---|---|---|---|---|---|---|---|
| 受傷前職業 | | 27 | 7 | 2 | 4 | 3 | 43 |
| アンケート時 | 復職 原職復帰 | 6 | 1 | 1 | 3 | 0 | |
| | 配置転換 | 0 | 0 | 1 | 0 | 0 | |
| | 転職 | 3 | 0 | 0 | 0 | 0 | 17 |
| | 転学 | 0 | 0 | 0 | 0 | 1 | |
| | 新規就労 | 0 | 0 | 0 | 0 | 1 | |
| | 休職 | 1 | 0 | 0 | 0 | 0 | 1 |
| | 退職 | 17 | 6 | 0 | 1 | 1 | 25 |
| 職業別復職率 | | 33.3% | 14.3% | 100% | 75% | 66.7% | 39.5% |

❷ 勤務形態

復職群のうち主婦3名を除いた14名の勤務地は、自宅1名、自宅勤務を基本に定期あるいは不定期で雇用先に出向くものが2名、自宅外勤務が11名となっていました。自宅外勤務のうち会社勤務は7名、農林漁業などが3名、職業訓練校1名でした。ほとんどが自分で自家用車を運転して通勤・通学していました。

❸ 就労までの期間

退院時に復職を決定していた11名の復職までに要した期間は3ヵ月以内に多くみられました。一方、退院時に退職していたもののアンケート調査時に復職していた6名では、就労・就学に至るまで1年以上必要とした者が半数を占め、最長では2年の期間が必要でした。

❹ 脊髄損傷者側および雇用側の取り組み

自由回答にて就労に際してのそれぞれの取り組みを尋ねています。脊髄損傷者側の取り組みとしては、「自身の生活サイクルを見直し、時間的コストダウンを進める」「必要な資格を取得する」「人脈を広げる」「情報収集を怠らない」などでした。雇用側としては、「車いす専用駐車場を設ける」「出入り口にスロープを設置する」「休憩用のベッドを設置する」「専用のタイムカードを作成する」「車いすでトイレに入れないため排尿処分をする」「在宅勤務を考慮する」などが挙げられました。

## 3. 脊髄損傷者の就労についての特徴

　復職群の特徴は、①ADL自立度が高く、入院期間が短い、②歩行可能なレベルであるほど復職（特に原職復帰）率が高い、③原職が現場仕事ではなくデスクワークである（労働の身体強度が低い）ほど復職しやすい、④名目的復職などが可能な自営業・家業手伝い、または雇用関係のない主婦では比較的復職しやすい、⑤雇用側の受け入れが良好（特に公務員など）、⑥家族の協力が得られる、⑦若年であるほど就労への取り組みが積極的かつ柔軟で社会統合が良好、⑧就労意欲が高い、⑨退院時までに復職の目途が立っている方が退院後早期に復職できる、などです。

　一方、退職群の就労できない原因・理由としては、①四肢麻痺者が多い、または障害が重度である、②ADL自立度が低い、③受傷前職業に対する能力的問題（現場仕事や重労作業）、④入院期間が長くその間に解雇されるため復職の場がない、⑤求職の窓口・情報が得られにくい、⑥年金受給があり年齢的に就労する必要性が低い、または生活に困らない、⑦就労意欲が低く社会統合が不良である、などが指摘されます。就労経路については公的な斡旋機関があるものの、実際には知人という狭い枠内でしか就労経路が得られていませんでした。単に身体的・能力的な問題のみが就労困難の要因ではなく、情報の入手経路が乏しいこともその要因の1つと考えられます。また、年々就職難がいわれている社会情勢の影響を大きく受けるのは否めないとも考えられ、可能な限り離職を避けることが良策と考えられます。

### ●●● おわりに

　脊髄損傷者の就労は、その職務に対する能力的問題が解決されている場合は早期に達成されるのですが、そのような例は稀です。大半は、家族や雇用側の理解・協力を得つつ、自己の体調や職務・職場環境などの調整を図るなどの十分な準備期間を経てから就労に至っていました。また転職や新規就労・就学する場合には職探しや資格取得などで退院後1～2年の期間を要していました。脊髄損傷者が早期復職するには入院中からの取り組みが要求されることはいうまでもありません。脊髄損傷者が障害を受容し前向きに就労を考慮できるようになるにはある程度時間を要します。入院中に雇用側への働きかけまで取り組めることが望ましいのですが、入院期間が短縮されつつある現在ではそれが難しくなっています。脊髄損傷者を取り扱う施設で、特に職業リハとしての機能が不十分な施設では、将来の就労について選択肢を提示し方向性を明確にしていくことが重要です。今回の調査のように過去に経験した復職例について、職務内容や勤務形態、就労経路、就労に際しての取り組み、就労に至るまでの期間など有用な情報を蓄積し、提供していくことが脊髄損傷者の復職率を上げる一助になると考えます。脊髄損傷者の就労については、退院時の就労の可否のみならず、退院後も追跡して調査することが重要です。

（遠山あずさ、佐藤貴一）

【参考文献】
1) 藤城有美子, 長谷川友紀, 平部正樹, ほか：外傷性脊髄損傷者の社会参加について. 総合リハ 29：151-159, 2001.
2) 徳弘昭博, 住田幹男：職業復帰. 脊髄損傷のOUTCOME；日米データベース, pp 160-174, 医歯薬出版, 東京, 2001.

# CHAPTER 7　就労頸髄損傷者(運動完全麻痺)の排便管理について

## ● SUMMARY

1. 総合せき損センターで治療およびリハビリテーション(リハ)訓練実施後、社会復帰した頸髄損傷者(運動完全麻痺)が家庭での排便管理をどのようにしているのか調査しました。
2. 排便管理は18名中、16名(89％)が上手になされており、便失禁の心配はいらないと答えました。
3. その結果通勤している頸髄損傷者のADL中で、最も難関である排便管理もうまく行われており、就労の機会さえあれば十分働いていけることを再確認しました。

## 1　目的

　復職を果たした頸髄損傷者(運動完全麻痺)が、勤務中最も留意していることは便失禁でした。当センターでは1983年よりリハ訓練の一貫として頸髄損傷者の排便訓練を実施してきており、退院後排便管理が自分でできるようになることで、社会参加の可能性が増大するように取り組んできました。

　今回、職場復帰している頸髄損傷者が家庭での排便管理をどのようにしているかを面接または電話にて調査し、若干の知見を得たので報告します。

## 2　対象

　当センターで治療後、社会復帰した頸髄損傷者(運動完全麻痺)のうち、2002年10月時点で就労し、面接または電話にて調査ができた18名(男性17名、女性1名)は平均年齢は32.9歳、受傷後年数は平均12.2年でした。身体状況はFrankelの分類でA：13名、B：5名で、麻痺高位は当センター評価法でC6B：8名、C7A：1名、C7B：4名、C8A：4名、C8B：1名でした。就職先および職種は表1のとおりです。

表1　就職先および職種

| 就職先 | 作業所 | 第三セクター | 銀行 | 一般企業 | 授産施設 | 病院 | 公務員 |
|---|---|---|---|---|---|---|---|
| 人数(名) | 2 | 2 | 1 | 9 | 1 | 2 | 1 |
| 職種 | 旅行代理業 | 事務 | 写植 | システムエンジニア | コーディネイト業 | 医師 | |
| 人数(名) | 2 | 10 | 1 | 2 | 1 | 2 | |

現在の職場での勤続年数は、10年以上：4名、5～9年：7名、1～4年：5名、1年未満：2名で、平均勤続年数は7.2年でした。

## 3 調査結果

調査結果を表2にまとめました。

**表2 調査結果**

| | |
|---|---|
| 1．就業形態について<br>　週5日勤務：12名<br>　週6日勤務：4名<br>　（いずれも1日の勤務時間は8時間前後）<br>　週3日勤務：2名<br>　（勤務時間は午後1時から5時までの4時間）<br>2．通勤方法ならびに時間<br>　自分で自動車運転して通勤：13名<br>　（片道の平均通勤時間は40分）<br>　家族の自動車にて送迎してもらっている：1名<br>　電動車いすで通勤：2名<br>　（片道の通勤時間は10分）<br>　車いすにて通勤：2名<br>　（片道の通勤時間は5分以内）<br>3．排便周期について<br>　週2回：7名<br>　中2日（72時間ごと）：5名<br>　中1日（48時間ごと）：2名<br>　中3日（96時間ごと）：1名<br>　その他：2名<br>4．使用しているトイレのタイプについて<br>　床上式頸髄損傷者用トイレ：7名<br>　身障者用洋式トイレ：8名<br>　他の1名は木製のポータブルトイレをベッドにつけ、2名はベッド上で行っていた。<br>5．緩下剤を使用している：13名<br>　そのうちセンノシドだけを使用は11名で（1回に2錠：9名、3錠：1名、4錠：1名）、排便開始時刻の8時間から12時間前に服用していた。その他、アローゼン®使用1名とラキソベロン®使用1名であった。<br>6．トイレへの移乗開始時刻<br>　帰宅して夕食後7時から9時の間に開始：10名<br>　出勤前の午前中：5名<br>　休日の午後：1名<br>　勤務中の午後4時30分頃：1名<br>　過緊張が始まったとき：1名 | 7．レシカルボン坐剤を使用：11名（1回に1個：2名、2個：3名、3個：4名、4～6個：2名）<br>　浣腸使用：4名（1回に60cc2本：2名、3本：2名）<br>　坐剤も浣腸も使用していない：3名<br>　坐剤または浣腸の挿入を介助してもらっている：12名<br>　総合せき損センター式坐剤挿入器使用：1名<br>　浣腸挿入器使用：1名<br>　他の1名は浣腸を自分で入れていた。<br>8．最後の残便の有無の確認を含めて、介助者に摘便をしてもらっている：8名<br>　摘便はしてもらっていない：10名<br>9．最後の便の特徴としての軟便が出たら排便を終了したと考えている：11名<br>　排便終了が感覚的にわかる：5名<br>　過緊張が消失するので終了：2名<br>10．排便関連動作を含めて自立している：7名<br>　なんらかの介助が必要：11名<br>11．関連動作を含めて1回の排便に要する時間<br>　1時間から2時間かかる：12名<br>　30分くらいで終わる：4名<br>　3時間くらいかかる：2名<br>12．勤務中に便失禁はない：12名<br>　年に1回あるかないか：4名<br>　16名は排便管理が上手になされていた。<br>　①便失禁があると答えた2名の頻度<br>　　2～3ヵ月に1回くらい：1名<br>　　月に2回くらい：1名<br>　②便失禁をした際の対処法<br>　　会社にベッドがあり職場の仲間が対処してくれる：1名<br>　　ボランティアに緊急で連絡する：1名 |

## 4 考察

上田[1]は、頸髄損傷者(運動完全麻痺)のADLの中で自立の難易度が最も高いのは、排便動作と入浴動作であると述べています。寺村[2]は脊髄損傷者は腸管にも障害を有しており、便秘傾向が強いと述べており、江間[3]は上位になるほど便秘傾向が大になると述べています。

松尾[4]は頸髄損傷者の排便動作の自立または介助の軽減を設備と機器具の両面から研究・開発を行っており、床上式頸髄損傷者用トイレや総合せき損センター式坐剤挿入器・浣腸挿入器を開発してきました(図1〜4)。

私たち[5]は病棟看護部と協力して排便動作自立訓練を行ってきましたが頸髄損傷者(運動完全麻痺)の家庭での排便状況を調査し[6]、家庭復帰後は入院中の排便方法を自分の体調に合うように変更することで便失禁がなく生活できていることを報告しました。

今回の調査結果では職場へ通勤している頸髄損傷者18名中、16名が排便管理を行えており、便失禁があっても対処してくれる人間関係を職場の中に築いていることもわかりました。

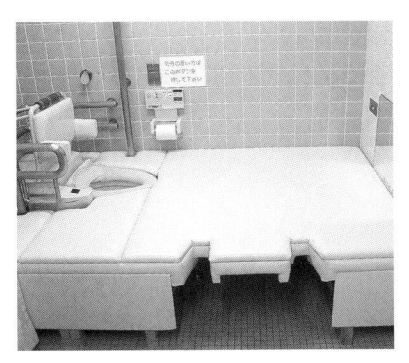

図1 床上式頸髄損傷者用トイレ
(松尾清美:排尿・排便自立のための機器具. OTジャーナル 23:561-568, 1989による)

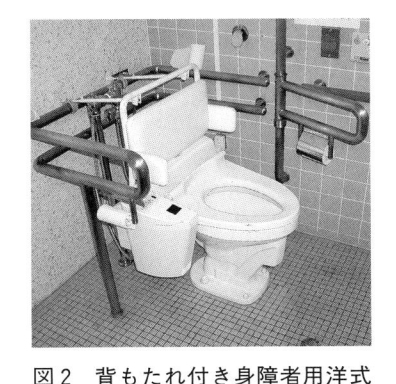

図2 背もたれ付き身障者用洋式トイレ
(松尾清美:排尿・排便自立のための機器具. OTジャーナル 23:561-568, 1989による)

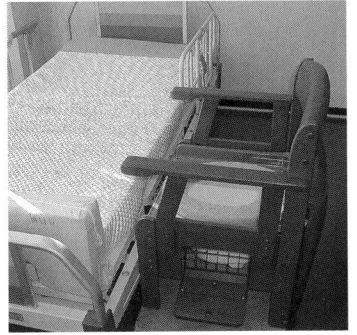

図3 木製のポータブルトイレをベッドに設置

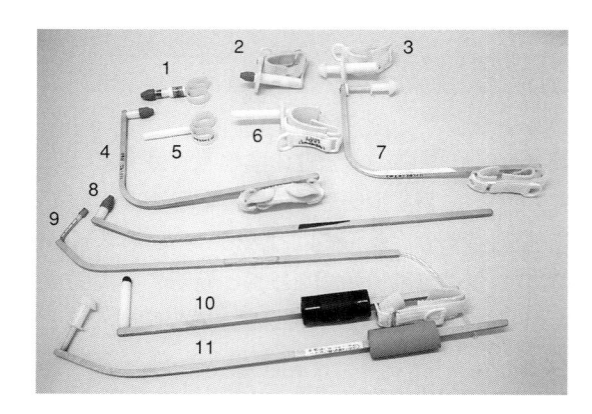

図4 各種の坐薬挿入器と浣腸挿入器および摘便用自助具(有薗製作所で製造販売)
総合せき損センター
1：指装着型坐剤挿入器
2：手掌固定型坐剤挿入器
3：手掌型
4：リーチャー型坐剤挿入器
5・6：摘便用自助具、指装着型手掌固定型
7：リーチャー型
8：てこ挿入型坐剤挿入器
9：浣腸挿入器
10：てこ挿入型摘便用自助具(肛門刺激棒)
　　国立別府重度センター式坐剤挿入器
11：てこ挿入型
(松尾清美：排尿・排便自立のための機器具. OTジャーナル 23：561-568, 1989 による)

## 5 まとめ

1. 職場への通勤が必要な頸髄損傷者(運動完全麻痺)の排便管理は89%がうまくなされており、勤務中の便失禁の心配はないと答えました。
2. Frankel B の5名は便意および排便終了が感覚的にわかり、Frankel A よりも自立度が高い結果が出ました。
3. Frankel A の13名のうち自立しているのは2名で、介助者の内訳は家族7名、ヘルパー2名、看護師1名、ボランティア1名でした。

●●● おわりに

頸髄損傷者(運動完全麻痺)にとって最も大切なADLの1つである排便管理も、就労を果たした対象者は円滑に行っていました。

(木村利和)

【文献】
1) 上田利一：頸髄損傷者のADL機能的評価；自立度評価表(FIM)の使用による検討. 平成7年度共同研究報告会, 1995.
2) 寺村　正：脊髄損傷における腸管運動に関するレントゲン学的研究. 国立箱根療養所業績集, 厚生省医務局, pp 139-151, 1963.
3) 江間　清：重度脊髄損傷者の排便様態. 国立箱根療養所業績集, 厚生省医務局, pp 139-151, 1963.
4) 松尾清美：排尿・排便自立のための機器具. OTジャーナル 23：561-568, 1989.
5) 木村利和：頸髄損傷者(運動麻痺―完全型)に於ける座薬挿入器を使った排便動作の自立. 作業療法 10：40-47, 1991.
6) 木村利和：頸髄損傷者(運動完全麻痺)の家庭での排便状況；床上式頸損用トイレ使用例における. 第35回日本リハビリテーション医学会, 1998.

# CHAPTER 8 職業復帰した整形外科疾患患者の実態調査

● SUMMARY

1. 整形外科疾患で入院し、リハビリテーション(リハ)施行後、職業復帰した対象者(有効回答166名)の現状調査を目的にアンケート調査を行いました。
2. 78.3%が以前と変わらない復職形態を果たしていました。
3. 全体の74.7%が退院後1ヵ月以内に復職を果たしていました。
4. 仕事中になんらかの身体的な問題を訴えた方は84.3%でした。

●●● はじめに

セラピストが整形外科疾患の勤労者のリハに携わることは非常に多く、復職後も疾患のために業務上なんらかの支障をきたしていることが予想されます。

今日の多様な就業形態から勤労者のニーズも多様で、それに応じたリハを行うには復職後の状況を知ることが重要です。

以下にアンケート調査から得られた結果をもとに、復職した整形外科疾患患者の現状について述べます。

## 1 対象者とアンケート

対象は平成9年1月から平成11年7月の間に門司労災病院整形外科にて入院、リハを行い、退院後3ヵ月以上経過し、職場復帰している18～60歳の男女で、郵送によるアンケート調査を行いました。166名(男性102名、女性64名、平均年齢44.6±11.3歳)からの有効回答が得られました。内訳は表1に示します。

表1 退院後の復職形態(全体および疾患部位別での比率)  (n=166)

|  | 以前と変わらず | 配置転換または業務内容の変更 | 転職 |
|---|---|---|---|
| 疾患全体 166名 | 78.3%(130名) | 13.3%(22名) | 8.4%(14名) |
| 上肢 35名(肩15名、肘3名、手・手指17名) | 82.9%(29名) | 11.4%(4名) | 5.7%(2名) |
| 脊椎・腰部・肋骨 44名(頸椎6名、胸椎3名、脊椎3名、腰椎・腰部30名、肋骨2名) | 79.5%(35名) | 11.4%(5名) | 9.1%(4名) |
| 下肢 87名(股11名、大腿部2名、膝37名、下腿8名、足・足趾28名、その他1名) | 75.6%(66名) | 15.1%(13名) | 9.3%(8名) |

アンケート項目は、①退院後の復職形態、②退院後復職に要した期間、③仕事中に最も困った身体的問題、④仕事中に最も困った動作、⑤仕事や身体に関しての相談の有無および相談相手、⑥仕事をしながらの治療の有無および治療頻度、⑦仕事をしながらの治療希望の有無、としました。

### [1] 退院後の復職形態

78.3% が以前と変わらない復職形態を果たしており、13.3% が配置転換または業務内容の変更、8.4% が転職をしていました。疾患部位による復職形態の割合に大きな違いはありませんでした（表1）。

### [2] 退院後復職に要した期間

退院後2週間以内に復職した者は 42.2%、1ヵ月以内は 32.5%、2ヵ月以内は 7.2%、3ヵ月以内は 7.2%、3ヵ月以上は 10.8% でした。3ヵ月以上期間を要した方の中には受傷前の職場に復帰した方で（47歳、男性：脛骨・腓骨骨幹部骨折、下腿コンパートメント症候群）最大15ヵ月、転職をした方で（54歳、女性：脛骨高原骨折）最大24ヵ月を復職までに要した方もいました。全体の 74.7% が退院後1ヵ月以内に復職を果たしていました。

上肢の疾患を有する方は 90% 以上が退院後1ヵ月以内に復職していますが、脊椎・腰部や下肢に疾患を有する方は、比較的復職までに要した期間が長期化した方が多い傾向にありました（表2）。

保険別では一般保険者（136人）では、2週間以内に復職した方は 47.1%、1ヵ月以内は 31.6%、2ヵ月以内は 6.6%、3ヵ月以内は 5.8%、3ヵ月以上は 8.8% であり、労災保険者

表2　退院後復職までに要した期間（全体および疾患部位別での比率）　　　　　　　　　　(n=166)

|  | 2週間以内 | 1ヵ月以内 | 2ヵ月以内 | 3ヵ月以内 | 3ヵ月以上 |
| --- | --- | --- | --- | --- | --- |
| 疾患全体 166名 | 42.2%<br>(70名) | 32.5%<br>(54名) | 7.2%<br>(12名) | 7.2%<br>(12名) | 10.8%<br>(18名) |
| 上肢 35名（肩15名、肘3名、手・手指17名） | 51.4%<br>(18名) | 42.9%<br>(15名) | 2.9%<br>(1名) | 0%<br>(0名) | 2.9%<br>(1名) |
| 脊椎・腰部・肋骨 44名（頸椎7名、胸椎3名、脊椎3名、腰椎・腰部30名、肋骨2名） | 43.2%<br>(19名) | 29.5%<br>(13名) | 6.8%<br>(3名) | 9.1%<br>(4名) | 11.4%<br>(5名) |
| 下肢 87名（股11名、大腿部2名、膝37名、下腿8名、足・足趾28名、その他1名） | 37.9%<br>(33名) | 29.9%<br>(26名) | 9.2%<br>(8名) | 9.2%<br>(8名) | 13.8%<br>(12名) |

表3　保険別による退院後復職するまでに要した期間　　　　　　　　　　(n=166)

|  | 2週間以内 | 1ヵ月以内 | 2ヵ月以内 | 3ヵ月以内 | 3ヵ月以上 |
| --- | --- | --- | --- | --- | --- |
| 一般保険者 136名 | 47.1%<br>(64名) | 31.6%<br>(43名) | 6.6%<br>(9名) | 5.8%<br>(8名) | 8.8%<br>(12名) |
| 労災保険者 30名 | 20.0%<br>(6名) | 36.7%<br>(11名) | 10.0%<br>(3名) | 13.3%<br>(4名) | 20.0%<br>(6名) |

(30人)では2週間以内に復職した方は20.0%、1ヵ月以内は36.7%、2ヵ月以内は10.0%、3ヵ月以内は13.3%、3ヵ月以上は20.0%と労災保険者の方が退院後復職に要した期間が長期化した方が多い傾向にありました(表3)。

転職した方14名では、復職までに要した期間の内訳は1ヵ月以内3名、2ヵ月以内2名、3ヵ月以内2名、3ヵ月以上7名(5ヵ月1名、6ヵ月3名、10ヵ月1名、14ヵ月1名、24ヵ月1名)であり、復職までに3ヵ月以上を要する方が多い結果でした。

### [3] 仕事中に最も困った身体的問題

仕事中になんらかの身体的な問題を訴えた方は84.3%(166名中140名)であり、その問題は痛み、ROM制限、筋力低下、感覚障害が主でした。痛みは疾患部位にかかわらず、共通して最も多い問題でした。脊椎・腰部疾患対象者においては、ROM、筋力といった問題よりも感覚、全身疲労を問題とする方が多い傾向にあるのが特徴的でした。また、直接的な身体的問題ではありませんが、腰椎・腰部疾患では他の疾患にはない、再発の不安を最も危惧する問題であると答えた方もみられました(表4)。

### [4] 仕事中に最も困った動作

上肢疾患では手指の巧緻動作、荷物を持つ、脊椎・腰部・肋骨の疾患では一定の姿勢を持続すること、しゃがみ動作、歩行、下肢疾患ではしゃがみ動作、階段昇降、歩行が主に困る動作でした。当然ながら、疾患部位によって仕事中に最も困った動作の特徴が非常によく現れている結果となりました(表5)。

表4 仕事中に最も困った身体的問題(全体および疾患部位別での比率) (n=230)

| | 痛み | ROM | 筋力 | 感覚 | 全身疲労 | 再発の不安 | 息切れ |
|---|---|---|---|---|---|---|---|
| 疾患全体140名230件 | 37.0%(85件) | 19.1%(44件) | 18.3%(42件) | 14.3%(33件) | 10.0%(23件) | 0.9%(2件) | 0.4%(1件) |
| 上肢28名48件(肩11名、肘1名、手・手指16名) | 37.5%(18件) | 25.0%(12件) | 25.0%(12件) | 10.4%(5件) | 2.1%(1件) | 0%(0件) | 0%(0件) |
| 脊椎・腰部・肋骨36名59件(頸椎5名、胸椎3名、脊椎1名、腰椎・腰部26名、肋骨1名) | 28.8%(17件) | 8.5%(5件) | 11.9%(7件) | 25.4%(15件) | 22.0%(13件) | 3.4%(2件) | 0%(0件) |
| 下肢76名123件(股8名、大腿部2名、膝34名、下腿7名、足・足趾24名、その他1名) | 40.7%(50件) | 22.0%(27件) | 18.7%(23件) | 10.6%(13件) | 7.3%(9件) | 0%(0件) | 0.8%(1件) |

*複数回答:最も困ったことを1人最大2つまで回答

表5　仕事中に最も困った動作（全体および疾患部位別での比率）　　　　　　　　　　　　　(n=156)

| | しゃがみ動作 | 階段昇降 | 歩行 | 荷物を持つ | 手指の巧緻動作 | 一定の姿勢を持続 | 車の運転 | 走行 | 起立 | その他 |
|---|---|---|---|---|---|---|---|---|---|---|
| 疾患全体110名156件 | 20.5%(32件) | 17.9%(28件) | 11.5%(18件) | 14.1%(22件) | 4.5%(7件) | 8.3%(13件) | 6.4%(10件) | 3.8%(6件) | 2.6%(4件) | 10.3%(16件) |
| 上肢19名21件(肩7名、手・手指12名) | 0%(0名) | 0%(0名) | 0%(0名) | 57.1%(12件) | 33.3%(7件) | 0%(0名) | 9.5%(2件) | 0%(0名) | 0%(0名) | 0%(0件) |
| 脊椎・腰部・肋骨30名38件(頸椎5名、胸椎2名、脊椎1名、腰椎・腰部21名、肋骨1名) | 15.8%(6件) | 5.3%(2件) | 15.8%(6件) | 7.9%(3件) | 0%(0名) | 23.7%(9件) | 10.5%(4件) | 0%(0名) | 0%(0名) | 21.1%(8件) |
| 下肢61名97件(股9名、大腿部1名、膝30名、下腿6名、足・足趾14名、その他1名) | 26.8%(26件) | 26.8%(26件) | 12.4%(12件) | 7.2%(7件) | 0%(0名) | 4.1%(4件) | 4.1%(4件) | 6.2%(6件) | 1.0%(1件) | 11.3%(11件) |

＊複数回答：最も困ったことを1人最大2つまで回答

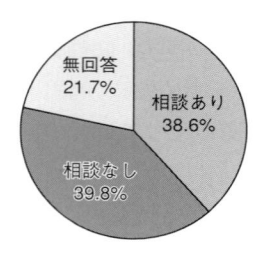

図1　仕事や身体に関する相談の有無(n=166)

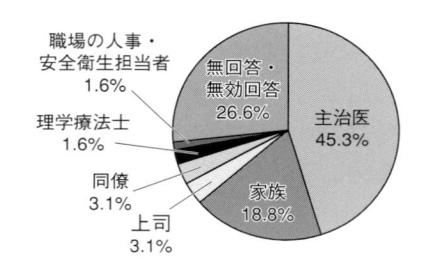

無回答 21.7%
相談あり 38.6%
相談なし 39.8%

図2　主な相談相手(n=64)

主治医 45.3%
家族 18.8%
上司 3.1%
同僚 3.1%
理学療法士 1.6%
職場の人事・安全衛生担当者 1.6%
無回答・無効回答 26.6%

## [5]　仕事や身体に関しての相談の有無および相談相手

　38.6%が仕事や身体に関しての相談経験があり（図1）、主な相談相手は主治医と家族でした（図2）。

## [6]　仕事をしながらの治療の有無および治療頻度

　44%（166名中73名）が仕事をしながらなんらかの治療を受けており、その内訳では病院が主な治療場所でした（図3）。治療頻度は月に1～2回の方が57.5%と半数以上が比較的少ない治療頻度でした（図4）。

　退院後治療を受けていませんでしたが、仕事をしながら治療を受けたいと答えた方は33.3%でした（図5）。

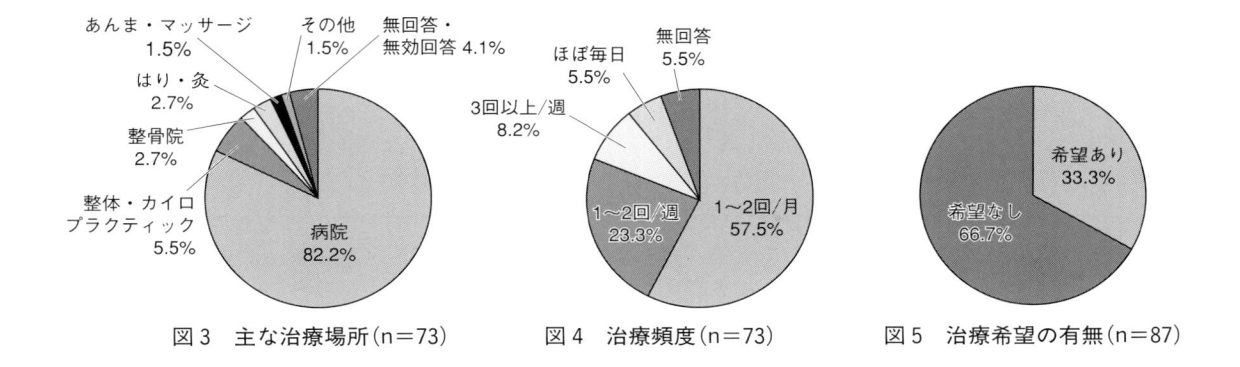

図3 主な治療場所(n=73)
- 病院 82.2%
- 整体・カイロプラクティック 5.5%
- 整骨院 2.7%
- はり・灸 2.7%
- あんま・マッサージ 1.5%
- その他 1.5%
- 無回答・無効回答 4.1%

図4 治療頻度(n=73)
- ほぼ毎日 5.5%
- 3回以上/週 8.2%
- 1〜2回/週 23.3%
- 1〜2回/月 57.5%
- 無回答 5.5%

図5 治療希望の有無(n=87)
- 希望あり 33.3%
- 希望なし 66.7%

## 2 アンケート結果より

　78.3%が以前と変わらない復職形態を果たしていました。配置転換または業務内容を変更して復職した方13.3%と合わせて91.6%と大多数が受傷前の職場に復帰しており、転職した方は8.4%でした。これは復職可能であっても自営業が多かったり、転職を余儀なくされることが少なくない脳血管障害者[1)2)]よりも入院前の職場に復帰できているという点では良好な結果ではないでしょうか。

　内田[3)]は、骨・関節疾患患者の職業復帰において、職業復帰するタイミングを逃さないことが重要であると述べていますが、転職した14名はやはり、復職までに要した期間が長期化した方が多い結果が出ました。全体の74.7%が退院後1ヵ月以内(2週間以内は47.1%)に復職を果たしていることから、多くの対象者が自身の身体を考慮しながら、復職までの調整期間として退院後1ヵ月以内を費やしているといえます。しかしながら、一般保険者は1ヵ月以内に復職した方は78.7%であるのに対して、治療費が保障されている労災保険者では1ヵ月以内に就職した割合は56.7%と低い傾向にあることから、一般保険者は実際には退院後、経済面、雇用の事情を優先的に考慮して早期に復職する方が多いことが予想されます。

　84.3%と大多数が仕事中になんらかの身体的な問題があると答えました。退院後、治療を受けていないが仕事をしながら治療を希望する方は33.7%であり、また治療を受けている方でも57.5%と半数以上は月に1〜2回の比較的少ない治療頻度であることから、仕事をしながら満足のいく治療を受けている方は多くはないことが考えられます。入院早期より、当該疾患のため問題となる基本的な動作や業務内容を考慮し、それに応じた評価、リハ、退院後のホームプログラムまで含めた指導を充実させ、実践的な能力向上を図るとともに対象者自身にも業務上必要な動作と問題点の理解を深め、障害を最小限に抑える努力をさせるような指導・教育も重要となってくるでしょう。

(奥屋暢人)

【文献】
1) 小川達次, ほか：若年脳卒中症例の職業復帰の現状と問題点. リハビリテーション医学 30(12)：991, 1993.
2) 豊島　学, ほか：男性脳血管障害患者の職業復帰の実状. リハビリテーション医学 33(11)：765, 1996.
3) 労働福祉事業団職業復帰問題研究会企画(発行)：職業復帰のためのリハビリテーションマニュアル. pp 89-94, 1999.

# CHAPTER 9　カナダの職業リハビリテーション―筋骨格系疾病を対象とした総合的職業リハビリテーション施設の紹介

### ● SUMMARY

1. カナダ・エドモントンの筋骨格系疾患を対象とする職業リハビリテーション(リハ)施設「Millard Health」を紹介しました。
2. 対象者に合わせた急性期医療から職業復帰援助までの各サービスの内容と流れについて説明しました。
3. わが国における勤労者のためのリハを拡充・具体化するための示唆に富む内容を紹介しました。

### ●●● はじめに

　リハ医療は、急性期ケアから社会復帰までの期間を一施設で援助する施設完結型から地域全体でフォローする地域完結型への展開が進み、適時的援助の充実化が進んできました。しかし、職業復帰など社会面をも含めたリハ全体では、一部の施設・地域を除いては十分な援助体制が整っているとはいえません。特に後遺症を残し障害が長期化もしくは固定化する障害者の就労支援施設に比べ、完治が期待できる疾病や軽微な障害を有するクライアントをサポートする職業的リハ施設は十分ではなく、今後充実化が望まれます。ここでは、このテーマについて示唆に富む、カナダのある職業的医療保健施設の職業リハサービスを紹介します。

## 1　施設の概要

### [1]　施設名称「Millard Health」

　人口約90万人、Albertaの州都で、国内80%の産油量を背景とした石油産業を中心に発展した都市Edmontonに在する非営利相互保険会社Workers' Compensation Board (WCB) of Albertaが経営母体です。
　障害が長期化もしくは固定化しないレベルの整形外科疾患のクライアントを対象に、急性期医療、医学的リハ、職業的リハの援助を行うほか、職場環境改善など労働安全衛生分野の援助も展開しています。

### [2]　対象疾患(表1)

　対象疾患は、労働災害の整形外科的疾患です。

表1　対象疾患の割合(2002年データ)

| 疾　患 | 割合（%） |
|---|---|
| 打撲/捻挫 | 53 |
| 骨　折 | 12 |
| 脱　臼 | 7 |
| 複合損傷 | 6 |
| その他 | 22 |

## 2 リハビリテーション援助内容

### [1] 援助項目とその内容

Millard Healthの職業リハサービス分野は、大きく6部門のサービス項目があり、これらの組み合わせで1人のクライアントのリハ援助コースが構成されます。

**❶ Assessment Services**

対象者に適したサービスコースを選択するための評価。すべての対象者について治療の初期段階に実施されます。専門的で客観性の高いアセスメントツールを活用した、①機能的能力評価(Functional Capacity Evaluation；FCE)と、②職業能力評価、を2日間で実施しています。構成スタッフは、理学療法士(PT)、作業療法士(OT)、Exercise Therapist(ET)です。

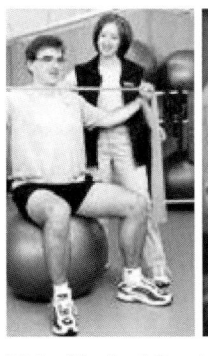

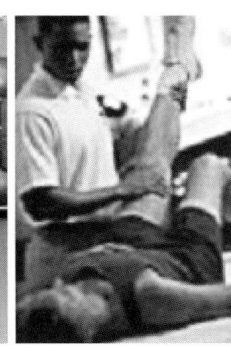

図1 Medical Services：機能的リハビリテーション
(Millard Healthホームページ http://www.millardhealth.com による)

**❷ Medical Services**

急性期の機能的リハ部門。医師による処置、PT・OT・ET・カイロプラクターなどによる各種機能的療法が行われます(図1)。

**❸ Prevention and Work Site Service**

現職復帰を目的とした援助部門。クライアントは、傷病による障害を残さないか軽微な障害の方が対象となります。早期のADL訓練から単純職業的訓練、応用職業的訓練(図2)、現職に応じて教育・指導に重点をおくサービス(図3)が行われます。VDT(Visual Display Terminal)作業による筋骨格系傷病など職場の環境的因子の影響が大きい対象者には、職場環境改善指導を行う専門チーム「CARD( Cumulative Activity Related Disorder program)」が援助しています。

**❹ Vocational and Training Service**

受傷後、職場の配置転換や転職も視野に入れた援助を行う部門です。専門的職業評価と訓練が行われます(図4、5)。

**❺ Interdisciplinary Rehabilitation Services(IR)**

この部門は、傷病による障害が残存するケースや急性期の医療サービスの効果が得られなかった対象者に対して援助しています。専属のPT、OT、ET、心理療法士によるチームサポートが行われます。受傷後4ヵ月までの比較的長期化する対象者の職場復帰をサポートします。

**❻ Complex Interdisciplinary Rehabilitation Services(CIR)**

IRSでは対応できない慢性疼痛などの複雑な症状を有するクライアントに対して、より専門的な援助を提供する部門です。

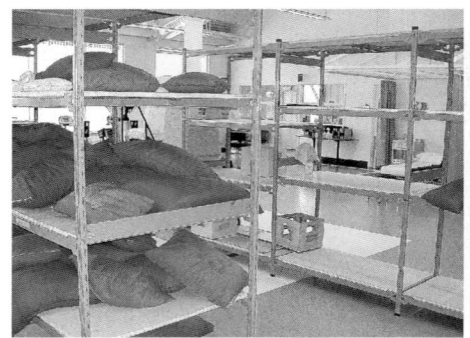

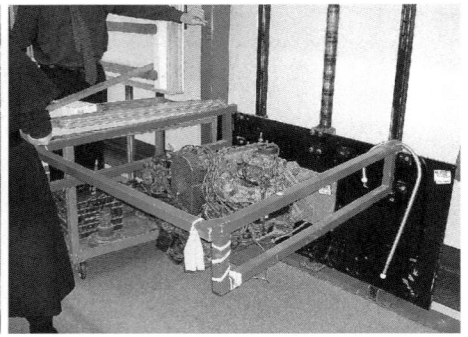

図2　単純作業から応用作業まで幅広く訓練できる

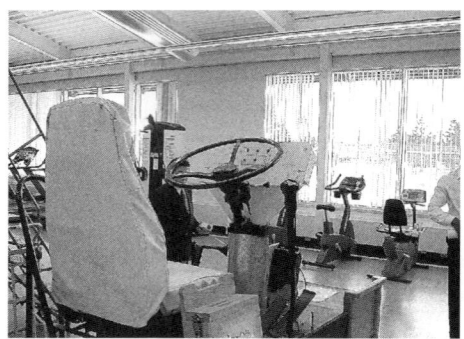

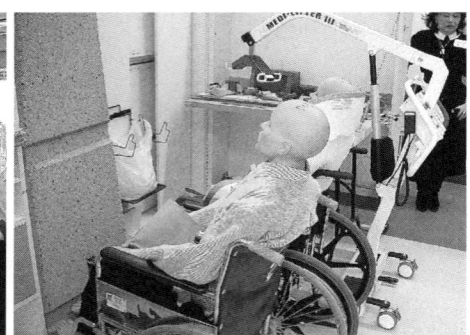

図3　クライアントの職業に応じた具体的訓練スペース

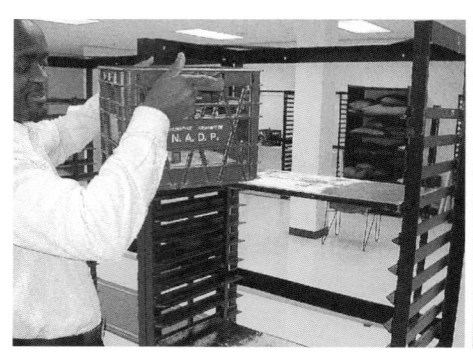

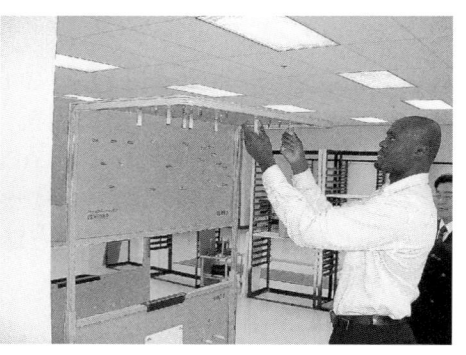

図4　標準化されたアセスメント・トレーニングツールを活用

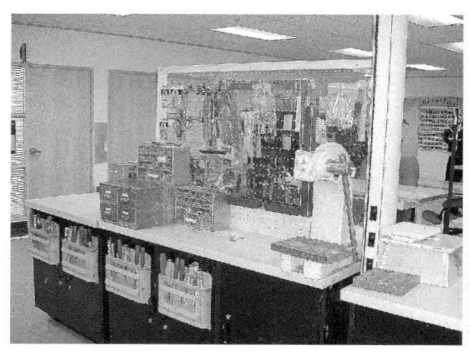

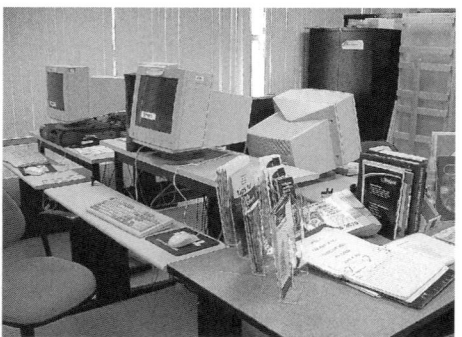

図5　各種具体的作業によるトレーニングが実施される

## [2] 援助の流れ

　援助の初期段階において行われるアセスメントによって、各クライアントに適したコースが選択されプログラムが開始されます。注目すべきは、選択されたコースがクライアントに適しているか否かを常にモニタリングするサービスマネージャーが存在することです。サービスマネージャーは、各援助段階において直接的に援助を行うセラピストやワーカーとは別に、第三者的にサービス評価を行います。選択されたコースプログラムの効果が現れない場合には、積極的に介入しコース変更の必要性を検討します（図6）。

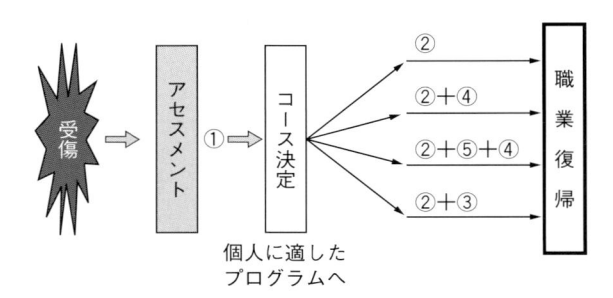

図6　受傷から職場復帰までの流れ
① Assessment Services
② Medical Services
③ Prevention and Work Site Services
④ Vocational & Training Services
⑤ Interdisciplinary Rehabilitation Services (IR)
⑥ Complex Interdisciplinary Rehabilitation Services (CIR)

　科学的な初期アセスメントと客観的モニタリングにより、早期職場復帰への効率性を支えています。

### ●●● おわりに

　職業的リハの効率化は、産業界のリストラクチャリングを下支えする1つのファクターとして重要視されています。本邦では、労働者健康福祉機構（旧労働福祉事業団）など、急性期医療（労災病院）から勤労者医療・保健（勤労者予防医療センター・産業保健推進センター）のノウハウを有する機関がこの分野の充実化に努めています。今後さらなる拡充が求められるでしょう。

（山中武彦）

# CHAPTER 10 障害者雇用と就労支援

> ● SUMMARY
>
> ・「障害者就労と法」、「障害者雇用の現状」、「職業リハビリテーション(以下、職業リハ)関係機関との連携」「復職事例」について、医療ソーシャルワーカー(MSW)の立場で述べます。

### ●●● はじめに

　従来医学的リハビリテーション(リハ)は生活を視野に入れたアプローチを重視してきましたが、在院日数の短縮によりその様相は変化しました。障害をもつことで起こる社会的状況の変化に対応するよりも、限られた期間内のアプローチが中心で、患者・家族の身体的・心理的・社会的ニーズに答えられないのが現状です。

　しかし生活者である患者・家族が抱える問題は医療情勢が変化しても変わりません。障害をもちながら「生活の再構築」をせざるを得ないのです。就労は生活を支える収入を得、生き甲斐や所属の安心感のためにも極めて重要です。このことをリハスタッフは常に念頭におきながら、対象者とともにさまざまな形の就労形態を模索していく必要があります。

## 1 復職

　復職にはさまざまな形があります。本稿では、勤労者が発病・受傷し障害をもつに至った場合、その対象者を「中途障害者」と呼称します。リハを経てもとの職場のもとの仕事に戻ることを「原職復帰」、また原職復帰が困難で、もとの職場の他の部署に復職する場合を「配置転換」としています。もとの会社にこの2つの方法で戻れず退職となり、新たに就労することを「新規就労」として復職の一形態と考えます。新規就労を、経済生活を支える収入を得ることができる就労(一般就労)と、生き甲斐や生活リズムの確立が目的のもの(福祉的就労)に分けて記載しています。またこれらすべての形の復職に対するMSW支援を「就労支援」と記しています。

　生育歴・家族歴・職歴などは対象者を理解するために重要です。職業についてもインテーク面接の段階からアセスメントし、整理して対象者理解の手立ての1つとします。

　障害をもっても原職復帰できる可能性が医学的にも、対象者の意志や会社の決定としても問題ない場合は、MSWの就労支援は情報提供や調整以外、あまり必要はありません。

　しかし医学的判断で「原職復帰が困難」と考えられる場合には、リハチームの考えとして医師がその根拠を患者・家族に伝えた後、どのような形での復職が考えられるかを、患者・家族とともに検討する必要があります。どの就労形態にしても、「医学的判断」が復職の可否を決

定するものではありません。就労は極めて社会的な事象であり、患者（勤労者）と会社（雇用側）との雇用関係、患者・家族のおかれている経済的・家族的・心理的な側面等々への配慮があって成立することが多いためです。患者・家族、医療スタッフ、雇用者側の三者理解と、必要に応じた職業リハ関連機関や生活支援機関などとの密な連絡連携を展開することが大切です。

しかしどんなに治療経過がよくても、会社側と復職の話し合いをもつことすらできないことも多くあります。産業医や会社側との協力を啓蒙していかねばなりません。

## ［1］ 復職に法的根拠はあるか

会社側の理解がない限り、復職には多くの困難が予測されます。障害者が法的に守られれば、復職はもっとスムーズになるでしょう。「障害者基本法」では障害者の個人の尊厳を重んじ、社会を構成する一員として社会、経済、文化その他あらゆる分野の活動に参加する機会を与えられる、としています。

しかし原職復帰や配置転換には明確な法的根拠はありません。それに比べると新規就労には、まだ法の守りやシステムがあるといえるでしょう。ここでは「労働基準法」（以下、労基法）と「障害者の雇用の促進等に関する法律」（以下、雇用促進法）の2つから、復職や退職に関する法律の守備範囲と限界を確認しておきましょう。

### ❶ 労基法

この法は、労働の最低基準を定めています。労働条件について「労使が対等な立場で決定し①就業規則、②労働契約、③労働協約、を遵守しその義務を履行すべき」とあります。

就業規則では始業就業時刻・休憩休憩時間・休日休暇・賃金・退職については必ず記載されます。「退職」については任意退職・解雇・定年制・休職後の退職などにつき記載されますが、「復職」を規定するものはありません。

②の労働契約は、労働者が雇用主に対し一定の労働条件で自己の能力を提供し、事業主がこれに対し賃金を支払うことを約束する契約です。労働契約の終了は、労使の意志によるものと意志によらないものがあります。

③の労働協約は労働組合法の中に規定され、就業規則・労働契約に優位です。労働協約は個々の差異があり、記載できませんが、復職検討の場合には確認してください。

労基法でみる限り、障害をもった労働者、殊に私傷病者に解雇制限はなく解雇予告があれば簡単に解雇となり得ることがわかります。特に壮年期の中途障害者は、年齢からも退職後に新しい仕事に就くことは難しいうえに、住宅ローン・子どもの教育など経済的負担の大きい世代であり、なんとか復職を達成しなくては生活ができません。障害年金に生活を安定させるだけの金額は期待できず、事態は深刻です。

### ❷ 雇用促進法

この法律は障害者の雇用義務に基づく雇用促進などの措置により、職業生活の自立、職業の安定を図る目的で制定されたものです。

法の中に、中途障害者に対する原職復帰や配置転換を支援する施策も含まれていますが（精神障害者へ支援は強化項目となりました）、中核は新規就労への支援です。

つまり退職を余儀なくされた中途障害者の場合、若ければこの法が示す新規就労のシステム

を活用しやすいのですが、壮年期では就労のチャンス自体が少ないために、システムに沿って新規就労することは困難なことが多いようです。もとの職場に戻る努力をリハスタッフが強力に支援する必要があるのは、この理由にもよります。

原職復帰や配置転換について、この法の適応をみていきましょう。

### a. 雇用義務・障害者解雇の届け出

雇用率によって、法定雇用障害者数以上の障害者を常用労働者として雇用しなければならないと定めています。56人以上の民間企業の法定雇用率は1.8%です。また労働者の責任による解雇や天災事変などのやむを得ない理由以外で障害者を解雇する場合は、公共職業安定所（以下：職安）へ届け出なければなりません。中途障害者が雇用率未達成事業所から解雇される場合には、解雇の届け出制度が歯止めになるよう職安から事業所を指導してもらうこともできます。但し精神障害者（統合失調症・躁うつ・てんかん）は、一部助成金などの対象ではありますが、まだ雇用率の対象とはなっていません。

### b. 事業主に対する助成金など

障害者雇用納付金は、常用労働者300人以上の事業主で、身体および知的障害者を法定雇用障害者数まで雇用していない企業から徴収されます。逆に雇用率達成事業所には雇用調整金や報奨金制度で、雇用側にお金が入る仕組みも用意されています。

また障害者雇用継続助成金は、中途障害者が復職する際の作業施設・設備の設置などや、45歳以上の重度身体障害者や精神障害の職場適応を目的に拠出され、解雇の回避を支えています。

### c. 在職者のための職業講習（短期過程）

もとの職場への復帰を前提に、必要な技術を学ぶことのできる講習で、最長6ヵ月と決められています。職場上司との話し合いがもたれ、具体的な復職の方法が計画できます。

### d. 職場適応援助者（ジョブコーチ）支援

雇用の前後を問わず必要なタイミングで障害者が職場適応できるよう、ジョブコーチが職場に出向いて支援します。

以上、法律から復職について眺めました。表1から雇用率達成はいまだ困難で、表2では、中途障害者が新規就労するより、もとの会社に戻る方が困難であることがわかります。対象者はこのような厳しい現実に、原職復帰や配置転換を諦めがちですが、リハスタッフは患者・家族を支え、この険しいプロセスをともに歩む必要があることを認識したいものです。

表1　民間企業における障害者雇用状況
(2004年6月1日)

|  | 企業数 | 実雇用率 | 未達成企業の割合 |
|---|---|---|---|
| 福岡県 | 2,436 | 1.54% | 55.5% |
| 全国 | 63,993 | 1.46% | 58.3% |

表2　採用前・採用後障害者の推移(千人)

|  | 採用前障害者 | 採用後障害者 |
|---|---|---|
| 1983年 | 235(75.8%) | 79(25.2%) |
| 1993年 | 185(53.5%) | 159(46.1%) |
| 1998年 | 273(69.8%) | 118(30.2%) |

## 2 職業リハビリテーション関連機関

ここでは関連機関（図1）のうち、3機関について述べます。

**❶ 職安**

職業紹介、職業指導を行う機関で、障害者支援を行う特別援助部門が設けられ、担当者がケースワーク方式できめ細かな支援を行うとしています。

**❷ 地域障害者職業センター（以下、職業センター）**

職安などとの密接な連携の下、地域の職リハネットワークの中核機関として専門的に教育された職業カウンセラーが職業評価・職業指導・職業準備支援・ジョブコーチによる支援、事業主に対する雇用管理援助などを行います。最近は知的および精神障害者への支援が増加、身体障害者への対応は減少しています。

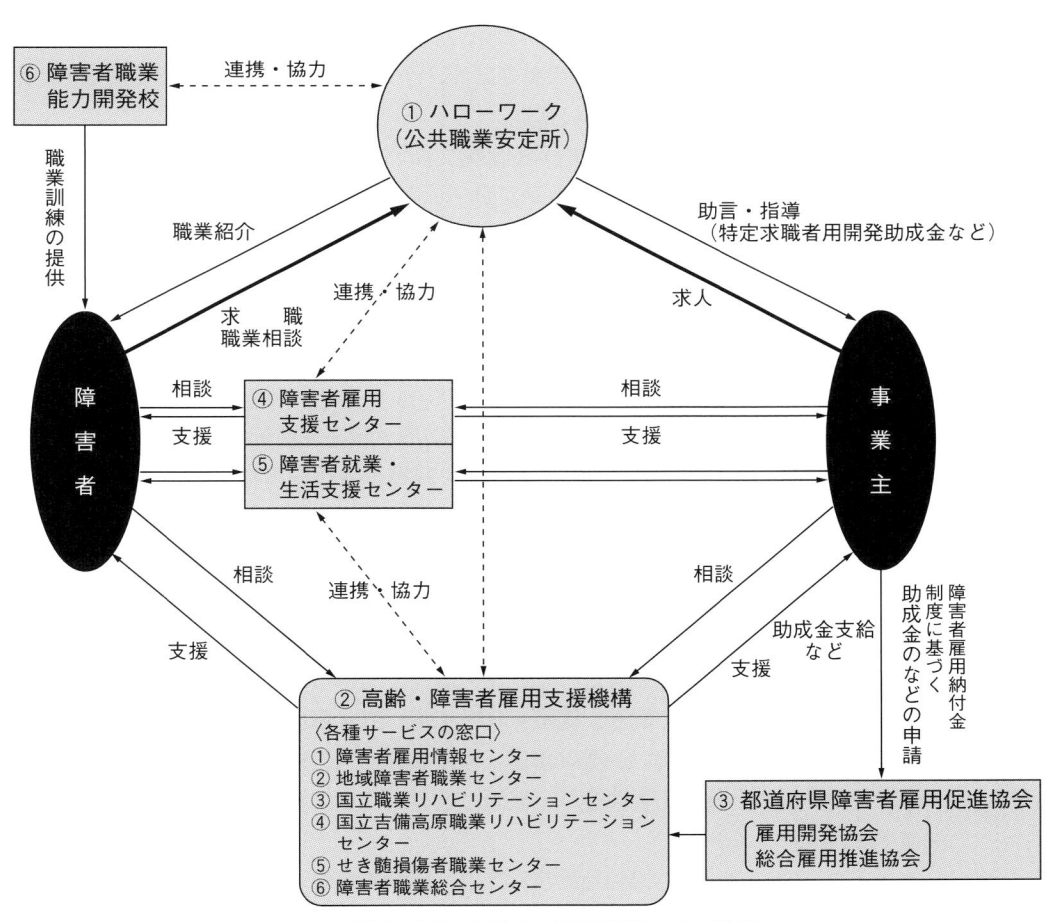

図1 障害者雇用援助など関係機関および施設
（高齢・障害者雇用支援機構：障害者の雇用支援のために；事業主と障害者のためのガイド．平成15年度版より抜粋）

復職についても快く相談にのってくれますが、病院と職リハ機関との連携は希薄で、ネットワークとしての機能はいまだないに等しい状況です。

### ❸ 支援センター

授産施設などの利用など職業準備訓練を行い、職業生活における自立を図る「障害者雇用支援センター」と、特に就職が困難な障害者の自立を図るために福祉部門と雇用部門の連携を図りながら市町村レベルで、継続的かつきめ細やかな支援を提供する「障害者就業・生活支援センター」があります。労働習慣をつける訓練、職場実習の実施、就職後の定着指導、就業と生活の両面からのサポートを行います。医療機関参加のカンファレンスや、継続した評価、施設実習から事業所実習への移行などから学ぶことは多くあります。

## 3 事例からみる就労支援

入院期間が短縮され、入院中には就労支援は行えないことがほとんどです。また転院する対象者も多く、結果的には外来継続ができる対象者に対して引き続き支援を続けることになります。平成10年度から平成15年度までにMSWが行った対象者への支援就労支援の中から3名について、MSW支援を概観します。

復職を検討する際、対象者が経済的必要に迫られるとか、漠然と何かをしなければといった思いが年月の経過とともに職業的アプローチにつながっていったりします。障害と向き合えて、そのうえに就労のアプローチが行われるといった整然とした過程ではありません。特にMSW支援を必要とする対象者は、スムーズに復職検討できない理由があることが多く、特に患者・家族に対して個別性を重視したケースワークが必要とされます。

### [1] 配置転換検討 (平成14年；事例SI)

リハ科入院中に主治医よりMSW依頼があり、現在配置転換調整中の事例です。学校の管理職でしたが、2年前に脳出血を発症、左片麻痺が残り一本杖歩行でJRとバスを乗り継いで通院しています。知的低下があり、稀にてんかんが出ます。来年休職期間が満了するため、復職を希望していますが、前例がないという理由で話し合いが進みませんでした。

しかし同県の他市で、管理職の原職復帰と配置転換事例があることが確認でき、症状や仕事の内容の違いはあると思われますが、少なくともこの対象者の復職検討は可能と思われます。教職への復帰は生徒に迷惑がかかると本人は考えており、事務職への復帰を協議予定です。患者・家族の意見を十分に聞き、医師・PT・OT・ST・臨床心理士・MSWで本人の病状や現在の身体状況、復職に配慮の必要な事項、教育委員会への要望などを文書にまとめ提出します。市教育委員会から県教育委員会へと協議が進行中です。職業センターとも連絡をとり合っています。

子どもは学齢で、妻も働き始めましたが、経済的にも本人の復職は必要です。

復職の努力をしても退職となる場合と、努力をしないで退職となる場合では、患者・家族の感じ方はまったく違います。MSWは復職の意志が患者・家族にある場合は、苦しくても、復

職検討のプロセスを大切にすることを勧めています。

### [2] 新規就労（一般就労）（平成13年；事例MA）

てんかんと対人恐怖で精神科と神経内科に通院している事例です。両親が自営業で、対象者も長年手伝いをしてきました。父が難病を発症し廃業に追い込まれたため、経済的に困窮し、本人からMSWに就労相談がありました。少人数の精神障害者作業所を紹介し、就労状況を確認すると、作業能力や意欲が高いことがわかりました。職業センターに相談、評価を受けたところさらに就労支援を受けることを勧められ、雇用支援センターを紹介されました。精神障害者授産所の実習でも、作業遂行や能率には問題がなく、対人関係にも若干改善したため、面接を受け、人と向き合うことの少ない職場で機械の解体・清掃の一般就労を達成しました。

精神障害者の就労支援は、職業センター・支援センター・授産施設などの活用がスムーズで相互に密に連携できます。MSWにもカンファレンス出席の要請があり問題への対処やフォローが病院を含めて行われるため、就労支援の経過がわかり、MSWとしても学ぶことの多い事例でした（現在、リワーク事業として職業センターの取り組みが強化されています）。

### [3] 新規就労（福祉的就労）（平成13年；事例NI）

5年前の交通事故（労災）による頭部外傷で高次脳機能障害、特に記憶の把持に問題があります。もとは営業職で、事務職に配置転換して復職していました。上司から、「なぜこんなに仕事ができないのか」と毎日叱られ、うつ状態で精神科受診となりました。本人も会社側も高次脳機能障害への理解はありませんでした。仕事がこなせないという理由で、会社から「再度休職してリハを受け、症状固定後に解雇」といわれたため、主治医からMSWへ「解雇前に新規就労への支援を」と紹介がありました。

これまでの就労についてアセスメントしMSWとしては、自信を失い生活に強い不安をもっている対象者に対し傾聴・受容・支持を心がけました。就労のきっかけの1つとして職業センターを紹介、評価を受けました。記憶の問題に対しては常にメモをとる、ザウルスに入力する、尋ねたいことや報告は忘れないうちにファックスで相手に送信しておく、といった習慣がつきました。本人は常に「忘れていないか」といった不安をもっていますが、なんとかひとり暮らしを続けています。

障害者就労を支援する2ヵ所のNPOに所属し、年賀はがき販売訓練、IT訓練、NPOの雑用をする、患者会に入会し高次脳機能障害を理解する等々に努め、友人の輪を広げ、就労の情報収集も続けました。

労災・交通事故の症状固定の時期には将来への不安が増し、強く動揺しましたが、職安での求職登録・雇用保険手続き・交通事故裁判への対応などMSW支援を継続しました。労災・交通事故の後遺症認定に、高次脳機能障害が含められたことで障害が適正に判断され、経済的な基盤が得られたため、以前に比べると安心感が増したようです。一般就労検討を一時中断し、福祉的就労で自分の能力を確認したいと作業所に参加、野菜販売を開始しました。生活のリズムを壊さず、また他の障害者から頼られるという経験が、失っていた自信を取り戻すきっかけともなっています。この事例でMSWは、対象者のスピードに合わせて、ともに長い経

過を歩むことを学びました。

　以上3事例から、就労支援といっても、その経過や結果はさまざまであることを示しました。就労は極めて個人的社会的な事象であり、「こうでなくてはならない」というものは何もありません。また本人の意志や意欲、社会的状況によってもその目標が変化していきますから、柔軟に対応していくことが求められます。MSWはその個別性を大切にし、本人と家族の意向を十分にアセスメントしながら、時間をかけて就労支援を行います。加えて職業リハ関連機関との連携をとりながら、でき得る就労支援を行いたいと考えています。

●●● **おわりに**
　これまでMSWとして、対象者は生活者であると強く認識し、その生活を支える就労は重要であるが故に、復職検討のプロセスを大切にしなければならないと考えてきました。
　しかし私たちリハスタッフは、医療情勢の厳しさに飲み込まれ、就労支援を切り捨てざるを得ませんでした。リハの理念そのものを覆す行為であったと、今こそ反省をするべきときです。どんな形の復職にしろ、復職をめぐる問題は山積みですが、この反省のうえに地道な就労支援が行われることを切に望んでいます。

（大塚　文）

# CHAPTER 11 小規模事業場における腰痛の疫学調査と腰痛予防へのアプローチ

> ● SUMMARY
>
> 1. 産業医の選任義務のない常用雇用数 50 名以下の小規模事業場に対して、腰痛の疫学調査と腰痛予防、再発防止のアプローチ方法の検討を行いました。
> 2. 調査結果では腰痛有訴率は 74.7% と高く、腰痛に関する知識・予防法に関心はありますが、就労場面では腰痛予防や対策が十分に行われていませんでした。
> 3. アプローチとして、教育的ツールには腰痛教室、適切な運動療法には体幹筋強化とストレッチの組み合わせが有効と考えました。

### ●●● はじめに

　職業性腰痛(occupational low back pain)は各種の業務や労作によって発生・悪化するものであり、近年、医学的な問題であることはもちろん、社会的な問題になっています。したがって、職業性腰痛を予防・治療し、勤労者を早期に職場復帰させることは産業保健上の重要な課題です。

　しかし、本邦の職業における腰痛に関する研究は、特定の職場・職種に限定したものや、規模の大きな企業で行われたものが多く、産業医の選任義務のない常用雇用数 50 名以下の事業所(以下：小規模事業場)に対する調査報告はほとんどありません。

　本稿では、この小規模事業場に注目し、職場における腰痛の疫学調査を行い、その結果より腰痛予防へのアプローチを実施したことを紹介します。

## 1　職業性腰痛とは

　職業性腰痛は労災補償・訴訟を目的にしたものではなく、腰痛発生の予防、再発防止をすることが目的です。すなわち、労働衛生の面から職場環境の改善や就労者の教育、職場の選定、職場の配置転換などにより職業性危険因子の関与を減少させ、腰痛の発生を予防し経過を良好に導くことのできる腰痛を職業性腰痛といいます。

　しかし、腰痛は職業性因子のみならず日常生活でも発症する場合もあり、個人的要因、生体の負荷・耐性などの多様な要因に影響され、解明を困難にしています。

　近年、この腰痛は労働関連(作業関連)筋骨格系障害(work-related musculoskeletal disorders)の1つとして捉えることが一般的となっています。

## 2 疫学的研究

職場における腰痛有訴率の報告では、特定の職場・職種に限定したものや規模の大きな企業で行われたものが多く、発生頻度は職種により幅があることがわかります(表1)。

このように職場における腰痛は極めて一般的な問題であり、把握されているデータは氷山の一角に過ぎないと考えられます。

表1 本邦での職場における腰痛有訴率の報告

| 職場・職種 | 有訴率 | 報告者 | |
|---|---|---|---|
| 自動車製造業 | 53〜63% | 甲田(1990) | b |
| 看護労働 | 64% | 甲田(1991) | b |
| 建設作業員 | 52〜58% | 上野(1997) | a |
| 保育所調理員 | 36% | 小野(1997) | b |
| 養護学校 | 36% | 武藤(1998) | a |
| ホームヘルパー | 72% | 涌井(1999) | a |
| 鉄道保線作業者 | 50〜65% | 佐藤(2000) | a |
| 事務作業者 | 5〜21% | 佐藤(2000) | b |
| タクシー運転手 | 21% | 船越(2000) | a |

a：調査時の有訴率　b：調査前1ヵ月間の有訴率

## 3 小規模事業場に対する国としての取り組み

産業医の選任義務のない小規模事業場では、事業者が独自に医師を確保し、労働者に対する健康指導、健康相談などの産業保健サービスを提供することは困難です。

厚生労働省では、平成5年度からすべての労働者が産業医による産業保健サービスを受けられるよう、都道府県産業保健推進センターや労働基準監督署単位に地域産業保健センターを順次設置しています。

平成6年には「職場における腰痛予防対策指針」を通達し、腰痛の基本的予防対策の在り方を提示しました(表2)。

表2 職場における腰痛予防対策指針の概要

1. 作業管理
   ①作業の自動化・省力化
   ②作業姿勢・動作(同一姿勢の継続を避けるなど)
   ③作業標準(作業量・作業時間など)
   ④休息
   ⑤適切な補装具
2. 作業環境管理
   ①適切な温度・照明・床面
   ②動作に支障のない作業空間
   ③設備形状・寸法・配置などの人間工学的配慮
3. 健康管理
   ①健康診断(配置前、6ヵ月以内ごとに1回)
     事後処理：作業方法・作業時間等の改善
   ②体操：作業前体操、腰痛予防体操の実施
4. 労働衛生教育など
   腰痛に関する知識、補助具の使用法、体操など

(厚生労働省, 平成6年)

## 4 小規模事業場の現状は

美唄労災病院近郊の常用雇用者数50名以下の小規模事業場を無作為抽出した790事業場の疫学調査(回答率40.5%、390事業場、1,736名)では、腰痛有訴率は74.7%(1,296名)でした。

作業内容別の腰痛有訴率では、捻り動作・運搬：95.8%、前屈み：87.5%、重量物運搬：

表3 腰痛予防の理解度 (n=1,736)

| | ある・している | ない・していない | 無回答 |
|---|---|---|---|
| 腰痛予防の知識 | 34.3%(595) | 57.9%(1,006) | 7.8%(135) |
| 腰痛予防対策の実施 | 27.3%(474) | 63.7%(1,106) | 9.0%(156) |
| 腰痛予防への関心 | 71.3%(1,237) | 19.6%(340) | 9.2%(159) |

82.1%の順で多く、腰痛発生状況と姿勢では、中腰作業：53.6%、持ち上げている：36.3%、同じ姿勢：31.8%と他の報告と同様に腰部に負担の大きい作業形態や姿勢が原因となっていました。

次に、腰痛予防の知識、腰痛予防の対策、腰痛予防への関心の有無では、腰痛予防の知識がなく予防対策を行っていない例が半数以上おり、反面、腰痛予防への関心が高いという特徴的な結果が得られました（表3）。

## 5 腰痛予防へのアプローチ

労働衛生の面から職場環境の改善、職場の選定や職場の配置転換などにより職業性危険因子の関与を減少させ、腰痛の発生を予防し経過を良好に導くことが重要です。

しかし、実際に職場での就労姿勢、就労環境などの調査、改善指導は、事業者の協力などが得られないのが現状です。

そこで、勤労者の健康管理、労働衛生教育等に着眼し、勤労者の自己管理向上を目的に腰痛予防・再発防止の各種の腰痛予防の教育的ツールと適切な運動療法について検討することにしました。

### [1] 対象および方法

対象は無作為抽出した5つの小規模事業場より無作為に選出した80名です。教育的ツールの検討では、80名を、①腰痛予防のパンフレットを配布した群（P群）：15名、②ビデオを配布した群（V群）：15名、③パンフレットとビデオを配布した群（PV群）：15名、④腰痛教室に参加した群（BS群）：35名、の4群に分けました。

運動療法の検討では、腰痛教室に参加した群を、①体幹筋強化のみを実施した群（TM群）：15名、②体幹筋強化とストレッチを実施した群（TM-S群）：20名、の2群に分けました。各群の運動療法の内容は、TM群は床上での腹筋、背筋の等尺性運動、TM-S群は、体幹筋訓練に加え、座位、立位でのストレッチです。

治療効果判定は、①腰痛の有無、② Oswestry low back pain disability questionnaire (Oswestry評価法)（表4）、③自己抑うつ性尺度、④日常生活諸動作の理解度、⑤実施状況、により、調査開始時と4ヵ月後の成績を比較検討しました。検定方法はt検定（$\alpha=0.01$）を用いました。

## 表4 Oswestry 評価表

1. 疼痛の強度
   - 鎮痛剤を使う必要のない軽度の疼痛
   - 鎮痛剤なしで対処可能だが、強い疼痛
   - 鎮痛剤服用で完全に消失する疼痛
   - 鎮痛剤服用である程度抑えることができる疼痛
   - 鎮痛剤服用でほとんど効果のない疼痛
   - 鎮痛剤服用でもまったく効果のない疼痛

2. 日常生活動作
   - 疼痛の増強なしに、正常に身支度が可能である
   - 正常に身支度が可能であるが、疼痛が増強する
   - 身支度をするには疼痛が強く、ゆっくりと注意深くしなければならない
   - 身支度はほとんど自力で可能だが、いくつかの助けが必要である
   - 身支度をするのに、ほとんど毎日助けが必要である
   - 更衣や洗顔動作など不可能であり、寝たきりである

3. 重量物挙上動作
   - 疼痛の増強なしに重量物を挙上可能である
   - 重量物の挙上は可能だが、疼痛が増強する
   - 疼痛で重量物の挙上は困難だが、机の上などにあるものは持つことができる
   - 疼痛で重量物の挙上は困難だか、机の上などにある軽量から中程度の重さのものなら挙上可能である
   - 非常に軽いものしか挙上できない
   - いかなるものでも挙上できないし、運べない

4. 歩行
   - どんな長距離でも可能である
   - 疼痛で1マイル以上歩けない
   - 疼痛で1/2マイル以上歩けない
   - 疼痛で1/4マイル以上歩けない
   - 歩くときは常に杖か松葉杖が必要である
   - ほとんど寝たきりであり、這ってトイレに行かなければならない

5. 座位
   - 何時間でも、どんないすにでも座っていることができる
   - 自分の好みのいすであれば、何時間でも座っていることができる
   - 疼痛により1時間以上、座っていることができない
   - 疼痛により30分以上、座っていることができない
   - 疼痛により10分以上、座っていることができない
   - 疼痛により、まったく座ることができない

6. 立位
   - 疼痛の増強なしに、好きなだけ立っていることができる
   - 好きなだけ立っていることができるが、疼痛が増強する
   - 疼痛により1時間以上、立っていることができない
   - 疼痛により30分以上、立っていることができない
   - 疼痛により10分以上、立っていることができない
   - 疼痛により、まったく立つことができない

7. 睡眠
   - 疼痛があっても、熟睡できる
   - 睡眠剤を飲めば、熟睡できる
   - 睡眠剤を飲んでも、6時間以上は眠れない
   - 睡眠剤を飲んでも、4時間以上は眠れない
   - 睡眠剤を飲んでも、数時間以上は眠れない
   - 疼痛によりまったく眠れない

8. 性生活
   - 正常な性生活をしており、疼痛の増強もない
   - 正常な性生活をしているが、疼痛が増強する
   - ほとんど正常な性生活であるが、強い痛みを伴う
   - 性生活は疼痛により強く制限されている
   - 性生活は疼痛によりほとんど不可能である
   - 疼痛により、性生活はまったくない

9. 社会生活
   - 社会生活は正常であり、疼痛の増強もない
   - 社会生活は正常であるが、疼痛が増強する
   - より強度の運動(ダンスなど)は制限されるが、それ以外の社会生活は制限されない
   - 疼痛により社会生活は制限され、たびたび外出できない
   - 自宅内の社会生活だけに制限される
   - 疼痛により社会生活はまったく不可能である

10. 外出
    - 疼痛の増強なしに、どこへでも外出可能である
    - どこへでも外出可能であるが、疼痛が増強する
    - 疼痛は強いが、2時間以上の外出が可能である
    - 疼痛により1時間未満しか外出できない
    - 疼痛により30分以内の外出しかできない
    - 通院以外の外出は不可能である

【得点について】満点は50点。配点は、それぞれのセクションの最初の項目が5点、順次点数が減少し、最後の項目に相当する場合0点となります。スコアは、総得点/50×100(%)で表されます。1つのセクションで有効な回答が得られなかった場合は、総得点/45×100(%)となります。

## [2] 結果

**❶ 腰痛予防の教育的ツールの検討（表5）**

腰痛有訴率の変化は表5に示すとおりです。日常生活諸動作の理解度は、臥位、座位などの諸動作10項目の設問に対する正解率を理解度としました。4群中、PV群とBS群が正解率に改善が認められました。

4ヵ月間の平均活用状況は、P群が5.2回、V群が2.3回、PV群が3.8回であり、P群が活用度は高いという結果でした。

対象者の感想は、実技指導は役立ち理解が深まった（BS群）：28/35名、ビデオは動きがあり理解しやすい（V、PV群）：20/30名、手軽に読めたが理解しにくい（P、PV群）：15/30名、などでした。

腰痛教室に参加したBS群がすべての調査項目で好成績を示し、有効なツールと考えられました。この腰痛教室は、個人単位より職場単位での指導の方が相乗効果があるという報告もあり、小規模事業場での腰痛教室開催や職場以外の腰痛教室開催が望まれます。しかし、小規模事業場の就労状況や職場環境を考慮すると困難な場合が多く、活用しやすいパンフレットや理解度の増すビデオの組み合わせなどが適切と思われます。

**❷ 適切な運動療法の検討（表6）**

運動療法を行った群を検討しました。Oswestry評価法、日常生活諸動作の理解度ともに各群が有意な改善を示しましたが、両群間での差は認められませんでした。自己抑うつ性尺度は、両群ともに減少し、両群間で差を認めました。

表5　教育的ツール別成績結果

|  | パンフレット群：P群（n＝15） || ビデオ群：V群（n＝15） || パンフレット・ビデオ群：PV群（n＝15） || 腰痛教室群：BS群（n＝35） ||
|---|---|---|---|---|---|---|---|---|
|  | 開始時 | 4ヵ月後 | 開始時 | 4ヵ月後 | 開始時 | 4ヵ月後 | 開始時 | 4ヵ月後 |
| 腰痛有訴率（％） | 53.3 | 46.7 | 66.6 | 53.3* | 60.0 | 46.7* | 62.9 | 31.4* |
| Oswestry評価法（点） | 91.2±1.1 | 92±0.7 | 92.7±0.4 | 93.4±0.4 | 91.8±0.4 | 93.1±0.4* | 92.3±0.6 | 93.5±0.6* |
| 自己抑うつ性尺度（点） | 38±1.2 | 38±1.2 | 38.4±1.1 | 38±0.7 | 38±1.1 | 37.8±0.9 | 38.4±1.1 | 36.8±1.1* |
| 諸動作の理解度（％） | 75.3±6.4 | 80±5.3 | 78±7.7 | 85.3±5.2 | 76±7.4 | 90.0±8.5* | 76±7.4 | 93.4±5.9* |
| 平均活用状況 |  | 5.2回 |  | 2.3回 |  | 3.8回 |  |  |

*p：＜0.01

表6　運動療法別成績結果

|  | 体幹筋強化群：TM群（n＝20） || 体幹筋強化・ストレッチ群：TM-S群（n＝15） ||
|---|---|---|---|---|
|  | 開始時 | 4ヵ月後 | 開始時 | 4ヵ月後 |
| Oswestry評価法（点） | 91.4±0.6 | 93.0±0.7* | 92.8±0.8 | 94.0±0.8* |
| 自己抑うつ性尺度（点） | 38.0±1.1 | 37.4±1.0 | 38.0±1.0 | 36.2±1.1* |
| 諸動作の理解度（％） | 76.0±7.5 | 93.5±5.9* | 76.0±9.9 | 94.0±6.3* |

＊：p＜0.01

運動療法の1週間の平均実施状況は、TM-S群で活用度が高いという結果でした。対象者の感想は、寝て行うのが大変である(TM群)：9/20名、簡単である(TM群)：5/20名、休憩時に簡単に行える(TM-S群)：10/15名、爽快感があり、腰が軽くなった(TM-S群)：8/15名、などでした。

　適切な運動療法は、適時に行えるストレッチを組み入れた方法が自己抑うつ性尺度を含む全調査項目で改善が認められ、また、活用度も高く有効と考えられました。

　慢性腰痛患者の特徴として、体幹筋をはじめとする身体機能の低下と精神面での不安定性があり、リフレッシュすることが慢性腰痛患者にとって重要と考えます。

### ●●●おわりに

　EMBの観点から、教育的アプローチが腰痛症の治療・予防に有効であることは実証されています。しかし、運動療法の効果は科学的に十分な検証がなされていません。このためには、多施設による前向き無作為群間比較試験を施行し科学的に確立していくことが急務かと考えられます。

　また、勤労者の腰痛は医療現場という狭い世界ではなく、企業、行政を含む幅広い領域で取り組んでいく必要があります。

（川瀬真史）

# CHAPTER 12　腰痛症に対する心理的アプローチ

> ● SUMMARY
>
> 1. 疼痛やしびれなどを頑固に訴える腰痛症の対象者では、しばしば対象者の心理的な側面が問題となります。
> 2. 認知的な歪みや感情表現の1つとして、痛みの訴えやそれを表す行為が修飾される場合があり、それらが了解し難い対象者では、対象者の心理的な側面を評価することが必要です。
> 3. 心理的なアプローチとしては対象者の訴える痛みの存在をまずは認めることが重要で、心理的な援助がより活用されることが望まれます。

### ●●● はじめに

　腰痛症にかかわらず、"痛み"は対象者の主観的な訴えに基づく極めて個人的な体験であり、それを客観的に評価することは難しいものです。

　日常の診療においても、疼痛やしびれなどを頑固に訴えるにもかかわらず他覚的所見に乏しかったり、他覚的所見に一致しない対象者によく遭遇します。

　腰痛症の治療は、原則として運動療法を中心とした保存療法が主体となりますが、そうした対象者には対応や治療法の選択に難渋することも少なくありません。

　特に慢性的な腰痛を抱える対象者では心理的、社会的な背景が複雑に絡み合っている場合も多く、その対処には全人格的なアプローチが必要となります。

　したがって、腰痛症のリハビリテーション(リハ)、とりわけ他覚的な身体所見や画像所見などで器質的、身体的な要因が不明瞭な対象者では心理的な要因の関与を評価し、必要に応じて心理的、精神医学的な問題を念頭におき対処することが大切です。

　本稿では、痛みのもつ心理学的な意味を考察し、腰痛症の心理的評価や対応のポイントについて述べます。

## 1　痛みの心理学的な理解

　他覚的所見に比べ疼痛やしびれなどを頑固に訴える対象者に遭遇した場合、医療スタッフはどうしても"心理的な問題"として捉えがちです。しかし、痛みは器質性あるいは心因性の痛みと明確に分類できるものではありません。

　家庭内や職場内での人間関係や心理的ストレスなどによって引き起こされる不安や抑うつ、怒りなどの心理状態が対象者の痛みの受け止め方に大きな影響を与えます。

　また、痛みそれ自体もストレスになります。痛みにより社会的な活動が制限され、QOL が

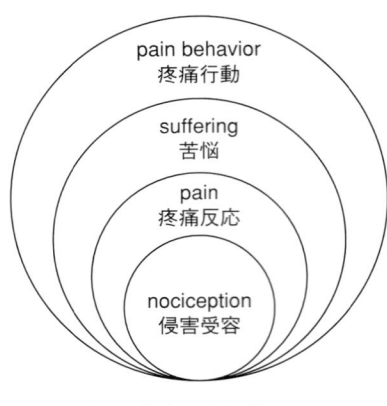

図1　疼痛の多相的モデル

損なわれることなどにより、不安や抑うつ、怒りなどの種々の心理的反応が引き起こされます。

Loeser(1982)[1] が提唱している疼痛の多相的モデルでは、疼痛を4つの異なる層から説明しています（図1）。

①侵害受容（nociception）：実際の器質的な障害を示します。

②疼痛反応（pain）：侵害刺激の神経系による知覚を意味します。

③苦悩（suffering）：痛みをどのように受け止めているかといった認知的側面を含み、不安、恐怖、抑うつ、怒りなどの感情を伴います。

④疼痛行動（pain behavior）："痛みを訴える""顔をしかめる""びっこを引く""痛みのため仕事を休む"といった痛みを表現する行為を表します。

このモデルでは、痛みが常に感情表現を伴っていることが示されており、腰痛に対する心理的要因の関与が強い対象者では、「苦悩」や「疼痛行動」がより強調されていると考えることができます。

## [1] 痛みに対する認知的歪み

「苦悩」が優位な対象者では、痛みの理解や受け止め方の問題が指摘されます。全か無か的な思考（all-or-nothing thinking）やマイナス化思考（dysqualifying the positive）といった認知的な歪みに振り回され、痛みの否定的な側面（"立てない"・"歩けない"・"仕事ができない"）ばかりが気にかかってしまいます。

肯定的な方向への変化になりにくく、「痛みがあるから何もできない、痛みさえなければなんでもできるのに」といった考えに陥りやすく、さらに、「痛みが強くなるのでは」「痛みに耐えられなくなるのでは」「仕事に戻ったとしても、また痛くなって仕事ができないのでは」などといった予期不安を募らせてしまいます。

こうした対象者ではまた、「重篤な身体的、器質的な問題が存在するに違いない」という確信が存在し、身体的な原因を追求しようとする傾向が強いものです。「痛みはすべて身体的な問題にある」という偏った理解から、痛みに対する心理的要因の関与をなかなか認められない場合も多く、こうした認知的な歪みが、痛みに対する過剰なとらわれにつながっていると考えられます。

## [2] 感情表現としての痛み

他者に対する不満や苛立ち、怒りなどの感情を適切に表現することが苦手な対象者では、そうした言語化できない感情が「疼痛行動」の増加という形で表現される場合があります。

ナースコールを頻回に鳴らして繰り返し痛みを訴えたり、執拗に鎮痛薬の投与を求めたり、また、強い痛みを訴えリハを休んだりするなどの痛みを表す行為の背景には、身体状況に対す

る不安や医療スタッフに対する不信や不満が隠されている場合も多いようです。

また、自分ではどうしようもないと思えるような心理的、社会的なストレスに曝された際に、不安に対する表現形の1つとして「疼痛行動」が強調される場合があります。

病気になることで問題を回避しようとする無意識の働きであり、ヒステリー様の身体化反応と考えられますが、こうした対象者では二次的な疾病利得にも注意が必要です。

## 2 心理評価の実際

腰痛症の心理的側面を評価するにあたっては、まずは対象者の痛みの訴えやそれを表す行為が了解可能であるかという点が問題になります。身体所見や画像所見などに比較して大げさではないか、一貫しているか、また、痛みが移動しないか、などといった点に注意して対象者を観察することが必要です。

こうした問題が考えられる対象者に対しては、本人や家族に加え、医師、PTやOT、看護師などあらゆる医療スタッフからも情報を集め、既往歴、生活歴、職歴、対人関係の在り方や心理社会的ストレスなどを探るとともに、必要に応じて適切な心理検査を用いて対象者の心理的側面を評価することになります。

以下に、筆者が腰痛症患者によく用いている心理検査を紹介します。

### [1] MMPI

MMPI(Minnesota Multiphasic Personality Inventory；ミネソタ多面的人格目録)[2] は人格特性を多面的に把握することを目的とした質問紙法の心理検査です。

腰痛症の対象者では、Hs：心気症尺度、D：抑うつ性尺度、Hy：ヒステリー性尺度の上昇により、身体症状に対して心理的な要因が関与している可能性が高いと判定されます(図2)。これらの尺度の上昇に対しては、慢性疾患一般によくみられる特徴であるという批判もありますが、これらは、対象者の心理的状態像の中に占める身体的な自覚症状の強さを表しており、痛みに対する対象者の過度のとらわれを意味していると考えることができます。

MMPIは質問項目が短縮版でも383項目とかなり多く、被検者の負担が大きい検査です。検査自体に抵抗を感じる対象者も多く、施行にあたっては十分な注意や配慮が求められます。また、専門的な解釈を必要とするため、心理士などの専門職が施行することが望まれます。

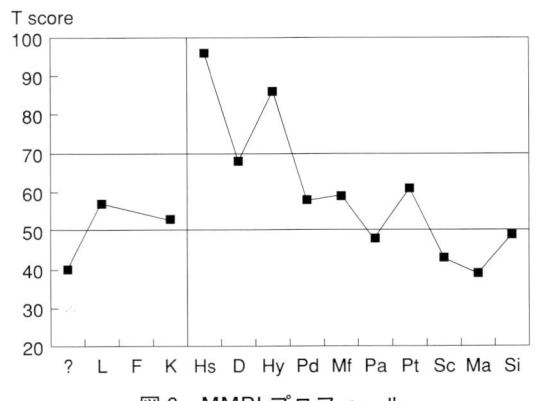

図2 MMPIプロフィール
47歳、男性、腰椎多数回手術例。Hs、Hy尺度に上昇が認められる。この対象者のSDS得点は52点であった。

## [2] SDS

SDS(Self-rating Depression Scale；自己評価式抑うつ性尺度)[3] は、心身医学領域で身体的愁訴を主訴とする対象者によく用いられている心理検査の1つです(図3)。20項目からなる自記式の簡便な抑うつ評価尺度で、得点範囲は20～80点、健常者平均は35点で、40点以上は軽度の抑うつ、50点以上は抑うつ状態と判定されます。

筆者らは以前、心理的要因の関与が考えられる腰痛症46名を対象に、SDSとMMPIの2つの評価を行い、心理的スクリーニングテストとしてのSDSの有用性を検討しました。

その結果、MMPIで問題が認められなかった群のSDS平均得点は35点であり、SDSの健常者平均と同等の点数となっていました。これに対し、MMPIでHsやHy尺度が上昇し心理的な要因の関与が強いと判定された群のSDS平均得点は43点で、前者と比較し有意に高くなっていました($p<0.01$)。以上の結果より、腰痛症に対する心理的スクリーニングテストと

氏名＿＿＿＿＿＿＿＿　記入年月日　平成　年　月　日
平・昭・大・明　年　月　日生　年齢　歳　男・女　未婚・既婚・離死別
住所＿＿＿＿＿＿＿＿　職業＿＿＿＿＿＿＿＿

下のそれぞれの文章を注意深く読んで、最近のあなたの状態に最もよく当てはまると思われる段階を選び、その欄にしるし(○)をつけてください。質問には必ずどこかにしるしをつけることにして、抜け落ちないようにしてください。

| | ないかたまに | ときどき | かなりのあいだ | ほとんどいつも |
|---|---|---|---|---|
| 1. 気分が沈んで憂うつだ | | | | |
| 2. 朝がたは　いちばん気分がよい | | | | |
| 3. 泣いたり、泣きたくなる | | | | |
| 4. 夜よく眠れない | | | | |
| 5. 食欲は　ふつうだ | | | | |
| 6. まだ性欲がある(異性に対する関心がある) | | | | |
| 7. やせてきたことに　気がつく | | | | |
| 8. 便秘している | | | | |
| 9. 普段よりも　動悸がする | | | | |
| 10. なんとなく　疲れる | | | | |
| 11. 気持ちは　いつもさっぱりしている | | | | |
| 12. いつもと変わりなく　仕事をやれる | | | | |
| 13. 落ち着かず、じっとしていられない | | | | |
| 14. 将来に　希望がある | | | | |
| 15. いつもより　いらいらする | | | | |
| 16. たやすく　決断できる | | | | |
| 17. 役に立つ、働ける人間だと思う | | | | |
| 18. 生活は　かなり充実している | | | | |
| 19. 自分が死んだ方が　他の者は楽に暮らせると思う | | | | |
| 20. 日頃していることに　満足している | | | | |

図3　SDS健康調査票

してSDSが有用であることが示唆されました。

## 3 心理的な対応

### [1] 傾聴する

痛みに対する心理的な要因の関与が強いと考えられる対象者は、医療スタッフの態度や言動に敏感になっています。「身体には異常はない」「気のせい」などと痛みを説明されると、逆に心理的な反応として痛みが強化されたり、問題行動を引き起こしてしまう場合があります。医療スタッフ側も厄介な対象者とレッテルを貼ってしまい、余計に敬遠したいという気持ちが生じ、治療関係が円滑に保たれない場合も少なくありません。

したがって、こうした対象者に対する対応としては、訴えや話に十分に耳を傾け、まずは訴える痛みの存在を認めることが重要です。そのうえで、器質的な問題を完全に否定するのではなく、身体的な問題と心理的な問題が相互に影響し合い、現在の症状がつくられていることを繰り返し丁寧に説明していきます。

さらには対象者自身が、痛みに対して心理的な要因が関与していることに気づき、痛みに過度にとらわれることなく暮らしていけるよう援助したり、痛みの背景にある心理社会的な問題に適切に対処できるよう援助することが求められます。

### [2] カウンセリング

心理的な援助としてはカウンセリングが中心となります。痛みの存在を認め、訴えや話に耳を傾けるだけでも対象者の不安を軽減することができます。痛みに対する不安や苛立ち、あるいは痛みの背景にある心理社会的なストレスを引き出し、対象者自身がそれらを言語化し表現できるよう働きかけることも大切です。

また、認知行動療法的なアプローチを用いて、心理的な問題に関する対象者自身の気づきを促すことで痛みに対する偏った理解を修正したり、リハ訓練の中で具体的で個別的な小さな行動目標の設定を積み重ね、徐々に身体的な活動を増加させていくことも有効でしょう。

「腰痛は必ずしも重篤な病気によるものではなく、安静にしているよりもむしろ適切に身体を動かす方が望ましい」ことを伝え、行動の拡がりや成果を対象者と一緒に確認するとともに励ましの言葉を増やしていきます。

また痛みの訴えに過剰に反応しないよう気をつけながら、対象者とともに痛みとの"つきあい方"を探っていくことが求められます。

### ●●● おわりに

痛みのもつ心理的な意味や心理的な評価、対応を中心に記載しました。もちろん、心理的な治療により対象者の痛みを直接的に取り除くことは難しく、また、対象者の問題意識は身体の痛みについてであり、必ずしも心理的な援助を求めているわけではありません。心理的な評価や治療はあくまでも補助的な手段です。

しかし、腰痛症のリハに携わる医療者は、常に訴えの背景に心理的・精神的な問題が隠されていないかに注意すべきであり、運動療法などの保存的治療を根気よく続けていく中で、心理的なアプローチがより活用されることが望まれます。

（川路雅之）

【文献】
1) Loeser JD：Concepts of pain. Chronic Low Back Pain, Santon-Hicks M, Bosa RA(eds), p 146, Raven Press, New York, 1982.
2) MMPI新日本版研究会（編）：新日本版MMPIマニュアル. 三京房, 京都, 1993.
3) 福田一彦, ほか（編）：日本版自己評価式抑うつ性尺度. 三京房, 京都, 1983.

# CHAPTER 13　上肢切断に対する職業復帰に関するアプローチ

● SUMMARY

1. 近畿地区における上肢切断者の現状を紹介します。
2. 上肢切断者のリハビリテーションおよび就労に向けてのポイントを紹介します。

## 1　上肢切断者の現状とリハビリテーション

### [1]　上肢切断者の現状

はじめに、対象となる上肢切断者の現状を把握し、義手に対してどのようなニーズや目的をもっているかを理解しておくことが必要です。

近畿地区の代表的義肢製作会社に登録されている手関節離断より近位の上肢切断者575人のデータを紹介します。

#### a. 切断時年齢

切断時の年齢分布は、20～39歳が190人で全体の44％（不明143人を除く432人に対する割合）です（図1）。対象者の平均年齢は32.3歳でした。

#### b. 性別

性別は、男性が471人（82％）、女性が104人（18％）で、男性が女性の4倍以上です。

#### c. 切断原因

切断原因は、労働災害が365人（63％）で過半数を占め、次いで一般事故81人（14％）、交通事故47人（8％）の順になっています（図2）。

#### d. 切断側

切断側では、片側切断558人に対して両側切断17人と、片側切断が多いことがわかります。また、片側切断者についてみてみると、利き手側切断が322人、非利き手側切断が188人で、利き手側切断者が多いことがわかります（図3）。

#### e. 切断部位

片側切断の場合、前腕切断285人（51％）、次いで上腕切断175人（31％）が多いという結果でした（図4）。

また、両側切断の場合は、表1に示すと

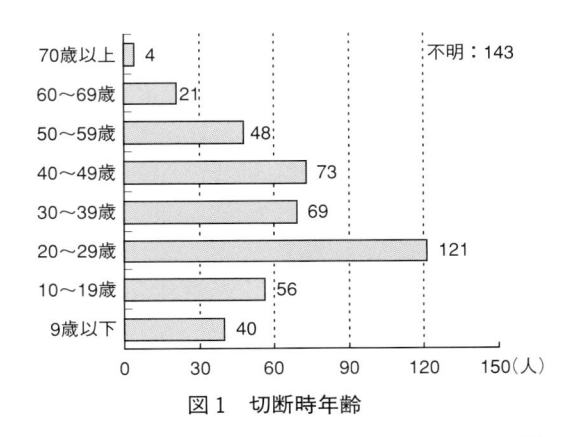

| 年齢 | 人数 |
|---|---|
| 70歳以上 | 4 |
| 60～69歳 | 21 |
| 50～59歳 | 48 |
| 40～49歳 | 73 |
| 30～39歳 | 69 |
| 20～29歳 | 121 |
| 10～19歳 | 56 |
| 9歳以下 | 40 |

不明：143

図1　切断時年齢

図2 切断原因

- 不明 4
- その他 39
- 病気 17
- 生まれつき 22
- 交通事故 47
- 一般事故 81
- 労働災害 365

図3 切断側

- 両側切断 17
- 両手利き＋不明 48
- 非利き手側切断 188
- 利き手側切断 322
- 片側切断 558

表1 両側切断者17人の切断部位

| 対象者 | 右 | 左 |
| --- | --- | --- |
| ① | 手関節離断 | 手部切断 |
| ② | 手部切断 | 前腕切断 |
| ③ | 手部切断 | 前腕切断 |
| ④ | 前腕切断 | 手部切断 |
| ⑤ | 前腕切断 | 手部切断 |
| ⑥ | 上腕切断 | 手部切断 |
| ⑦ | 上腕切断 | 手部切断 |
| ⑧ | 手関節離断 | 手関節離断 |
| ⑨ | 手関節離断 | 手関節離断 |
| ⑩ | 前腕切断 | 前腕切断 |
| ⑪ | 前腕切断 | 前腕切断 |
| ⑫ | 肘関節離断 | 肘関節離断 |
| ⑬ | 上腕切断 | 上腕切断 |
| ⑭ | 上腕切断 | 肩関節離断 |
| ⑮ | 上腕切断 | 前腕切断 |
| ⑯ | 肩関節離断 | 肩関節離断 |
| ⑰ | 肩関節離断 | 上腕切断 |

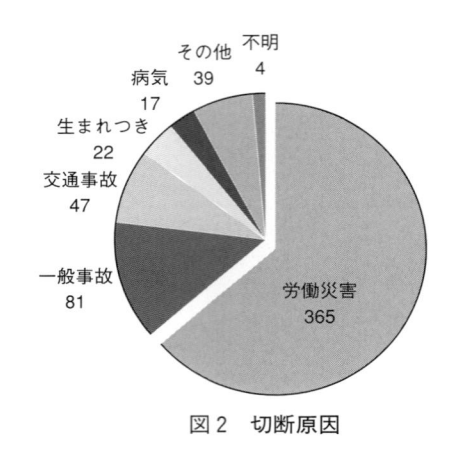

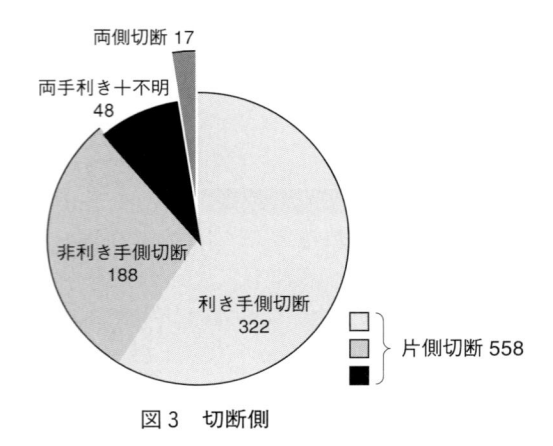

図4 片側切断者558人の切断部位
- 肩関節離断 14
- 上腕切断 175
- 肘関節離断 18
- 前腕切断 285
- 手関節離断 66

表2 義手への希望　　　　　　（人）

| | |
| --- | --- |
| 軽量化 | 345 |
| 手の形に近い | 303 |
| 汚れたら洗える | 263 |
| いろいろな把持方法 | 243 |
| 手首が廻る | 214 |

複数回答を含む。

表3 理想の義手でしたいこと　（人）

| | |
| --- | --- |
| コンピュータを操作する | 153 |
| 書字 | 152 |
| 自転車・バイクに乗る | 134 |
| 食事 | 121 |
| 着替え | 108 |

複数回答を含む。

おりです。義手への希望と理想の義手でしたいことは表2、3に示すとおりです。

## [2] 上肢切断者のリハビリテーション

　上肢切断者のリハは、手術を行った直後から義手を装着して生活に適応するまでの段階的なプログラムが必要になります。一般的には、①義手装着前訓練と、②義手装着訓練、からなります。訓練内容は以下のとおりです。

　❶ 義手装着前訓練
①義手訓練全過程のプログラムおよび義手のオリエンテーション
　切断のショックや将来に対しての不安で混乱しています。医師や作業療法士の適切なオリエンテーションによって方向づけを示します。
②よい断端をつくるための断端形成
　切断後の浮腫の予防と除去、過度の脂肪の除去に努めます。
　弾性包帯を巻き、円錐形の成熟断端を形成し、周径値が一定して変化しなくなったらソケットの採型へと進みます。
③断端の機能訓練
　廃用萎縮の防止、循環の改善、疼痛や異常感覚を取り除くことに努めます。
　義手操作に必要な肩甲帯、肩関節、肘関節など上肢の残存筋の筋力増強、関節可動域を維持します。
④利き手交換訓練
　利き手側の切断の場合、本人の同意を得て利き手交換を行います。
　両側切断の場合、断端長が同じ程度では利き手交換は行いませんが、利き手の断端長が短い場合、本人の同意を得て利き手交換を行います。
⑤義手不使用ADL訓練
　片側切断の場合、残存上肢で日常生活の約80％は可能となります。本人が不自由を感じている動作に対して、訓練や自助具の製作を行います。
　両側切断の場合、断端に自助具を付けてスプーンで食事を自立させることを優先させます。
　更衣動作やトイレ動作の獲得のために、上肢残存部分、下肢、口などを利用して自立を促します。
⑥全身状態の調整
　断端の状態ばかりでなく、体幹、肩甲帯、頸椎などのバランスにも注意を払いましょう。
　体幹の筋を強化することにより側彎症の予防、呼吸機能の保持、義手重量の保持能力の増大につながります。

　❷ 義手装着訓練
①義手のオリエンテーションと義手の着脱訓練
　部品の名称と機能およびその取り扱い方を説明します。義手の着脱訓練と併せて、禁忌事項や衛生管理の方法なども指導します。
②訓練開始時チェック
　義手のチェックアウトを行い、訓練目標を明確にしプログラムを作成します。

③基本動作訓練
義手を随意に使えるように訓練をします。
　ⅰ）前腕義手：肩甲帯外転、断端の前方屈曲、肩甲帯抑制、前腕回内・回外の動作を通して義手の操作を行うとともに、手先具の取り扱いを指導します。
　ⅱ）上腕義手：切断肩甲帯の可動域増加訓練とともに、肘継手固定およびロックの解除のための肩周囲の動き、前腕部の屈曲、手先具の取り扱いを指導します。
④つまみ動作訓練
大きさおよび質の異なる物体の把持訓練、いろいろな高さでの把持訓練、軟体物をつぶさないように保持する巧緻動作訓練を行います。
⑤両手動作訓練
　ⅰ）片側切断の場合：主動作側または補助手側として使用するのかを決定します。
　ⅱ）両側切断の場合：主動作側と補助手側の義手の役割を決め、手先具の位置決めし、操作練習をします。
⑥応用動作訓練
作業を導入して、義手の巧緻性や応用動作の熟練を高めていきます。
⑦ADL評価・訓練
ADLの実際場面における義手の使い方を身につけていきます。必要であれば自助具の導入を図ります。
⑧職業前評価・訓練および職業訓練
動作の習熟度を高めることが必要になります。手先具を工夫したり、自助具の導入を図ります。
⑨最終評価
初期評価と同様の評価を行います。

> ● ワンポイントアドバイス
>
> 　下肢切断者のほとんどが義足を装着し、歩行獲得への意欲をみせますが、上肢切断者の（機能的）義手の装着率は決して高くありません。その原因の1つとして、片側切断者の場合、残存上肢によってADL動作の大部分が可能になり、義手の利便性が薄れていくことが挙げられ、この傾向は女性よりも男性に多いといわれています。
> 　上肢切断者は若い男性に多く、片側切断が圧倒的に多いことから、早期より仮義手訓練を行うことが重要です。これにより義手を装着しない期間が短くなり、使用頻度を増加させるとともに、訓練期間が短縮でき、早期社会復帰が可能という利点もあります（仮義手訓練の流れについては、諸般報告がありますので省略します）。

## [3]　上肢切断者の就労に向けて

　上肢切断者のリハにおける最大のポイントは、ライフスタイルに合致した義手を作製し、有効活用できるように訓練を進めるとともに、職場復帰に合わせたプログラムが必要です。また能動義手に改良・工夫を加え、効率化と実用化を図っていくことが重要です。

①両手動作の獲得

職場復帰のニーズの高い方には、仮義手の段階から両手動作を主体に訓練を進めた方がよいでしょう。

②職場訪問の実施

義手に求められる動作を理解するために、職務内容をよく知ることが必要です。職場訪問を行い、職場環境を調査したり、実際の道具を使用しながら、雇用主と話をすることをお勧めします。仮義手の改良や本義手作製時の指標となりますので、義肢装具士(PO)やエンジニア、MSWの同行が望ましいでしょう。

③義手以外への工夫

作業療法士は、作業道具の工夫や自助具の製作を積極的に行い、作業効率の向上を図りましょう。

④義手の耐久性

8時間の作業耐久性が必要なため、長期間にわたって使用ができるものを提供することを心がけてください。

⑤義手使用におけるQOL

義手に対して希望が高い軽量性や外観性を高めておくことが、義手使用における頻度や質の向上につながるものと考えます。自転車やバイクに乗りたい、など切断者のレクリエーション使用への配慮も必要です。

⑥通勤手段の確保

職場復帰の条件の1つに、通勤手段の獲得があります。自転車・バイク、または自動車の運転の技能訓練も必要です。

●●●● おわりに

上肢切断者の職業復帰は、脳卒中者（麻痺の程度や年齢による）や高位頸髄損傷者に比べ、比較的容易であると考えます。また、労働災害に起因し、労働年齢者に多いことから、職業復帰へのニーズは対象者側も雇用者側も高く、三位一体となって取り組み、よりよい方向性を示していく必要性があると考えます。この際、対象者・セラピスト・PO・エンジニア・雇用関係者・更生相談所との連携が肝心であり、障害者雇用に関しては、助成制度の利用の情報提供や公共職業安定所との連携も重要です。

（中川正己）

# CHAPTER 14 振動障害の障害実態と社会復帰

● SUMMARY

1. 種々の原因により振動曝露された場合に多様な症状を呈する障害を発症するもので、現在も有効な治療手段はなく一度発症すると完治は困難な障害です。
2. 頸肩腕部の疼痛やしびれが主な症状で日常生活に大きな問題は発生しませんが、手指の巧緻性や把持能力の低下があり、不定愁訴の訴えも多く聞かれます。
3. 社会復帰を支援する制度もありますが、休業補償を受けつつ長期の通院をされている対象者がほとんどです。

### ●●● はじめに

振動障害は、チェーンソー、削岩機などに代表される手持ち振動工具の使用による局所振動が手・腕を通して身体に伝達されることにより起こる、手部における末梢循環障害、末梢神経障害、運動器障害の3障害を主症状とする"振動による障害"のことをいいます。一般的にトラクター、フォークリフトなどの運転により起こる全身振動による自律神経失調状態の障害は除外され、騒音性難聴などの"振動工具の使用に伴って生じる障害"も、振動が原因ではないため振動障害には含まれない、とされています。

表1 自覚症状・身体所見および検査成績の症度分類表

| 末梢循環障害(V) || 末梢神経障害(N) ||
|---|---|---|---|
| 自覚症状・身体所見(S) | 検査成績(L) | 自覚症状・身体所見(S) | 検査成績(L) |
| S0 レイノー現象が陰性で手指の冷え、しびれなどの症状が一過性にある。 | L0 常温下皮膚温・爪圧迫、冷水負荷皮膚温・爪圧迫:正常または極軽度異常 | S0 知覚鈍麻が陰性で手指前腕のしびれ、痛みなどの症状が一過性にある | L0 常温下痛覚・振動覚、冷水負荷痛覚・振動覚:正常または極く軽度異常 |
| S1 レイノー現象が時々出現する、または手指の冷え、しびれなどの症状が間欠的にある。 | L1 常温下皮膚温・爪圧迫、冷水負荷皮膚温・爪圧迫:軽度異常 | S1 知覚鈍麻が軽度にある、または手指前腕のしびれ、痛みなどの症状が間欠的にある。 | L1 常温下痛覚・振動覚、冷水負荷痛覚・振動覚:軽度異常 |
| S2 レイノー現象が頻発する、または手指の冷え、しびれなどの症状が一定期間持続的にある。 | L2 常温下皮膚温・爪圧迫、冷水負荷皮膚温・爪圧迫:中等度異常 | S2 知覚鈍麻が中等度にある、または手指前腕のしびれ、痛みなどの症状が一定期間持続的にある。 | L2 常温下痛覚・振動覚、冷水負荷痛覚・振動覚:中等度異常 |
| S3 レイノー現象が年間を通じて出現する、または手指の冷え、しびれなどの症状が常にある。 | L3 常温下皮膚温・爪圧迫、冷水負荷皮膚温・爪圧迫:高度異常 | S3 知覚鈍麻が高度にある、または手指前腕のしびれ、痛みなどの症状が常にある。 | L3 常温下痛覚・振動覚、冷水負荷痛覚・振動覚:高度異常 |

(労働省通達:昭和61年10月9日付基発第585号「振動障害の治療指針」による)

わが国においては昭和61年10月9日付基発第585号（「振動障害の治療指針」について）により明確な症度分類が行われ（表1）、職業病として労働災害、もしくは公務災害の認定を受けた方に対し、主に棒体操や器具を用いた上肢の運動、運動浴、物理療法（ホットパック・パラフィンなど）、薬物療法などが一般的に行われてきました。また振動障害者の社会復帰を援助の制度として昭和57年以降いくつかの制度が定められていましたが、平成8年5月11日付基発第311号（振動障害者に係る社会復帰援護制度の拡充等について）により整理統合が行われ、現在は4種の制度が施行されています。

　振動障害と認定された場合でも日常生活に大きな支障となる症状はなく、振動工具を使用しない一般的な職種への就労も可能とされていますが、実際には通院治療と就労を両立させることは困難で、多くの方がさまざまな不定愁訴に悩まされつつ長期の治療を継続されているのが現状です。

## 1　振動障害の障害実態について

### [1]　症状について

　寒冷期の作業中などに起こる手指の冷え・しびれに始まり、進行するにつれてレイノー現象が発生してきます。レイノー現象とは寒冷期に全身が冷却された際に発作的に示指、中指、環指などが蒼白になる現象（図1）で、振動障害の場合には拇指に出現することはほとんどなく、手掌や手背、手全体に出現することもありません。

　レイノー現象は手指の血管の攣縮により発現するといわれていますが、血管の強い攣縮発作が起こるメカニズムはよくわかっていません。また振動障害のほかにもレイノー現象をきたす疾患はありますが、閉塞性動脈疾患にみられるような皮膚の萎縮、潰瘍、壊死が起こることもありません。発作の出現には左右差があり、振動曝露を受けやすい指ほど頻繁に出現します。発作の持続は多くの場合5〜10分程度、長くても30分程度で消失し、その際にしびれや疼痛などを伴うこともあります。

　また振動障害では尺骨神経、正中神経の絞扼性神経障害として肘部管症候群や手根管症候群の発生頻度が高く、手指の感覚鈍麻、しびれ、疼痛などが出現し、猿手や鷲手といった特徴的な症状を呈することが多くみられます。

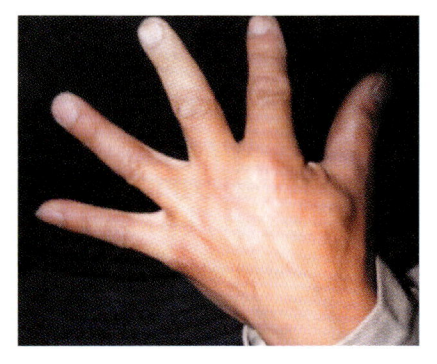

**図1　レイノー現象**
中指の近位指節間関節より末梢で、比較的明瞭な色調の変化がみられます。

### [2]　不定愁訴について

　昭和61年10月付の振動障害の治療指針において、肘関節以下の手部における末梢循環障害、末梢神経障害および運動器障害の3障害以外は振動障害に含まれないとされていますが、

実際にはさまざまな訴えが聞かれます。釧路労災病院において入院治療をされた対象者に聞き取り調査を行ったところ、首・肩・背中の凝りやだるさなどの頸肩腕筋の慢性疲労を主徴とした、いわゆる頸肩腕症候群と思われる症状をはじめ、耳鳴りや不眠、頭痛、めまい、発汗異常などのさまざまな症状の訴えが少なくありませんでした。

## [3] 日常生活上の問題点について

当院にて実施した「日常生活の中で困難に感じていることはありませんか？」という聞き取り調査では、「字が思うようにかけない・電話の声が聞き取れない・茶碗や湯飲みを落としてしまう・ボタンがうまくかけられない・小銭がうまくつかめない・タオルをしっかり絞れない」などの結果が得られました。

振動障害者では日常生活に大きな支障となる症状はないとされていますが、書字能力ならびに手指の巧緻性の低下や把持機能の低下があり、これらは日常生活でも支障があることがわかりました。

## [4] 振動障害の障害実態について

振動障害は手部における末梢循環障害、末梢神経障害、運動器障害の3つが主な症状として定義されていますが、これらの症状のほかにも手関節から頸部にかけての筋群の慢性疲労を主症状とする頸肩腕障害、耳鳴りや聴覚の異常などを呈する聴覚障害の2つの身体機能上の問題が同時に存在していると考えられ、これらの機能障害が日常生活障害となり、そこに復職困難やしびれなどの持続的な症状、なかなか効果の出ない治療に対する不満などが加わり、ストレスに陥りやすくなると思われます。そのため振動障害者の中に常にイライラしていたり、逆に無気力になってしまっている方が多くみられます。

## [5] 治療について

振動障害の治療では症状の増悪因子である振動工具の使用や寒冷曝露、血管攣縮の原因となる喫煙などをいかに避けるかが重要になります。衣類、手袋を含めた日常の防寒対策、職場での暖房対策に十分に配慮することで、軽症ではレイノー現象の出現をみなくなるケースは少なくありません。

昭和61年10月9日付基発第585号（「振動障害の治療指針」について）では、リハビリテーションに関連する治療方法として、物理療法および運動療法が挙げられています。

❶ 物理療法

運動浴、交代浴、ホットパック、パラフィン浴、極超短波療法などが、温熱の作用によって血液循環の改善を図り、運動機能の回復、組織の代謝の促通を目的として実施されます。

❷ 運動療法

適度な運動を行うことで血液循環を促進し、組織障害の回復が早められ神経機能の改善が促進される、とされています。

当院では定期的に実施される入院治療の際に評価表に基づいた評価を行い、ホットパックやパラフィンなどの物理療法に加え独自に考案した棒体操（表2）や入院治療中の運動浴訓練など

**表2　当院の棒体操の運動種目**

| | |
|---|---|
| 01．頸部前後屈 | 12．両手同時前方振り上げと頭部後面引き上げ |
| 02．頸部左右側屈 | 13．両手同時背面後方振り上げ |
| 03．頸部左右捻転(左右を向く) | 14．両手同時背面後方引き上げ |
| 04．頸部回旋(頭を回す) | 15．体幹前後屈に伴う両手同時前方引き上げ |
| 05．肩甲帯上下振り | 16．体幹側屈に伴う両手同時前方反復振り上げ |
| 06．肩回旋 | 17．体幹回旋に伴う両手同時大振り回転 |
| 07．両手同時前方振り上げ | 18．体幹捻転に伴う両手対側左右振り |
| 08．両手同時上方押し上げ | 19．体幹斜伸に伴う両手対側捻り振り |
| 09．両手同時左右振り上げ | 20．片手交互左右水平振り |
| 10．両手同時左右後上方振り上げ | 21．両手同時前方振り上げに伴う深呼吸 |
| 11．下肢屈伸と両手同時前方振り上げ | |

を実施しています。棒体操治療の効果判定においては、残念ながら肩・肘関節の可動域の改善、上肢筋力、握力の向上はみられませんでしたが、実際に治療をされた方の反応を調査したところ、運動を終えると気分の爽快感があり気持ちがよい、運動を覚えるのに時間がかかったが特に難しい運動ではない、病院での治療以外にも好きな時間・場所で容易に行える、などの回答が得られました（図2）。

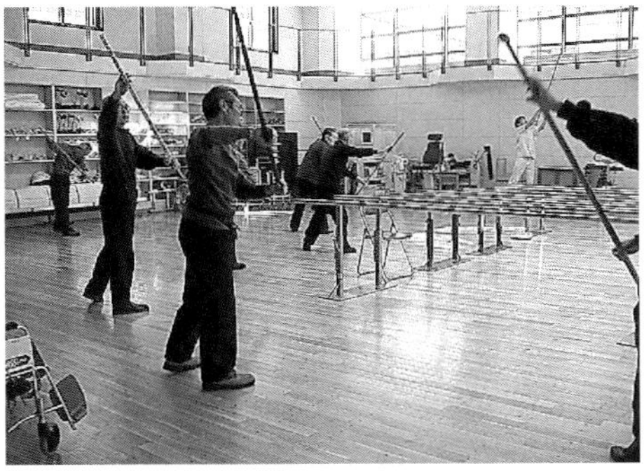

図2　当院リハ科で実施している棒体操

## 2　振動障害者の社会復帰について

　振動障害者の社会復帰については平成8年5月11日付基発第311号（振動障害者に係る社会復帰援護制度の拡充等について）により整理統合が行われ、現在は4種の制度（振動障害者社会復帰援護金・振動障害者雇用援護金・振動障害者職業復帰促進事業特別奨励金・長期療養者職業復帰援護金）が施行されています。

　しかし振動障害認定者の中には復職を希望しながらも、さまざまな理由で復職に至らず、長期間にわたって休業補償を受け続けている方も多くなっています。

　当院における平成9年に通院治療を継続中の方を対象にした復職に関する調査結果は図3のとおりです。

　振動障害者の休業補償は給付基礎日額の80%のため、認定を受けた時点で50歳を超えている方の多くは子育てが終了するなどして就労の必要性が低く、認定時点で再就労に消極的になってしまう傾向がありました。また、通院治療の日数に応じて月々の給付額が決定するため就労と治療の両立は実質的に不可能なことも、再就労の意欲を低下させる要因です。

　また再就労を希望する方々の多くも就労に至らず、また再就労した方も障害のために作業に耐えられず退職するなど、結局は長期間の療養生活を送ることになっています。

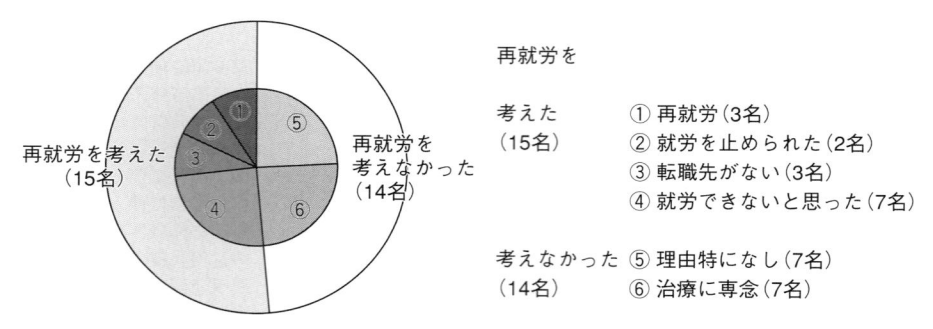

図3 復職に関する調査結果

再就労を考えた（15名）
① 再就労（3名）
② 就労を止められた（2名）
③ 転職先がない（3名）
④ 就労できないと思った（7名）

考えなかった（14名）
⑤ 理由特になし（7名）
⑥ 治療に専念（7名）

表3 障害者の復職の窓口とその問題点

| 窓口 | 問題点 |
| --- | --- |
| 労働基準監督署<br>公共職業安定所<br>障害者職業センター | ・障害者の能力を勘案して職業を斡旋することができない<br>・転職に必要な職業訓練を行う制度がない |

以上から振動障害者の職業復帰の阻害因子として、振動障害以外にも年齢的な問題、転職可能な職種が限定されてしまうこと、また金銭的な問題がないため就労自体の必要性が失われてしまう点などが挙げられます。

また障害者の復職に対する窓口については表3に示しました。振動障害者の再就労を促すためには、職業に関する情報を提供する相談窓口があり、必要に応じて職業前訓練を行うなどの新しい制度・機関が必要と考えられます。

リハのスタッフにおいては、振動障害の3障害に対する治療を行うのみに留まらず、不定愁訴を含めた障害実態を正確に把握し、それらの問題を総合的に判断して復職への的確なアドバイスが必要です。

（小柳光明）

【参考文献】
1) 岡田　晃（監修）：振動障害Q&A. 第2版, 労務行政研究所, 東京, 1999.
2) 那須吉郎：振動障害とリハビリテーション. 総合リハ 20(5)：399-402, 1992.
3) 大塚　文：中途障害者の復職・退職に関する考察；法制度上の視点から. 医学研究結果報告集（リハビリテーション関係）第7号, pp 157-160, 1997.

# III 作業関連疾患の予防と治療

CHAPTER 1 腰痛症

## 1. 看護職員の腰痛予防

● SUMMARY

1. 看護職員の腰痛に関する有訴率が高く、早急の対策が求められています。
2. 職場では腰痛予防に関する環境対策や教育が十分に行われているとは考えにくい状況にあります。
3. 看護職員が自分自身の腰痛予防に関して興味をもつとともに、職場管理者が看護職員の腰痛発症に対して危機感をもち、作業環境管理、作業管理、健康管理、労働衛生教育などを行っていく必要があります。

●●● はじめに

看護職員の腰痛に関する有訴率が高いという報告[1)2)]は数多くあります。その要因として、看護職員が日常的に行わなければならないベッド上での患者の体位変換や移動、車いすとベッド間の患者の移乗といった業務に伴う中腰、捻転、曲げなどの作業姿勢が指摘されています[3)]。また小瀬[4)]は不適切な高さの治療台やベッドと、看護職員の腰痛を関連づける報告を行っています。

本稿では看護業務のボディメカニクスの面からみた問題点および腰痛予防に関する注意点を述べます。

## 1 看護業務のボディメカニクスの面からみた問題点

筆者が新規採用看護職員に対する腰痛予防の研修を行うにあたって、病棟で行われている看護業務の現場を事前に観察し、腰部へのストレスがかかる動作を列挙します。

① ベッド上で行われる患者の看護、処置の場面

・看護職員の身長に対してベッドの高さが低過ぎる→看護職員の体幹が過度に前屈されています(図1)。
・ベッド柵を外さないままの状況下で行われている→看護職員の体幹から患者までの距離が長くなっています(図2)。
・ベッド周囲に多くの機器が配置されている患者の場合、看護職員が動けるスペースが狭い→腰部を捻転する機会が多くなっています(図3)。
・ワンピース型のユニフォームは、作業姿勢によっては裾がめくれ上がることが気になる→下肢の動きより体幹の動きが大きくなります(図4)。

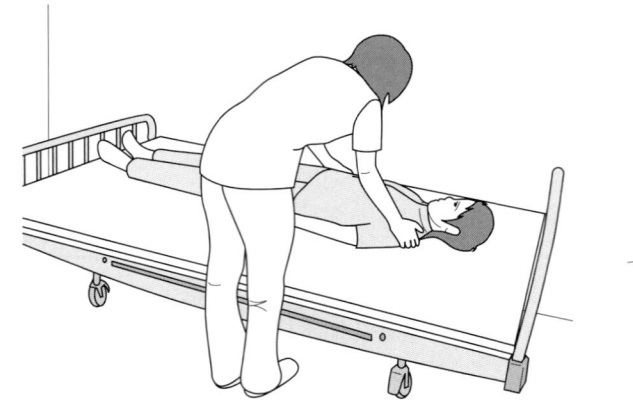

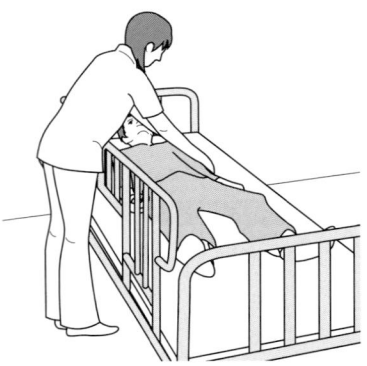

図1　看護職員の体幹が過度に前屈

図2　看護職員の体幹から患者までの距離が長い

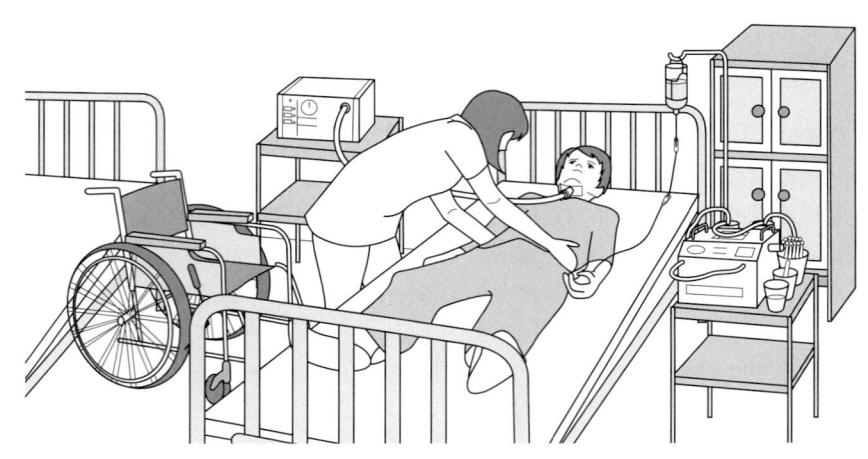

図3　腰部を捻転する機会が多い

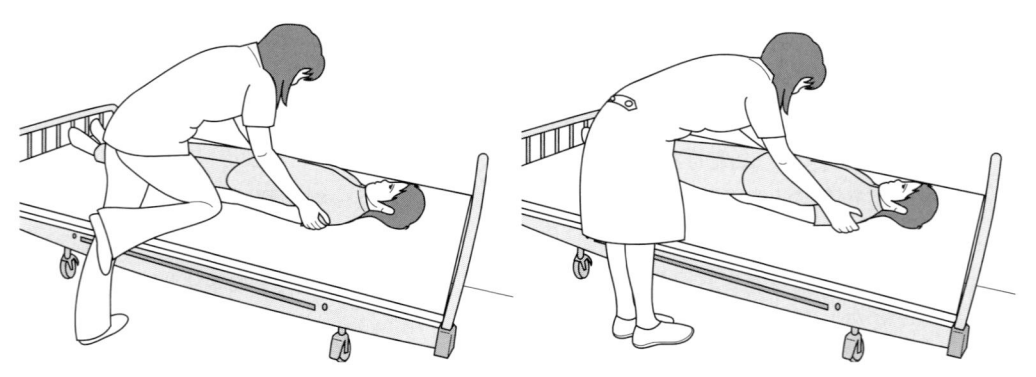

図4　右では下肢の動きより体幹の動きが大きい

図5　看護職員の体幹が過度に前屈されている状態から患者を抱え上げなければならない

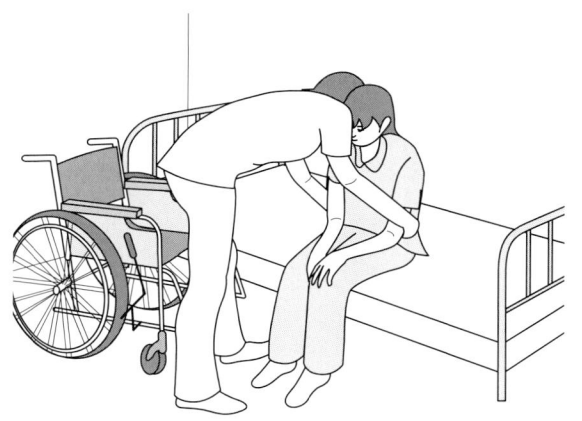

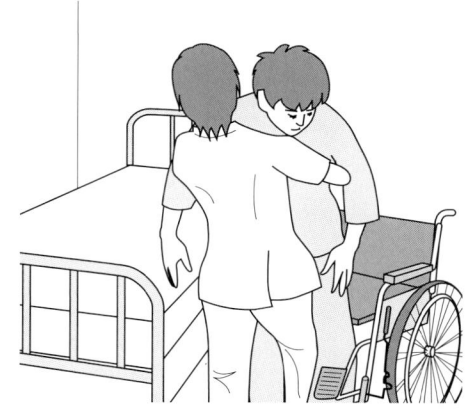

図6　看護職員の体幹が過度に後屈され、「そり腰」になっている

❷ ベッドから車いすへの移乗
・看護職員の身長に対してベッドの高さが低過ぎる→看護職員の体幹が過度に前屈されている状態から患者を抱え上げなければなりません（図5）。

❸ 車いすからベッドへの移乗
・看護職員の身長に対してベッドの高さが高過ぎる→患者をベッドに座らせる際、看護職員の体幹が過度に後屈する「そり腰」になっています（図6）。

## 2　腰痛予防の対策に関する検討

腰痛予防対策として宇土[5]は作業環境管理、作業管理、健康管理、労働衛生教育の4項目を挙げ、それぞれについて個々の作業に適した可能な対策から順次進めていくことが必要であると述べています。これらを看護職員の業務に照合すると、
　①作業しやすい広さの確保、ベッド周りの設備といった環境管理
　②正しい作業姿勢の習慣化、業務に適したユニフォームの選択といった作業管理
　③作業前体操や腰痛体操の励行といった健康管理
　④腰痛発症のメカニズムの理解、ボディメカニクスに関する知識の習得といった労働衛生教育
などに該当すると考えられます。

❶ 作業環境管理（ベッド周りの作業スペースの確保、ベッド周りの設備）

作業姿勢の安定要素として、重心の高さ、重心線の基底面上の位置、基底面の広さが挙げられます。看護職員がベッドサイドで看護や処置を行う際には自らの基底面を広く保ち自らの重心を可能な限り低く保つ環境をつくることが必要です。

特にICUのようにベッドの周囲に人工呼吸器や点滴台などの多くの機器や物品が配置されていたり、点滴のルートやドレーンチューブなどが接続されている患者に対して看護や処置を

1. 身体や足の筋肉を伸ばす(ストレッチ)
   ① 腰ひねり(20秒間)：背もたれを引き寄せるように身体をひねる
   ② 腰曲げ(20秒間)：背中を丸めるように身体を倒す
   ③ 膝かかえ(20秒間)：胸の方に引き寄せるように膝をかかえる 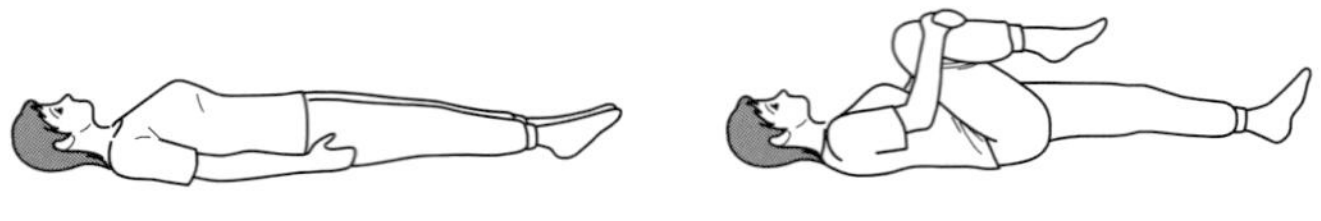
   ④ そり返り(20秒間)：上になった方の足を引っ張る

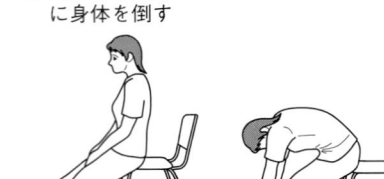

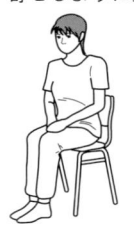

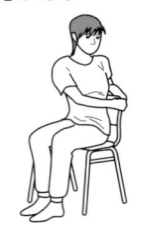

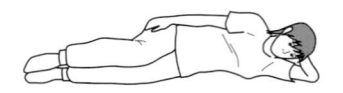

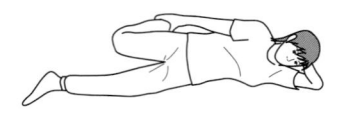

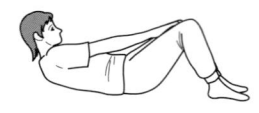

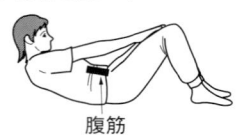

2. おなかの筋肉(腹筋)を鍛える
   ① 起き上がり(10回)：両手が膝まで届くように身体を起こす
   ② 足上げ(20回)：膝を曲げて、腹の方に持ち上げる

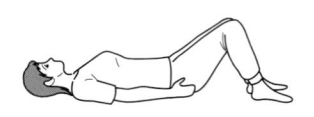

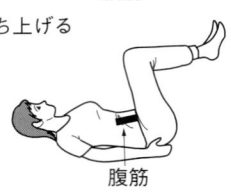

3. 背中の筋肉(背筋)を鍛える
   ・腰上げ(30回)：身体と足が一直線になるように腰を上げる

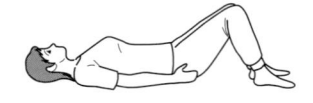

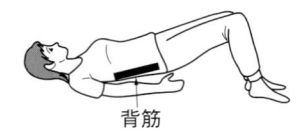

4. 身体を前に動かす
   ・シーソー(20回)：四つ這いから頭を前に突き出したり、お尻を後ろに突き出したり繰り返す

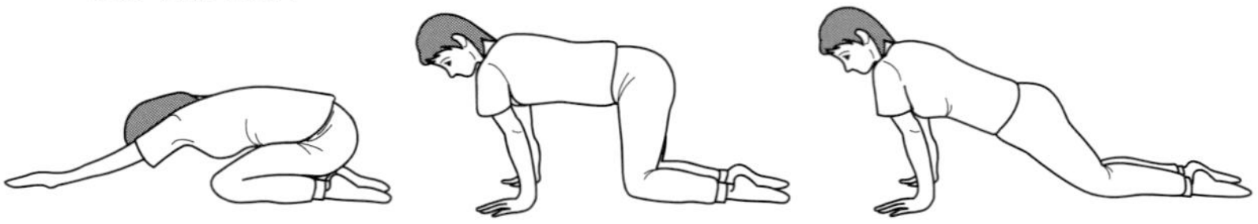

図7 当院で指導を行っている腰痛体操

行う場合は、ベッドに接近することができなかったり、狭い作業スペースしか確保できないために不自然な作業姿勢になってしまうことがあります。そこで移動可能な機器や物品は看護や処置の前に移動させる、まとめることができるルートやチューブなどは普段からまとめておくといった環境整備が必要となります。

❷ 作業管理（正しい作業姿勢の習慣化、業務に適したユニフォームの選択）

中腰で重量物を挙上することにより腰椎前彎が増強し、その際、腰椎椎間板を支点としたてこの原理により、棘突起には大きな力がかかることになります。例えば中腰で重量物を挙上したとき、腰仙筋の応力（均衡を保つための筋の張力）は重量物の 15 倍に達する[6]といわれています。また、中腰のまま作業を継続することにより腰椎の椎間板や椎間関節に負担がかかります。

上月[7] は看護業務中のユニフォームは、ワンピース型がパンタロン型に比べ作業に支障をきたしやすいと述べています。パンタロン型のユニフォームは股関節、膝関節を深く屈曲させてしゃがみ込むことや、片方の膝をベッド上について作業をすることが可能となり、腰部への負担を減少させることができます。

❸ 健康管理（作業前体操や腰痛体操の励行）

スポーツを行う前に行われるウォーミングアップが関節の動きを滑らかにし、神経と筋の協調性を高めるのと同様に、作業前体操は始業前の"半分眠っている"筋肉や関節を目覚めさせ、就業中の事故を未然に防ぐために行われるものです。作業前体操には「背伸びの運動」「体側伸ばしの運動」「前・後曲げの運動」などの立って行う体操をはじめ、いすに腰をかけて行う体操、床の上で行う体操があり、職場の状況によって導入していくことが必要です。

下肢や体幹の筋をストレッチすることにより筋の短縮を予防したり、体幹筋の筋力増強を行うことによる腹筋や背筋の筋力低下の予防は腰痛予防のためにも必要です。「腰痛体操」（図7）は継続して行うことで腰痛予防や再発防止の効果を発揮します。日々励行することが重要です。

❹ 労働衛生教育（腰痛発症のメカニズム・ボディメカニクスに関する知識の習得）

「腰痛予防のための労働衛生教育実施要綱」にも、労働衛生教育の実施は明記されています。看護職一人ひとりに対して腰痛発症のメカニズムを理解させ腰痛予防に関するボディメカニクスの知識を習得させなければなりません。

●●●● おわりに

腰痛予防対策を推進するポイントは、職員一人ひとりが自分の腰痛予防に関して興味をもつとともに、管理者が職員の腰痛発症に対して危機感をもつことです。

自分自身の身体のケアができなければ、他人の身体のケアなどできるはずがありません。よりよい看護を提供する意味でも看護職員と職場が一体となり、腰痛予防に対して本格的に取り組んでいくことが必要です。

（坂本親宣）

【文献】

1) 河本玲子, ほか：看護婦の腰痛実態調査. 平成6年度医学研究結果報告集（リハビリテーション関係）第5号（別冊）, 労働福祉事業団, pp 149-152, 1995.
2) 澤田小夜子, ほか：看護婦への腰痛に関するアンケート調査；今後の課題の検討. 平成12年度医学研究結果報告集（リハビリテーション関係）第11号（別冊）, 労働福祉事業団, pp 80-84, 2001.
3) 木村 功, ほか：勤労者の腰痛；疫学, 診断・治療, 再発予防. 日本職業・災害医学会会誌 49：312-319, 2001.
4) 小瀬奈緒美, ほか：医療従事者の腰痛について. 日本災害医学会会誌 47：114-119, 1999.
5) 宇土 博：介護作業における腰痛の予防と対策. 理学療法 13：31-37, 1996.
6) 大井淑雄：腰椎の生体力学的特性とその臨床的意義について. 総合リハ 6：321-332, 1978.
7) 上月芳樹, ほか：病棟看護職における職業性腰痛の実態と発症予防対策に関する一考察. 平成14年度医学研究結果報告集（リハビリテーション関係）第13号（別冊）, 労働福祉事業団, pp 31-35, 2003.

# CHAPTER 1 腰痛症

## 2. 施設介護職の腰痛予防

● SUMMARY

1. 介護職に対するアンケート調査の結果、作業環境や条件および精神的・身体的疲労の訴えにおいて腰痛群・非腰痛群で有意差がみられました。
2. 介護職の特徴的な身体的負荷である、①移動動作による負荷と、②反復・持続する不良姿勢による負荷、に注目し、腰部負荷の軽減について検討しました。
3. 環境整備、作業条件や個人的要因からみた腰痛予防についての知見を述べました。

### ●●●はじめに

　腰痛症の増加が保健医療制度に及ぼす影響は大きく、特に腰痛を訴える労働者の休業がもたらす生産能力の低下や休業補償増大など、医学的な問題ばかりでなく社会・経済的な問題となりつつあります。

　また高齢化社会による要介護者の増加、それに伴う施設・病院や家庭において介護者の腰痛に関する報告が多数みられるようになり、解決を急がれる重要な問題としてクローズアップされています。

　厚生労働省は平成6年、腰痛をきたす5大作業の1つとして、重量物取り扱い作業と並び、重症心身障害施設における介護作業を指摘しています。その予防対策指針として、①作業管理、②作業環境管理、③健康管理、④労働衛生教育、を公布しています（表1、2）[1]。

## 1 介護職の腰痛発症要因

　筆者は2001年に北九州市内の介護老人福祉施設の介護職員590名を対象としてアンケート調査を実施し、その結果76.3%に調査時点で腰痛があるとの回答を得ました[2]。腰痛者と非腰痛者間において有意差のあった項目は、リフターの使用状況・ベッド周りのスペース・日常業務中の腰痛予防実施状況・1日あたりの移乗動作の回数・身体的疲労感・精神的疲労感でした（表3）。

　また負担を感じる作業として、移乗介助・オムツ交換・入浴介助・トイレ介助の順でした（表4）。

　腰痛発症の動作として、小瀬らは保健医療従事者に対するアンケート調査の中で、体位変換やトランスファー・体幹前屈姿勢の保持や反復・体幹捻転が、また原因と思われる動作に、入浴介助やオムツ交換時の不良姿勢、前屈姿勢の反復・保持が多かったことを報告しています[3]。

表1 腰痛予防対策

1. 作業環境管理
   ①暖房の調節、防寒衣の着用　②十分な照明　③床面の段差、凹凸対策：滑らず、弾力性があり、耐久性の材質と構造の床　④前屈みや身体の捻転を避ける広さの確保　⑤設備とその配置：不良姿勢を避ける設備の高さや配置。調節性のある設備。シートは、大きな背もたれ、腰当てを備え、固めの座面。車両用シートは、路面からの振動や衝撃の緩衝装置を設備　⑥休憩施設など：横になれる休憩室、運動用具、マッサージ機などの設置
2. 作業管理
   ①自動化、省力化　②腰部保護ベルト　③正しい作業姿勢の慣習化　④作業標準・マニュアル化：作業量、作業時間、休憩などの設定　⑤服装：動きやすい服装。底に弾力性のある滑りにくい靴　⑥休憩：作業中に休憩を設け、疲労を溜めない措置
3. 健康管理
   ①作業前体操：作業開始直後の腰痛予防のため脳の覚醒、筋血流促進、柔軟性を高める。
   ②腰痛予防体操
   　（1）関節を動かす　（2）筋肉と靭帯のストレッチ　（3）筋肉を鍛える
   ③健康診断：重量物取り扱い作業、介護作業などでは配置前、6ヵ月に1回の定期健康診断を行う。
4. 労働衛生教育
   ①腰痛に関する知識　②作業環境・作業方法の改善　③腰部保護ベルトの使用方法　④作業前体操、腰痛予防体操
   などの項目について行う。

(文献1)による)

表2 介護作業における対策の要点

1. 人間工学的な環境対策
   ①施設・設備の整備や介護機器の導入
   ②室、浴槽、ベッド、搬送機器などの構造や配置、高さ、補助器具の利用などに人間工学的な知識と技術を活用する。
2. 作業管理対策
   ①正しい作業姿勢の訓練。329～332頁参照。
   ②同一姿勢の保持、中腰動作、不良姿勢を減らす。作業途中に小休止を頻回に組み込む。他の作業と組み合わせる。
   ③重い人の介護は、2人以上で行う。
   ④施設に適した作業標準の作成：入所者の身体状況、作業の種類、役割分担別に作業標準を作成する。標準的な作業動作、作業姿勢、作業手順を網羅する。女性または中高年者の配置に配慮する。交替要員を配置し、作業速度の個人差を調整する。夜勤、交替勤務、および不規則勤務では、日勤の作業量を下回るように配慮する。
   ⑤くつろげる休憩室を設ける。
3. 個人保護対策
   ①腰部保護ベルトを着用する。

(文献1)による)

表3 アンケート結果①

| 質問事項 | 腰痛群(%) | 非腰痛群(%) | 有意差 |
|---|---|---|---|
| 移動用リフターがある | 62 | 39 | N.S |
| リフターを使用している | 76 | 100 | P<0.05 |
| 高さ調節可能なベッドは5割以上 | 78 | 84 | N.S |
| ベッド周りのスペースは十分である | 57 | 80 | P<0.01 |
| 腰痛予防に関する指導を受けたことがある | 56 | 80 | N.S |
| 指導された内容は実施している | 82 | 97 | P<0.05 |
| 日常業務において身体的疲労を感じる | 99 | 87 | P<0.01 |
| 日常業務において精神的疲労を感じる | 97 | 79 | P<0.01 |
| 1日の平均移乗動作回数は30回以上 | 31 | 15 | P<0.01 |

表4 アンケート結果②：負担を感じる作業

| 作業内容 | 総数比(%) |
|---|---|
| 移乗介助 | 58.50 |
| オムツ交換 | 56.30 |
| 入浴介助 | 43.90 |
| トイレ介助 | 25.50 |
| 長時間立位 | 22.60 |
| 重量運搬 | 18.70 |
| シーツ交換 | 16.40 |
| 食事介助 | 13.30 |

介護の現場は入所者の安全・安心・快適さを優先するため介護機器が導入されにくくマンパワーに依存する傾向があります。

このような業務内容から介護職の特徴的な腰部への運動負荷は、トランスファー時の抱え上げ動作の負荷と、反復・持続する不良姿勢による負荷の2つに大別できます。

この運動負荷に加え作業環境や労働条件が影響を及ぼし、さらに個人の身体的・心理的・社会的問題が加わりより複雑なものとなっているのが現状です。

本稿では、まず職業的要因である運動負荷の軽減と作業環境整備ならびに個人的要因の予防について考えます。

## 2 介護作業における運動負荷

### [1] 移乗動作

移乗・移動動作介助は日常業務の中で最も負担となる作業で、また腰部への負荷が大きく損傷のリスクが高いといえます。

湯らは、バイオメカニクスの観点よりピボットアンドターン法を理学療法士(PT)と学生で比較したところ、体幹を垂直に保ち膝・股関節を有効に使っていたPTの方が、体幹を前傾し膝・股関節を余り使用していない学生より負荷が少ないことを報告しています[4]。

また、広滋はベッド・車いす間の移乗動作介助において介護者が被介護者の両膝を挟んで固定する両膝固定法、被介護者が前傾姿勢をとり介護者の腋窩下に頭部を向ける体幹前屈法と、被介護者の両下肢の間に介護者の片足を入れる看護師法を比較した結果、有意に両膝固定法・体幹前屈法に腰部負荷が少なかったことを報告しています[5]。

2方法は膝を固定することで介護者・被介護者の中央に支点をつくり、てこの原理から介護者の負担が軽減したと考えられます。

移乗動作介助の際、被介護者の能力を最大限にいかすため、てこの原理や遠心力を利用し、力学的・運動学的に有利な方法を選択することは介護者・被介護者の双方の身体的・心理的負担を軽減します。

### [2] 不良姿勢の反復・持続

持続的な体幹前傾位および捻転動作の反復などの不良姿勢を伴うベッドサイドでのオムツ交換や更衣は、介護の重要業務であり、最も負担を感じる作業として挙げられています。

前傾姿勢に伴う背筋群の持続的な遠心性筋収縮・等尺性収縮は筋疲労・筋内圧の上昇をもたらします(図1)[6]。また、筋内圧の上昇は筋の血流低下を引き起こし筋は阻血状態となり、筋萎縮・硬結の原因となり柔軟性の低下や十分な筋活動の妨げとなります[6] (図2)。この状況に回旋や持ち上げなどの負荷が加わることによってさらに椎間板内圧は上昇し、腰部損傷のリスクが高まるといえます。

不良姿勢の持続を少しでも回避するには、できるだけ対象者に接近し膝を有効に使うことが基本です。しかし持続的な下肢筋の収縮は身体負荷が大きいため[7]、ベッドサイドまたはベッ

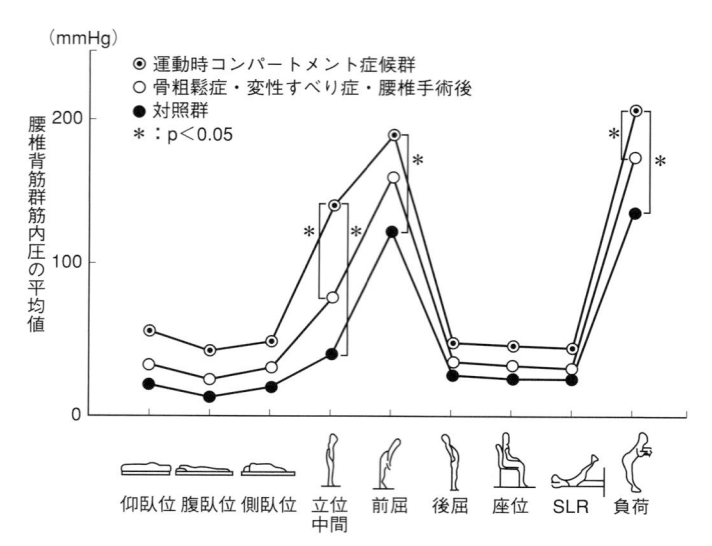

図1 各種姿勢と筋内圧
(紺野慎一, 菊地臣一：腰椎背筋群のコンパートメント内圧上昇と腰痛. 臨整外 28(4)：419-426, 1993による)

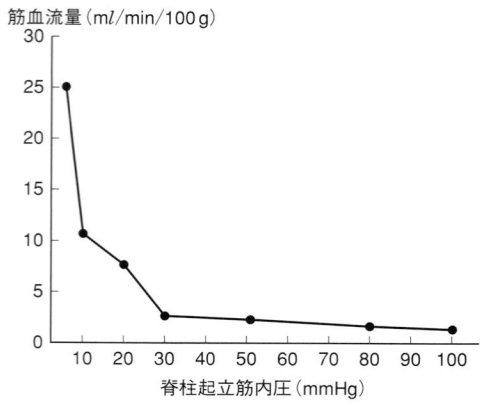

図2 筋内圧と筋血流量との関係—動物実験—
(菊地臣一：リハ医学 32：531-541, 1995による)

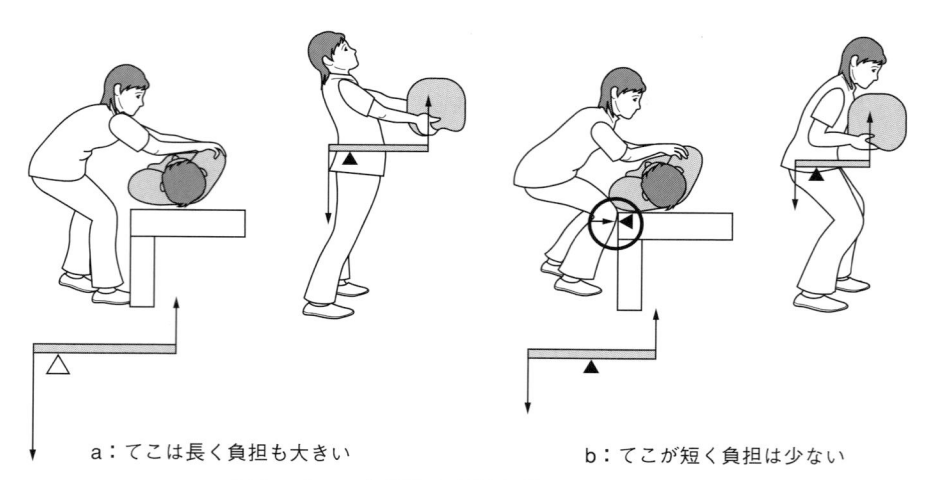

a：てこは長く負担も大きい
b：てこが短く負担は少ない

図3 てこの力学的有利性を利用した介助法①
支点と力点、作用点の間にあるてこ(腕)の長さによって、力の大小が決まる。てこ(腕)が均等で短ければ大きな力は必要とせず、支点にも大きな荷重はかからない(b)。しかし作用点とてこ(腕)が長ければ、大きな力を必要とし、支点への荷重も大きくなる(a)。
(井口恭一：イラストわかりやすい移動のしかた. 第2版, p 20, 三輪書店, 東京, 2003による)

ド上に介護者の膝や片手をつけて支点をとることで(図3、4)、より負荷の軽減が図れます[8]。
　またベッド周りの十分な作業スペースの確保・ベッドの高さなどの作業条件に加えて、介護者が被介護者の安全に配慮することと同時に自分の姿勢について常に認識することが不良姿勢の回避には不可欠です。

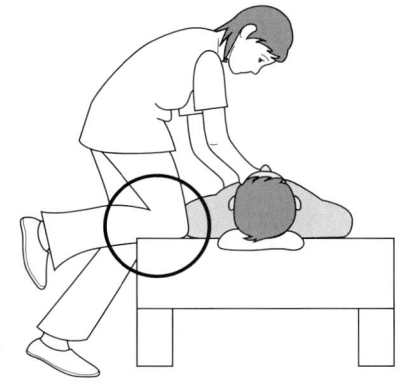

図4 てこの力学的有利性を利用した介助法②
ベッドサイドまたはベッド上に介護者の膝や片手をつけて支点をとることにより負荷の軽減が図れる。
(井口恭一:イラストわかりやすい移動のしかた. 第2版, p79, 三輪書店, 東京, 2003による)

## [3] 人間工学的介入による環境整備・作業条件

### ❶ 作業スペース

十分なスペースがない場合、介護者の支持基底面積から離れた位置で作業することになり、身体を捻った不安定な体勢で被介護者との望ましい位置関係がとれず腰部のみならず身体全体の負荷が増えます。十分な作業スペースの確保が腰痛予防の重要な因子です。

### ❷ 介護機器・設備

「リフトの使用頻度」に関しては、非腰痛者が有意に高かったことはリフト使用により負荷が軽減されていることがうかがわれます。しかし、方法によってはリフト使用時の方が非使用時より腰部負荷が増すことも報告されており[9]、必ずしも腰部負荷の軽減にならない可能性があり、使用方法の習熟と状況による使い分けが必要です。

ベッドの高さと身体負荷について、広滋は介護者の身長の30%、40%のベッド高さからの移乗動作を比較し、40%の高さのベッドにおいて有意に多裂筋の% 最大随意筋収縮(Maximum Voluntary Contraction ; MVC)、Visual Aualogue Scaie(VAS)による腰部負担が少なかったことを報告しており[5]、豊永もベッドが高くなることで腰部負荷が軽減されたことを報告しています[10]。

### ❸ 作業条件、その他

筆者が実施したアンケートにおいて「1日の移乗動作回数」「身体的疲労感」は腰痛者・非腰痛者間で有意差がみられました。多い人では1日に50回近く抱え上げによるトランスファーを実施しており[2]、腰痛者は1日あたりの移乗動作回数が有意に多いという結果でした。

全体的に「時間がない」「面倒」といった理由で介護機器を十分に活用していない、スペース確保やボディメカニクスに注意を払わないといった回答も多く、「腰痛予防として指導された内容の実施状況」は腰痛者において有意に低いという結果でした。

予防に対する意識のもち方の個人差もありますが、腰痛予防として指導された内容や方法にも原因が考えられます。また、就職1〜3年の比較的早い時期に腰痛発症のピークがあるとの報告もあり[11]、作業負荷の特性に対する習熟も腰痛予防と関連があると考えます。

EBM の観点から教育的アプローチは腰痛の治療・予防に有効であることが実証されてお

り、就職初期の系統的な啓蒙・教育が重要です。

コルセットの使用に関しては、近年欧米においてエビデンスがないとされていますが、効果を上げている報告も聞かれます。木村らは自動車製造工、看護師に幅10 cmのPVバンドを使用しVAS、JOAの日常生活動作評価の有意な改善を報告しています[12]。また宇土は幅14 cmの腰痛ベルトの看護師・重量物取り扱い業務従事者の腰部負担軽減効果を報告しており、その使用による体幹筋力の低下が生じないことも証明しています[1]。コルセット・バンドなどの有効性については賛否両論あり、今後のさらなるデータの蓄積・検討が俟たれます。

## 3　個人的要因からみた予防対策

### [1]　筋力

腰痛者における体幹筋力低下については賛否両論ありますが、李らは腰痛経験者（調査時点では腰痛なし）において体幹屈筋・伸筋両方のピークトルクが低下していたことを報告しています[13]。

さらに、5年間のprospective studyにおいて腰痛発生因子として体幹伸筋力の低下に伴う伸展・屈曲筋力の比（E/F比）の低下を挙げています[14]。豊永は体幹筋力とともに体幹筋持久力の重要性を強調し、その効果的な強化方法の必要性を述べています[10]。

また近年、多裂筋・腹横筋などの深層筋（local muscle）の機能を重視した腰椎の生理的前弯維持下での腰椎安定化エクササイズによる体幹筋力強化が注目されています。Pressure bio-feedback装置などを用いて圧をコントロールしつつ、できる限り腹直筋などの表層筋（global muscle）を収縮させず深層筋の単独収縮から動作を開始し、エクササイズの難易度が上昇するにつれて、表層筋の参加による動作の安定を目指すことが目標となります。

腰痛予防には体幹の屈筋・伸筋の十分な筋力とバランス、表層筋・深層筋の調和のとれた活動と筋持久力、さらに骨盤以下を安定化させる意味で大腿四頭筋・ハムストリングス・大臀筋・中臀筋など下肢筋力の強化も必須と考えます。

### [2]　体力

かつては急性腰痛症発症の治療として安静が定説となっていましたが、現在2～7日の安静の弊害を指摘する報告が多数あり、早期に通常の活動に復帰することが推奨されています。

長期安静臥床は、衰弱、腰痛の慢性化、リハビリの阻害要因につながることがあるといわれています[6]。筆者らのアンケートにおいて運動習慣の有無と腰痛に有意な関連はみられませんでしたが[2]、活動性の低い人は全身的な筋力・持久力低下が考えられ、負荷に対する耐性が乏しいことが予測されます。

### [3]　心理的要因

筆者のアンケートにおいて「精神的疲労感」は腰痛者において高いパーセンテージを示し、ストレスと腰痛の関連性を示唆するものです。近年、腰痛は心理・社会的問題と密接な関連が

あるとされ、精神科的視点からのアプローチの必要性が強調されています。

●●●● **おわりに**

　現代医学の大きな潮流の1つは「予防医学」です。腰痛症においても予防が重要であり、今後さらなる積極的な取り組みが求められます。腰痛に関してはその発生機序の多様性から不明な部分も多く、治療・予防法に関するEBMの集積が俟たれます。反面、EBMがない治療法に関しては切り捨てられていく傾向にあり、その検証を行うとともに、EBMの持つ意味を考え個々の対象者の症状に目を向け、画一的な治療にならないように心がけることが必要で、予防に関しても同様のことがいえるでしょう。

（大野寿子）

【文献】
1) 宇土　博：介護作業における腰痛の予防と対策. 理学療法1：31-37, 1996.
2) 大野寿子, ほか：介護職の腰痛についての検討；アンケート調査を通して. 平成13年度労働福祉事業団医学研究結果報告集（リハビリテーション関係）12（別冊）, pp 1-5, 2002.
3) 小瀬奈緒美, ほか：保健医療従事者の腰痛について. 日本災害医学会会誌2：114-119, 1999.
4) 湯　海鵬, ほか：車椅子への移乗介護動作に関する運動学的分析研究. バイオメカニズム学会誌1：37-41, 2003.
5) 広滋恵一：トランスファー介助に注目した看護師の腰痛予防. 平成14年度労働福祉事業団医学研究結果報告集（リハビリテーション関係）13（別冊）, pp 36-40, 2003.
6) 菊地臣一：腰痛. 医学書院, 東京, 2003.
7) 奥屋暢人, ほか：重量物持ち上げ動作時のリフティング法における循環動態の検討；Stoop法とSquat法における静的運動時の比較. 第23回九州理学療法士作業療法士合同学会誌, 2001.
8) 井口恭一：イラストわかりやすい移動のしかた. 第2版, 三輪書店, 東京, 2003.
9) 井上剛伸, ほか：移乗介助機器使用時の身体的負担. バイオメカニズム学会誌3：123-129, 2001.
10) 豊永敏宏, ほか：腰痛の発生と予防に関する運動学的研究. 日本災害医学会会誌2：142-151, 1998.
11) 飯島昌一, ほか：介護老人保健福祉施設職員の腰痛罹患状況と対策. 埼玉県医学会雑誌37(3)：378-383, 2000.
12) 木村　功, ほか：勤労者の腰痛. 日本職業・災害医学会誌4：312-318, 2001.
13) 李　敏熙, ほか：腰痛症における体幹筋の病態；体幹筋力と体幹筋断面積からの検討. 総合リハ1：63-72, 1997.
14) 李　敏熙, ほか：腰痛発生の危険因子；5-years prospective study. 日本腰痛研究会雑誌1：19-24, 1999.

# CHAPTER 1 腰痛症

## 3. 在宅介護職員の腰痛有訴状況について

● SUMMARY

1. 在宅介護職員を対象に腰痛の実態調査を行い、約7割の腰痛有訴率を示しました。
2. 腰痛の原因のうち作業項目では「入浴介助」「掃除」、作業姿勢では「中腰」「腰部の捻転」の順に多く、業務時に多い作業では「掃除」が最も高率でした。
3. 介護業務の種類（施設・在宅）により腰痛の原因も大きく異なると考えられます。
4. 身体的・精神的疲労を訴える在宅介護職員は多く、これらの軽減を目的とした作業環境管理が必要といえます。

### ●●● はじめに

　近年では介護職員に起こる腰痛が産業保健分野の代表的な健康問題の1つとして注目され、職種別の腰痛有訴率では介護労働が77%と最も高率を示した報告[1]もあります。また、1994年に通達された「職場における腰痛予防対策指針」では、重症心身障害児施設や肢体不自由児施設および特別養護老人ホームでの介護作業における腰痛予防の具体的な対策が示され、作業関連疾患としての腰痛を予防することの重要性が強調されています。以上のことから、今後介護サービスのさらなる向上が求められる状況の中で、介護職員の腰痛予防対策については十分な検討が必要であると思われます。
　ここでは筆者らが実施したアンケート調査の結果や過去の報告をもとに、主に在宅介護職員における腰痛有訴状況の特徴について述べたいと思います。

## 1 在宅介護職員における腰痛の実態

### [1] 在宅介護職員の腰痛に関する実態調査

#### ❶ 対象と方法

　対象は在宅介護職員360名で、無記名による自己記入式でアンケート調査を行いました。主な質問項目は年齢や勤続年数、腰痛の既往、現在の腰痛の有無や原因（業務との関連・作業項目・作業姿勢）、業務への影響、業務時に多い作業項目、今後の腰痛の出現や悪化への不安、腰痛予防対策、業務に伴う身体的・精神的疲労などです。

#### ❷ 結果

　回答のあった190名（全員女性）のうち有効な167名について、年齢は52.2±8.2歳、勤続年数は5.7±3.2年でした。腰痛の既往では「ある」44.3%、「ない」55.7%、現在の腰痛の有

表1 腰痛の原因となる作業項目・作業姿勢

(重複回答：%)

| 作業項目 | | 作業姿勢 | |
|---|---|---|---|
| 入浴介助 | 43.5 | 中腰 | 87.0 |
| 掃除 | 41.3 | 腰部の捻転 | 41.3 |
| 利用者の搬送 | 39.1 | しゃがみ姿勢 | 21.7 |
| 移乗動作介助 | 30.4 | 立ち続け | 8.7 |
| 排泄介助・離着床介助 | 23.9 | 不明 | 2.2 |
| オムツ交換 | 17.4 | | |
| 更衣介助 | 10.9 | | |

表2 在宅介護職員における腰痛の実態

| 業務への影響 | 通常どおり可能 | 68.6% | | |
|---|---|---|---|---|
| | 我慢して通常どおり可能 | 30.5% | | |
| | 時々休憩が必要 | 0.8% | | |
| 業務時に多い作業項目（重複回答） | 掃除 | 74.9% | | |
| | 台所での調理 | 58.7% | | |
| | 買い物 | 57.5% | | |
| | 入浴介助 | 24.6% | | |
| | 排泄介助 | 18.0% | | |
| | オムツ交換・移乗動作介助・利用者の搬送 | 16.8% | | |
| | 更衣介助 | 15.6% | | |
| | 食事介助 | 14.4% | | |
| | シーツ交換 | 13.8% | | |
| | 離着床介助 | 10.2% | | |
| 今後の腰痛の出現や悪化への不安 | ある | 79.6% | | |
| | ない | 20.4% | | |
| 腰痛予防体操 | 行っている | 65.9% | 常に | 30.0% |
| | | | 時々 | 70.0% |
| | 行っていない | 34.1% | | |
| 腰痛予防のためのコルセット着用 | 行っている | 32.9% | 常に | 30.9% |
| | | | 時々 | 69.1% |
| | 行っていない | 67.1% | | |
| 身体的疲労 | ある・時々ある | 72.4% | | |
| | ほとんどない・まったくない | 27.6% | | |
| 精神的疲労 | ある・時々ある | 78.4% | | |
| | ほとんどない・まったくない | 21.6% | | |

無では「ある」70.7%、「ない」29.3%、腰痛の原因では「業務」39.0%、「業務外での活動」21.2%、「不明」39.8% で、原因となる具体的な作業項目と作業姿勢は表1、他の項目については表2に示す結果となりました。

❸ 考察

私たちは以前に看護職員の腰痛有訴状況に関するアンケート調査を実施し、全体の60.5%が腰痛を訴え、72.5% が腰痛の既往を有し、88.5% が業務による発症との結果を示しました[2]。今回、腰痛の既往は「ある」が44.3% と低率でしたが、腰痛有訴率は看護職員の場合よりもさらに高い70.7% を示し、看護労働の64.4% に対して介護労働が77.0% と高率を示

した報告[1]と同様の結果といえます。

　腰痛の原因では「不明」が「業務」とほぼ同率で約4割を示し、介護業務のほかに家事動作や余暇活動などに伴う負担が長期間重なって生じる慢性腰痛も多いことが予測されます。また、原因となる作業項目では主に「入浴介助」「掃除」「利用者の搬送」が多く、作業姿勢では「中腰」が87.0%と極めて高率であり、次いで「腰部の捻転」が多い結果となりました。在宅介護者において腰痛を誘発する介護動作では入浴介助が最も多かったとする報告[3]や、また腰部に対する負担が大きい作業姿勢として腰部の捻転や中腰姿勢、前屈姿勢、しゃがみ姿勢などが挙げられることから、これらの作業や姿勢を必要とする介護業務では特に注意して行う必要があり、腰痛予防のために有効な介助法を検討・指導することが求められます。

　今回、入浴介助に次いで多かった「掃除」は業務時に多い作業の中で最も高率の74.9%を占めていたことから、この作業に伴う不良姿勢の繰り返しにより腰痛を引き起こしている可能性が示唆され、同じ介護労働でも介助作業が多い施設介護職員の場合[4]と特に異なる結果を示しました。今後は掃除の方法(掃除機使用・掃き・拭きなど)や姿勢、実施時間などに関する詳細な検討を行い、腰痛発症との関連性を明らかにする必要があります。

　業務への影響ではほぼ全員が支障のない状態でしたが、全体の約8割が今後腰痛の発症や悪化への不安があり、腰痛への関心は極めて高いといえます。但し、腰痛体操では65.9%、コルセット着用では32.9%の実施率に留まっていることから腰痛予防対策が徹底されていない現状が予測されます。また、7～8割近くが身体的・精神的疲労を訴えており、業務に伴う疲労の軽減を目的とした作業環境対策(特に休憩時間の確保)についても十分に考慮することが必要です。

### [2]　在宅介護職員の腰痛有訴状況について

　介護職員の腰痛に関しては、老人保健施設や特別養護老人ホームなどの施設介護職員を対象とした報告が大半であり、在宅介護職員の腰痛有訴状況については不明な点が多いのが現状です。但し、今回の実態調査では腰痛有訴率が全体の約7割を示し、在宅介護者において88.6%を示した報告[2]もあることから全体的に高い有訴率を示しているといえます。

## 2　まとめ

　①在宅介護職員の腰痛有訴率は高く、今回の実態調査では全体の約7割を示しました。
　②腰痛と業務の関連では「不明」が「業務」とほぼ同率の約4割を示し、介護業務のほかに家事や余暇活動といった日常動作に伴う負担が長期間重なって生じる慢性腰痛も多いと予測されます。
　③腰痛の原因において、作業項目では「入浴介助」が最も多く、作業姿勢では「中腰」「腰部の捻転」が多い結果を示しました。
　④特に腰痛の原因となる作業項目のうち、「掃除」は「入浴介助」に次いで多く、業務時に多い作業では最も高率であったことから、同じ介護業務でもその種類(施設・在宅)により腰痛

の原因(作業項目や作業姿勢)も大きく異なると考えられます。

⑤ 7～8割近くの在宅介護職員が身体的・精神的疲労を訴えており、介護業務に伴うこれらの疲労の軽減を目的とした作業環境管理(休息時間の確保など)が必要といえます。

● ● ● おわりに

在宅介護職員を例に、介護職員の腰痛有訴状況について述べました。一般に介護職員の腰痛有訴率は保健医療関連労働者の中でも極めて高いのが現状ですが、今後高齢化社会の進展に伴い介護職員の人口もさらに増加することが予測され、業務に伴う腰痛の予防に向けた十分な対策が求められます。

(上月芳樹、桿平 司)

【文献】
1) 大原啓志, ほか:職業性腰痛の疫学と課題. 日本災害医学会会誌 42:413-419, 1993.
2) 上月芳樹, ほか:病棟看護職における腰痛の実態について;アンケート調査による検討. 第31回全国労災病院リハビリテーション技師会全国研修会会誌, p 30, 2001.
3) 時岡孝光:在宅介護者の腰痛調査. 平成13年度労働福祉事業団医学研究結果報告集(リハビリテーション関係)12(別冊), pp 10-13, 2002.
4) 大野寿子, ほか:介護職の腰痛についての検討;アンケート調査を通して. 平成13年度労働福祉事業団医学研究結果報告集(リハビリテーション関係)12(別冊), pp 1-5, 2002.

# CHAPTER 1 腰痛症

## 4. 看護・介護職の腰痛予防対策

### ● SUMMARY

1. 高齢社会の到来により要介護者が増加しており、看護・介護職員の腰痛対策が重要視されています。
2. 介護職員を対象とした腰痛アンケート調査では、87%が腰痛経験者であり、就職後3年以内に83%が発症していました。
3. 早期より腰痛に関する知識を身につけ、自分の身体を自分で守る日頃からの健康管理が重要です。
4. 腰痛予防と介護技術について、職場で役立つ実際のアプローチ方法を紹介します。

## 1 介護職員の腰痛実態調査

腰痛の発生状況を調査するため、静岡県内の特別養護老人ホーム、老人保健施設、在宅介護サービスに従事する介護職員について郵送式アンケートを行いました。以下に、解答者739名についてその集計・解析結果を述べたいと思います。

### [1] 介護職員の性別、腰痛の有訴状況と腰痛の程度

介護職の女性比率は88.5%を占め、介護職員の51%の人が「介護職に就いてから腰痛を経験した」、36%の人が「介護職に就く前に腰痛になった経験がある」と答えています。合計で87%が腰痛経験者でした(図1)。

腰痛の程度は、「休息をとるまでもない痛み」が49%、「時々軽く痛む」が37%、「休息が必要なほど痛い」が12%でした(図2)。

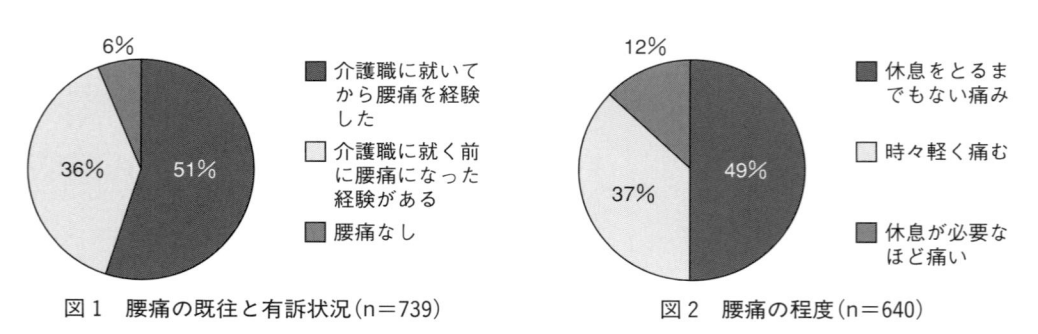

図1 腰痛の既往と有訴状況(n=739)

図2 腰痛の程度(n=640)

### [2] 腰痛発生時の状況と発生年次

腰痛発生時の状況は、「いつとはなく腰痛を感じた」が61%、「仕事中急に起こった」が28%であり（図3）、腰痛の発生年次は「2年以内に発生した」が63%、「2～3年目に発生した」が20%という結果であり、合計で83%の人が介護業務に就いてから比較的早い時期に腰痛を発生しています（図4）。これは、仕事に不慣れで心身にストレスが強くかかるためと考えられます。

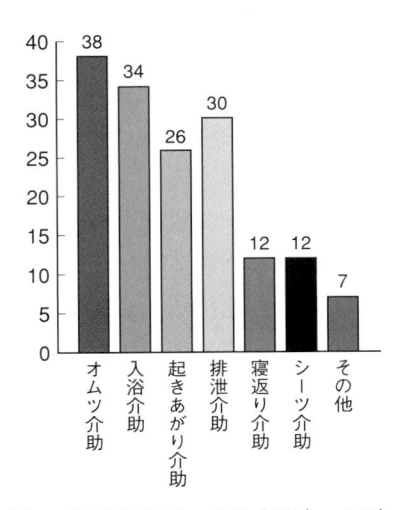

### [3] 腰痛発生時の介助内容

腰痛発生時の介助内容は、「オムツ介助」が38%、「入浴介助」が34%、「排泄介助」が30%、「起き上がり介助」が26%であり（図5）、腰痛発生時の作業姿勢は、「中腰、前屈」が82%、「しゃがみ姿勢」が41%であり、中腰・前屈姿勢が極めて多い状況でした（図6）。

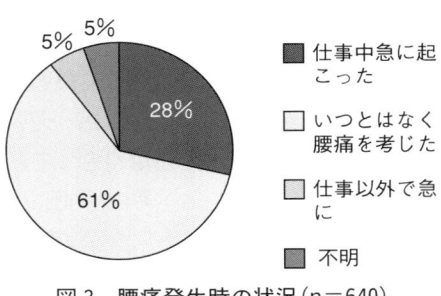

図3　腰痛発生時の状況（n＝640）

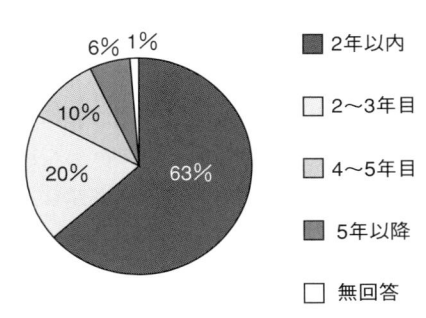

図4　腰痛の発生年次（n＝640）

図5　腰痛発生時の介助内容（n＝640）

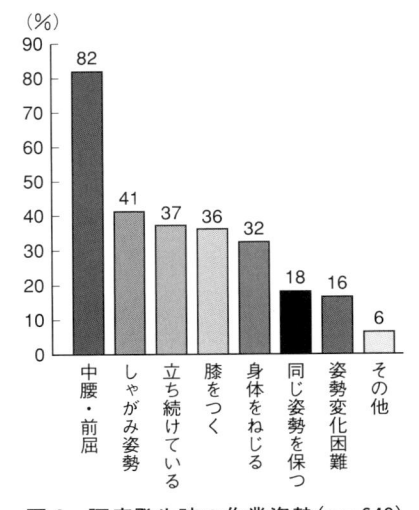

図6　腰痛発生時の作業姿勢（n＝640）

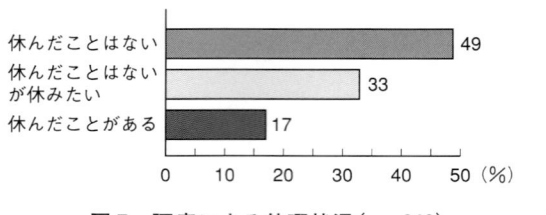

図7　腰痛による休暇状況(n=640)

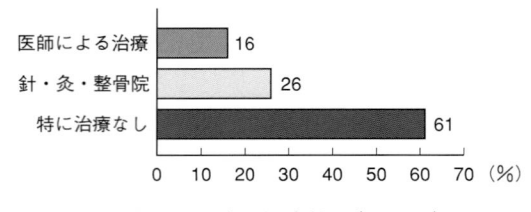

- 休んだことはない　49
- 休んだことはないが休みたい　33
- 休んだことがある　17

図8　腰痛の治療状況(n=640)

- 医師による治療　16
- 針・灸・整骨院　26
- 特に治療なし　61

### [4] 腰痛の休暇状況と治療状況

腰痛による休暇状況は図7、腰痛の治療状況は図8に示すとおりで、腰痛に対して治療したいが休めない状況なのか、積極的な治療は行うほどではない痛みなのかどちらとも解釈される結果でした。

### [5] まとめ

職場における腰痛は、多くの業種でみられますが、発生の作業内容として、重たいものを取り扱う、同じ姿勢で同じ動作を繰り返す、身体の同一部分に集中して負担がかかる動作を続ける、といったことが挙げられます。これらの要素に加え、年齢や体格、運動不足や肥満などに伴う筋力の低下やさまざまなストレスなどいろいろな要因が重なり合って起こるとされています。

今回の集計結果から介護職の腰痛発症の原因で最も多いのが「オムツ介助」、2番目が「入浴介助」、3番目が「起き上がり介助」であり、中腰姿勢で行う動作介助が腰痛の原因と答えています。その他の調査でも介護や看護の現場では腰痛を抱える介護士や看護師が大変多いことが確認されており、予防対策が必要な職業病です。

## 2　介護者の健康管理

### [1] 腰痛予防のための生活習慣

看護、介護業務を遂行するために、日頃の健康管理に気をつけていくように心がけたいものです。そのために規則正しい食事や十分な休息、睡眠と入浴で疲れをとり、ストレスを溜めず、体操やウォーキングなどの運動をすることが重要になります。

❶ 腰痛予防体操の勧め

介護は、中腰姿勢で行う腰や肩などに集中して負担がかかりやすい仕事のため、全身を使った運動が必要です。休み時間または業務遂行前に体操をして筋肉の柔軟性を保つことや疲れをほぐすことが腰痛予防として重要です。また、介護は瞬間的に大きなパワーを必要とする仕事でもあり、腰椎をしっかりと守るためにも、タイミングよく腹圧をかけられることや腹筋を意識した運動も重要です。

以下に、腰痛予防として簡単にできる一般的な腰痛予防体操を紹介します。

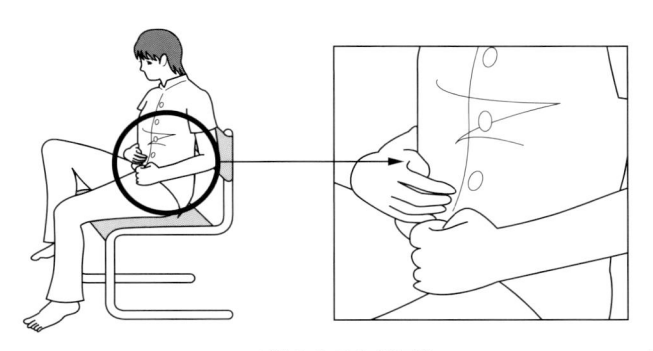

III■作業関連疾患の予防と治療

a：へそ覗き片足上げ運動
両手の指をわき腹に当てて腹筋が固くなることを感じながら行って下さい。

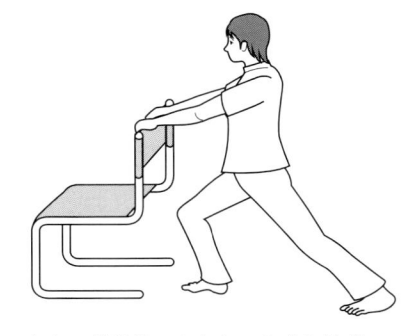

b：ももの付け根、太もも、ふくらはぎのストレッチ

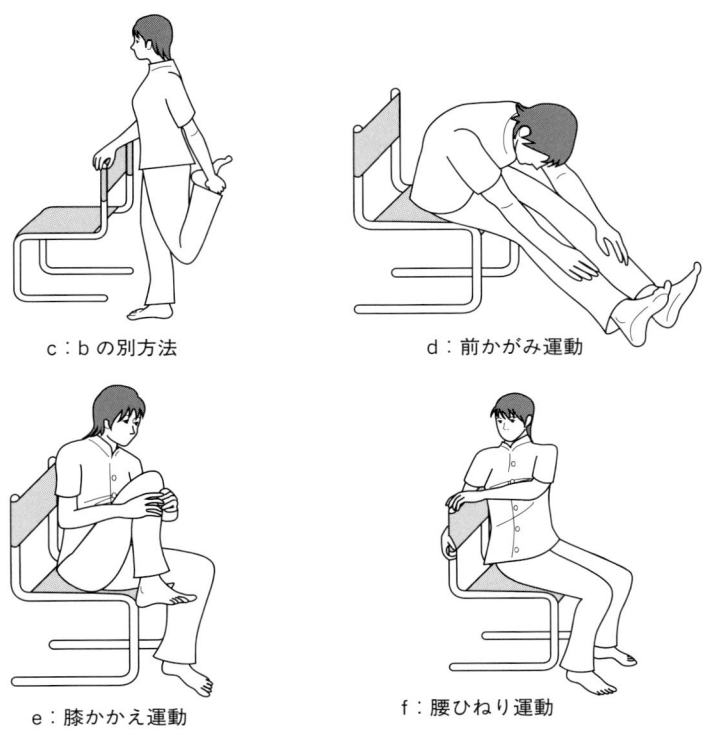

c：bの別方法

d：前かがみ運動

e：膝かかえ運動

f：腰ひねり運動

図9　いすを使って行う体操

　いすを使って行う体操（職場でもできる）と床上で行う体操（家で念入りにできる）に分けて説明します。
　❷ いすを使って行う体操（職場でもできる）
　a. へそ覗き片足上げ運動（図9-a）：腹筋を鍛えます
　①いすにできるだけ背筋を伸ばして座ります。
　②息を吐きながら片足を挙げ、力一杯お腹に力を入れつつへそを覗きます。7秒間ほど保ち、力を抜きます。この動作を左右10回程度繰り返します。さらに強化したい場合は、自分の手で片足上げに抵抗を与えます。

327

b．ももの付け根、太もも、ふくらはぎのストレッチ（図 9-b）

①いすや壁に手をついて、足を前後に開きます。

②息を吐きながら、ももの付け根を伸ばし、同時に踵を床につけてふくらはぎの筋肉を伸ばし、7 秒程度保ちます。左右交互にこの動作を繰り返します（10 回程度）。

●別方法：膝を曲げた片方の足首を手で持ち支えて太ももの付け根の筋肉をストレッチします（図 9-c）。

c．前かがみ運動（図 9-d）：お尻、膝裏の筋肉のストレッチです

①いすに浅く座って、両膝を伸ばし脚を前に出します。

②息を吐きながら、身体を前かがみにします（両手は両足の上に置き前方に滑らせるよう伸ばし、7 秒間ほど保つ）。

③ゆっくりと身体をもとに戻します。この動作を 10 回程度繰り返します。

d．膝かかえ運動（図 9-e）：お尻、背中の筋肉のストレッチです

①いすに座って片方の足を両手で抱えます。

②息を吐きながら、膝を胸のあたりで引き寄せます（7 秒間ほど保つ）。

③ゆっくりと足を下ろします。反対側の足も同様に行います。10 回程度繰り返します。

e．腰ひねり運動（図 9-f）：腰・お尻・横腹の筋肉のストレッチです

①いすに座り、いすの後ろに片方の手をかけて、背筋を伸ばします。

②息を吐きながら、ゆっくりと上体を可能な限り後ろに回し、7 秒程度保ちます。

③左右交互にこの動作を繰り返します（10 回程度）。

❸ 床上で行う体操（家で念入りにできる）

a．へそ覗き運動（図 10-a）：腹筋を鍛えます

①仰向けに寝て両膝を立てます（両手は腹部の上）。

②息を吐きながらへそを見るようにゆっくりと上半身を起こします（両手の指を脇腹に当てて腹筋が固くなることを感じながら行ってください）。

③膝近くまで両手が届いたらそのまま 7 秒間ほど状態を保ちます。ゆっくりと身体をもとに戻します。この動作を 10 回程度繰り返します。

b．お尻の上下運動（図 10-b）：お尻の筋肉と背筋を鍛えます

①仰向けに寝て両膝を立てます（手は横方向に床につけます）。

②息を吐きながら、お尻と背中を可能な限り持ち上げます。

③そのまま 7 秒間ほど状態を保ちます。

④ゆっくりと下ろします。この動作を 10 回程度繰り返します。

a：へそ覗き運動　　　　　　　　b：お尻の上下運動

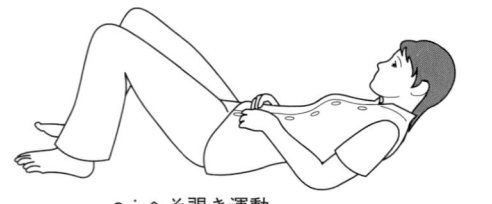

図 10　床上で行う体操

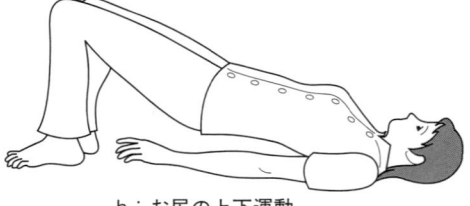

## [2] 腰痛予防を意識した介護技術

❶ 体位変換（バスタオル使用）（図11）

①、②対象者に両上肢を腹部上にのせてもらいます。2人の介護者はベッド両側に立って、枕を移動させます。

③2人の介護者は対象者の身体下に敷いたバスタオルの肩と腰部の布端をつかみ、掛け声に合わせて対象者を枕の方向に移動させます。

④対象者の片側の肩と腰部をバスタオルとともにつかみ寝返りの方向に向かせて傾斜枕を背中に当てて移動させます。

❷ ベッドから端座位へ（図12）

①ギャッジベッドの背上げをして、両上肢を組んでもらいます。

②〜④介護者の1人は対象者の両足を抱え移動方向側のベッド端に垂らします。次に対象者の肩に手を当てて、お尻を軸にして回転させながら身体を起こします。

⑤、⑥もう1人の介護者は反対側に立って、対象者の背中側を補助します。

❸ ベッドからポータブルトイレ、車いすへ（図13）

①ギャッジベッドの背上げをして、端座位になってもらいます。

②、③介護者の1人は、対象者の腰に手をまわしズボンの上淵をつかみ、対象者の腕を介護者の肩に掛けさせて、掛け声とともに前傾させながら起立させます。

④、⑤もう1人の介護者は介護者の腰を浮かせる介助をしながら対象者の背中側に回り込んで介護者の起立とズボンの上げ下げを補助し着座させます。

❹ 床からベッドへの移動（2人の介護者で行う場合）（図14）

介護者の1人は対象者の背中側から介助して上半身を起こし、対象者の腕を組ませて手でつ

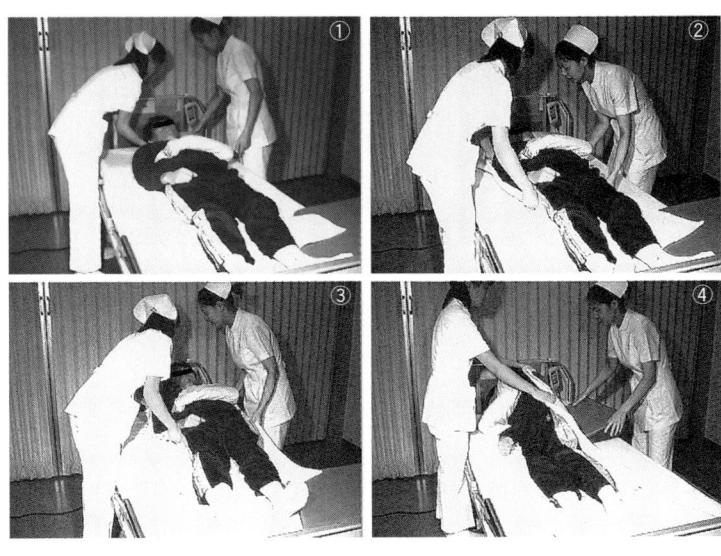

図11 バスタオルを使用した体位変換の介護例

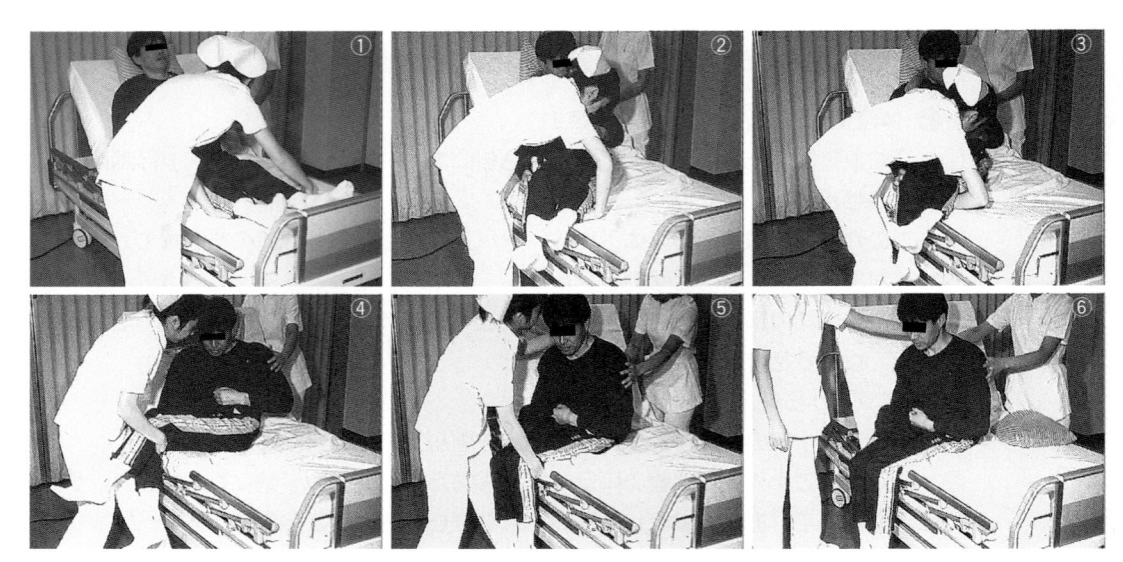

図12 ベッドから端座位への介護例

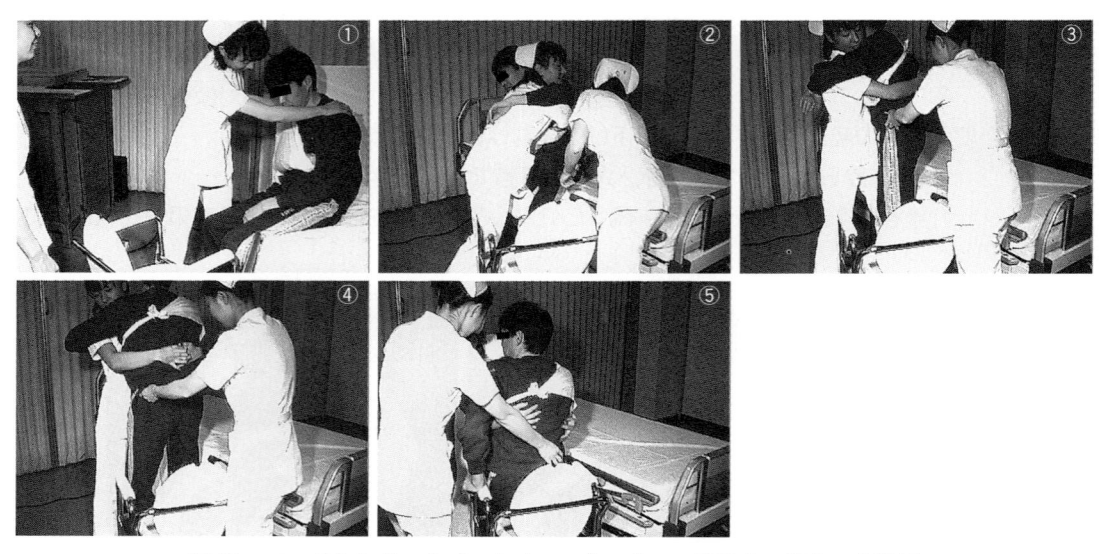

図13 ベッドからポータブルトイレ、車いすへの移乗する場合の介護例

かみ、もう1人の介護者が両膝を立てて、掛け声に合わせて対象者を持ち上げてベッドに移動させます(①〜⑤)。

❺ 車いす上の座り直し(1人の介護者で行う場合)(図15)

　介護者は対象者の両脇から腕を滑り込ませ、対象者のズボンの端か腕を組ませて手でつかみ、やや前傾姿勢にさせながら上半身を後方へ引くように起こして対象者を持ち上げて車いす

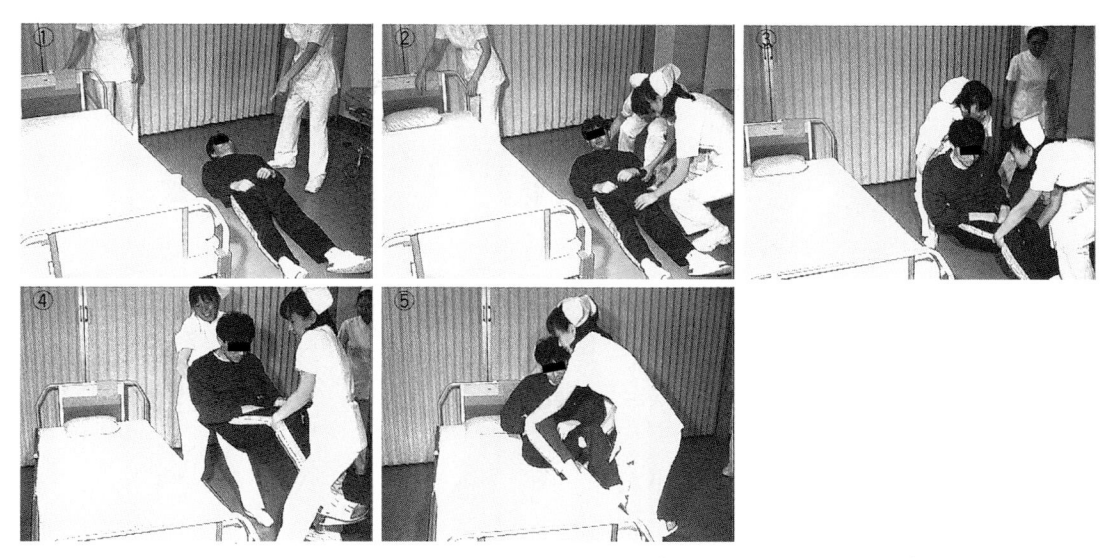

図14　床からベッドへ移動する場合の介護例(2人の介護者で行う場合)

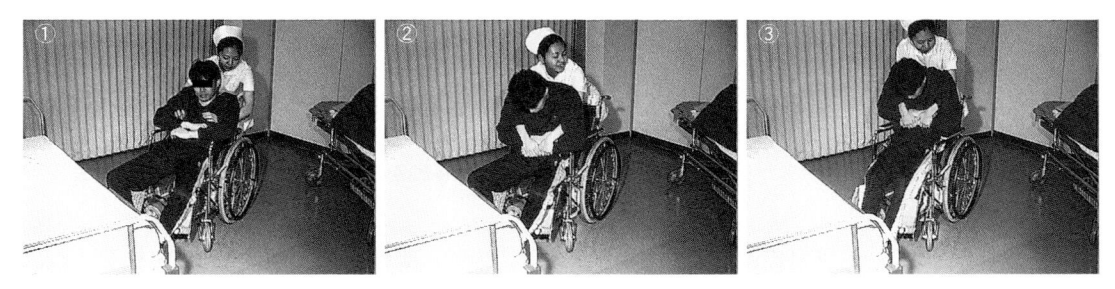

図15　車いす上での座り直しを行う場合の介護例(1人の介護者で行う場合)

上の正しい位置に座り直します(①～③)。

　⑥ リフターを利用した移動(図16)

　介護者の1人は対象者の両膝を立てて側臥位にさせ、もう1人の介護者がリフター用ベルトを背中から滑り込ませた後、反対側に向けてベルトを伸ばし身体に巻きつけます。
　両膝を少し浮かせてもう1つのベルトを滑り込ませリフター本体のアームにベルトをひっかけて、ゆっくりと持ち上げていき移動方向へ動かして着座させます(①～⑧)。

●●● おわりに

　厚生労働省では、平成6年に通達「職場における腰痛予防対策指針」(基発第547号)を発表し、すべての職場における一般的な腰痛の予防対策を示したうえで、作業別の対策を示しています。その中に、重度心身障害児施設における介護職員を保護するために労働衛生法において

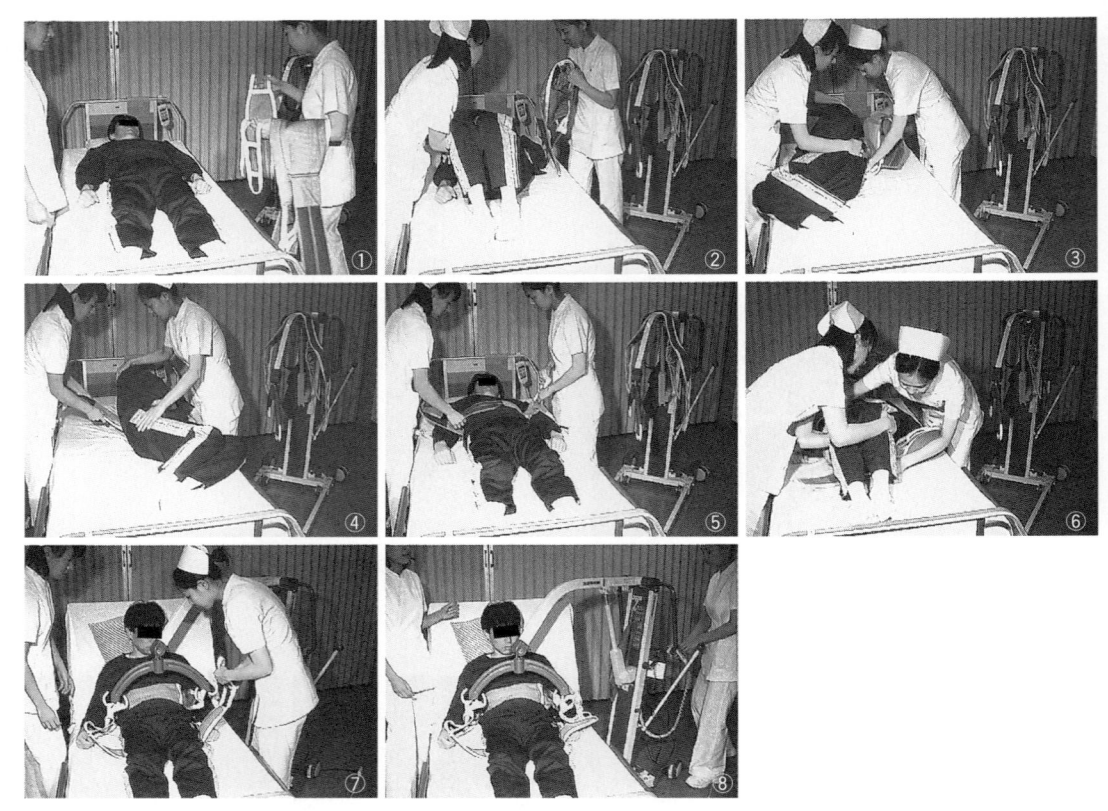

図16　リフターを利用した移動を行う場合の介護例

作業基準、介護者の適正な配置、作業姿勢、施設、設備の改善項目が定められているほか、新しく当該業務に就く際と、以後半年に1回の腰痛に関する健康診断の実施が規定されています。

（戸渡敏之、中西　昭、柴山　文）

# CHAPTER 1 腰痛症

## 5. 運転手の腰痛予防

● SUMMARY

1. 運転手の腰痛を予防・軽減するためには、運転手の身体的・精神的因子などを十分把握する必要があります。
2. 運転業務上の問題点を軽減するように医療職より適切な指導を行うべきです。
3. 運転業務の環境整備、運転業務内・外での適切な運動とアドバイスを個人のニーズや特徴に合わせて行うべきです。

### ●●●はじめに

タクシーや長距離トラックの運転手は、1日の労働時間の半分以上を自動車運転業務に従事することから、腰痛および椎間板ヘルニアの発生率が高いとされています。タクシー運転手290人に対するアンケート調査では約半数の方(56％)が腰痛を経験しており、そのうちの約7割が腰痛に継続して悩まされています(図1)。

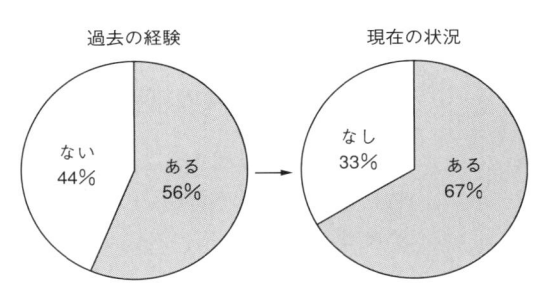

図1 タクシー運転手における腰痛の発生状況
(「医学研究結果報告集；リハビリテーション関係」第10号(別冊), 平成11年度, 労働福祉事業団による)

## 1 運転手における腰痛の発生原因とその対策

運転手にみられる腰痛の原因として、長時間に及ぶ座位姿勢の保持、全身の振動、休養不足、拘束姿勢などが考えられます。しかし、腰痛の発生はこのような職業性危険因子に加えて、身体・精神機能などの個人的因子や個人の生活スタイルにも影響されています(表1)。

運転手の腰痛を適切に予防・治療するためには、対象者を全体的に把握したうえで個別的に細やかな対応を心がける必要があります。

運転手の腰痛を予防・軽減するためには、①運転環境の整備、②運転業務中の自己管理の徹底、③準備体操・全身運動

表1 腰痛発生の危険因子

1. 個人的危険因子(姿勢、筋力、脊柱のX線所見など)
2. 職業性因子(継続的静的労働、振動、体幹の屈曲・捻転など)
3. 娯楽、余暇の活用法
4. 心理的因子(不安、抑うつ症など)
5. その他

などの運動療法の導入、④定期的な身体のメンテナンス、などが必要です。

## 2 運転環境の整備について

### [1] 運転姿勢の観察と指導

　運転手の運転姿勢を観察・分析して、できるだけ腰部への負担を軽減する姿勢を指導すべきです。

　一般的に車の運転では、バックシートの角度は直角より少し倒した位置（約110度）がよいとされています。また、適度な腰の前彎を引き出すために腰椎付近にルンバールサポート（小枕）を入れると腰の負担が軽減する場合もあります（図2）。

---
**メモ**

　ルンバールサポートの大きさ、高さおよび硬さなどは脊柱の彎曲状態や対象者の訴えに合わせて調節する必要があります。

---

### [2] 運転中の座面と背もたれの工夫

　車の振動を軽減するためのシートの素材・形状などの開発も行われていますので、座面や背もたれ部分に座布団やマットを敷くと長時間の運転が楽になれば、積極的に使用することを勧めます。

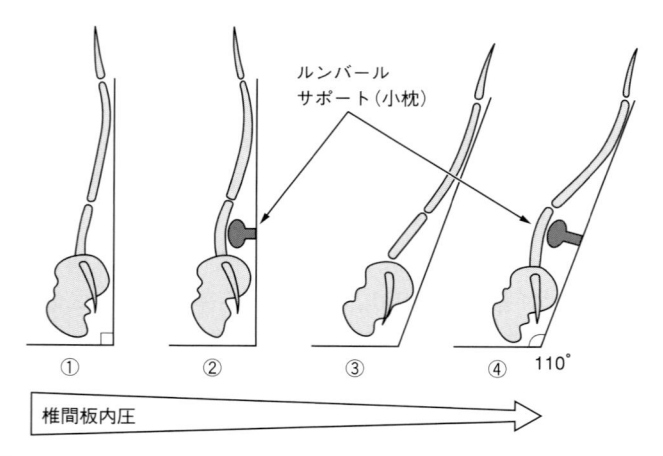

図2　バックシートの傾きとルンバールサポート（Andersson, et al, 1974）
（川上俊文：図解腰痛学級；日常生活における自己管理のすすめ．第4版, p 196, 医学書院, 東京, 2004による）

**メモ**
車の防振効果として、垂直方向の振動だけでなく水平方向への振動にも対応するシートの開発も進められています。

**● ワンポイントアドバイス**
作業療法の分野では、運転作業に従事する人のためにハンドル操作などを病院内で仮想的に行ってもらうワークシミュレーションが導入されています(図3)。身体へ影響を及ぼす力を機械の力を借りて算出することにより、説得力のある客観的なデータとなります。

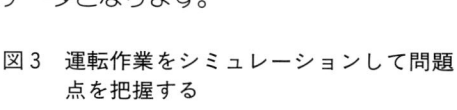

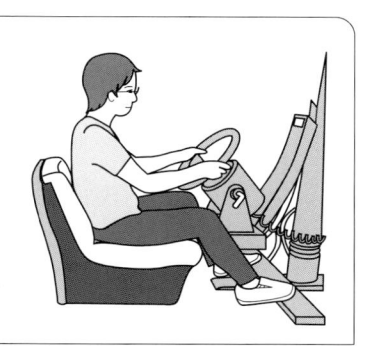

図3 運転作業をシミュレーションして問題点を把握する

## 3 日頃の勤務時間中に行う自己管理について

### [1] 休息時間を利用した運動

運転手は長時間連続して座位姿勢をとり続けることにより、脊柱の各部位およびその周囲筋への負担が増加します。このような組織への負担が蓄積されると、椎間板ヘルニアや筋・筋膜性の慢性腰痛を引き起こすことになります。

腰への負担を効果的に軽減するためには、休憩時間や待ち時間などを利用して座ったまま体幹を前後・左右に動かしたり、車から降りて背伸びや簡単なストレッチなどの運動を日頃の業務に取り入れるよう指導します(図4)。

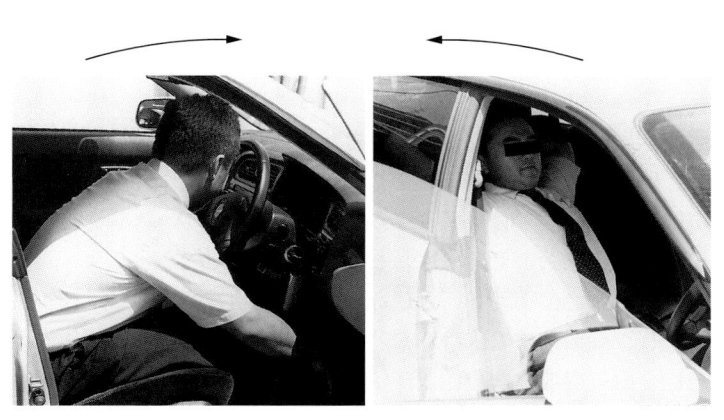

図4 体幹を前後に傾ける運動
運転業務の休憩時間を利用して体幹を前後に動かして腰への負担を軽くする。

> **メモ**
> 座位姿勢における腰椎への負担は、立位姿勢の約1.5倍になります。

> **● ワンポイントアドバイス**
> 椎間板内圧は姿勢によって異なり、端座位の姿勢は比較的内圧が高く、また同一肢位をとることによりさらに内圧が高まるため、姿勢を変えたり同一肢位を避けることが腰痛発生の予防になります。

## [2] 始業時などに準備体操を導入する

　慢性の腰痛を軽減するためには運動療法が有効とされています。職場においても簡単にできる体操を継続することは全体的・局所的な効果を身体に及ぼし、腰痛の発生を予防・改善することになります。
　日頃から、生活および仕事の中で準備体操や簡単な運動およびアフターケアなどを取り入れるように指導します。
　また始業前に簡単な全身運動を行うことにより、血液循環が亢進して筋の柔軟性も高まります。

> **メモ**
> 　ぎっくり腰は、朝に起きやすいとされており、始業前に行う軽い準備運動はその予防につながります。準備運動は精神的な賦活にもつながり、仕事へのスイッチオンにつながる利点もあります。

## [3] 運転業務時間内に行う運動

　長時間の運転姿勢は、股関節と膝関節を屈曲位に長時間保持することになり、股・膝関節周囲の筋肉の柔軟性を低下させます。普段より休憩時間などを利用して、筋のストレッチを心がけることが重要です。具体的には、座席に座ったまま背もたれを少し後ろに倒して、両膝を胸に引きつける運動（図5）を行います。また、車を降りることができれば、さまざまなストレッチを行います。この運動を行うことで筋の持続的な短縮を予防し、血液循環を改善することになります。
　さらに、既に腰痛に悩まされている対象者はハムストリングなどの伸張性の低下が起こっている場合があります。その場合には、筋の短縮や疼痛の程度に合わ

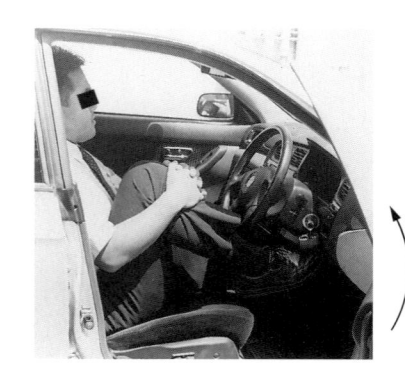

**図5　車内でできる簡単なストレッチングの方法**
バックシートを後ろに倒して、膝を抱える運動を交互に行い、股関節の周囲筋をストレッチする。

せてセラピストが個別的に対応し、疼痛や緊張がある筋を丁寧かつ慎重にストレッチする場合もあります。

> **メモ**
> 対象者へのアンケート結果では、準備運動などの運動を習慣として実施している人は腰痛の発生率が低い傾向を示しています。

> **● ワンポイントアドバイス**
> 勤労者が仕事の休憩時間を利用して行う筋のストレッチ運動は、息を吐きながらゆっくり行います。

> **メモ**
> セラピストが筋を他動的にストレッチする方法には、筋の起始と停止およびその走行に合わせて個別的に行うIDストレッチという方法があります（図6）。

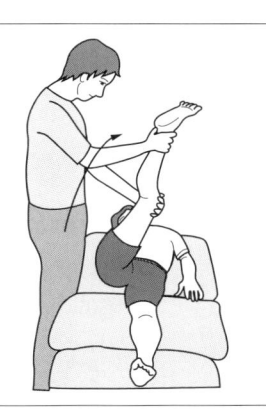

図6　IDストレッチングの方法
半腱様筋・半膜様筋を個別的にストレッチしている。

　腹筋および背筋のみならず大腿四頭筋やハムストリングなど骨盤と下肢をつなぐ主要な筋のストレッチも重要です。またストレッチは柔軟性・支持性を高める効果があります。特に、腰痛の影響を受けやすいハムストリングに対しては慎重かつ丁寧に教えて、対象者自身が普段より実施するように指導します（図7）。

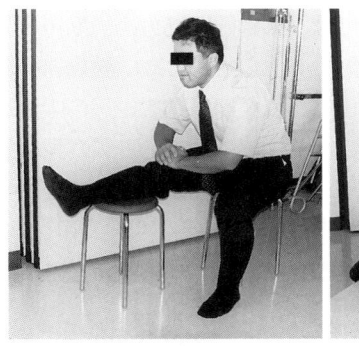

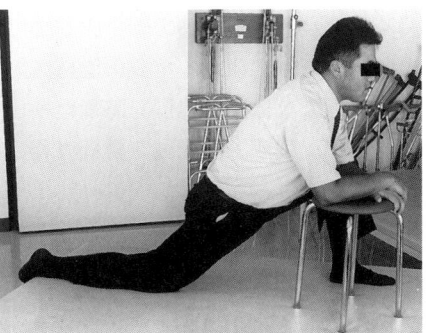

a：ハムストリングスのストレッチの方法　　b：腸腰筋のストレッチの方法

図7　日頃から簡単にできるストレッチング

## 4 勤務時間外に行う運動療法

### [1] 体幹周囲筋の局所的な筋力の向上

運転業務中における座位姿勢の安定性を向上させるためには、体幹の重要な支持筋である腹筋と背筋を重点的に鍛えます。

> ● ワンポイントアドバイス
> 腹筋は腹直筋だけではなく、むしろ内・外腹斜筋や腹横筋などが体幹の安定には重要で、体幹の回旋運動や傾斜運動も積極的に行うことが必要です。

> メモ
> 腹筋と背筋はどちらか一方が強いと腰痛を引き起こしやすいといわれていますので、バランスよくどちらも運動して鍛えることが必要です。

腰痛を有する人に対して指導されている「腰痛体操」は筋力の向上だけではなく、脊柱の可動性や筋の柔軟性を考慮した運動です。腰痛体操の重要性を示したうえで、腰痛の程度に応じて段階的に指導し、定期的に継続して行うことが重要です。

> ● ワンポイントアドバイス
> 腰痛体操はパンフレットなどに沿って指導しますが、すべてそのとおりに実施する必要はありません。対象者の状態に合わせて、重点的に行う運動をいくつか選択し、週に2～3回の割合で行ってもらいます。

### [2] 全身の持久力の向上

長時間に及ぶ運転姿勢の保持のためには、体幹周囲筋の高い筋持久力が要求されます。腹筋および背筋だけでなく、全身の筋持久力の向上のためには、腰痛体操だけでなく散歩や自転車および水泳などの比較的長い時間継続して行う全身運動を生活の中に取り入れます。

日頃から、定期的に運動を継続することで仕事へのよい効果が期待できます。

## 5 定期的な医療機関での診察と治療

### [1] 医療機関での定期的なメンテナンス

車にも定期的なメンテナンスが必要なように、人間にも人間ドックなどの定期的な健康チェックが必要です。特に、運転手などは長時間同じ姿勢でいることから、異常部位の早期発見の

ためにも定期的な検査が必要です。

> **メモ**
> 椎間板ヘルニアなどの軟部組織の病変は単純X線では診断しづらいので、MRIなどの精密検査をすると病変部位が確定できます。

## [2] 物理療法による腰痛症状の軽減

　運転手に発生する局所的な腰痛を軽減する方法として、物理療法が有効な場合があります。日頃から定期的に症状を軽減しておくと、手術を選択しなくてよいこともあります。腰痛を軽減する物理療法には、局所的な循環を改善し疼痛を軽減する温熱療法（ホットパック、マイクロ、レーザー療法など）と椎間板の内圧を軽減する牽引療法があります。理学療法士は腰痛の症状に応じて適切な物理療法を選択しなければなりません。

> **● ワンポイントアドバイス**
> 腰痛の原因が筋・筋膜性である場合には温熱や低周波療法を実施し、椎間板性の疼痛である場合には牽引療法を実施するとよいでしょう。

（石橋敏郎）

# CHAPTER 1 腰痛症

## 6. 腰痛の女性の職場復帰に関するリハビリテーション
― ハイヒールを履いての持続歩行が腰部に与えるストレスについて

● SUMMARY

1. ハイヒールでの歩行が腰部に与える影響を調査しました。
2. 腰痛再発予防には、TPOを考慮した靴の選択が必要です。

### ●●● はじめに

二足歩行を行う人間の脊椎は身体のバランスをとり、日常生活に適した姿勢を保つために前方および後方へのカーブを形成しています。その中で腰椎が形成している前方へのカーブは生理的前彎と呼ばれていますが、日常生活の中で起こり得るさまざまな状況によって腰椎前彎の角度は変化します。その角度変化を与える1つとしてハイヒールがあります。ハイヒールを履いた立位の重心線は股関節と膝関節の前方を通るために、腰椎前彎の角度が大きく（腰椎前彎の増強）ならざるを得ません。しかし、ここ数年来のサンダルやミュールの流行や、ハイヒールを通勤中や職務中において長時間にわたって履いて歩行することにより腰背部や下肢の筋疲労、疼痛の訴えがあることも見逃せません。

ここではハイヒールを履いて持続歩行をすることが体幹や下肢の筋、そして脊椎に及ぼす影響について述べます。

## 1 ■ 女性オフィスワーカーに対するアンケート調査

女性オフィスワーカー40名に対して、ハイヒールを長時間にわたって履いて歩行することによる体幹や下肢の筋疲労や疼痛出現の有無についてアンケート調査を行いました。

背部、腰部、臀部、大腿後面、下腿後面において筋疲労の出現の訴えがあり、特に下腿後面においては半数の20名が筋疲労の出現を訴えました。また4名が腰部における疼痛の出現を訴えました（図1）。

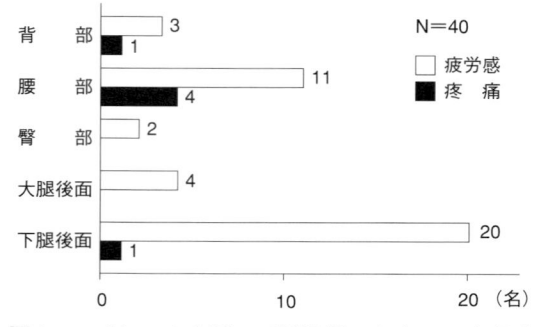

図1 ハイヒールを履いて長時間にわたって歩行することにより起こる訴え

(N=40、疲労感・疼痛)
- 背部：疲労感 3、疼痛 1
- 腰部：疲労感 11、疼痛 4
- 臀部：疲労感 2
- 大腿後面：疲労感 4
- 下腿後面：疲労感 20、疼痛 1

## 2 靴の種類によって生じる体幹筋、股関節伸展筋の筋力の変化

### [1] 体幹後屈筋の筋持久力

現在、腰痛がなく、かつ日常的にハイヒールを履くことがほとんどない健常女性10名〔平均年齢22.9歳(20〜35歳)、平均身長160.0 cm(156〜168 cm)、平均体重56.2 kg(45〜70 kg)〕に対して表1、図2、3の要領にて評価を行いました。体幹後屈筋の筋持久力の平均は図4に示すとおりで、スニーカー歩行後は安静後に比べ、筋持久力が有意に低下しました。また、ハイヒール歩行後はスニーカー歩行後に比べ、筋持久力が有意に低下しました。

表1 靴の種類によって生じる体幹後屈筋の筋持久力の変化に関する評価の方法

1. 体幹前後屈往復運動(図2)により体幹後屈20回における毎回の仕事量を測定
   ・等速度運動(60度/sec)
   ・前屈位60度から後屈位10度まで
2. 筋持久力の指標：20回目の仕事量/1回目の仕事量(図3)
3. 測定条件設定
   ①安静後：安静背臥位を30分間とらせた後
   ②スニーカー歩行後：スニーカーを履いての歩行を30分間持続させた後
   ③ハイヒール歩行後：ヒールの高さが7 cmのハイヒールを履いての歩行を30分間持続させた後
   ＊それぞれの測定の間には30分間の休息

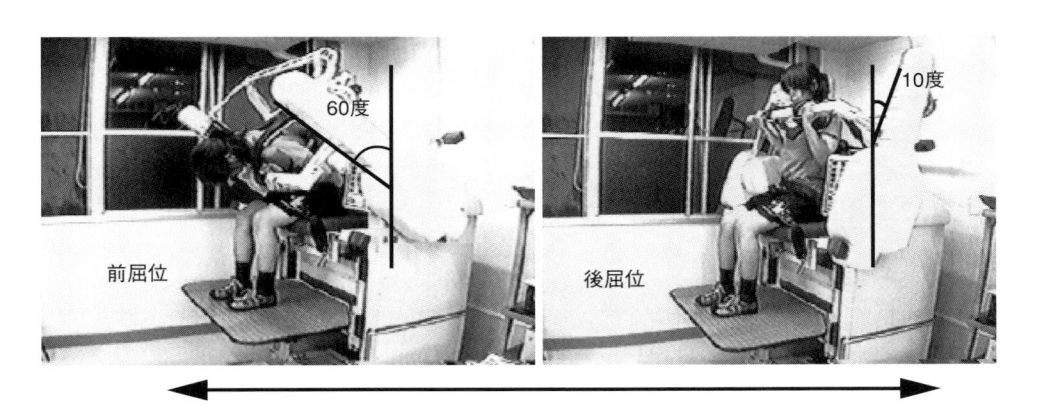

図2 体幹前後屈運動

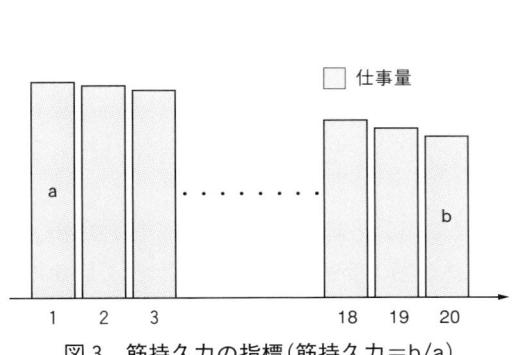

図3 筋持久力の指標(筋持久力＝b/a)

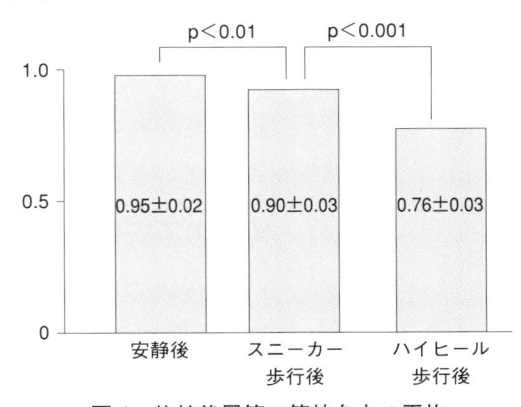

図4 体幹後屈筋の筋持久力の平均

安静後 0.95±0.02　スニーカー歩行後 0.90±0.03　ハイヒール歩行後 0.76±0.03
p<0.01　p<0.001

表2 靴の種類によって生じる体幹前屈筋の筋力の変化に関する評価の方法

1. 体幹前屈筋の評価
　・体幹前後屈運動(図2)により体幹前屈時10回におけるピークトルク値を測定
　・等速度運動(60度/sec)
　・後屈位10度から前屈位60度まで
　・評価の指標：各被検者の安静後の筋力を1と仮定
2. 股関節伸展筋の評価
　・徒手筋力検査
3. 測定条件設定：表1と同じ条件

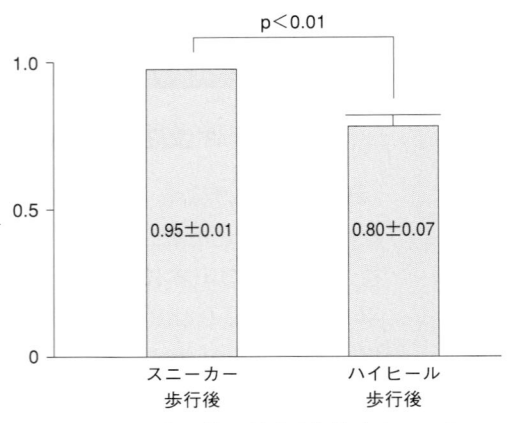

図5 体幹前屈筋の筋力(安静時を1と仮定)の平均（スニーカー歩行後 0.95±0.01、ハイヒール歩行後 0.80±0.07、p<0.01）

## [2] 体幹前屈筋および股関節伸展筋の筋力

現在、腰痛がなく、かつ日常的にハイヒールを履くことがほとんどない健常女性14名［平均年齢23.1歳(20～35歳)、平均身長161.2cm(156～171cm)、平均体重55.1kg(45～70kg)］に対して表2の要領にて評価を行いました。

安静後を1と仮定した場合の体幹前屈筋の筋力の平均は図5に示すとおりで、ハイヒール歩行後はスニーカー歩行後に比べ、筋力が有意に低下しました。また、股関節伸展筋の筋力は安静背臥位後およびスニーカー歩行後は全対象者ともに筋力5でしたが、ハイヒール歩行後は筋力低下した対象者が13名いました。残りの1名は筋力5で変化なしでした。

# 3　ハイヒールでの持続歩行が体幹や下肢に及ぼす影響

ハイヒールでの持続歩行を行った後では、体幹後屈筋の筋持久力が低下することが示唆されました。これらは、ハイヒールを履くことにより増強された腰椎前彎が原因と考えられます。

原因は腰椎前彎が増強され、腰部や大腿後面、下腿後面の筋が緊張し、これら筋群の緊張状態が持続することにより疲労し、筋力や筋持久力の著明な低下が生じたと考えます。

それでは体幹筋や股関節周囲筋の筋力、筋持久力が低下してしまった場合、脊椎にどのような影響を及ぼすのでしょうか。

## [1] 脊柱の不安定性

Macnabら[1]が船のマストを支えるために用いる索と人間の脊椎の筋性の支えとの類似性を指摘したように(図6)、脊柱の安定性は体幹筋の筋活動によって図られています。

よって仮に体幹の筋力や筋持久力のアンバランスが生じた場合、脊柱の不安定性が誘発され、それが腰痛の発症に結びついてしまいます。

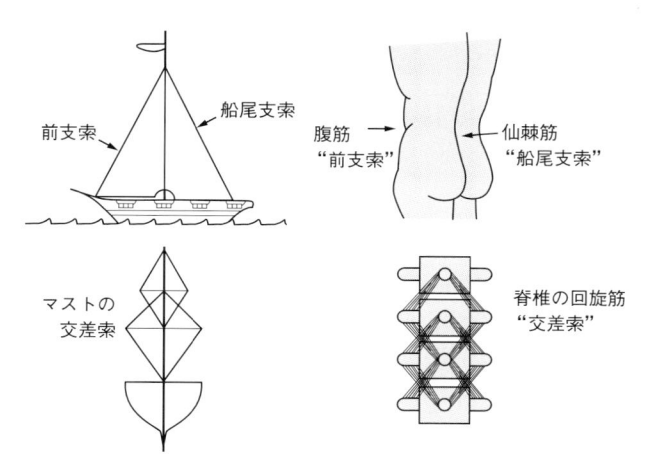

図6 船のマストを支えるために用いる索と人間の脊椎の筋性の支えとの類似性
(Ian Macnab, John McCulloch(著), 鈴木信治(監訳):Macnab/McCulloch腰痛. 原著第2版, p 222, 医歯薬出版, 東京, 1993による)

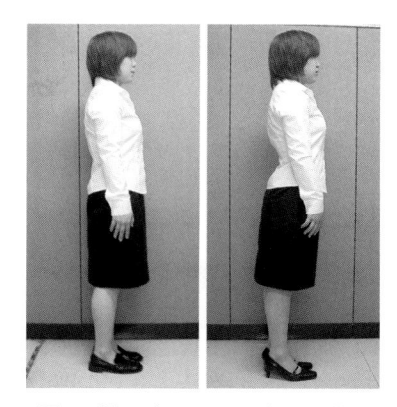

図7 靴の違いによる姿勢の違い
ヒールの低い靴を着用したとき(左)に比べ、ヒールの高い靴を着用したとき(右)は腰椎前彎が増強していることが観察できます。

### [2] 不良姿勢"スウェイバック"

　特に体幹前屈筋や股関節伸展筋の筋力低下はさらに腰椎前彎角度の増大を引き起こし、スウェイバック(図7)の状態になります。この状態は腰椎椎間関節や椎間板組織、諸靱帯にストレスをかける[2]ため、不良姿勢の1つといわれています。そして、これらのストレスの蓄積が腰痛の発症に結びついてしまいます。

## 4 腰痛の女性の職場復帰に際しての靴の指導

　ハイヒールを履いて長時間にわたる持続歩行を行うことは、自ら腰痛症を発症させる状況をつくっていることに等しいといっても過言ではありませんが、職場や職業によっては、接客時や応対時などにハイヒールを履かなければならない場面が存在します。腰痛をもつ女性の職場復帰に関するリハビリテーションを行う際は、まず職務状況をしっかり評価し、そのうえでTPOを考慮した靴を選択するように指導や教育を行うことが重要です。

（坂本親宣）

【文献】
1) Ian Macnab, John MuCulloch(著), 鈴木信治(監訳):Macnab/MuCulloch腰痛. 原著第2版, pp 221-222, 医歯薬出版, 東京, 1993.
2) 小早川裕明:生活指導と治療体操. 整形・災害外科:1841-1846, 1981.

# CHAPTER 1 腰痛症

## 7. 企業の腰痛予防に対する取り組み

● SUMMARY

・衛生管理担当者に行ったアンケート調査の結果をもとに、企業での腰痛予防の取り組み状況を報告します。

## 1 企業での腰痛予防管理

### [1] 衛生管理者と産業医

　企業では、労働者の「衛生管理」の中の1つとして腰痛予防が位置づけられています。
　常時50人以上の労働者を使用する全業種の事業所には、労働省令で定められた「衛生管理者」、10人以上50人未満の事業所では「安全衛生推進者」の選任が義務づけられています。衛生管理者の職務として、①総括管理、②作業環境管理、③作業管理、④健康管理、⑤労働衛生教育、が規定されています。
　「衛生管理者」については、労働者数や業種などにより、人数や専任の必要性など細かい規定があります。原則的に工業的業種における衛生管理者は第一種衛生管理者免許、非工業的業種は第二種免許を必要とします。労働者数が200人を超える場合は複数の衛生管理者を選任し、1,000人以上（業種によっては500人以上）の労働者を雇用する事業所は少なくても1人は専任の衛生管理者を配置しなくてはなりません。医師、歯科医師、労働衛生コンサルタントは第一種衛生管理者と同等の者として扱われます。
　産業医は常時1,000人、業種によっては500人以上の労働者を雇用する事業所に、専属の者を選任するように義務づけられ、医学的専門知識のもとに労働者の健康管理などを行うこととされています。

### [2] 衛生管理の中での腰痛予防

　腰痛予防については、作業環境管理や作業管理の中で作業場の調整や作業姿勢の調整などが言及されています。
　労働省（現厚生労働省）から1994年に「腰痛予防対策指針」が示され、重量物取り扱い作業・重症心身障害児施設などにおける介護作業・腰部に過度の負担がかかる立ち作業、腰部に過度の負担がかかる腰掛け作業・座作業、長時間の車両運転などの作業に分けて指針が示されています。

また、腰痛予防管理者用労働衛生教育テキストとして1996年に労働省編「腰痛予防マニュアル」も発行されています。その中では、労働衛生管理の概論、腰痛概論、作業管理、作業環境管理、健康管理、腰痛体操、労働衛生教育の方法などが述べられています。

労働省のこれらの取り組みにもかかわらず、腰痛の有病率は減っていません。

## 2 企業における腰痛予防の実際の取り組み

企業の衛生管理者へ、腰痛予防への取り組み状況などについてアンケート調査を行いました。実際の取り組みを把握するとともに、セラピストの取り組むべき課題について考察します。

### [1] 調査対象と方法

2001年度の山口県産業保健安全衛生大会の参加者に対し衛生管理担当者宛のアンケート用紙を配布し、職場に持ち帰り担当者に渡してもらうよう依頼しました。アンケートの内容は、衛生管理担当者の腰痛予防への知識や意識、産業医の選任状況、腰痛予防への取り組み状況、当院への希望などについてです。

### [2] 結果

**❶ 回収率など**

アンケート配布数は195通で、回収できたのは29通（回収率14.9％）でした。各事業所の労働者数は平均 276±334.1名で、6～1,300名と事業所の規模はまちまちでした。

**❷ 腰痛ハイリスク作業の有無**

腰痛ハイリスク作業として腰痛予防対策指針に取りあげられている事務作業、重量物運搬作業、立位作業、車両運転作業、介護作業を取りあげ、概ね4時間以上の作業を行う部門の有無についてたずねました。

事務作業があるのは25社（86.2％）、重量物取り扱い作業があるのは14社（48.3％）、立位作業があるのは12社（41.4％）、運転作業があるのは7社（24.1％）でした。上記の5作業のいずれもないとしたのは3社のみで、3社とも労働者数50人以下の企業でした。

**❸ 衛生管理担当者の勤務体系・資格**

回答者となった「衛生管理担当者」が、衛生管理業務を専任で行っているか兼務で行っているかをたずねました。専任で管理業務にあたっているのは5名（17.2％）で、他の業務と兼務しているのが18名（62.1％）、不明6名でした。他の業務と兼務で衛生管理に携わっている者が多いという結果でした。

これは労働省令の業種によっては500名以上の労働者を雇用する場合1名以上の専任衛生管理者の配置が義務づけられていることと関係している考えますが、配置が義務づけられていない労働者数200名の企業で専任の衛生管理者がいるところもありました。

担当者のうち第一種衛生管理者の国家資格をもっている者は11名（48％）で、第2種をもつ

ている者が2名(8.5%)でした。その他の中には医師も含まれていると考えます。

**❹ 産業医・産業看護師の有無**

産業医の選任については、8社(27%)で専任医師がおり、16社(55%)が委託をしていました。産業医24名の専門は18名が内科医でした。整形外科医が選任されているところはありませんでした。

専任の産業看護師を雇用しているところが10社ありました。そのうち6社は専任医師のいるところです。

**❺ 担当者の腰痛予防への認知度など**

作業関連疾患については、よく知っている：3名(10.3%)、ある程度知っている：19名(65.5%)、聞いたことがある：5名(17.2%)、知らない：2名(6.9%)でした。

また、腰痛予防指針については、よく知っている：2名(6.9%)、ある程度知っている：12名(41.4%)、聞いたことはある：11名(37.9%)、知らない：4名(13.8%)でした。

**❻ 従業員の腰痛の把握状況**

従業員の腰痛経験について把握していると答えた担当者は10名(34.5%)、腰痛により退職した人がいるかどうか把握している：17名(58.6%)、休職した人がいるかどうかを把握している：17名(58.6%)、配置転換をした人がいるかどうか把握している：16名(55.2%)という結果でした。

**❼ 腰痛予防への取り組み(図1)**

特に行っていないと答えたところもありましたが、選択肢の中でパンフレット配布や体操にチェックが入っているところもあり、まったく何も行っていないと判断されたのは6社でした。

**❽ 病院が腰痛予防に取り組むことについて(図2)**

ほとんど要望は出されませんでしたが、無料なら受け入れ可能のようです。

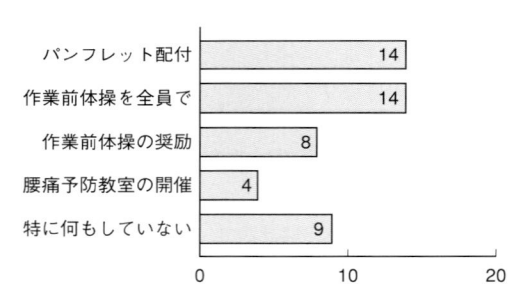

図1 腰痛予防への取り組み

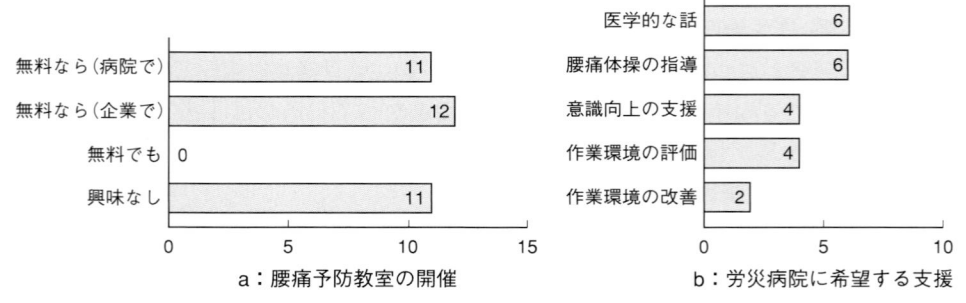

図2 病院が腰痛予防に取り組むことについて
a：腰痛予防教室の開催　　b：労災病院に希望する支援

### [3] 考察

　過去、山口労災病院では看護や介護職に対し同様の調査を行ってきましたが、いずれも回収率は 70〜80% であったのに比較し、今回の回収率は著しく低く、それだけでも企業の腰痛への関心の低さを知ることができます。

　衛生管理者は従業員が 50 人以上の事業所では 1 名（兼務でも可）、1,000 人以上だと専任を配置するように義務づけられています。調査結果では基準より多い配置がされているようでしたが、腰痛への取り組みは積極的とはいえないようです。産業医も内科医が中心であり、腰痛予防などについて実際的な行動プランをもっていないことも考えられます。

　従業員が腰痛により退職・休職・配置転換したかについては、6 割程度の事業所が把握していましたが、全体の腰痛経験についての把握状況は 3 割程度と低く、一般的な予防的取り組みはもちろん、ハイリスク群の把握などもなされていないことがわかります。

　積極的な予防対策をしているところは稀でしたが、こちらからの働きかけ（腰痛教室をしたい）に対しては興味を示した事業所はいくつかあり、私たちセラピストが介入する余地がありそうです。具体的内容の希望についてはあまり意見が寄せられませんでしたが、医学的な話や腰痛体操については若干の興味を示しています。しかし、セラピストが作業環境改善の支援ができるとの認識はないように思います。

## 3　セラピストの取り組むべき課題

　少ないデータからではありますが、企業の腰痛予防対策の現状への理解が進み、セラピスト側の課題もいくつか示されました。

　第一種衛生管理者が管理すべき項目は、労働基準法にかかわることや労働衛生・労働生理と多岐にわたり、作業関連疾患の予防のための作業姿勢の改善や腰痛予防などは、衛生管理者にとって優先順位が低いことは容易に想像できます。

　腰痛発症には、作業関連だけでなく身体的素因やストレスなどの心理的要因等複雑に絡み合い、作業の環境や習慣の改善のみで予防が可能かどうかという論議もありますが、欧米では労災補償コスト削減の観点から企業の関心も高く、積極的に取り組まれています。それに比較するとわが国の取り組みは立ち遅れており、今後、セラピストの果たすべき役割は大きいと考えます。

　腰痛を含めた作業関連疾患の予防への取り組みは、ADL 評価や作業分析と一線上にあるもので、セラピストにとっては既存の知識の応用である程度対応可能な分野であると考えます。衛生管理担当者に腰痛予防指針が示され、実際の教育用に腰痛予防対策マニュアルも提示されていますが、医学的な説明や腰痛体操などは専門家に依頼したいと考えているようですので、セラピストは積極的に取り組むべきと考えます。

　また企業の衛生管理者にとっては、病院は「腰痛になってから行くところ」であって、予防的取り組みを支援できるところであるとの認識はないようですので、関連分野との積極的な連

携づくりに努め、私たちが予防的な取り組みができることをアピールしていくことが重要であると考えます。

### ●●● おわりに

　私たち病院勤務のセラピストは予防的取り組みへの経験も少なく、また企業の労働衛生管理の現状についても疎いのが現状です。現在、取り組みやすい分野として介護職を取りあげ、腰痛予防を主眼とした移乗介助の方法や作業方法の改善の指導（姿勢の指導、移乗介助補助具の使用方法の指導など）に取り組んでいますが、理論はわかっても現場での適応が困難な状況など、病院で行う腰痛予防との差異を改めて認識しているところです。

　今後も、今回示したような現状を念頭におき、作業評価や教育技術の向上に努めていくべきと考えます。

（河本玲子、富永俊克）

【参考文献】
1) 労働省安全衛生部労働衛生課（編）：新/衛生管理；法令編, 管理編, 第1種用. 中央労働災害防止協会, 東京, 1998.
2) 労働省労働衛生課（編）：職場における腰痛予防対策マニュアル. 中央労働災害防止協会, 東京, 1996.

# CHAPTER 2　介護職員の肩関節痛状況について

> ● SUMMARY
> 1. 介護職員の肩関節痛を調査しました。
> 2. 半数近くが肩関節痛を自覚しており、その業務内容、対処方法などについて述べます。

## 1　介護職員の肩関節痛状況

### [1]　対象と方法

　私たちは尼崎市社会福祉協議会に所属する介護職員360名に、無記名による自己記入式でアンケート調査を行いました。主な質問内容は年齢、性別、勤続年数、勤務形態、現在の肩関節痛有訴状況、予防対策などです。

### [2]　結果

　回答者は173名であり、年齢は52.0±8.0歳、勤続年数は5.6±3.2年(0〜20年)、全員女性で在宅勤務でした。結果は図1〜3のとおりです。「業務に原因」と回答したものの作業内容は「掃除」「移乗動作の介助」「利用者の搬送」の順でした(図4)。痛みの仕事に対する影響と対応は図5、6に示すとおりでした。治療方法は図7に示すとおりで、「湿布の使用」「電気療法」「マッサージ」の順でした。予防対策をしている人としていない人は、48％、52％でほぼ同数でした(図8)。

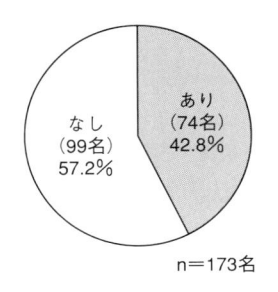

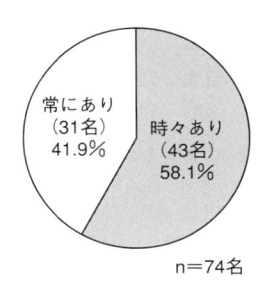

図1　肩関節痛の有無　　図2　肩関節痛の状況　　図3　肩関節痛の原因

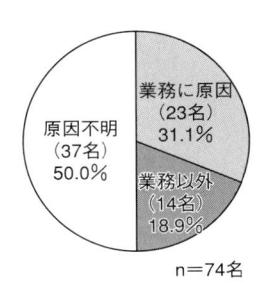

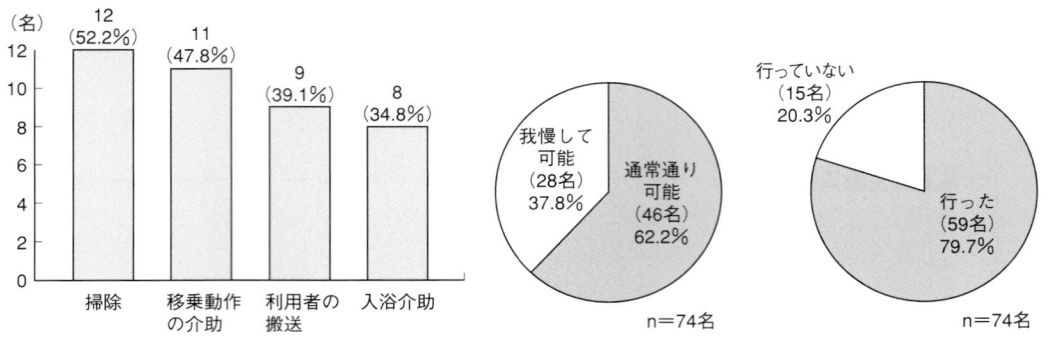

図4　肩関節痛を起こした作業内容

図5　仕事への影響

図6　肩関節痛に対する対応

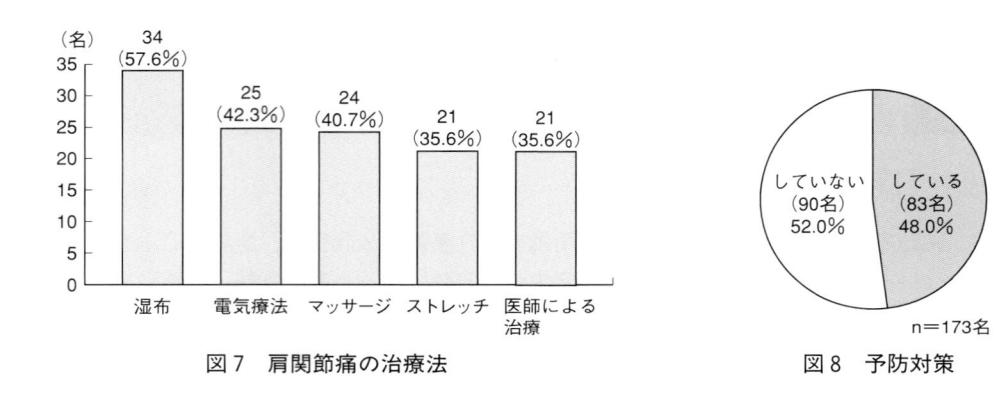

図7　肩関節痛の治療法

図8　予防対策

## 2　肩関節痛に対する予防と理学療法

肩関節痛に対する予防と理学療法については、「CHAPTER 1．腰痛症」(307〜348頁)の項をご参照ください。

## 3　まとめ

・肩関節痛を有する介護職員が4割以上と予想以上に多く、しかも我慢して通常どおりの仕事が可能であるものが4割近くで、毎日痛みを我慢しながら仕事を行っている現状が予測されました。
・原因となる作業内容は主に「掃除」「移乗動作介助」「利用者の搬送」などの動作でみられました。
・肩関節痛への対応や予防対策は行っているものの、その方法は湿布の使用や電気療法、マッサージなどが主であり姿勢や動作に対しての考慮がなされていないこと多く、今後は痛みを

引き起こす動作への予防対策が重要です。

●●● **おわりに**

　介護職員の肩関節痛状況について述べました。作業動作の分析や作業環境も含めた人間工学的なアプローチが今後は必要です。しかし、この分野での研究や治療方法の確立は、かなり遅れていると思われます。本文が臨床や研究の一助になれば幸いです。

（梼平　司、上月芳樹）

【参考文献】
1) 梼平　司, 上月芳樹：介護職員の肩関節痛状況について. 第38回日本理学療法学術大会演題抄録集 30, p 63, 2003.

# CHAPTER 3 頸肩腕症候群に対するリハビリテーション

## ● SUMMARY

1. 頸肩腕症候群は、肩や上肢にかけて疼痛や凝り、しびれなどの自覚症状がある、職種や職場との因果関係が発症要因として考えられる作業関連疾患の1つです。
2. 治療に際しては、初期に自覚症状の把握を含めた十分な評価(問診、視診、触診)を行い、治療期間を設定し、悪循環による慢性疼痛化を防ぎます。
3. 治療の目的は、神経・筋および精神的リラクゼーションを与えることで、手段として、筋肉のストレッチング、等尺性の筋収縮運動、物理療法などを行います。

### ●●● はじめに

頸肩腕症候群は、病態を明確に定義した疾患名ではないため、その概念は整形外科的立場やリハビリテーション医学的立場、産業医学的立場で異なっています[1)2)]。

ここでは、頸肩腕症候群に対する評価、治療のポイントを紹介します。

## 1 頸肩腕症候群の臨床症状

### [1] 自覚症状

自覚症状は、頸部、肩甲帯、上腕、前腕、手指の疼痛、凝り、しびれ感などです。このような症状が慢性化すれば、さらに頭痛や意欲の低下、睡眠障害や倦怠感などを訴えるようになります。

疼痛は、鈍く重い痛み(鈍痛)であることが多く、その部位の運動によってさらに増強します。凝りは、僧帽筋上部、肩甲挙筋、大・小菱形筋、橈側手根伸筋などに訴えることが多く、他覚的にも筋硬結や圧刺激に対する圧痛部位と重なることが多くみられます。

しびれ感は、上腕、前腕、手指にかけての訴えがありますが、理学的鑑別診断テストによって反応が認められない場合は、筋緊張の持続から起こる末梢循環障害や自律神経障害などが疑われます。

### [2] 他覚所見

通常は他動的関節可動域制限や筋萎縮、筋力低下は認めないか、あっても軽度です。姿勢評価では、なで肩、頭部の前方突出と頸椎の前彎増強、胸椎の後彎増強と肩甲骨外転位などを呈する場合があります。

表1　理学的鑑別診断テストの代表的なもの

| テスト名 | テスト方法 | 鑑別対象疾患 |
| --- | --- | --- |
| Adson's test | 対象者を座位にして両上肢を前方に置き橈骨動脈の拍動を調べる。次に頸椎伸展位で回旋させ、深呼吸時の橈骨動脈の拍動の減弱を検査する。 | 胸郭出口症候群、斜角筋症候群、頸肋症候群 |
| Wright's test | 座位で肩外転・外旋90度、肘屈曲90度で、橈骨動脈の拍動を検査する。 | 胸郭出口症候群、過外転症候群 |
| Morley's test | 斜角筋三角部を圧迫して、その部位の圧痛および上肢への放散痛の有無を調べる検査。 | 胸郭出口症候群 |
| Roos's test | 座位で肩外転・外旋90度、肘屈曲90度の肢位で、手指を握ったり開いたりする動作を3分間行う。上肢の疲労や疼痛が生じて3分間継続できない場合を陽性とする。 | |
| Eden's test（肋鎖圧迫テスト） | 座位で、背筋を伸ばし、両上肢を後下方に引き下げたときの橈骨動脈の拍動の減弱を検査する。 | 胸郭出口症候群、肋鎖症候群、頸肋症候群 |
| Jackson's test | 頸椎過伸展位にて頭頂部より体軸方向へ圧迫すると肩甲帯、上肢へ放散痛が生じる。 | 頸椎椎間板ヘルニア、変形性頸椎症 |
| Spurling's test（椎間孔圧迫テスト） | 頸部を患側に傾けた伸展位とし、頭部を体軸方向へ圧迫すると、上肢への電撃様の痛みが放散する。 | |

## [3] 検査所見

　頸肩腕症候群ではX線検査などの画像診断、針筋電図や指尖容積脈波などの臨床検査所見では異常がみられません。また、表1の理学的鑑別診断テストの結果で陽性を認める場合には、確立した診断名をつけて頸肩腕症候群と治療方針を区別します。

# 2　治療の実際

## [1] 治療に際しての注意点

　頸肩腕症候群の治療で大切なことは、初診時に問診や客観的評価を行いながら十分に訴えを聞き、症状に関連した情報を聴取することです。さらに、対象者への治療方針のインフォームド・コンセントとともに、重症度に応じて治療期間を定めておくことが重要です。

　特に作業関連性頸肩腕症候群の患者は、比較的難治性で、依存心が強く、病態を必要以上に重く受け止めている人が多い[3]といわれています。このため、本疾患が治癒可能であることの意味を含めた治療期間の設定と患者自身の治療意識および再発予防意識の動機づけを図ります。セラピストは定期的な疼痛評価の実施、症状の改善度に応じた段階的な運動療法および治療体操の指導、ADL動作の確認を行うことで対象者の精神的不安感や神経症傾向からの脱却を図ります。

　以下に評価と治療方法の具体的内容を示します。

**表2　問診時の疼痛の評価**

| I. 主観的な疼痛の聴取 | II. 疼痛の原因となる事柄 |
|---|---|
| 1. 疼痛の発生日あるいは持続期間 | 1. 外傷の有無 |
| 2. 疼痛の部位（指で指し示す/手のひらを越える範囲） | 2. 既往歴 |
| 3. 疼痛の強さ（VAS：Visual analogue scale など） | 3. 他部位の健康状態 |
| 4. 疼痛の性質 | 4. 職業・職種・就業形態・労働時間・役職 |
| 5. 疼痛の日内変動 | 5. 家族構成や経済情報 |
| 6. 鑑別診断テストへの反応 | 6. 余暇の活動 |
| 7. 疼痛の誘発形態　自動運動痛、他動運動痛 | 7. その他のストレスの有無 |
| 8. 夜間の疼痛の状態（入眠、睡眠の状態、姿勢） | |
| 9. ADL障害の内容 | |
| 10. どうすればよくなると思うか | |

## [2] 理学療法評価

### ❶ 問診

表2のような疼痛の評価および関連事項について聴取を行います。

頸肩腕症候群の疼痛は慢性痛化していることが多く、悪循環を断つ糸口をみつけるために、疼痛や心理・社会的範囲に及ぶ情報を記録しておくことが重要です。

疼痛の強さは、VAS（Visual analogue scale）を用いると対象者の主観的な程度が把握できます。VASとは、一方を「まったく痛みがない」、もう一方を「これ以上耐えられない痛み」と記した10 cmの直線上に、対象者自身が疼痛の程度を記し、セラピストがその距離を測って数値を記録する評価法です。mm単位で記録し、数値が大きいほど疼痛が強いことを表します。

### ❷ 視診（表3、4、図1、2）

視診として姿勢の評価を行います。

姿勢異常は骨の構築学的変化や筋緊張異常、疼痛抑制肢位などを知る手がかりとなり、後の効果判定にも客観性を有することになります。

よい姿勢の指導は、対象者の動作時の意識づけにもつながり、日常生活の中で予防意識の向上も期待できます。

### ❸ 触診

筋硬結の触診や圧痛部位を確認します。

筋硬結とは、筋線維に沿って限局的に存在する硬いしこりの部分をいいます。筋硬結発生のメカニズムは、局所の循環障害から酸素不足となったために起こるアデノシン三リン酸（ATP）の欠乏が原因で、筋弛緩にかかわるカルシウムイオンの筋小胞体への浸透が障害され、筋収縮の持続によって発生します。この部位に圧刺激を加えると、圧痛や他の部位への関連痛が生じます。

### ❹ 一般的評価

頸肩腕症候群における筋力評価や関節可動域評価の目的は、疼痛や筋緊張異常による関節可動域制限の把握が中心で、筋萎縮に伴う筋力低下や拘縮などの関節可動域制限を認める例は多くありません。また、対象者の表情や来室時の動作分析が重症度を反映している場合が多いこ

表3 後方からの姿勢異常の評価

| | 頭部・頸部の異常 | 肩・肩甲骨の異常 | |
|---|---|---|---|
| | Head rotated(tilt) | Dropped shoulder | Shoulder elevated |
| 徴候 | 頭がplumb lineの片側へ傾斜または回旋 | 片側肩が低位 | 片側肩が高位 |
| 原因 | ・同側の頸部側筋が過緊張<br>・対側の頸部側筋が弛緩<br>・同側の脊椎の短縮 | ・利き手<br>・体幹片側の筋群が過緊張または短縮 | ・片側僧帽筋上方線維、肩甲挙筋が過緊張（筋肥大あり）<br>・胸椎側彎 |

表4 側方からの姿勢異常の評価

| | 頸部の異常 | | 胸椎の異常 |
|---|---|---|---|
| | Forward head posture | Rounded shoulder | Thoracic hyperkyphosis |
| 徴候 | 頭がplumb lineの前方に位置する | 肩峰がplumb lineより前方にあり、肩甲骨が外転 | 胸椎の過度の後方突出 |
| 原因 | ・過度の頸椎前彎<br>・頸椎伸筋群、僧帽筋上部線維、肩甲挙筋の過緊張<br>・頸椎屈筋群の弛緩 | ・大胸筋、前鋸筋、肋間筋の短縮<br>・胸椎後彎とforward head<br>・胸椎伸筋群、僧帽筋中部線維、菱形筋の筋力低下や弛緩 | ・椎間板前方の短縮<br>・胸椎伸筋群、僧帽筋中部、下部線維、後方靭帯の弛緩<br>・前縦靭帯、腹筋上方線維、胸部前方筋群の過緊張 |

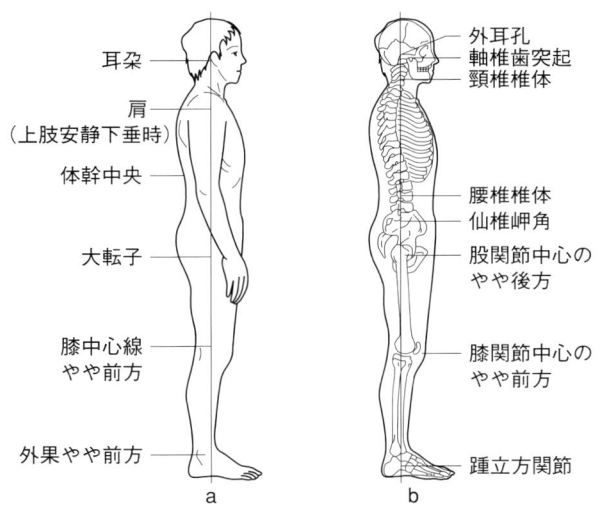

図1 正しい姿勢における重心線と体表面ランドマークとの関係
a：Plumb lineが関連する体表ランドマーク
b：Plumb lineが通過する骨格部位
（平泉 裕：姿勢の診察ポイント；背面ならびに側面からの姿勢の評価. 脊椎脊髄 13(1)：67-70, 2000より改変）

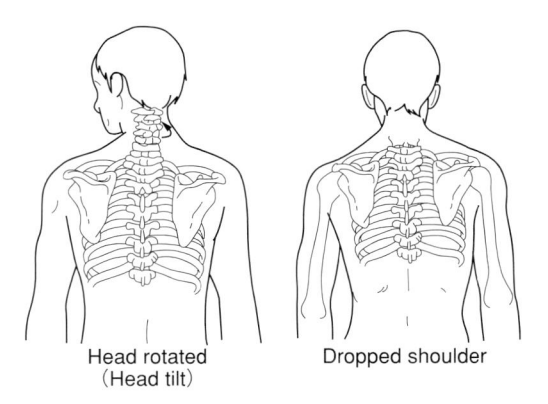

図2 体幹後面からの姿勢評価
（平泉 裕：姿勢の診察ポイント；背面ならびに側面からの姿勢の評価. 脊椎脊髄 13(1)：67-70, 2000より改変）

とも念頭におくべきです。

### a. 筋力評価

　頭部、肩甲帯、上肢の各運動方向への徒手的筋力測定と握力測定を行います。左右差の有無や運動範囲内で十分な筋力が認められるかといった点に注意します。

b. 関節可動域評価

頸部の前後屈、側屈、回旋、肩甲骨の挙上および内外転、上肢の屈曲、外転、伸展方向の自動運動と他動運動の可動域を測定します。

c. 動作の観察

姿勢はもちろん歩行時の腕の振幅、荷物の持ち方、上着の着脱動作などを観察し、動作時間や方法を記録します。

## [3] 治療手段

### ❶ 物理療法

軟部組織の血流改善、疼痛緩和を目的として、ホットパック、極超短波などの温熱治療、筋スパズムの軽減を目的として、低周波、SSP、超音波などの電気刺激治療を適宜行います。

頸椎の間欠的介達牽引施行上の注意点としては、楽な姿勢で頸椎軽度屈曲位、牽引力は10kg以下に設定します。

温熱治療、電気治療、牽引治療は、いずれもそれ自体に直接の治療効果は確認されておらず、次に述べる運動療法施行時の疼痛軽減、筋力の増大作用を導くものと考えるべきです。

### ❷ 運動療法

局所的には、関節可動域の維持・改善、筋の収縮・弛緩による血液循環の改善、柔軟性の改善、筋緊張の抑制、筋硬結の改善、筋力の増大を目的に行います。

全身的には、有酸素運動による全身血液循環の改善、運動による心理的効果(爽快感)、体力向上による活動能力および活動意欲の向上などを目的に行います。

a. 運動療法の内容

①ストレッチング(stretching)

基本的には、反動をつけずにゆっくりと筋を伸張し、その肢位を数十秒間保持する静的ストレッチング(static stretching)を行います。反動をつけた筋伸張法(ballistic stretching)は、逆に筋緊張を亢進させ、筋・結合組織の傷害を引き起こす危険があるため好ましくありません。

治療部位への局所冷却スプレー噴射とストレッチングを組み合わせたスプレーアンドストレッチ法や、超音波あるいはトリガーポイント注射の併用は、痛みの軽減と閾値上昇に効果が高いといわれています[5]。

鈴木によるIDストレッチング[6]は、個々の筋線維の走行および筋連結を意識した他動的ストレッチ法であり、筋緊張抑制のためにIb抑制および等尺性収縮を取り入れたスタティック・ストレッチングに分類されています。緊張の亢進した筋に対しては、等尺性収縮後の筋弛緩を利用したストレッチングを行うと筋放電の減少や可動域の改善が報告されています[6]。

②筋力増強運動

第一段階の筋力増強運動は、筋萎縮や筋力低下を改善するという目的よりもむしろ、筋収縮によるポンプ作用により末梢血液循環の改善を図り、僧帽筋など姿勢保持筋の筋機能の改善を目的に行っていきます。頸部周囲の持続的最大下等尺性収縮運動から開始し、疼痛の軽減に伴い、徐々に筋力を100%に近づけていきます。各方向への運動回数は10回を目標に行いま

第二段階の筋力増強運動は、第一段階の運動が十分行えるようになった時点で開始します。第二段階では、筋の収縮と弛緩をリズミカルに繰り返す運動「主動筋・拮抗筋律動的固定法：Rhythmic Stabilization exercise」[7]を行います。この運動は、対象者の行う運動方向に拮抗した徒手抵抗を加えることにより等尺性収縮運動を行わせ、これをリズミカルに交互に行うものです。

　第三段階の筋力増強運動は、ゴムチューブや鉄アレイを使用した抵抗運動を指導します。自主的運動を指導していくことで運動の習慣化を図り、自発性や活動性の向上を目指します。但し、過負荷や遠心性収縮を伴う運動は、遅発性筋肉痛を生じさせ、再び疼痛への不安の誘発という悪循環となる恐れがありますので、低負荷・高頻度の運動指導が必要となります。

③全身運動（有酸素系運動）

　ウォーキングや水泳など、上肢の運動を伴った有酸素運動は、全身の循環改善や心理的爽快感が得られます。余暇活動に運動機会の少ない対象者には、有酸素運動の指導だけでも自覚症状の改善効果が現れる場合があります。

④体操指導

　これまでに述べた運動療法の目的や注意点を対象者に説明し、自宅や職場で行う体操を指導することで、症状緩和や予防的効果を図ります。対象者用パンフレットを作成して、回数、時間などを明記するとよいでしょう。

### ●●● おわりに

　職業に関連した頸肩腕症候群の治療は、初期時の治療や指導が不十分であれば自覚症状の増悪とともに難治性となっていきます。慢性痛に対する治療は、痛みそのものに対する治療といわれます。つまり、軽度の刺激や交感神経系の興奮、心理的要因などによって誘発される慢性痛の治療には、身体的、精神的ストレスを緩和し、慢性痛の基礎となる悪循環を断つための関与が必要となります。そのためにも治療を介した症状把握や意思疎通ができる理学療法士の対応が重要となります。思い切った休養の勧めや運動習慣への言及と併せて、本症が治癒・克服できる疾患であることを対象者に認識させることが最も重要であるといえるでしょう。

（廣滋恵一）

【文献】
1) 蜂須賀研二, 緒方　甫：頸肩腕症候群の概念とリハビリテーション. 総合リハ 16：431-443, 1988.
2) 岩破康博：頸肩腕症候群の鑑別診断について. 骨・関節・靱帯 11(9)：1095-1100, 1998.
3) 緒方　甫：リハビリテーション医学の立場からみた職業因性頸肩腕症候群. 整・災害 36：647-654, 1993.
4) 平泉　裕：姿勢の診察ポイント；背面ならびに側面からの姿勢の評価. 脊椎脊髄 13(1)：67-70, 2000.
5) 竹井　仁：筋の痛みに対する理学療法. 筋機能改善の理学療法とそのメカニズム；理学療法の科学的基礎を求めて. 望月　久, 山田　茂(編), pp 100-107, ナップ, 東京, 2001.
6) 鈴木重行(編)：ID ストレッチング. 三輪書店, 1999.
7) Cailliet R：頸と腕の痛み. 医歯薬出版, 東京, 1972.

# CHAPTER 4 勤労者のメンタルヘルスの現状と対策

## ● SUMMARY

1. 勤労者のメンタルヘルスの現状と医療職に多いバーンアウトの現状について述べます。
2. 勤労者のメンタルヘルスに関する政府の取り組みを紹介します。
3. バーンアウトへの対処方法を説明します。

## 1 勤労者のメンタルヘルスの現状

近年のわが国においては、急速な産業構造の変革、企業間の競争の激化、経済効率の追求、さらに長引く不況などにより、能力主義や成果主義の評価に移行しつつあります。

また若い世代も学校を卒業しても望むような職に就くのが難しく、たとえ就職できても不安定な雇用状況で就労せざるを得ないのが現状です。そのうえ、同じ職場における嘱託社員、契約社員、派遣社員、パートタイマー、アルバイトなど多様な雇用形態が一般化しており、人間関係もより複雑になっています。このような厳しい状況の中で働く人々のストレスは、ますます強くなっていると考えられます。

「産業人メンタルヘルス白書」(財社会経済生産性本部、2003)によると、約半数の企業で、ここ3年間で表1のように「心の病」が増加しているとしています。相談内容は表2のとおりです。

次に、最近の勤労者の悩み・問題として島ら[1]は次のようなものを挙げています。

①新入社員の不適応状態：最近増加傾向で、社会性の未熟な性格のものが多く、ストレス耐性が低く、対人関係が浅い傾向がある。

②女性社員の不適応状態：管理職と30歳前後のケースで増加。前者は女性管理職の増加を反映しているが、歴史が浅いためそうした文化が未成熟なこと、後者は結婚とキャリアをめぐる葛藤が背後にあり、娘、妻、嫁、勤労者など多重の役割を担っていることも要因である。

③テクノストレス：中高年勤労者のテクノ不安と若年勤労者のテクノ依存。後者は依存症（嗜癖）の1つであり、人との接触よりもコンピュータの世界に埋没することを好む。

表1　心の病　(%)

| | |
|---|---|
| うつ病 | 72.3 |
| 心身症 | 9.2 |
| 神経症 | 8.5 |

\* 3,000人以上の企業ではうつ病は84.6%

表2　相談内容　(%)

| | |
|---|---|
| 職場の人間関係に関すること | 47.8 |
| 仕事に関すること | 38.6 |
| 精神の健康に関すること | 25.6 |
| 身体の健康に関すること | 23.7 |

④家庭における問題：家庭機能の減弱のために容易に精神障害が発現することがある。配偶者との関係、不登校など子どもの問題、介護を要する高齢者の問題など家庭そのものにストレス要因があると、精神的にもちこたえるのが難しい。

⑤定年をめぐる問題：定年うつ病や定年前うつ病など定年をめぐる精神的問題である。年金受給年齢や受給額変化による老後の生活不安がある。また特に男性においては定年による帰属集団の喪失が、自己のアイデンティティに深刻な影響をもたらす。定年後のライフスタイルを早期に確立することが求められる。

⑥キャリアをめぐる問題：女性では30歳前後のキャリアと結婚・出産・育児をめぐる葛藤、男性では30代中頃から後半において、キャリアの分岐点にさしかかることが背景になり病気になることがある。

このように勤労者は、誰でも、いつでもストレスによる「心の病」に陥ってもおかしくない状況であることがわかります。

## 2 中高年の自殺とメンタルヘルス対策

1998年以来自殺者数は増え続け、年間の自殺者数は3万人を超えており、長びく不況の影響が指摘されています。

労働省は2000年6月、「事業場における労働者の心の健康づくりのための指針」を発表しています。この指針には罰則規定はなく強制力もありませんが、これによってメンタルヘルス対策への関心と取り組みが高まっています。その中で次の「4つのケア」を密接に連携させ、継続的・計画的に職場における心の健康づくりが計画される必要があると述べています。

**❶ セルフケア**

労働者自身がストレスや心の健康について理解し、自らのストレスを予防、軽減します。これらが有効に行われるために次のような教育研修、情報提供を行います。

①ストレスおよびメンタルヘルスに関する基礎知識
②セルフケアの重要性および心の健康問題に対する正しい態度
③ストレスへの気づき方
④ストレスの予防、軽減および対処の方法
⑤自発的な相談の有用性
⑥事業場内の相談先および事業場外資源に関する情報
⑦メンタルヘルスケアに関する事業場の方針

など。

**❷ ラインによるケア**

労働者と日常的に接する管理監督者が、心の健康に関して職場環境などの改善や労働者に対する相談対応を行います。

前者は作業環境、作業方法、労働者の心身の疲労の回復を図るための施設および設備など、労働時間、仕事の量と質、職場の人間関係、職場の組織および人事労務管理体制、職場の文化

や風土の影響などです。

　後者は、長時間労働などにより過労状態にある労働者、強度の心理的負荷を伴う出来事を経験した労働者などから話を聞き、適切な情報を提供し、必要に応じて事業場内産業保健スタッフや事業場外資源への相談や受診を促すよう努めます。

　❸ 事業場内産業保健スタッフなどによるケア

　事業場内の健康管理の担当者が、事業場の心の健康づくり対策の提言を行うとともに、その推進を担い、労働者および管理監督者を支援します。

　❹ 事業場外資源などによるケア

　事業場外の機関および専門家を活用し、その支援を受けます。事業場外の専門機関には、地域産業保健センター、産業保健推進センター、中央労働災害防止協会、労災病院のメンタルヘルスセンターなどがあります。

　以上、これらの指針は多くの勤労者の尊い命の犠牲のうえに出されたものであり、事業者のメンタルヘルスへの高い関心と取り組みが求められます。

## 3　ヒューマンサービスにかかわる人々のバーンアウト

　次に、医療や福祉、教育などいわゆるヒューマンサービスを提供している職場において注目されているバーンアウト（燃えつき）といわれるストレスについて述べます。Maslach C（1976）によれば、「長期間にわたり人に援助する過程で心的エネルギーがたえず過度に要求された結果、極度の心身の疲労と感情の枯渇を主とする症候群であり、卑下、仕事嫌悪、関心、思いやりの喪失などを伴う状態である」と定義されています。

　次にバーンアウト尺度を掲げています（表3）。皆さんも是非自分のバーンアウト得点を測定してみてください。

　ここでは医療の現場で、最もバーンアウトしやすいといわれている[2]看護職のストレスについて述べたいと思います。

　筆者は2003年にK総合病院の看護職員232名を対象に、「バーンアウト（燃えつき症候群）尺度」[3]、「看護婦のストレスを引き起こす環境要因の測定尺度」[3]の2つの尺度を用いて、看護職のストレスの実態調査を行いました。

　その結果、内科系病棟の看護職員は他部署（外科系、ICU、手術室）の職員に比べ、バーンアウト得点が高い傾向がありました。その理由として、内科系病棟には高齢、慢性疾患、難治性疾患の患者が多く、常に大きな労力や感情移入をもってケアしているにもかかわらず、回復が難しく報われないことが多々あり、それらのことがバーンアウトにつながるという田尾ら[3]の報告と一致しています。

　また特に難治性疾患の患者が多い1つの内科系病棟においては、強いバーンアウトの傾向がみられ、殊に情緒的消耗感において顕著でした。一方、ICU勤務の職員のバーンアウト得点は他部署よりも低い傾向がみられましたが、これはICUでは、ほかに比べ管理体制が整備され働きやすさが配慮されており、同一患者へのかかわりがごく短時間であることなどが影響し

**表3 バーンアウト尺度**

あなたは最近6ヵ月くらいの間に、次のようなことをどの程度経験しましたか。
1. 「こんな仕事、もうやめたい」と思うことがある。
2. 我を忘れるほど仕事に熱中することがある。
3. こまごまと気配りすることが面倒に感じることがある。
4. この仕事は私の性分に合っていると思うことがある。
5. 同僚や患者の顔を見るのも嫌になることがある。
6. 自分の仕事がつまらなく思えて仕方のないことがある。
7. 1日の仕事が終わると「やっと終わった」と感じることがある。
8. 出勤前、職場に出るのが嫌になって、家にいたいと思うことがある。
9. 仕事を終えて、今日は気持ちのよい日だったと思うことがある。
10. 同僚や患者と、何も話したくなくなることがある。
11. 仕事の結果はどうでもよいと思うことがある。
12. 仕事のために心にゆとりがなくなったと感じることがある。
13. 今の仕事に、心から喜びを感じることがある。
14. 今の仕事は、私にとってあまり意味がないと思うことがある。
15. 仕事が楽しくて、知らないうちに時間が過ぎることがある。
16. 身体も気持ちも疲れ果てたと思うことがある。
17. 我ながら、仕事をうまくやり終えたと思うことがある。

〈採点法〉
　自分が○をつけた数字を、以下の項目の分類に従って加算し、情緒的消耗感得点、脱人格化得点、個人的達成感得点を求める。
いつもある(5点)、しばしばある(4点)、時々ある(3点)、稀にある(2点)、ない(1点)で得点化する。
①情緒的消耗感得点：自分の仕事によって伸びきった、あるいは疲れ果てたという感情であり、もう働くことができないという気分
　＝項目1＋項目7＋項目8＋項目12＋項目16
②脱人格化得点：同僚やクライアントとは何も話したくない、顔を見るのも嫌で、細々とした気配りを面倒に感じ、今の仕事は意味がない、仕事の結果はどうでもよいと思う
　＝項目3＋項目5＋項目6＋項目10＋項目11＋項目14
③個人的達成感得点：するべきことを成し遂げたという達成の充実感に浸る気分
　＝項目2＋項目4＋項目9＋項目13＋項目15＋項目17

〈自己診断〉

| 診断 | 情緒的消耗感 | 脱人格 | 個人的達成感 |
|---|---|---|---|
| まだ大丈夫 | 5〜15 | 6〜11 | 25〜18 |
| 平均的 | 16〜18 | 12〜14 | 17〜16 |
| 注意 | 19〜20 | 15〜17 | 15〜13 |
| 要注意 | 21〜23 | 18〜20 | 12〜10 |
| 危険 | 24〜25 | 21〜30 | 9〜6 |

(文献3)による)

ていると考えられます。
　また、新人の看護職員が情緒的消耗感が強いことがわかりましたが、これは理想主義的な価値観と現実の医療現場での仕事とのギャップ、いわゆるリアリティショックによるものと考えられます。
　次にバーンアウトと職場の環境要因との関連について述べますが、「教育環境の不備」と「看護における不全感」がバーンアウトに関与しているということがわかりました。
　教育環境の不備では日進月歩する医療テクノロジーの技術習得のみならず、対人関係などのソーシャルスキルについての体験的な学習や教育の場の提供が求められます。

看護における不全感、労働過多はともにバーンアウトを引き起こす原因と考えられます。一定の時間内に成し遂げられなければならない複雑で過重な仕事に追われ、十分なケアができない、患者の気持ちの支えになれないといった焦燥感を招き、やがては自分自身や患者に対する苛立ちとなりバーンアウトしていくことになります。「人員の絶対数の確保以外はすべて次善の策」[2]といわれるようにマンパワーの充足がもっと有効であるのは明らかです。

　また医師や同僚との円滑な人間関係や信頼関係をつくること、「上司のサポートが、バーンアウトを有意に軽減する」（Russell DW）との報告があり、上司による情緒的支援の態勢づくりも有用です。

### ●●●おわりに

　私たちはストレスが溜まっていると感じるときどのような方法でストレスを解消しようとするでしょうか？　宗像らはストレスに対する積極的・効果的対処行動として次のような項目を挙げています[2]。

　①信頼できる人に相談する。
　②それを人に話し気持ちをわかってもらう。
　③友人に助言を求めたり、助けてもらう。
　④人から問題解決の手がかりを求める。
　⑤気分転換のため軽い運動をする。
　⑥見通しを得るためにしばらく離れてみる。
　⑦それをやり終えたとき、自分に何か褒美をあげる。
　⑧それはあまり心配するほどのものではないと決める。
　⑨自分の不快な気分や怒りを人に知ってもらう。
　⑩いろいろ考え、その状況の見方や自分の考え方を変えてみる。
　⑪新しいことに取り組む前に、見通しや計画を立ててみる。
　⑫仕事が多過ぎたり、忙し過ぎたりすれば、そのことを人に伝える。

　人は、強いストレスに遭遇したとき、その人特有の対処方法で問題を解決しようとしますが、その方法ではストレスが回避できず身動きのとれない状況に陥ることがあります。そのような場合、新たな対処方法を試みなければなりません。そのためには、常日頃の自分のストレスに対する対処方法の特徴を理解し、さらに柔軟な対処方法が身につくよう心がけておくことが必要です。

　よりよい医療の提供のためには、対象者のケアはもちろんですが、医療に携わる私たち自身のメンタルヘルスケアについても積極的に取り組むことが求められます。

（後藤美代子）

### 【参考文献】
1) 島　悟, 佐藤恵美：職業人によくある病気・悩みとその対応. 臨床心理学 4(1)：63-69, 2004.
2) 宗像恒次：ストレス解消学. pp 146-150, 204-207, 小学館, 東京, 1995.
3) 田尾雅夫, 久保真人：バーンアウトの理論と実際. pp 109-112, 141-150, 169-171, 誠信書房, 東京, 1995.
4) 明日井望：勤労者の精神保健と生活・職場環境. 臨床心理学 4(2)：193-197, 2004.
5) 髙橋祥友：中高年自殺. pp 16-61, 筑摩書房, 東京, 2003.

# CHAPTER 5 介護職員の介護ストレスとその対処法

> ● SUMMARY ●
>
> 1. ストレスの捉え方の変遷について述べました。
> 2. そしてストレスへの対処としてRSラザラスの理論をもとに、ジャーメインの対処能力について、その強化のためには、①関係性、②力量、③自律性、④自己尊重感、が重要であることを述べました。
> 3. ストレス対処法の実際ということで、市内の介護福祉施設で働く介護職員のストレスの種類、対処法について調査結果を提示しました。個人要素について述べましたが、働く環境、制度などが大きくかかわっていることは言うまでもないことです。

### ●●● はじめに

仕事（業務）でのストレスは健康への害という概念で1930年代よりWBキャノンからHセリエによる社会的ストレスの非特異的な有害作用が刺激の種類にかかわらず副腎皮質の活動を促し、副腎皮質の肥大・胸腺リンパ系萎縮・リンパ球と好酸球の減少など一定の系統的反応様相を呈するものとされ、心身症の基本的な考えとなりました[1]。

介護保険制度の第一期事業運営期間が終了し見直しに入り、それに伴いサービス提供機関では、運営目的の明確化・サービスの質の向上などに伴い、提供業務に携わっている職員の業務ストレスは変化してきています。

本稿では、介護職員のストレスとその対処法に関連する基礎知識を整理し、次に二度にわたった調査をもとに知り得たことを述べます。

## 1 ストレスとは

### [1] ストレスの捉え方

ストレスについて、大別して次の3つの捉え方があります[2]。

**❶ 刺激をベースにした工学的アプローチ**

ストレスは、もともと機械工学で使われていた用語で、ゴム球を圧迫したり、スプリングを引き伸ばしたり圧縮したりと外部から圧力が加わり、歪みが生じるという現象がもとにあります。ストレスをその人のいる環境の刺激特性として扱い、その人に対する負荷や要求水準、あるいは環境の中の嫌悪要素とか有害要素とみます。そして、ストレスは緊張反応を引き起こします。

**❷ 反応をベースにした医学生理学的アプローチ**

ストレスを環境内の嫌悪、ないし有害刺激に対する「一般的で非特異的な」反応として扱い

ます。前述の H セリエの学説に代表されます。ストレッサーがストレス反応を引き起こします。ストレッサーとしては、大別して物理化学的ストレッサー・生物的ストレッサー・社会的ストレッサーがあります。物理化学的ストレッサーには、寒冷・酷暑・X 線・アルコール・ニコチンなどがあり、生物的ストレッサーには、ビタミン不足・筋肉労働・妊娠など、社会的ストレッサーには、職場の人間関係・家族関係など精神的な緊張などが挙げられます[3]。そして、社会的ストレッサーによって生じた身体疾患は心身症と呼ばれます。図1は新名の挙げた介護負担のストレスモデルですが、介護者の内的・外的リソースがストレス症状に影響を与える要因

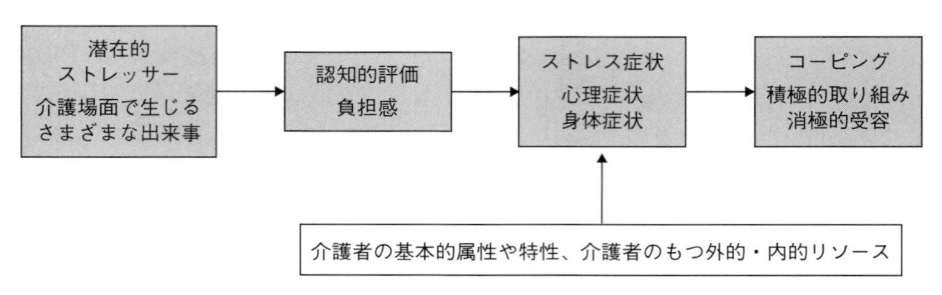

**図1 介護負担のストレス・モデル**
(新名理恵：在宅地方老人の介護者負担感；研究の問題点と今後の展望. 老年精神医学 2：754-762, 1991 による)

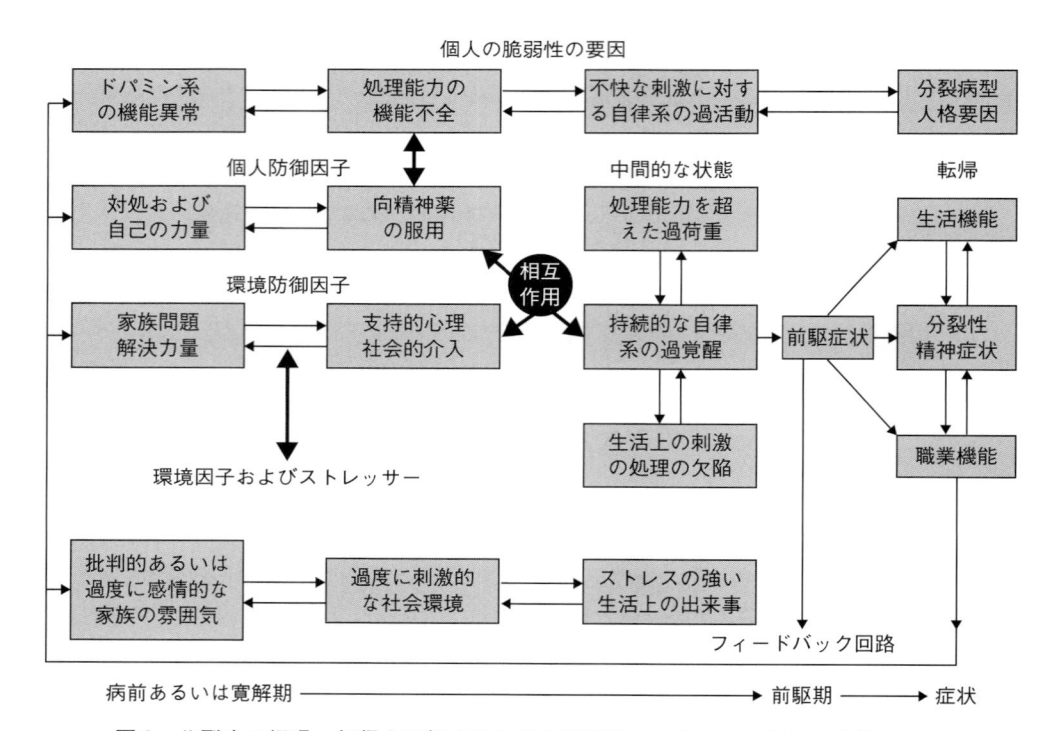

**図2 分裂病の経過と転帰を理解するための脆弱性―ストレス―対処―力量モデル**
(RP Liberman, KT Mueser：Cognitive；behavioral Treatment of Schizophrenia. Training Social Problem；Solving Skills for Individuals and Families, 1985 ［福田正人，中込和幸，丹羽真一：精神分裂病の認知行動療法；患者および家族に対する問題解決方式生活技能訓練. 臨床精神医学 14：913-924, 1985］ による)

はありますが、医学・生理学モデルに近いものです[4]。

❸ 人と環境の間の相互作用的アプローチ

図2はPRリバーマンらが提示した統合失調症発症に関する「分裂病の経過と転帰を理解するための脆弱性－ストレス－対処－力量モデル」です[5]。脳内のドパミン系の機能異常・情報処理能力機能不全という個人の脆弱性をベースに、さまざまな相互作用により発症する・発症しないなどの転帰をとることが示されています。ストレッサーのすべてを悪玉として排除する医学モデルと異なり、生活する適応のための栄養源として、対処能力を育むために積極的に使うよう援助するところが特徴です[6]。

## 2 対処技能について

### [1] 対処能力（coping capacities）

RSラザラスは対処（coping）を「能力や技能を使い果たしてしまうと判断され自分の力だけではどうすることもできないとみなされるような、特定の環境からの強制と自分自身の内部からの強制の双方を、あるいはいずれか一方を、適切に処理し統制していこうとしてなされる、絶えず変化していく認知的努力と行動による努力である」と定義しています[7]。

Aギッターメンは、「専門的機能とは、人間（個人、家族、集団、地域）の知覚された欲求、能力、向上心と環境の支援、資源のとの適合レベルの向上である」と述べています[8]。

援助方法として、「対処能力」を高め、環境も改善する方法があります。「対処能力」で用いられる認識や問題解決の技術は、情報の量と質に左右されます。「対処能力」は、自己尊重感や指南力に依存しますが、社会的環境から得られる情緒的サポートにも依存しています。「対処能力」には、決定し行動を起こすためのある程度の自律性や物理的・社会的環境の中における十分な空間と時間が必要とされます。

援助者は自己尊重感とアイデンティティを支え、動機や、対処しようとする努力を促し、情報を提供し、問題解決技術を教え、不安や抑うつなど「対処能力」を阻害するような事柄を遠避け、決定と行動のための機会を与えることなどを通じて「対処能力」を強化するといえます。

### [2] 対処能力を育む要因

CBジャーメインは、「対処能力は適応を支配する生来的な潜在的可能性、あるいは潜在能力であり、「滋養豊かな環境」の中ではその潜在能力は発達し、逆に栄養不良（人間のニーズに対応する資源の備えのないような）、または有害な環境の中では枯渇される機能である」として、次の4つの概念と相互に依存しながらつくられると述べています[9]。

❶ 関係性（relatedness）

人間（またはその他の組織）が独立せず、環境とともに相手の立場に利益を及ぼしながら、共存していくうえの関係で、積極的な意味での「相互依存性」（interdependence）を成り立たせる性質です。生育的に子どもが母親・父親との安定した二者関係を基盤にしながら、他の子

どもたち・先生との学校・グループ活動を通し、成人しては仕事を行い、同僚、他の企業と連携をとるなどして培われることがベースになります。また、自然への配慮も関係性に含まれます。

❷ 力量（competence）または「適応能力」

効果性（effectance）は周囲の環境を変えたいと思う動機であり、そしてこれを実現するための実行力が力量です。この「力量」は自然に獲得する機会が与えられなかった場合、人生の途中で補強し訓練することもできる能力です。

❸ 自律性（autonomy）

自律性は「自己指南力」（self-directedness）とも表現されるものです。自分の内的・主体的な力で、自己の位置を知り、機会を選び自らの意志で問題を克服して自分の求める生活を築いていく力です。

❹ 自己評価（尊重感）（self-esteem）または、同一性（identity）

どのような環境的圧力に対しても自らを投げやりにせず、自らを大切にすることを以って、他の生きる権利についても敏感に答える共存のための生活感覚です。

## 3 調査

2001年11月に第1回目の調査、2003年7月に第2回目の調査を行いました。

### [1] 対象と方法

対象は、北九州市内にある中規模の指定介護福祉施設A園・Z園に勤める介護職員です。「介護ストレッサー尺度」と「PCエゴグラムⅠ型」、「ストレスコーピングインベントリー」（SCI）を各1枚ずつ同封し、所属の長から回答者へ渡してもらいました。調査Ⅰでの60名からストレッサー尺度調査・エゴグラムでは退職した者11名を除き、SCIでは回答で不備のあった者5名を除く44名について集計しました。

### [2] 調査内容

❶ 業務上のストレスについて

新名ら[10]による「介護ストレッサー尺度」（以下ストレッサー尺度）を施設での介護職用に使用するため一部改変して用いました。1週間のうち体験した項目にチェックをし、そのうち特に強いものから順に3つ選んでもらいました。質問項目は以下のとおりです。

a. 量的過剰負荷

①やることがたくさんあって時間に追われた、②入所者の対応に追いまくられた、③時間に追われて気ぜわしく介護をした、④介護に追われて、休む暇がなかった、⑤介護のため、身体に無理がかかることをした、⑥仕事の疲れが次の日まで残る。

b. 質的過剰負荷

①入所者のことで、責任の思い決定や判断を迫られた、②入所者に危険がないようにと気の

抜けない介護をした、③介護をしていて、いつもより神経を使うことがあった、④入所者と接していて、どうしたらよいのかわからないことがあった、⑤入所者にどう対応したらよいのか迷うことがあった、⑥望ましいとされている介護をすることができなかった。

c. 対人的負荷

①家族や親戚などと感情的に対立した、②家族や親戚などがあなたの悪口を言ったり、非難した、③入所者のことで、家族や親戚などと意見がくい違った、④病気や介護のわからない人が、勝手なことを言った、⑤入所者の病気や介護のことについて、人によって言うことが違っていた、⑥医師や事務(役所)などで相談や質問しても、あまり熱心に対応してくれなかった。

❷ 性格の傾向について

桂ら[11]の開発した「PCエゴグラムⅠ型」(以下エゴグラム)を使用しました。質問項目は70問を3件法で答えます。回答を親の自我状態、大人の自我状態、子どもの自我状態でそれぞれ点数化しタイプ別に分け、さらに対人関係を軸に、①協調・開放的構え(I'm OK, You're OK；IOYO)、②支配・拒否的構え(I'm OK, You're Not OK；IONY)、③回避・逃避的構え(I'm Not OK, You're OK；INYO)、④悪化停滞的構え(I'm Not OK, You're Not OK；INYN)に分類しました。

❸ ストレスの対処について

日本健康心理学研究所による「ストレスコーピングインベントリー」(以下SCI)[12]を用いました。まず、自分が最近体験した「強い緊張を感じた状況」を2、3分考えて、それにどのように対処したかを64項目の質問に3件法で答えます。出来事に対してチャレンジする傾向(ラザラスが示した問題焦点的方略)である「認知的(問題志向)ストラテジー」(以下Co得点)と出来事からの圧力に耐えられないので、情動の軽減を図る傾向である「情動的(情動志向)ストラテジー」(以下Em得点)とに傾向を分けました。

## [3] 結果

❶ ストレッサー尺度について

ストレス尺度のチェック数は図3に示すとおりです。図3のようなチェック数(項目数の後ろPで示しているのは調査2)でした。

調査1との比較(図4)では、「やることがたくさんあって時間に追われた」項目以外は全般的にチェック数が増えています。特に「入所者に危険がないようにと気の抜けない介護をした」項目では、チェック数は22名から33名と1.5倍に増えています。また、図4のように勤務月数3群(新人群、中堅群、ベテラン群)と量的ストレッサー・質的ストレッサー・対人的ストレッサーのチェック数との関係でみると、いずれのストレッサー群においても調査Ⅱにおいて増加の傾向があり、新人群の量的・質的ストレスチェック数および、中堅群の対人的ストレスチェック数が$\chi^2$乗検定で有意差はなかったものの著明な増加傾向がありました(量的ストレス前後；$\chi^2$値=0.100、上側確率P=0.95　質的ストレス；$\chi^2$値=1.05、上側確率P=0.59 対人的ストレス；$\chi^2$値=2.44、上側確率P=0.29)。

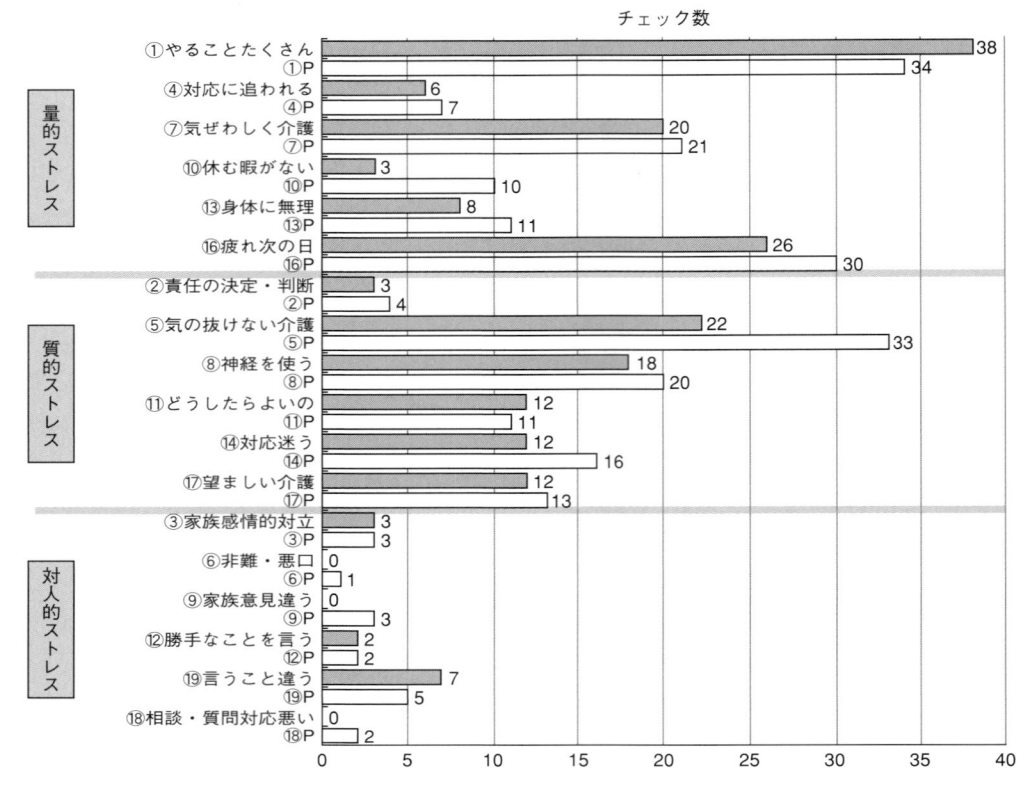

図3 業務でのストレス(チェック数)1

## [4] まとめ

　調査1の時期は「介護保険」が施行されてから約1年半であり、制度自体に各施設の職員が馴染んできた時期でした。3年後の制度の見直しがあり、その運用の目的がより明確化されてきた時期に調査2を行いました(2003年7月)。

　この間に介護職員の業務ストレッサーは量的なストレスより質的なストレスへ移行してきています。Kさん(55歳)は「最近は入所者の危険がないように神経を使いながらお世話をしています」、また、Tさん(51歳)は「書類が多くなり、間違わないように気を配っています」、そして「気を配るというのはきり(際限)がなく大変です」とも付け加えました。このことは、業務量はある一定の人的・環境的対応で解決できますが、その質は各職員のもつケアへの理想が深く関係します。ケアの質的向上を目指そうとする場合、それに対応するために自我状態が相互関係的に変化していきます。

　また、本調査では調査1に比べて対人的ストレッサーが増加しました。このことは施設において、より入所者の家族・親族との接触が一般の職員と増えたことを意味します。入所者をめぐり、その処遇を話し合う機会が増加していると推測されます。

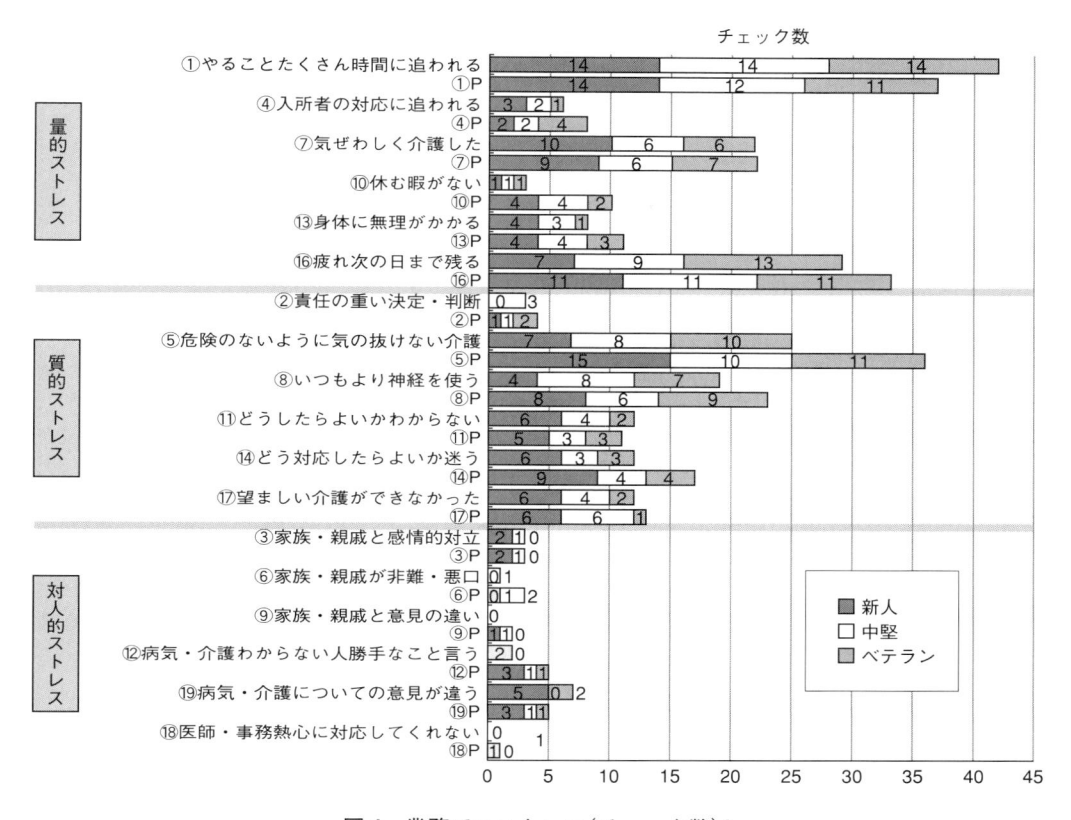

III■作業関連疾患の予防と治療

図4 業務でのストレス(チェック数)2

●●● おわりに

　介護職員の業務ストレスはより入所者の生活の質の向上を目標に、介護状況の質が問われてきます。質の向上を目指すとき、モデルを設定し、それに習うという、いわば画一化されたサービスが提供されていく恐れがあります。介護する側が入所者の意向を踏まえ、自由な発想でよく入所者の気持ちを考えた介護が望まれます。そのためにも業務から生ずるストレスに潰されないことが必要でしょう。

　介護の質を向上させようとすればするほど、介護職員の心のケアと教育が必要となります。そのため、ストレス状況の確認、職員教育とスーパービジョンという装置やカウンセリング・サービス、組織構造や人員配置という制度・運営上の改革、福祉系教育機関での指導体系の整備などが課題となります。

　介護職員の人材育成や施設の運営は、直接利用者援助の向上に結びついており、元気が出る生活現場の１つとして発展するよう願っています。

（佐藤裕司）

## 【参考文献】

1) 桿井雄一郎：ストレス（負荷）. 臨床心理学用語事典 2, 小川捷之（編）, p 204, 至文堂, 東京, 1981.
2) T Cox：Adaptaion to Stress. The Blackwell Dictionary of Cogniteve Psychology, MW Eysenck(ed), Basil Backwell Ltd Oxford, 1990 [半田智久（訳）：認知心理学事典. pp 231-235, 新曜社, 東京, 1998].
3) 大野喜暉：ストレス学説. 精神医学事典. 加藤正明, ほか（編）, p 432, 弘文堂, 東京, 1993.
4) 新名理恵：在宅地方老人の介護者負担感；研究の問題点と今後の展望. 老年精神医学 2：754-762, 1991.
5) RP Liberman, KT Mueser：Cognitive；behavioral Treatment of Schizophrenia. Training Social Problem；Solving Skills for Individuals and Families, 1985 [福田正人, 中込和幸, 丹羽真一：精神分裂病の認知行動療法；患者および家族に対する問題解決方式生活技能訓練. 臨床精神医学 14：913-924, 1985].
6) 岡本民夫：ライフモデルの理論と実践. ソーシャルワーク研究 16：86-92, 1990.
7) RS Lazaru, S Folkman：STRESS, APPRAISAL, AND COPING. Springer Publishing Company, New York, 1984 [重久剛：対処のプロセス. ストレスの心理学；認知的評価と対処の研究, 本明 寛, 春木 豊, 織田正美（監訳）, pp 143-144, 実務教育出版, 東京, (1991) 2000].
8) Alex Gitterman：System Theory and Social Wark Treatment. Social work treatment, FJ Turner(ed), A Division of Macmillan, 1996 [小高惠子（訳）：ライフモデル理論. ソーシャルワーク・トリートメント下, 米本秀仁（編）, p 51, 中央法規, 東京, 1999].
9) CB Germain, A Gitterman：Ecologicalperspective. Ensyclopedia of Social Work, Vol.1, 18 th ed, pp 488-499, National Association of Social Workers, 1987 [小島蓉子：治療モデルから生活モデルへ. エコロジカルソーシャルワーク；カレル・ジャーメイン名論文集, 小島蓉子（編）, pp 183-220, 学苑社, 東京, 1992].
10) 新名理恵：痴呆患者の家族介護者のストレス評価. 別冊総合ケア；介護の展開とその評価, 亀山正邦（監修）, 医歯薬出版, 東京, 1995.
11) 桂 戴作, 新里里春, 水野正憲：PC エゴグラム. 適正科学研究センター, 1997.
12) 日本健康心理学研究所（編）：ストレスコーピングインベントリー. 実務教育出版, 東京, 2001.
13) 宇里明元：介護負担感の概念と研究の動向. クリニカルリハビリテーション 10：859-867, 2001.
14) 新里里春, 杉田峰康, ほか：交流分析とエゴグラム. チーム医療, 東京, 1986.

# IV ■生活習慣病とリハビリテーション

CHAPTER 1 糖尿病患者の教育入院における理学療法

● SUMMARY

・糖尿病患者の教育入院における理学療法について、臨床で必要な情報収集、問診、効果・注意点の説明と、運動処方の内容、指導の実際、継続させるための工夫点など、研究結果を交えて紹介します。

●●● はじめに

糖尿病患者に運動指導をする場合、糖尿病の病態と治療について詳しく知っておいてください。病態に関してあらゆる専門書がありますが、まずは簡単な糖尿病に関する全般的な知識を理解してから、運動指導に望みましょう。

大阪労災病院では、内科外来で糖尿病（1型2型とも）と診断された対象者の中から、血糖コントロールができていない方などを中心に教育入院を行っており、初めて糖尿病と診断された方、経口剤使用開始の方、インスリン導入の方、2回以上の教育入院をされる方などさまざまなケースがあります。

リハビリテーション科では、内科で運動可能と判断された方を対象にそれぞれの状態に合わせて運動指導と運動療法を行っています。今回は、当科で行っている指導方法を中心に紹介します。

## 1 ▸ 運動療法の前に

### [1] 情報収集

対象者に会う前に、表1のような医学的情報を調べておきます。
また、表2[1]のように簡便な糖尿病のチェックを行うと便利です。

表1 事前に調べるべき医学的情報

既往歴、家族歴、現病歴、治療歴、自覚症状、身長、体重、血圧、脈拍、内科の診察内容、整形外科的診察（X線など）内容、眼科診察内容、胸部X線（心胸郭比・肺疾患の有無）、心電図（虚血性心疾患・不整脈・心肥大などの有無・運動負荷試験を行っているなら結果を確認）、臨床検査値（血液検査は血糖値・HbA$_{1c}$・フルクトサミン・総コレステロール・HDLコレステロール・中性脂肪など、尿検査は尿糖・ケトン体・尿淡白・微量アルブミンなど）、その他、心エコー・運動負荷試験・心筋シンチグラフィー・肺機能検査・下肢／上腕血圧比

表2　糖尿病のチェック

| 得点 | 年齢（歳） | 体重（kg） | 罹病歴（年） | 自覚症状 | 空腹時尿糖 | 空腹時血糖（mg/d$l$） | 食後血糖（mg/d$l$） | HbA$_{1c}$(%) |
|---|---|---|---|---|---|---|---|---|
| 2 | 65以上 | やせ | 11以上 | 強い | 2+〜4+ | 160以上 | 250以上 | 9以上 |
| 1 | 45〜64 | 肥満 | 6〜10 | 軽い | ±〜+ | 140〜159 | 160〜249 | 8〜8.9 |
| 0 | 44以下 | 普通 | 5以下 | なし | − | 139以下 | 159以下 | 7.9以下 |

各々の項目で採点し合計点を出す。
得点の見方：7〜9点＝A　　4〜6点＝B　　3点以下＝C
Cが一番軽症→B→Aの順にコントロール不足を表し、10点以上は中等度以上の糖尿病でコントロール不良と考える。
（文献1）による）

### ［2］　現在の状態を知ってもらう

　問診［罹病歴、食事療法の総カロリー、血糖値の日内変動、HbA$_{1c}$の値、合併症の有無（網膜症・腎症・神経障害・動脈硬化性疾患・整形外科的疾患）、薬物療法（経口薬・インスリン）の種類・頻度など］を行いながら、対象者がどれほど自分の糖尿病について知っているかを評価します。
　自分の状態に無関心な人ほど運動指導が難しく、網膜症（失明）、腎障害（透析）、神経障害（心臓神経障害・膀胱機能障害）、壊疽（切断）、動脈硬化症（心筋梗塞・脳梗塞）などの合併症の怖さを伝えることにより、治療（血糖コントロール）の必要性と真剣に取り組む姿勢をもたせます。

### ［3］　運動の効果を教える

　運動の効果は、さまざまな研究により実証されています[2]（インスリン感受性の改善・血圧の改善・脂肪の燃焼・心肺能力の上昇・骨粗鬆症の予防・ストレスの解消など）が、対象者は詳しい情報を知らないことが多く、間違った解釈をされている方も多くみられます。そのため運動に対する意欲を上げるには、運動の効果をしっかりと伝えるべきです。
　効果の内容は、専門書を読んで理解し、自分の言葉で対象者に伝えます。
　当科で行っている指導方法は、数人の対象者を一同に集め、スライドを使用してオリエンテーションを行い、運動療法開始後は個別に指導を行っています。運動の効果を詳しく指導することにより、対象者の意欲を高めます。

### ［4］　注意点の指導

　運動を実施する際の注意点を以下に示します。
　①ウォーミングアップ：血液の循環を促進し、血圧の急上昇や心臓への負担を軽減するため
　②クールダウン：血圧低下や心停止予防
　③運動前後の足チェック（フットケア）：傷口からの感染予防
　④ブドウ糖やジュース、ペットシュガーなどの携帯：運動時の低血糖発作時の対応
　また、表3、4のような症状がみられた際は運動を実施せず、医師に診察してもらいましょう。
　腎症や網膜症、心血管系の合併症を伴う対象者の場合は、各疾患における病期別の運動方法を行います。

表3 下記の症状がある場合、運動は実施しない
・血糖が高く、尿中のケトン体も陽性のとき
・血圧が高く、180 mmHg以上のとき
・頭痛やめまいがあるとき
・熱があるとき
・身体がだるいなど、体調が悪いとき
・寝不足や二日酔いがあるとき
・食欲がなく食べていないとき
・腹痛や下痢があるとき
・顔や足にむくみがあるとき
・風邪をひいているとき

表4 運動を中止すべき症状
・胸痛や胸部の圧迫感
・強い動悸や不整脈がある場合
・呼吸困難
・腹痛・嘔吐・嘔気
・めまいや目の前が暗くなったとき
・冷や汗や強い空腹感を感じたとき
・関節や筋肉に強い痛みが出現したとき
・チアノーゼ・意識消失

## 2 運動処方の実際

### [1] 頻度

インスリン感受性は運動を2週間～1ヵ月間続けて行うと改善しますが、3日以上休むと次第に減少し、1週間休むとほぼ消失する[2]といわれています。そのため、運動の効果を維持するには原則として、週3日以上(毎日もしくは隔日)行います。対象者に指導する際は、「連続して3日以上休むと効果が生じにくい」ことを知ってもらいます。

### [2] 強度

運動強度が強過ぎると、血圧や心拍数が急激に上昇し、心肺系や血管系の重篤な合併症(乳酸アシドーシスなど)を引き起こす危険や、ケトーシスによる高血糖を招き、代謝状態を悪化させる恐れがあるので、最適な運動強度としては軽く汗が出る程度となります。当科では、客観的な運動強度の指標として、Ventilatory Threshold(VT)を測定し運動療法を施行しています。しかし、VT測定が行えない場合は、40～50% $\dot{V}O_2$max の心拍数を年齢別に用いて処方することをお勧めします。教科書などでは、40～60% $\dot{V}O_2$max での心拍数を利用するようにいわれていますが[3]、60% $\dot{V}O_2$max での心拍数は、運動初心者や非活動的な対象者にはお勧めしません。当科で281名の対象者にVTを測定し(図1)、VT時心拍数と、% $\dot{V}O_2$max の40・50・60%に相当する心拍数を比較(one sample t-testを使用)した結果、60% $\dot{V}O_2$max に相当する心拍数は、VTを超える可能性が高くなり、運動時のリスクも高くなると考えられます。そして、50% $\dot{V}O_2$max に相当する心拍数処方は、VTを超える可能性が少なく、最もVTに近く、有酸素運動として効率的な強度といえます。また40% $\dot{V}O_2$max の心拍数は、運動初心者や、非活動的な対象者に適しているといえます。

以上のことから、重篤な合併症がなく活動的な対象者には50% $\dot{V}O_2$max に相当する心拍数を指標とし、運動初心者や非活動的、もしくは軽症の合併症を有する対象者には、40% $\dot{V}O_2$max を指標とすることが望ましいでしょう。

一般的には、強度の設定に心拍数を使うことが多いのですが、対象者自身が心拍数を測定するのが困難な場合や、自律神経障害、心血管系に対する薬物を使用している対象者などは、心

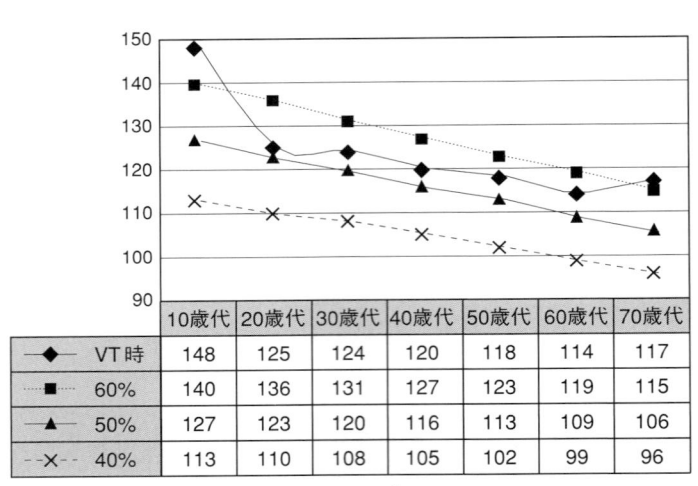

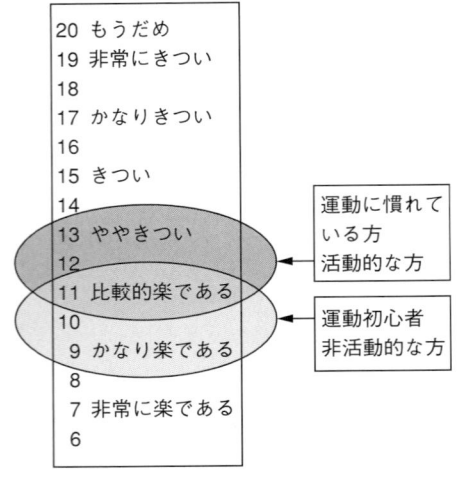

| | 10歳代 | 20歳代 | 30歳代 | 40歳代 | 50歳代 | 60歳代 | 70歳代 |
|---|---|---|---|---|---|---|---|
| VT時 | 148 | 125 | 124 | 120 | 118 | 114 | 117 |
| 60% | 140 | 136 | 131 | 127 | 123 | 119 | 115 |
| 50% | 127 | 123 | 120 | 116 | 113 | 109 | 106 |
| 40% | 113 | 110 | 108 | 105 | 102 | 99 | 96 |

図1　VT時と40・50・60% $\dot{V}O_2max$ の心拍数（回/分）

図2　自覚的運動強度（RPE）

拍数を指標にすることはできません。この場合、自覚的運動強度（図2）を用い9～12の間で指導するとよいでしょう。

### [3]　運動時間

1日の総運動時間の目標を30～60分に設定し、1回最低15分以上行うように指導します。

### [4]　運動の種類

運動の基本は、いつでも・どこでも・1人でも可能な運動が原則となります。したがって、対象者に最適な運動は歩行・自転車・ラジオ体操・水泳などとなります。その他の運動は、対象者と相談しながらいくつか考えます。

例えば、雨の日に家で可能な運動としては、足踏み・低い台もしくは電話帳程度の本を台にしての踏み台昇降・立位で上肢を90度外転させて体幹の回旋など、一人ひとりの対象者に適した運動をいくつか考え、図を作成するなどして指導しましょう。

勤労者などの運動時間をつくれない対象者に関しては、移動する際は必ず大股で歩く・階段を利用する・腕を大きく振って歩くなど、仕事の合い間や日常生活での消費エネルギーを増やすようにして運動不足を補うように指導します。インスリン感受性は、運動した筋しか増大しないので、できるだけ全身運動となるような運動を考えて指導します。

## 3　指導の実際

以下に臨床で行っている指導方法を紹介します。

表5　糖尿病コントロールの指標

| コントロールの評価 | 優 | 良 | 可 | 不可 |
|---|---|---|---|---|
| HbA$_{1c}$ (%) | 5.8未満 | 5.8〜6.4 | 6.5〜7.9 | 8.0以上 |
| 空腹時血糖値(mg/d$l$) | 100未満 | 100〜119 | 120〜139 | 140以上 |
| 食後2時間血糖値(mg/d$l$) | 120未満 | 120〜169 | 170〜199 | 200以上 |

(文献4)による)

### [1] 食事療法＋運動療法のみの場合

　初めて糖尿病と診断された患者や、比較的コントロール良好な患者が対象で、薬物療法が追加されないように糖尿病をコントロール(表5の優・良が目標。場合によっては可も入る)[4]し合併症を予防することが目標です。初めて糖尿病と診断された対象者の場合、問診しながら運動不足が原因なのか、過剰な食事が原因なのか自己分析してもらいます。運動不足が原因であれば、入院期間中に可能な運動を対象者とともに探し、実施可能であれば継続するように指導します。糖尿病の初期治療は非常に重要であり、経口剤を使用しだすと、なかなか抜け出すことができません。そのため、薬物療法の怖さ(低血糖、自己注射)を教え、できるだけ対象者の努力と興味を引き出すことが大切です。

### [2] 食事療法＋運動療法＋経口剤使用の場合

　食事と運動のみではコントロール困難な患者が対象で、最低でもインスリン治療に移行しないように血糖をコントロール(表5)し、合併症を予防することが目標です。より高い目標としては、経口剤使用の減少・終了です。経口剤使用時は、運動中や運動後はもちろんのこと、運動後数時間以上経過してからも、低血糖発作が生じる可能性があることを指導しておきましょう。低血糖発作の場合、ブドウ糖や砂糖、ジュースなどを摂取させますが、ブドウ糖でしか対応できない経口剤を使用していないか確認しておきましょう。

　経口剤は多種多様にあるので、投与している種類や効果を知っておくようにしましょう。特に経口剤導入時は、日によって種類や量を変更する場合もあるので、対象者からの情報や医師・看護師と密に連絡をとり、経口剤の情報を得るようにしましょう。運動療法指導のポイントは、退院後も継続可能な運動の指導です。運動療法目的の入院のため、入院中が一番運動量が多くなることが予測されます。その運動量に合わせて経口剤が決定されてしまうと、退院後の運動不足が原因となり、コントロール不良になる可能性があります。

　そのため運動指導は、退院後も継続できる程度の運動量と、退院後に運動可能な時間帯を想定して指導をします。

### [3] 食事療法＋運動療法＋インスリン使用の場合(1型糖尿病を含む)

　経口剤のみではコントロールが困難な患者が対象で、インスリンを使用しながら糖尿病のコントロールと合併症を予防することが目標です。より高い目標としては、インスリンの単位(量)の減少もしくはインスリン治療の終了(1型糖尿病は含まない)です。注意点としては、経口剤使用時よりも低血糖になりやすいため、ブドウ糖の携帯は必須です。また、経口剤使用時

と同様にインスリンの種類と量の変化を医師・看護師などから情報を得ておくべきです。

　運動指導に関しては、経口剤使用時の場合より厳密に運動強度・運動量を決定する必要があります。また、運動前後に自己血糖測定を行わせ、自己管理を徹底的に指導することが大切です。

　1型糖尿病の場合、運動効果を示すのが難しいのですが、運動不足による高脂血症や肥満などの生活習慣病の予防が目標となります。また、生活の質（QOL）的向上のためにも運動指導が必要です。

## 4　運動を継続させるために

　糖尿病をコントロールしていくには食事療法と運動療法を継続させなくてはなりません。運動指導で一番困難なことが、運動を継続させることです。当科で指導している内容は、運動の強度（心拍数もしくは自覚的運動強度）・時間・頻度・運動種目ですが、運動継続のためのポイントとして当科で実施している内容を以下に挙げます。

　①目標を対象者自身で宣言してもらい、例えば「毎日夕食後6時から7時まで、歩行運動か自転車に乗るようにする。最低でも月・水・金は行う」「通勤時にバスの停留所2つ分歩く」などと自筆で書き、家の中の目にとまりやすい場所に貼ってもらいます。コピーしてカルテに保存しておくことを伝えます。

　②記録を毎日つけるように指導します。体重・血糖値・HbA$_{1c}$・血圧・安静時心拍数・運動内容や食事内容など、簡単なチェックシートを作成するとよいでしょう。

### ●●● おわりに

　今後、糖尿病の増加が予測され、厚生労働省はさまざまな対策を打ち出しています。糖尿病をコントロールすることは、合併症である脳卒中・心疾患・壊疽による切断・神経障害などの疾患の減少と医療費の減少につながるため、私たちPTも糖尿病に対する運動療法を極め、糖尿病と闘っていかなくてはならないと思います。

（浅田史成）

【文献】
1) 池田義雄：糖尿病．運動療法ガイド；正しい運動処方を求めて，井上　一，ほか（編），pp 387-394，日本医事新報社，東京，1990．
2) 糖尿病治療研究会（編）：糖尿病運動療法のてびき．河盛隆造（編），医歯薬出版，東京，2001．
3) 佐藤祐造（編）：糖尿病運動療法指導の手引き．南江堂，東京，1991．
4) 平木幸治：糖尿病の理学療法のための検査・測定のポイントとその実際；理学療法．理学療法評価　21：205-210，2004．

# CHAPTER 2 病院における「生活習慣病予防」の試み―現状と今後の課題

### ● SUMMARY

1. 生活習慣病における概念について述べます。
2. 九州労災病院における生活習慣病の運動療法について説明します。

#### ●●● はじめに

近年、オートメーション化・コンピュータ化に伴う身体運動量の減少に加え欧米化した食生活と相俟って"マルチプルリスクファクター症候群""死の四重奏""インスリン抵抗性症候群"と呼ばれる病態が増加しています。旧厚生省は、これらの病態が食生活や運動など生活習慣の歪みが大きく影響していることから1996年12月に「成人病」に代えて『生活習慣病』という概念を導入しました。

## 1 ■ 生活習慣病とは

### [1] "成人病"と"生活習慣病"

「成人病」という概念は"主として脳卒中・がん・心臓病などの40歳前後から死亡率が高くなり、しかも、全死因の中でも上位を占め、40～60歳位の働き盛りに多い疾患"と定義され、一定の年齢になった時点で発症しますが、早期発見・早期治療によって疾病の増悪、合併症を防止するといった二次予防の発想から出たものです。

それに対して「生活習慣病」は食事・運動をはじめとする生活習慣が発症に大きくかかわる疾患群として捉えた概念で、生活習慣を改善することにより疾病の発症を予防するという一次予防に重点がおかれています。

公衆衛生審議会では、疾病の発症要因として、図1のように従来よりの"遺伝要因""外部環境要因"に加えて、第三の要因として、"生活習慣要因"の存在を提唱しました。

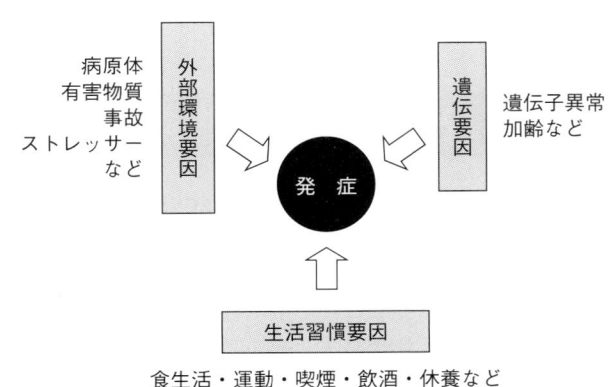

図1 疾病の発症要因（公衆衛生審議会, 1996）

表1 生活習慣病：生活習慣と疾病の例示

| | |
|---|---|
| 食 習 慣：インスリン非依存糖尿病肥満<br>　　　　　高脂血症（家族性のものを除く）<br>　　　　　高尿酸血症<br>　　　　　循環器病（先天性のものを除く）<br>　　　　　大腸癌（家族性のものを除く）<br>　　　　　歯周病など<br>運動習慣：インスリン非依存糖尿病肥満<br>　　　　　高脂血症（家族性のものを除く）<br>　　　　　高血圧症など | 喫　煙：肺扁平上皮癌<br>　　　　循環器病（先天性のものを除く）<br>　　　　慢性気管支炎<br>　　　　肺気腫<br>　　　　歯周病など<br>飲　酒：アルコール性肝疾患など |

(公衆衛生審議会, 1996)

### [2] 健康と生活習慣

　健康と生活習慣との関係についての検討成績としては、「Breslowの健康習慣7項目」として知られる7つの健康習慣が代表的なものとして挙げられます。
　Breslowは、①適正な睡眠時間、②禁煙、③適正体重の維持、④過度な飲酒をしない、⑤定期的な運動、⑥朝食を毎日食べる、⑦間食をしない、という7つの健康習慣を取りあげ、実施している健康習慣の数の多いほど疾患の罹患率が低く、また寿命も長かったことを報告しており、疾患予防のためには、食習慣、運動、休養、喫煙、飲酒などの生活習慣に対するアプローチが重要であることを示唆しています。

### [3] 生活習慣と生活習慣病

　公衆衛生審議会では「生活習慣病」とは「食習慣、運動習慣、休養、喫煙、飲酒などの生活習慣がその発症、進行に関与する疾患群」と定義されています。表1に「生活習慣病」に含まれる疾患を例示します。
　食事の適正化や身体トレーニングの継続はインスリン抵抗性の改善をもたらし、糖尿病、肥満の予防・治療に有効なだけではなく、インスリン抵抗性に関連のあるすべての疾患の予防・治療にも有効といえます。

## 2　生活習慣病予防のための運動療法

### [1] 疫学的研究成績

　Paffenbergerらの研究によると、余暇における身体活動エネルギーが1週間に500 kcal増加するごとに、糖尿病の発生率が6%低下することを、また、ノルウェーのOslo研究によると、食事療法と週3回の運動実施は、軽度肥満者のインスリン抵抗性を改善させ、インスリン抵抗性の改善とBMIの改善との間には正の相関関係があったことを報告しました。このほか、糖尿病発症率の低下、拡張期血圧の低下などの有効性が数多く報告されています。

## [2] インスリン抵抗性とトレーニング

①食事療法と運動療法を併用することにより、肥満および2型糖尿病でみられるインスリン感受性が改善されます。また、体脂肪の選択的な減少により体重が減少し、除脂肪体重には変化を認めません。一方、食事制限のみによる減量では体脂肪は減少せず、インスリン感受性の改善もみられません。

②インスリン感受性の改善度と歩数計による1日の歩数との間には正の相関関係があることがわかっています。

③インスリン感受性改善に代表されるトレーニング効果は3日以内に低下し、1週間で消失してしまいます。

④最大酸素摂取量($\dot{V}O_2max$)に影響を及ぼさないような軽度の身体トレーニングでも、長期間継続することにより、体重減少がなくてもインスリン抵抗性が改善されてきます。

⑤ウォーキング、ジョギングといった有酸素運動は、重量挙げのような無酸素運動よりもインスリン感受性改善に有効です。しかし、抵抗運動は筋力の増強、筋肉量の増大効果があり、軽い負荷強度で行えば加齢に伴う筋萎縮防止に役立ちます。

# 3 病院での現状と課題

## [1] 当院での取り組み

当院では「勤労者健康づくり21」と銘打って、勤労者における生活習慣病予防としてメディカルチェック・フィジカルチェック・生活指導・栄養指導・運動指導の5つを柱とするプロジェクトを2001(平成13)年に立ちあげました。

ここではその概要とフィジカルチェック・運動指導の実際を中心に述べます。

❶ メディカルチェック

中～高年になるにつれて、潜在的に疾患を有している可能性が高くなるため、運動療法が悪影響を及ぼす病態がないことを開始時に確認し、メディカルチェックを行うことが必須となります。

❷ フィジカルチェック

現在の身体運動能力(表2)を把握します。既成の体力測定より筋力・持久力・俊敏性・柔軟性に注目して項目を選びます。

事前のメディカル・フィジカルチェックは、トレーニング開始前の状態把握および各個人に合わせた運動プログラム作成にも有用です。

トレーニング開始後も定期的に検査を行い運動療法の効果を判定をするとともに、改善がみられれば、それがトレーニング継続の意欲の向上にもつながります。

当院では参加初月および3ヵ月経過ごとにフォローし、

表2 フィジカルチェック項目

①利き手握力
②膝屈伸筋力
③腹・背筋筋力
④推定最大酸素摂取量
⑤閉眼片脚立位(軸足)
⑥単純・全身反応時間
⑦立位体前屈

この結果をもとに、個別の運動指導および具体的な運動処方を行うようにしています。

**❸ 運動の強度と実施頻度**

酸素摂取量と心拍数とは相関関係があり、$VO_2max\ 50\%$ 前後の目安としては、一般に脈拍 120/分（60～70 歳代では 100/分前後以下）くらいに相当します。自覚的には、「やや楽である」と感じるくらいの運動が望ましいでしょう。また、トレーニング効果は 3 日以内に低下するため、効果を維持するためには日を空けずに（週 3～5 日以上）行うようにすることが必要です。

**❹ 運動の種類と継続時間**

全身筋肉を用いた有酸素運動が適しており、散歩（ウォーキング）、ジョギング、サイクリング、水泳などが挙げられます。高齢者や高度肥満者では、抵抗運動も耐糖能を改善させるという報告があり、軽めの負荷で行うとよいでしょう。実際、病院内で行っているトレーニングは、自転車エルゴメーター、トレッドミル、および軽い負荷による抵抗運動を中心に行っています。可能であれば 10～30 分継続して行うのがよいのですが、日常生活が多忙でまとまった運動時間がとれない場合には、エレベーターを使わずに階段を利用するなど、生活の中に身体運動を取り入れるよう指導することが大切です。

「健康日本 21」では「身体活動・運動」という項目の中で、成人と高齢者に分けてそれぞれの具体的な目標値を掲げています（表 3）。

---

**表 3　目標値のまとめ**

1. 成人の目標
　○身体活動・運動に対する意識についての目標
　　「日頃から日常生活の中で、健康の維持・増進のために意識的に身体を動かすなどの運動をしている人」の増加
　　目標値：男性女性とも 63%
　　基準値：男性 52.6%、女性 52.8%（平成 8 年保健福祉動向調査）
　○日常生活における歩数の増加
　　目標値：男性 9,200 歩、女性 8,300 歩
　　注）1 日当たり平均歩数で 1,000 歩、歩く時間で 10 分、歩行距離で 600～700 m 程度の増加に相当
　　基準値：男性 8,202 歩、女性 7,282 歩（平成 9 年国民栄養調査）
　○運動習慣者の増加
　　目標値：男性 39%、女性 35%
　　基準値：男性 28.6%、女性 24.6%（平成 9 年国民栄養調査）
　　注）運動習慣者：1 回 30 分以上の運動を、週 2 回以上実施し、1 年以上持続している人
2. 高齢者の目標
　○外出について積極的な態度をもつ者の増加
　　日常生活の中で買物や散歩などを含めた外出について、「自分から積極的に外出する方である」とする者
　　目標値：男性 70%、女性 70%（60 歳以上）うち、80 歳以上の全体 56%
　　基準値：男性 59.8%、女性 59.0%（60 歳以上）うち、80 歳以上の全体 46.3%
　　（平成 11 年「高齢者の日常生活に関する意識調査」（総務庁））
　○何等かの地域活動を実施している者の増加
　　目標値：男性 58%、女性 50%
　　基準値：男性 48.3%、女性 39.7%（60 歳以上）
　　（平成 10 年「高齢者の地域社会への参加に関する意識調査」（総務庁））
　○日常生活における歩数の増加
　　目標値：男性 6,700 歩、女性 5,900 歩
　　注）1 日当たり平均歩数で 1,300 歩、歩行時間で 15 分、歩行距離で 650～800 m 程度の増加に相当
　　基準値：男性 5,436 歩、女性 4,604 歩（70 歳以上）（平成 9 年国民栄養調査）

（健康日本 21 より）

### ❺ 実施上の注意点

①準備運動(warming-up)、整理体操(cooling-down)を運動プログラムの中に必ず組み込みます。心血管系に負担をかけないようにするため、安静から運動へ、運動から安静へ身体を徐々に順応させることが重要となります。10～15分間、ストレッチおよび軽い負荷の筋トレを含んだ体操を行います(図2)。

②運動に適した服装・靴を選びます。気温が高い場合は通気性のよい服装を、反対に気温が低い場合には体温上昇に対応するため、重ね着などの工夫が必要です。靴の選定は、特に肥満者において重要で、クッション性のあるものを使用し、膝や足へかかる負担を少しでも軽減させて障害を予防しましょう。

③発汗時には水分・電解質を補給するよう指導します。発汗により体内の水分が失われ、脱水状態になり危険です。気温が高いとき、運動を長時間行うときは、特に注意しましょう。

④体調が思わしくないときや、気候・気温の条件が悪いときは、運動を中止させます。また、運動中に胸痛やめまい、関節痛などの症状が出現した場合は運動を中断させましょう。

⑤運動療法と併行して食事療法も行うように指導します。

## [2] 今後の課題

このプロジェクトを開始して2年あまり、登録人員も増え順調に進んでいるようにみえまし

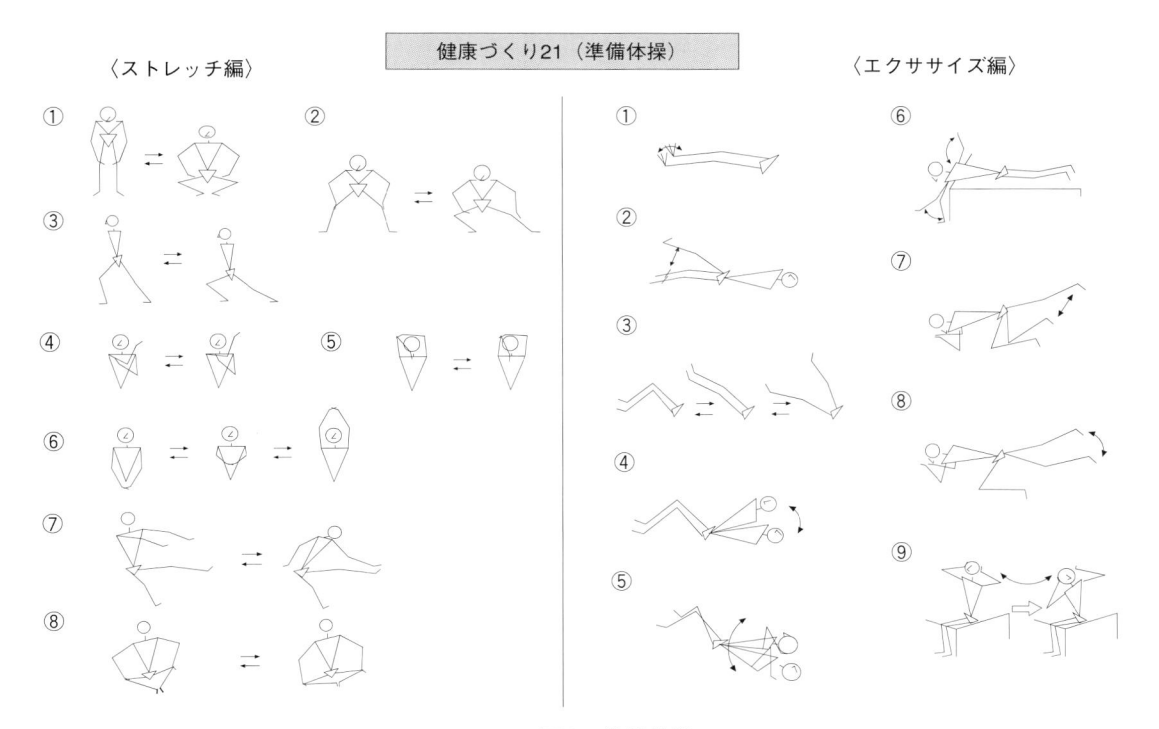

図2 準備体操
四肢のストレッチを中心として行うストレッチ編と自動運動による筋力トレーニングの要素を含むエクササイズ編より構成され、整理体操ではストレッチ編のみ行う。号令に合わせて、8呼間を2回繰り返して行う。

たがいくつかの問題が生じていました。運動評価に時間をかけていた割に運動処方の個別性・具体性に欠けており、実際の生活の中で運動を再現・継続することが困難であったことなどが挙げられます。次の課題として、①検査内容の見直し：簡略化、②個別の日常生活に導入できる運動種目の考案、③院内の環境整備、があります。

### ●●● おわりに

病院において本来の診療業務とともに疾病予防を行うためには、医療法42条に定められているように「患者に対する治療その他のサービスに支障がないものであること」など、一般的に機能訓練室を共用する場合には時間帯・広さなどの制限など、さまざまな問題が生じますが、勤務する病院での役割、特徴をどこに求め職員のやる意義をどのようにアピールしていくかが今後のリハビリテーションの課題といえるでしょう。

(白石　司)

【参考文献】
1) 公衆衛生審議会：生活習慣に着目した疾病対策の基本的方向性について(意見具申). 1996.
2) 佐藤祐造：生活習慣病とは. Modern Physician 21(2)：145-148, 2001.
3) 佐藤祐造：生活習慣予防のための運動療法. 総合臨床 50(12)：3249-3254, 2001.
4) 上月正博：生活習慣病とリハビリテーション. 医学のあゆみ 203(9)：821-826, 2002.
5) 健康・体力づくり事業財団：健康日本21ホームページ；健康21とは(各論)(http://www.kenkounippon21.gr.jp/kenkounippon21/about/kakuron/index.html).
6) 齋藤博之：医療法42条施設(運動健康施設)制度の概要と現状について. 治療 84(12)：2974-2980, 2002.

# V ■補装具・自助具

# CHAPTER 1 移乗機器の選択のポイント

> ● SUMMARY
>
> 1. 移乗機器の選択には、障害者の動作能力と介助者の能力評価が必要です。
> 2. 移乗機器を使用する環境評価が重要です。
> 3. 介助機器は、現物を見て体験して確認することが望まれます。

●●● はじめに

ここでは介助量の多い四肢麻痺の車いす使用者の経験を中心に機器選定で注意すべきポイントをご紹介します。

## 1 誰が操作するのか

移乗機器の導入目的が介助の軽減か、障害者自身が操作するかによって、選択のポイントが違ってきます。介助の軽減が目的の場合には操作する介助者の性別、年齢、体格、体力、健康状態などを考慮します。機械操作が苦手な高齢者には、実際に体験して導入することが重要です。対象者自身が操作する場合、残存能力によりスイッチの大きさやタッチの軽さ、スイッチ本体の重量なども考慮します。

## 2 どこで使うのか

[1] ベッド周辺(ベッドと車いす・ポータブルトイレ・シャワーキャリーなど)

❶ ベッド周辺で使用する移乗機器の種類
・吊り上げ式床走行リフト(電動充電式・油圧式)(図1)
・吊り上げ式天井走行リフト(図2)
・据置式リフト(アーチ型フレーム式)(図3)
・機器用設置型リフト(図4)
・簡易リフト(胸腹部支持式リフト・膝固定リフト)(図5、6)

吊り上げ式床走行リフト(図1)の場合はリフトの脚部がベッドの下に入るか確認が必要です。ベッドの下の空間が少なく、キャスターの径の小さいものを選択すると、操作性が低くなるので、注意が必要です。また、リフターを使用する部屋の床材が、畳やカーペットなどキャスターが沈み込む素材では使用には不適です。床走行リフトを操作するには十分なスペースが必要なため、スペースがない場合はベッド設置型リフトの選択も考えます。ベッド設置型リフ

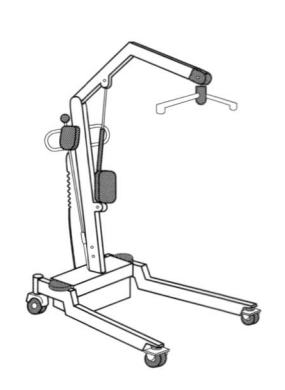

図1 吊り上げ式床走行リフト
(テクノエイド協会：福祉用具プランナーテキスト. p 55, テクノエイド協会, 東京, 1997 より改変)

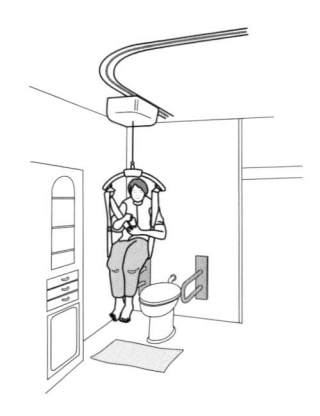

図2 吊り上げ式天井走行リフト
(テクノエイド協会：福祉用具プランナーテキスト. p 58, テクノエイド協会, 東京, 1997 より改変)

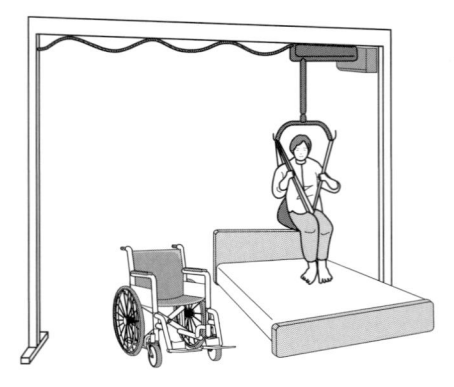

図3 据置型リフト
(テクノエイド協会：福祉用具プランナーテキスト. p 61, テクノエイド協会, 東京, 1997 より改変)

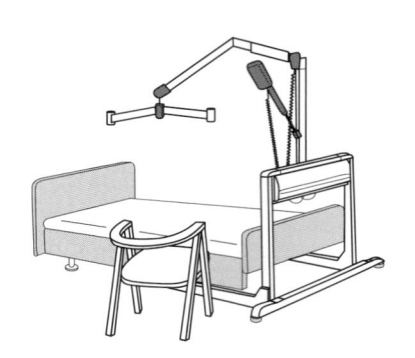

図4 機器用設置型リフト
(テクノエイド協会：福祉用具プランナーテキスト. p 60, テクノエイド協会, 東京, 1997 より改変)

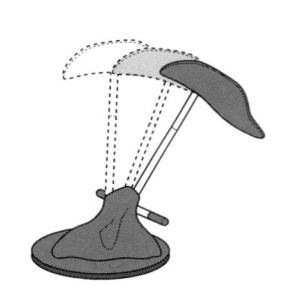

図5 胸腹部支持式リフト
(テクノエイド協会：福祉用具プランナーテキスト. p 65, テクノエイド協会, 東京, 1997 より改変)

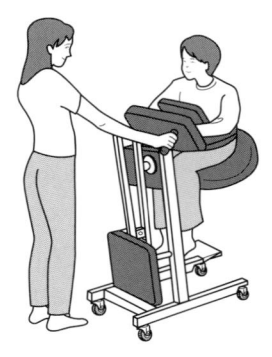

図6 ハーネス式膝固定リフト
(テクノエイド協会：福祉用具プランナーテキスト. p 65, テクノエイド協会, 東京, 1997 より改変)

トは降ろす位置が決定されるため、介護者の負担を増す場合もあります。

　昇降機能のないベッドで車いすやポータブルトイレの移乗に胸腹部支持式リフト（図5）や膝固定リフト（図6）を使用する場合、リフトの高さや設置場所を決めておくと、移乗後に再度身体の位置の移動が生じることが少なくて済みます。

## [2] 浴室

### ❶ 浴室で使用される移乗機器の種類
・吊り上げ式天井走行リフト（図2）
・機器用設置型リフト（図7）
・住宅用設置型リフト（図8、9）

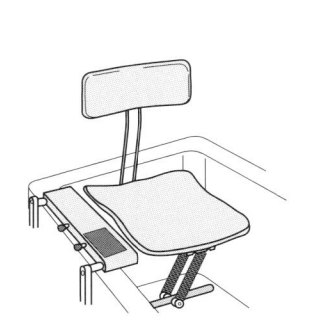

図7　機器用設置型リフト
(テクノエイド協会：福祉用具プランナーテキスト．p 60, テクノエイド協会, 東京, 1997 より改変)

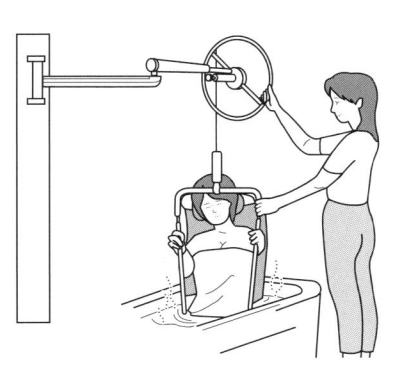

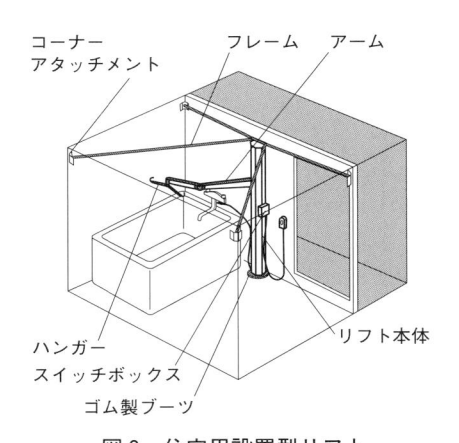

図8　住宅用設置型リフト
(テクノエイド協会：福祉用具プランナーテキスト．p 58, テクノエイド協会, 東京, 1997 より改変)

図9　住宅用設置型リフト
(テクノエイド協会：福祉用具プランナーテキスト．p 59, テクノエイド協会, 東京, 1997 より改変)

　浴室で使用するリフトは、車いす・シャワーキャリー・洗い台から浴槽への水平移動と浴槽内での上下移動の両方向を含めて考えなければなりません。浴槽内の上下移動のみのリフトもあり、水圧を利用したものや電動充電式があります。
　また、浴室入口に解消できない段差のあるユニットバスなどは、浴室に入るためのリフトも必要です。比較的狭い浴室であれば、多関節アームの固定式リフトを設置することで、脱衣所、洗い場、浴槽のすべての移乗が1台で可能になることもあります。
　浴室で使用する介助機器は設置に工事を伴い、一度設置すると機器の変更は困難なことが多く、慎重に決定する必要があります。

### [3]　トイレ

　トイレが洗面、浴槽と同室にまとめられている場合は、浴室で紹介した機器が考えられます。吊り具のシートはトイレ用か、ベルトタイプのツーピースのものが使用しやすいでしょう。
　便器への移乗に介助機器を必要とする対象者の場合は障害も重度で、便器での座位が不安定な場合が多いことから、シャワーキャリーのトイレ兼用型の使用を勧めます。トイレ空間での移乗は必要なく、ベッドでズボンや下着を脱ぎ、直接シャワーキャリーに移乗することになります。

### [4]　出入口

❶　出入口で使用される移乗介助機器の種類
・住宅用設置型リフト（図10）
・吊り上げ式天井走行リフト
・吊り上げ式床走行リフト
・据置型リフト

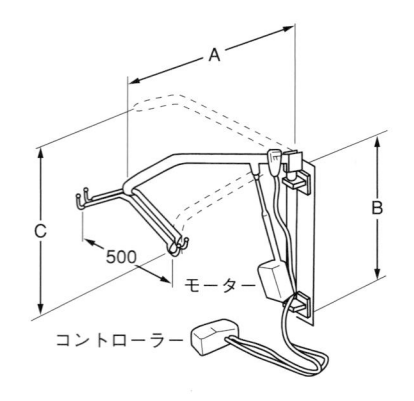

図 10　住宅用設置型リフト
(テクノエイド協会：福祉用具プランナーテキスト. p 59, テクノエイド協会, 東京, 1997 より改変)

　車いすで家に入るには、スロープや段差解消機を使用して段差をクリアしますが、出入口で移乗の必要が発生するのは、屋外専用の車いすから屋内専用の車いすに乗り換える場合です。退院時には1台しか車いすを所有していないことが多く、外出のたびに車いすのタイヤを拭くことが予想外に負担であったり、室内の清潔が保てないことが気がかりになることがあります。出入口の段差解消の方法を決定する前に、車いすの乗り換えをするかどうかの確認が必要です。乗り換えに移乗機器を使用することにより、段差解消の必要がなくなることもあります。

●●●おわりに
　車いす使用者の移乗機器について述べてきました。今回は機器の入手手段については触れていませんが、社会的ファンドが利用可能か否かも機器の選択に大きく影響するため、正確な情報提供が必要です。機器の決定に至るには、実際に使用してみることが最もよい方法です。

(前田朋子)

# CHAPTER 2 脊髄損傷者に対する簡易式トランスファーボードの試作

## ● SUMMARY

1. 脊髄損傷者のリハビリテーションの目的は、介助量の軽減と自立度の向上です。
2. ADL到達度は損傷高位により想定され、訓練内容も大きく異なります。
3. 車いす・ベッド間の移乗動作獲得の上限はC5B～C6Aですが、一部の対象者に限られます。
4. 側方移乗の自立条件は上腕三頭筋が機能するC6BIII～C7Aと一般的に考えられます。
5. C6A～C6BIIの対象者に、トランスファーボードを工夫し動作を獲得したので報告します。

## 1 従来のトランスファーボードの問題点

図1は従来の市販品のトランスファーボードで、ボードを臀部に差し込んだ時点で傾斜が生じるとともに、対象者自身が臀部に差し込みをセットするなどトランスファー前段階で困難な過程が多く自立に結びつくとは言い難いものです。

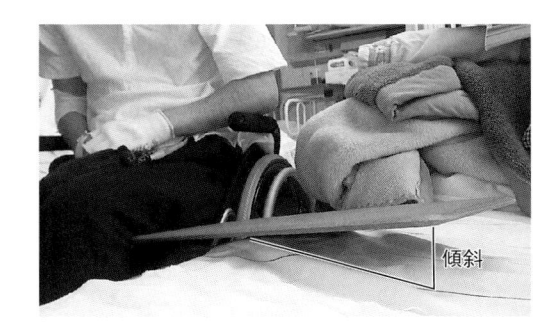

図1 従来のトランスファーボートの問題点

## 2 トランスファーボードの製作

このような状況を改善すべく、トランスファーボードを製作しました。
材料：板、ステンレス管（径1.9cm）、受け（合板にステンレス管を固定）、ベッド柵とトランスファーボードを固定する木材、木ネジ。

## [1] 製作手順

①形は車いすを置く角度や車いすの形状によって異なるため、ベッドに対する車いすの角度に合わせ合板を切り出します。車いすとベッドの隙間を埋める大きさ、臀部をスライドさせることを考え、上面と角を滑らかに加工する必要があります（図2）。

②ステンレス管（径1.9cm）を7.5cm（穴の直径は2cm、深さ7.5cm：パラマウント社製の場合）＋マットレスの高さに合わせ切断します。ステンレス管と板を固定する位置を決め、受けを使用し固定します（図3）。

③マットレスとベッド柵の距離を測りトランスファーボードの回転やズレを防ぐために固定する木材をボードの下面に固定します。ベッドやベッド柵のタイプによってこの固定の方法は異なるため、工夫が必要となってきます（図4）。

## [2] ベッドとトランスファーボードの固定

サイドガードの穴の直径はメーカーによって異なるため確認が必要です。今回使用したベッド柵はスタンドタイプでマットレスと同じ高さに倒れるものでした（図5）。

図6のように固定用木材をベッド柵に挟むように固定します。

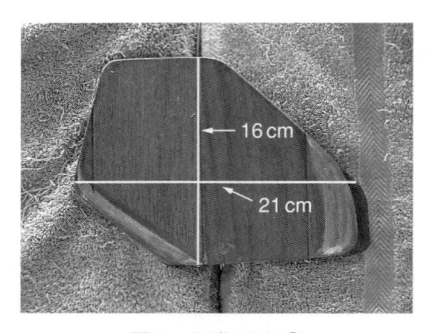

図2　製作手順①

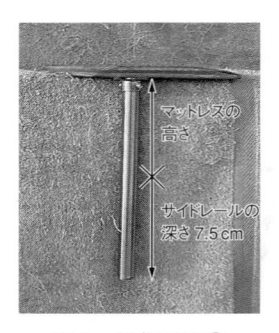

図3　製作手順②

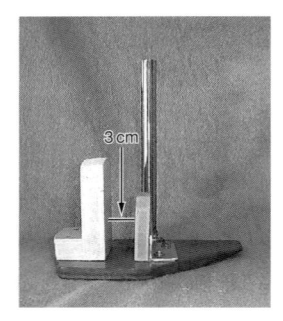

図4　製作手順③

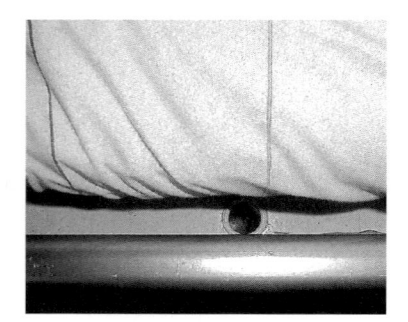

図5　ベッドとトランスファーボードの固定①

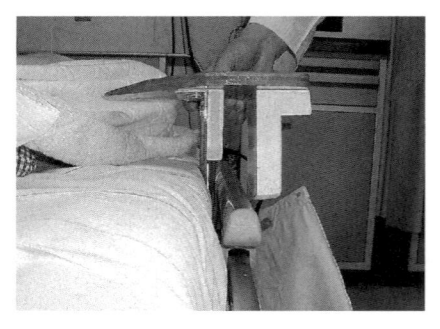

図6　ベッドとトランスファーボードの固定②

## 3 実際のトランスファー動作

＜症例①＞ 52歳、男性、Ｃ６Ａ(図7)
　サイドガードを外すことのできる車いすを用い、上肢長を補うためプッシュアップ台を使用し動作を行っています。
　移動の際に前方への倒れ込みを防ぐ体幹前面の筋は、大胸筋鎖骨部のみしか残存しておらず、訓練場面でセラピストは、対象者の前方に立ち腋窩を支え反復訓練を行います。

＜症例②＞ 20歳、男性、Ｃ６Ａ(図8)
　この症例も症例①と同じ残存機能レベルで、肘伸展筋力と体幹前面の筋力が残存していないため十分なプッシュアップ高が得られず、ディスクタイプの車いすを使用しました。
　症例①と比較して体幹に対して上肢長が長く、この対象者ではプッシュアップ台の必要はありませんでした。
　対象者は、トランスファーボードの上に手掌をのせ三角筋・肩周囲筋・大胸筋などを使い肘ロックをしながら、車いす方向へイザリ動作を行いながらベッドから車いすへの移動動作を行っています。

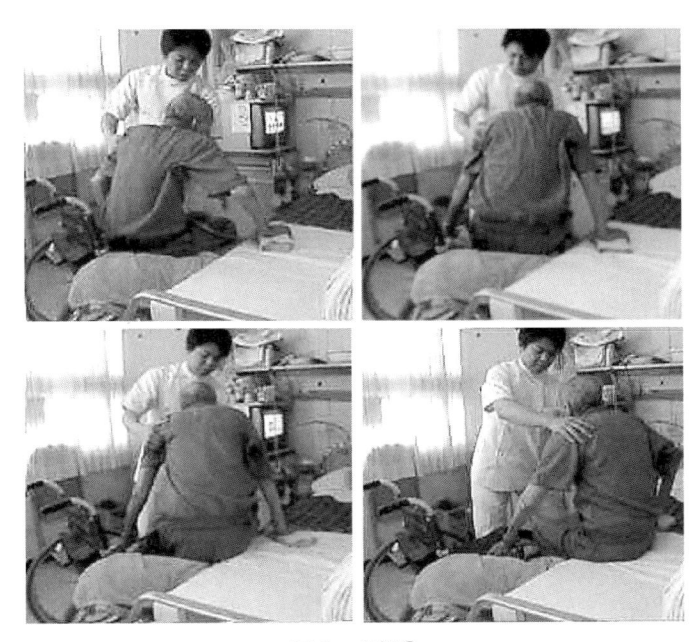

図7　症例①
十分なプッシュアップの高さを得ることができず、一側の上肢に体重を乗せ側方に移動し、同じ高さとなった車いす→トランスファーボード→ベッドへと滑るように移動しています。

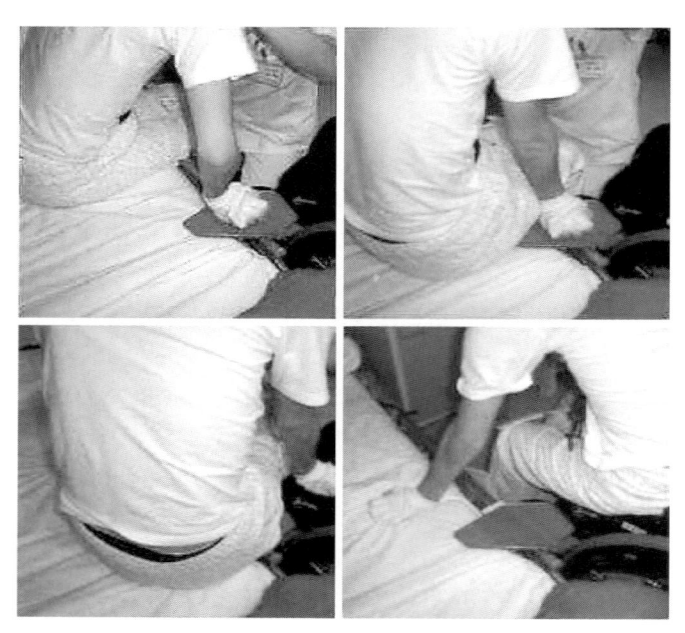

図8　症例②

　軸になる右上肢の置き換えの際には前方への倒れ込みの危険は大きいが、ほぼ独力で移動を行っています。

●●● **おわりに**
　車いすの形状やベッドのメーカーや種類、ベッド柵の違いにより、トランスファーボード自体の形状やベッドとの固定方法が異なってきます。
　また、訓練や実際の移動場面での転倒・転落の危険性は高く十分な訓練と適応については細心の注意が必要です。

（小渡　充）

# CHAPTER 3 現場で即対応できる移乗板(トランスファーボード)の試作

> ●SUMMARY
>
> 1. 身近にある物(素材)を利用し、簡単に製作可能なベッド・車いすの移乗の際に使用する移乗板を製作しました。
> 2. 移乗板は、車いす・ベッド間の形状により発生する移乗間の隙間の型(タイプ)に適合しやすい形状にするため加工しやすい発泡ブロックを使用しました。

### ●●●はじめに

材料は、土台となる車いすの横幅(座面幅)程度の角材と板材、ベッドのサイドフレームに固定するための長さ150 mm程度のボルトとナット2組、土台上には、マットレスの厚みに相当するレンガサイズの発泡ブロック2個で、その上部を移乗の際に臀部を保護するために、バスマットなどのクッション材を使用し、表面(表層部)を滑りやすさを確保するために、アルミシートを利用しました。以下、その製作方法を述べます。

## 1 製作時に必要な材料(寸法 mm)

[土台として]
　①サイドフレーム上部の支柱～450×45×20 mm 程度の角材1本
　②支え板～450×90×10 mm 程度の板1枚
　③ベッドへの固定具～150 mm 程度のボルト・ナットの2組。但し螺子径8 mm
[マット厚みに相当する形状を構成するために]
　④発泡ブロック～200×100×50 mm 2個
[表面加工のために]
　⑤バスマット、保温アルミシート・いす座面などに用いられるレザー
[その他]
　布性ガムテープ・両面テープ・釘・木工ボンド・木螺子など

## 2 作業手順

①土台の作成→②ベッドへの固定具の取り付け→③形状の整え→④表面加工→⑤試用

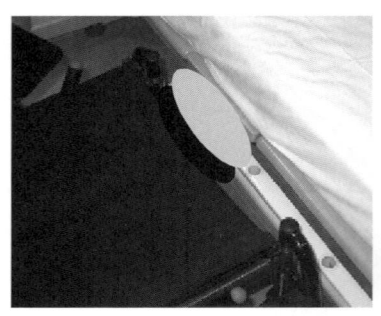

図1 車いすとベッドを垂直に接近した場合に生じる隙間

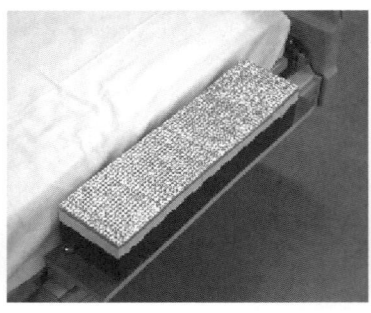

図2 ベッドに装着した移乗板

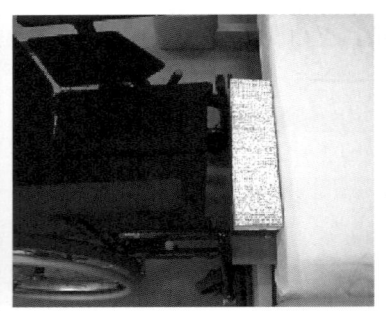

図3 車いすとベッド間の移乗板
移乗板を使用することにより、隙間を解消することが可能となった。

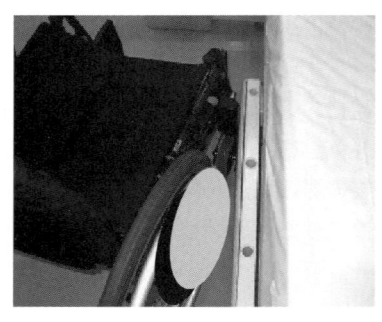

図4 車いす・ベッドが並列に接した場合に生じる隙間

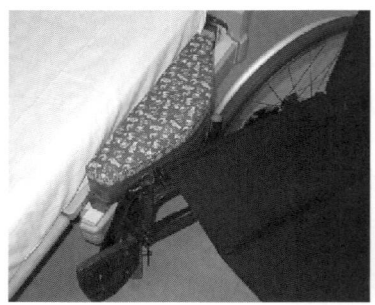

図5 形状を変更した移乗板

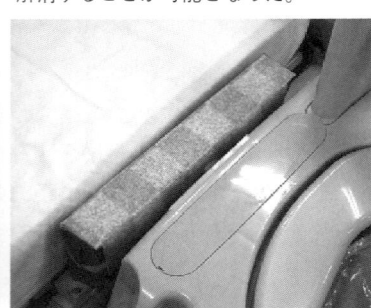

図6 ポータブルトイレ用移乗板

## 3 製作した移乗板

製作した移乗板の使用例を装着前後などで紹介します。

❶ ベッドへの前方移動(車いす・ベッドが垂直に接した場合)

車いすとベッドマットレスの間に、サイドフレームによる隙間が生じ、前方移動の際のバリアーが発生します(図1)。

その隙間をなくすために、移乗板をベッドのサイドレールの穴を利用し装着します(図2)。

移乗板を使用することにより、隙間を解消することが可能となりました(図3)。

❷ ベッドへの側方移乗(車いす・ベッドが並列に接した場合)

車いすからベッドに側方移乗する際には、ベッドサイドフレームと車いすのタイヤによる隙間が生じます(図4)。

その隙間を解消するために、形状を変化させた移乗板を、発泡ブロックを加工し上部の形状が二等辺三角形になるようにしました(図5)。

❸ その他の応用

起立動作は不可能ですが、起き上がりとベッド脇に端坐位保持可能な対象者へのポータブルトイレでの排便動作の獲得のために、狭いタイプの移乗板も製作してみました(図6)。

(松本 潔)

## CHAPTER 4　移動式トランスファー手すりの使用経験

● SUMMARY
1. 車いす利用者や介助者にとっても安全に移乗ができる移動式「トランスファー手すり」を開発しました。
2. 本稿では、トランスファー手すりの特徴と使用効果があった対象者を紹介します。

## 1　機器の概要

　トランスファー手すりの大きさは、外形寸法(L×W×H)650×800×815 mm、重さ26 kgと大型です。立ち上がり時に側方安定を確保するための側方バーと、生理的な重心の前方移動を可能にする前方バーから構成されています(図1-a)。これらのバーは体重により固定されるようベース板に取り付けてあり、前方・側方バーは上から見てT型に配置され、左右双方から使用可能です。ベース板には使用時に安定性確保と転倒防止の目的で滑り止め用ゴムマットが貼り付けてあります。このトランスファー手すりは移動可能で、ベース板の前方に取り付けられた2個のキャスターによって簡単に行えます(図1-b)。

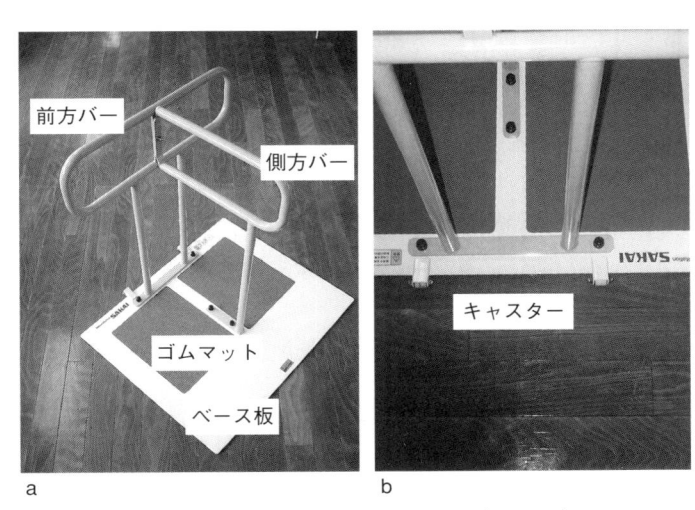

図1　トランスファー手すりT型(TT-100)
a：前方バーと後方バーと固定板で構成されています。重量は26 kgです。
b：移動時に使用します。通常は機能しないように設計されています。

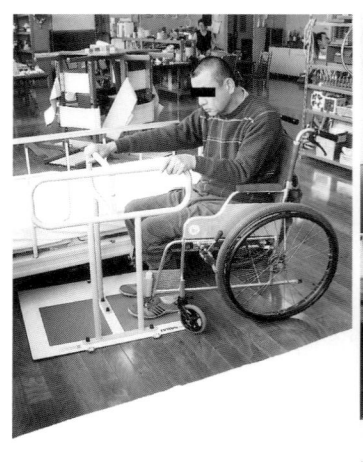

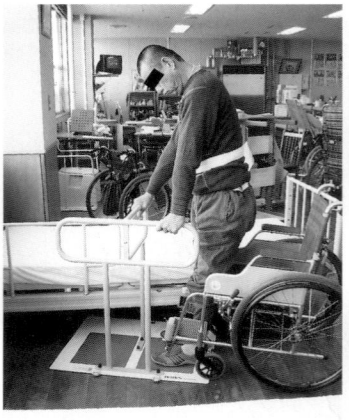

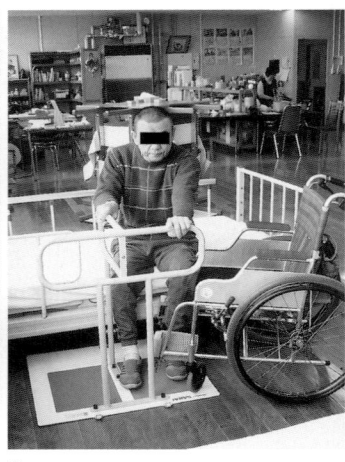

図2　実際の移乗場面
a：車いす自力駆動にて自らトランスファー手すりとの位置を調整します。右手で側方バー、左手で前方バーを握ります。左右同時に引っ張るようにして上部体幹を前傾させて立ち上がります。
b：立位姿勢からゆっくり、体幹の動揺を上肢筋力でコントロールして90度回転させます。
c：手すりを握ったまま重心を後方へ移動させ、端座位姿勢となります。

## 2　試用経験

トランスファー手すりを使用し顕著な効果があった対象者を紹介します（図2）。

＜症例＞

50歳、男性。上下肢体幹失調が強く歩行不能。握力は右22 kg、左20 kgです。ADL能力はBarthel index 50点で食事動作、起き上がり動作、車いすによる室内移動以外の項目は介助を必要としています。

## 3　まとめ

基本的ADLの中で、移乗動作はベッド離床のために非常に重要な動作と同時に転倒などを引き起こす最も危険な動作でもあります。

トランスファー手すり最大の特徴である前方バーの役割は、立ち上がり時、片側上肢あるいは両上肢で引っ張ることにより上部体幹の自然な前傾を生み、重心が前方へ移動することで立ち上がりが行いやすくなることです。

側方バーは座位や立位時の側方バランスを助け、立ち上がり時に健側上肢による体幹の押し上げ動作を助けるという効果があります。この前方バーと側方バーがあることにより対象者は、前方と片側方を囲まれる形となり立ち上がり時や移乗動作時に安心感が得られるようで

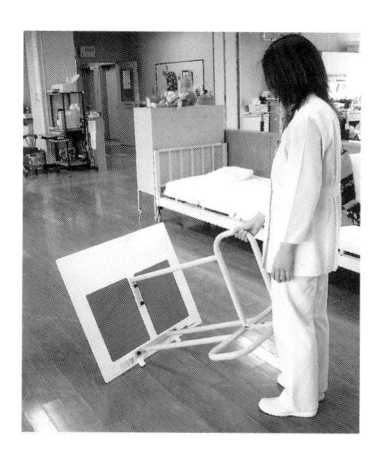

図3 トランスファー手すりの移動方法
移動時、左右キャスターの中心部に爪先を置き、そこを支点として側方バーを手前に引き寄せます。キャスターに負荷をかけるようにします。十分に傾けることで高齢者でも簡単に移動できます。

す。また、立位時にこのコーナー部分にもたれることで上肢が自由に使え、ポータブルトイレ使用時などにズボンの上げ下ろしなどの動作が可能となりトイレ動作の自立にもつながります。

　ベース板に取り付けた2個のキャスターは、トランスファー手すりを前方に傾けると簡単に移動を行うことができます。トランスファー手すりの重量は、使用時の安定性も考慮し26 kgと重めに設計されていますが、移動は高齢者でも要領をつかめば簡単にでき(図3)、ベッドサイドや訓練室(PT・OT)での使用、家庭での移乗動作や立ち上がり訓練など多目的な使用が可能になっています。

### ●●● おわりに

　トランスファー手すりの使用により、車いす使用者による移乗動作がより安全に行え、介護負担の軽減とともに対象者の自立意欲を高めることがわかりました。

（山田敏夫）

# CHAPTER 5 頸髄損傷者用パソコン操作器具

● SUMMARY

1. 高位頸髄損傷者(頸髄損傷者を以下、頸損者)やC5頸損者が市販量産のマウスなどを用いて顎や唇、または限られた手の動きでパソコンを操作できる方法[1]を説明しています。
2. 高位頸損者が舌や唇でパソコンを操作するための市販専用器具を紹介しています。
3. 高位頸損者が舌や唇でパソコンを操作できるその他の方法(実例)を示しています。
4. キーボードによらない文字入力の方法として画面上入力と音声入力、ディバイスの併用について述べています。

●●● はじめに

本稿では、頸損者用のパソコン操作器具を市販の量産マウスと身の回り品を用いて容易かつ安価に製作できる方法(工夫)と、その他の専用器具などについて紹介します。

## 1 市販の量産マウスを使った工夫

[1] マーブルマウス(C3・4高位頸損者に最適、C2にも適応の可能性あり)(図1)

❶ 使用品

①(株)ロジクールのマーブルマウス(Marble Mouse ST-45 UPi、インターネットにて約4,000円で販売)[2]
②ハモニカホルダー(楽器店にて1,000円前後で販売)

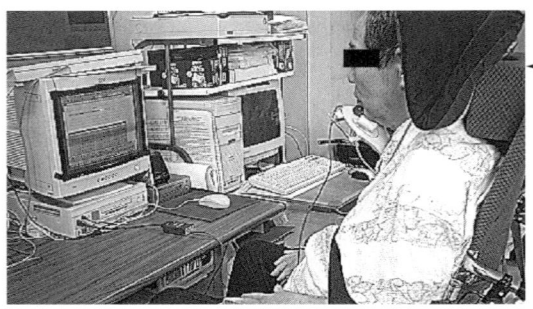

← 高めのヘッドレストとクッション

図1 顎や唇によるパソコン操作風景

❷ 製作方法

①マウスの固定部分をつくるために普段ハモニカを挟むところに消しゴムや木片を挟みます。次に割り箸を接着し、最後に使用者に合わせてマウスを取り付けます（図2）。

②クリックボタンが遠い場合は発泡材などを接着し補高します（図3）。臥位で使うにはボール部の落下防止のため割り箸片を接着します（図4-1、2）。部品の接着には伸縮性のないセロハンテープなどを使います。

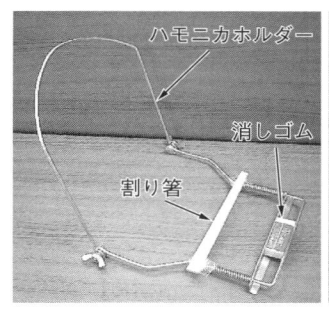

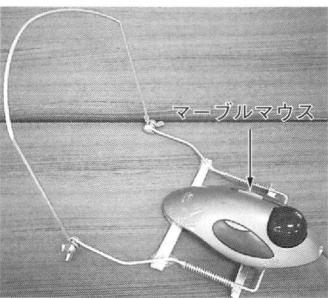

図2 マウス固定具のつくり方

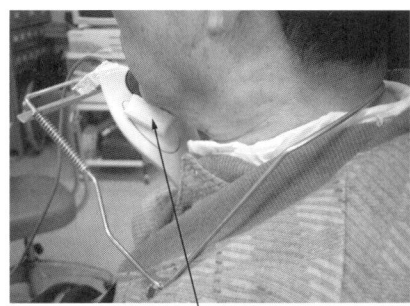

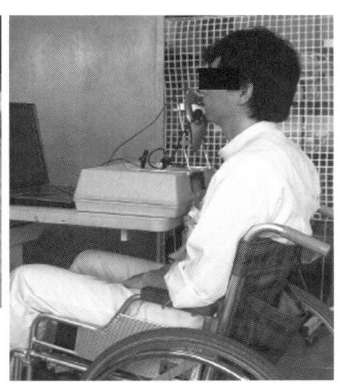

図3 左：首かけ設置例、右：スタンド（台上）設置例とクリックボタンの補高

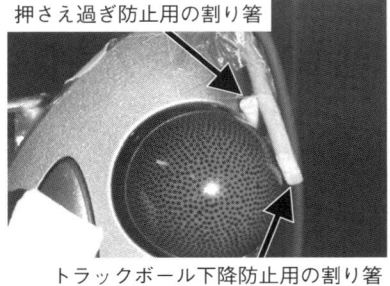

図4-1 トラックボールの下降防止 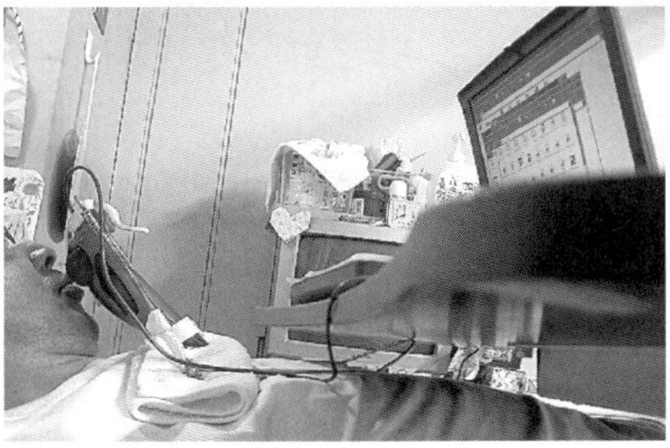　　図4-2 臥位での操作風景

他の類似したマウスも応用可能ですが、マウスの形状、サイズ、重さ、ボタン位置が操作に適するかどうか事前に御検討下さい。保守の点では機械式より光学式(解像度 400 dpi 以上)を推奨します。

左クリックを優先すると、マウスは中央より右に設置します。

---
**● ワンポイントアドバイス：首かけ設置で着脱介助を容易にするには**

ハモニカホルダーのネジは片側のみを締めたり緩めたりします。固定力が不十分なときは両方のネジを強く締めます。

---

❶ 操作とポイント

操作は通常の操作を、首や顎、唇の操作に置き換えるだけです。

マウスポインタの移動幅が小さい(移動速度が遅い)、またはその逆の場合、Windows パソコンでは「コントロールパネル」→「マウス」→「動作」→「速度(S)」で調整します。

a. マウスポインタ移動

顎や唇でトラックボールを各方向へ動かします。

b. クリック

顎や唇でクリックボタンを押します。クリックができない場合は、マウスポインタを目的のアイコンへもって行き、一定時間止めているだけでクリックやドラックができる Magic Cursor®というソフト(アクセスインターナショナル㈱：価格 29,800 円)が使えます。

c. ドラッグ

お使いのパソコンに機能があれば「クリックロック」とマウスポインタ移動操作を併用します。またはマーブルマウスに付属のドライバーをインストールし、「マウスのプロパティ」→「ボタン」→「ボタンの割り当て」で、左クリックボタンの右下の小さなボタンを補高して「ドラッグロック」を割り当てることで可能となります。

---
**● ワンポイントアドバイス：クリックロック**

OS* が Windows Me 以降の一部のパソコンに標準の機能で、一定時間以上クリックボタンを押したままにすると次にクリックするまでクリック状態が保たれるというもの。設定手順は「コントロールパネル」→「マウス」→「ボタン」→「クリックロック」→「クリックロックをオンにする」のチェックボックスの□を☑の状態にします。

---

---
**● ワンポイントアドバイス**

座位時に首の疲労を避けるにはヘッドレストを設けて頻繁に首を休めます。

---

＊ OS：Operating System(オペレーティングシステム)の略。コンピュータを動作させるために必須の基本ソフトウェア。Windows、Mac OS なども OS の１つ。

❷ 本法の特徴

a. 利点

①汚れの影響を受けにくく保守が容易。
②マウススティックで懸念される歯列への害がない。
③リーチ制限が少ない。
④時に右クリック可能。
⑤「スタンド（台上）設置」では装着介助不要となる。
⑥マーブルマウスはUSB付きのMacintoshパソコンにも対応可能。

b. 問題点

①「首かけ」や「仰臥位」とも装着に介助を要する。
②顎や頸部の疲労を訴えることがある。
③首かけ使用では頭が大きいと装着困難なことがある。
④ハモニカホルダーのネジ部は固定力や耐久性に難があることがある。

### [2] アップル（プロ）マウス（C5頸損の一部に適する）（図5）

患者自身が考えた方法です。EEZAN車いすロングタイプグローブ（吉徳技研㈱）を介助にて装着しApple Mouse（7,000円程度で電気店もしくはインターネットで販売、Apple Mouseで検索）を操作します。

❶ 操　作

a. マウスポインタ移動

通常のマウス操作同様に手でマウスを各方向へ動かします（図6）。

b. クリック

マウス背面を押します。

c. ドラッグ

bのままaを行うか、同様のマウスを2個使用し左手で一方のマウスをクリックしたまま右手でマウスを動かします（Mac OS 10.3以降で可能）（図7）。

Windowsマシンで右クリックが必要な場合は無料ソフト「Pro Mouse Enabler 1.1.3」をhttp://www.biwa.ne.jp/~matzda/Software/PE.htmlでダウンロードすれば可能です。

d. キーボード入力

熊手の一部でつくったスティックでキーを押します（図8）。

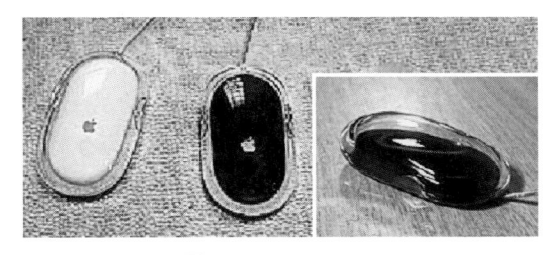

図5　Apple Mouse　　　　図6　操作時

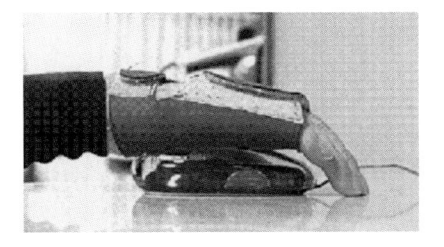

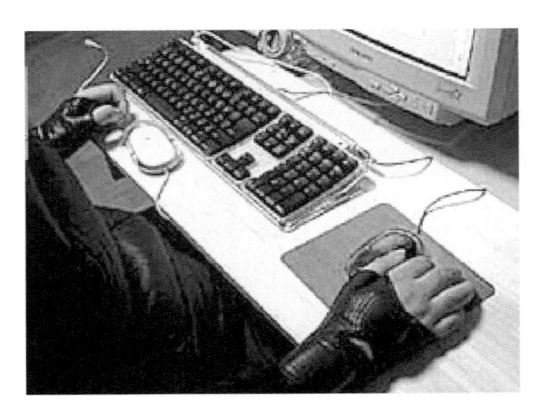

図7 マウス2つのドラッグ操作

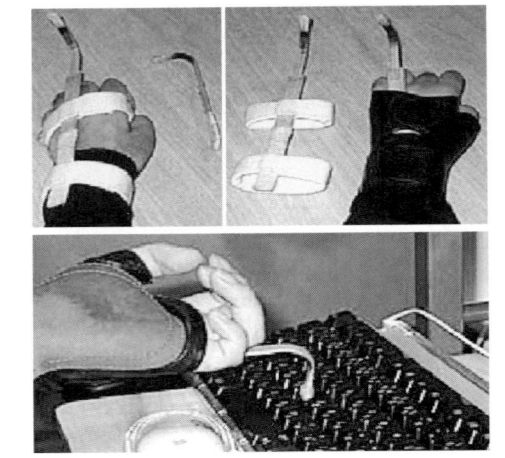

図8 キーボード入力
上段写真の左は素手にベルトで取り付けるタイプで、その右は車いすグローブに差し込むタイプ。差し込みタイプの脱着は独力で可能。
(武本誠氏のホームページより転載)

❷ 本法の特徴
a. 利点
①マウス背面のどの部分でもクリックでき右左いずれでも操作可能。
②特別な改良なしに通常マウスの操作感が得られる。
③USB対応でMacintoshとWindowsの両パソコンに対応。
④保守が不要。
b. 問題点
①車いすグローブの装着に介助を要する。
②クリック時、ポインタが動くことがある。
③操作には習熟が必要で協調性低下があると操作困難。
④操作面の色や材質により光学式センサーがうまく働かないことがある。

## 2 市販の専用機器

### [1] ジョイマウス(有)ウェルテック、本体定価35,000円)[3](図9)

　ジョイスティック(以下:スティック)を口にくわえてポインタを動かしてスティックに内蔵のパイプに呼気と吸気で左右のクリックを行うものです。スティックの傾きの大きさはポインタの移動幅ではなく移動速度に対応するため、マウスとは操作(感)が異なります。例えばスティックを少し右へ傾けるとポインタはゆっくり右へ動き、大きく右へ傾けるとポインタは速く右へ動きます。身体障害者情報バリアフリー化事業(2/3の補助)対象品で、購入の際は事前に福祉の窓口へ御確認下さい。送料自己負担で2週間の試用もできます。

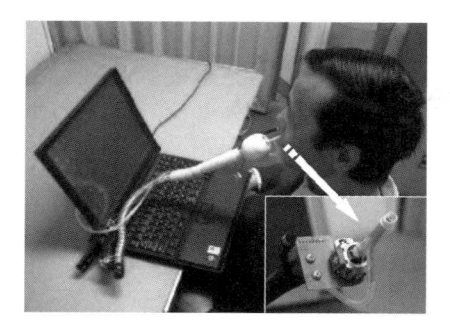

図9　ジョイマウス

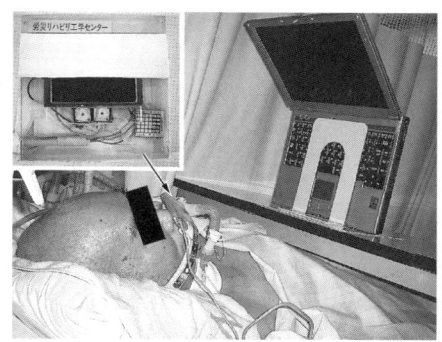

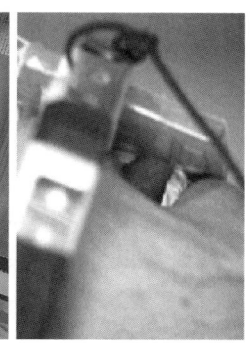

図10　舌操作具と操作風景

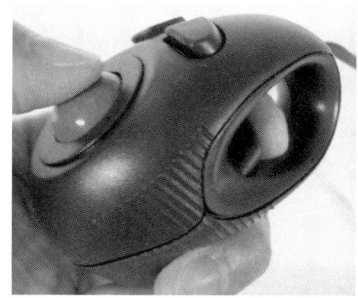

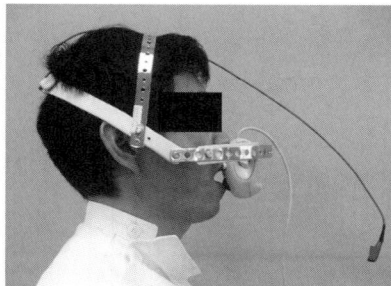

リングマウス　　　リングマウスをヘッドセットしたところ　　リングマウス操作：上唇で左右のクリックボタンを操作し、下唇でトラックボールを操作する。

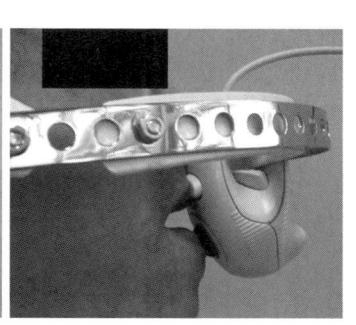

図11　リングマウス

## 3 その他のアイデア

現在は入手困難ですが、手元に類似のパーツがありましたらお試しください。

### [1] タッチパッド（舌操作）[4]

タッチパッドを外付け状態で用います。上唇によるミスタッチを防止するため上部に覆いを着け、全体をラッピングして防湿し、オリジナルヘッドセットで頭部に固定し、舌と下口唇のみでパッド操作をします。首の運動が不可能なC1～2の高位頸損者（Pentaplegia）に最適応です（図10）。

### [2] リングマウス

指にリング状に通して使うトラックボールタイプマウスをオリジナルヘッドセットに取り付けて使用します。下口唇でトラックボールを動かし上口唇で左右クリックを行います。ドラッグが可能なうえ、さらにヘッドポインタを付ければ直にキーボード操作も可能です。機械式であるため汚れに弱いなどの難点があります（図11）。

## 4　キーボードによらない文字入力

### [1]　画面上入力

❶ JIS 配列の「ローマ字」入力の場合

Windows 2000 以降の OS に標準搭載のスクリーンキーボードがお勧めです。「スタート」→「アクセサリー」→「ユーザー補助」→「スクリーンキーボード」の順で表示できます(図 12)。

❷ 五十音配列の「ひらがな」入力の場合

マイクロソフト㈱の Word 98 以降は、「ソフトキーボード」(日本語変換システム MS-IME 98 以降に標準搭載)があります。図 13 の①～③に従ってアイコンをクリックして表示します。

OS に標準なのはよいのですが、表示が小さく大きさを変えられないことや、かな↔英数字↔記号などの切り替えが、面倒なのが難点です。

ジャストシステム㈱の一太郎やジャストホームがあれば、「クリックパレット」(日本語変換システムの ATOK 11 Ver 1.1/R 2 以降に標準搭載)がお勧めです。表示の大きさが変更でき、かな↔英数字↔記号の切り替えも容易で、一覧性にも優れています(図 14)。

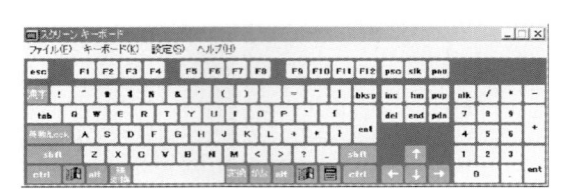

図 12　スクリーンキーボード

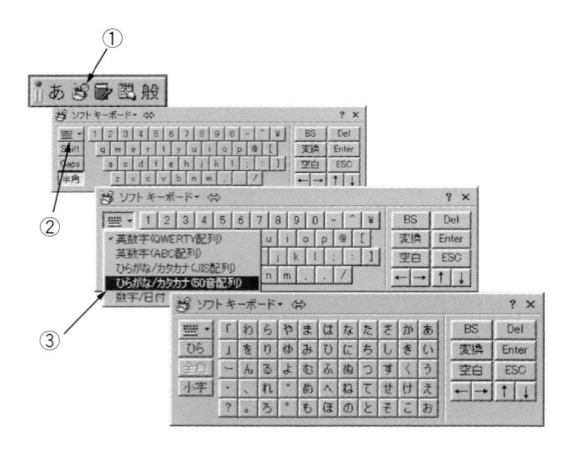

図 13　ソフトキーボードと表示手順

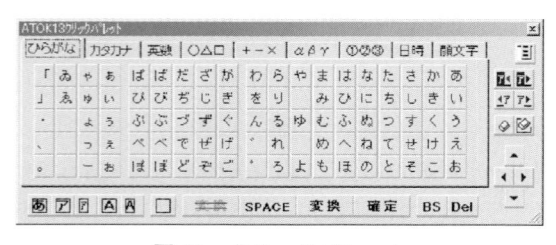

図 14　クリックパレット

### [2]　音声入力(図 15)[5]

たくさんの文字を前述の画面上で入力するのは大変です。そこで、発声が可能なら音声入力という手段があります。ほとんどの場合、音声入力ソフトと付属のマイクを使い、声や話し方の特性をコンピュータに記憶させる作業(エンロール)をしてから使います。音声認識が良好ならキーボードより早く入力ができます。しかし、語句や音声コマンド(命令)の誤認を起こすことがあります。大島[6] は、頭損は h、g、i、j の音で特有な誤認を起こしやすく、改善のためには合唱のよ

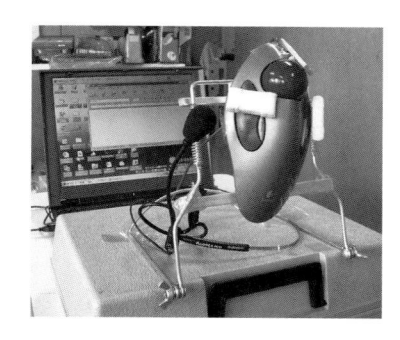

図15 音声入力と器具の併用
スタンド(台上)設置でマイクを付加している。マイクはヘッドセット用を台上に固定し装着介助の軽減を図っている。

うに口を大きく動かす発声が有効だといっています。誤認への対処として筆者は、意味の通じる最小単位の語句や文節で入力し、誤認の都度「今の文章を削除」と言って入力し直す方が、後でまとめて修正するより効率的だと感じています。誤認トラブルの回避や部分修正の際の操作性向上のためには音声入力とともに先の画面上入力(図12～14)や本稿で紹介したマーブルマウスなどの器具を併用(図15)することが有効で実用的だと思われます。

### ●●● おわりに

頭髄損傷者のパソコン操作に応用できる市販量産マウス活用のアイデアや専用機器などについて紹介しました。

これらの方法をお使い頂いて、1人でも多くの方々がパソコン操作を獲得され、趣味や余暇活動、就労の可能性が拡がれば幸いです。

(早川泰詞)

【文献】
1) 早川泰詞, 新宮彦助:量産マウスを用いた高位頸髄損傷者用パソコン簡易操作器具. 日本脊髄障害医学会誌 17:218-219, 2004.
2) ロジクールストア:http://store.logicool.co.jp
3) ジョイマウス:http://mweltech.com/r-frame/r-frame.htm
4) 早川泰詞, 田中芳則, 新宮彦助:舌と下口唇によるパソコン操作器具について. 日本職業・災害医学会誌 49:380-384, 2001.
5) 早川泰詞:高位頸髄損傷者におけるコミュニケーション機器(工夫). 総合リハ 33:2005
6) http://www.koshi-rehabili.or.jp/data/kakuka/kenkyu-kaihatu/kenkyu/serviceka/com/onsei/onsei1.html

# CHAPTER 6 遊びを支援するコンピュータ入力ディバイス

● SUMMARY

・筆者は、発達障害をもつ2名の症例に障害特性と治療目的に応じたコンピュータ入力ディバイスを考案・作製しました。
　①理解面や運動面の障害が重い患者にスライド画像をジョイスティックの操作で切り替えていく電子絵本を作製した結果、活動参加態度などが確認でき、自宅や学校へ般化されました。
　②知的能力に問題のない軽度両麻痺の患者に重心変動の方向をマウスポインタと同期させたバランスボード型入力ディバイスと迷路ゲームを作製した結果、微細な動的バランスを制御できるようになりました。
以上の2名の症例を報告します。

## 1 電子絵本とジョイスティック型入力ディバイス

### [1] 症例の紹介

性別：女児、年齢：10歳、診断：脳性麻痺アテトーゼ型四肢麻痺、精神運動発達遅滞

症例の運動レベルは臥位レベルで、僅かに寝返りはできますが、頭部や体幹の抗重力位で継続して保持することはできず、学校および家庭では、座位保持いすを用いてポジショニングを行っています。患者が自発的に行える運動は、頭部を持ち上げる、手を伸ばす、右手でものを握ることです。簡単な言語理解はあり、快不快の区別は明確で、気に入ったキャラクターを見ると全身を緊張させて喜びを表現します。日常生活活動のすべてに介助が必要で、普段遊べる空間やおもちゃも極めて制限されています。絵本、テレビ、ビデオが唯一楽しめる活動で、現在、養護学校に通学しています。

作業療法を実施してきた経過の中で、レバーを引くとボールが転がる既製品のおもちゃに対して、右上肢を積極的に動かしレバーを引こうとする状況が確認できました。しかし、既製品では失敗体験が多く、患者の遊びたい欲求が継続せず、意欲が極端に低下していきました。そこで、筆者は患者の得意とするレバー引き動作を活用したジョイスティック型入力ディバイスを考案・自作し、同時に患者の好きなキャラクターをパソコンの画面上に映し出す電子絵本を作製しました。

### [2] ジョイスティック型入力ディバイス

ジョイスティックは、ゲーム機などで使用されている一般的なスイッチで上下左右の4方向

にそれぞれスイッチが取り付けられています(図1)。ジョイスティックは、引いている間スイッチ入力が継続され、手がジョイスティックから離れると自動的に中心に戻る仕組みになっています。ジョイスティックをケースに固定し、4つのスイッチに連結したミニジャックをケースに取り付けました。

次に、マウスの左クリックボタンの端子にケーブルをハンダで固定し(図2)、ジョイスティックの下方向スイッチと連動させ、パソコンへの接続を可能にしました。

## [3] パソコンを使った電子絵本

絵本の材料となる画像や音声は、図3の方法でパソコンに取り込むことができます。

①動画を取り込む

デジタルの動画は、対応しているパソコンであれば直接取り込むことができます。VHSビデオなどアナログの動画はメディアコンバーターなどでデジタル変換することで、パソコンに取り込むことができます。取り込んだ動画は、専用ソフトを使って静止画像に置き換え、JPEG形式で保存しておきます。

②画像を取り込む

写真や雑誌などの画像は、スキャナーからパソコンに取り込むことができます。取り込んだ

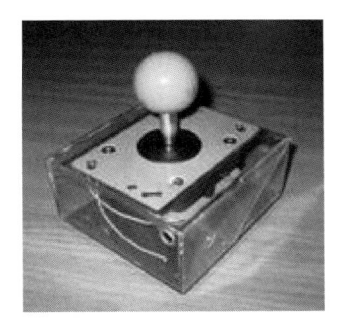

図1　ジョイスティック型入力デバイス

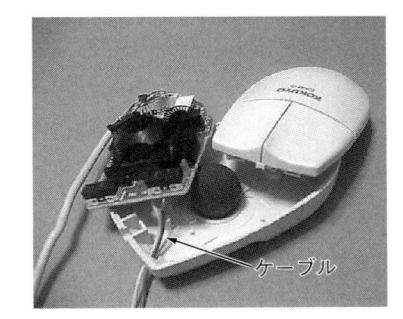

図2　マウスの左クリックボタンの端子にケーブルをハンダづけしたところ

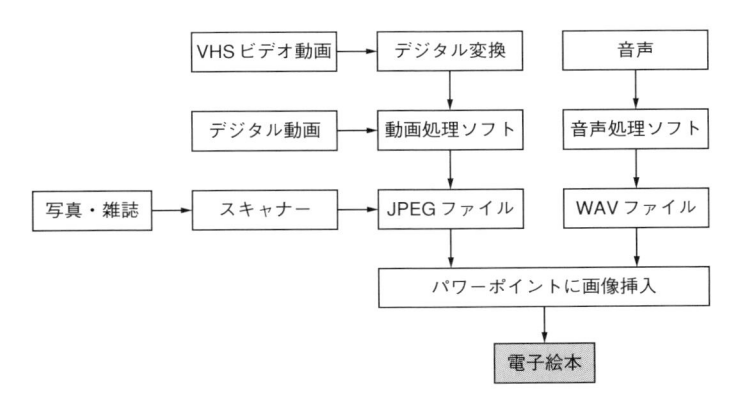

図3　電子絵本の作製過程

画像は、専用ソフトを使って加工し、JPEG 形式で保存しておきます。
　③音声を取り込む
　音声はパソコン付属のソフトを使って取り込み、修正し、WAV 形式で保存しておきます。また、動物の鳴き声や生活音などの音響効果は、CD-ROM で市販されているものやインターネットでダウンロードできるものを利用すると便利です。
　以上の方法で得られた画像や音声データをマイクロソフト社のパワーポイントのスライド画面に挿入していきます。挿入された画像や音声素材は、パワーポイントのアニメーション設定や画面切り替え設定を活用することで、ユニークに動かすことができます。

### [4] 実施した結果(図4)

　電子絵本を導入した当初、対象者はジョイスティックの操作と画面の変化との因果関係が理解できず、成功と失敗の繰り返しでした。筆者は電子絵本を5本準備し、好きなキャラクターだけでなく動物や食べ物など音と画像を駆使した作品づくりを心がけました。スイッチ操作の練習を始めて3回目のセッションで、パソコンを見ると声を出して喜ぶようになり、電子絵本に対する意欲がみられるようになりました。また、対象者はジョイスティックの操作と画面変化との因果関係が理解できるようになり、ジョイスティックに向かって積極的に右上肢を伸ばし、一貫したスイッチ操作ができるようになりました。電子絵本を楽しめるようになると、頭部の挙上が継続して約34分間パソコン画面を見続けることや画面を見ながら右手でジョイスティックを操作するなどの変化がみられました。

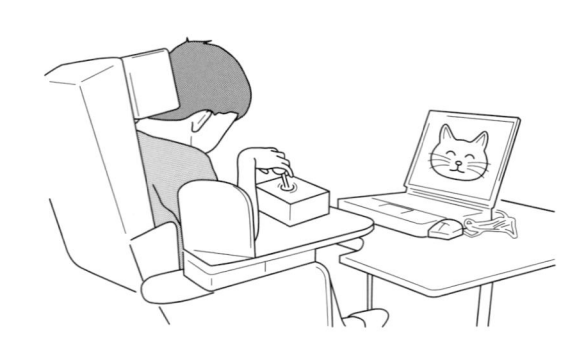

図4　電子絵本の実施場面

## 2 迷路ゲームとバランスボード型入力ディバイス

### [1] 症例の紹介

　性別：女児、年齢：8歳、診断：脳性麻痺痙直型両麻痺、発達検査：運動・知能・言語発達いずれにおいても正常範囲。ADL 完全自立。
　対象者は下肢に軽度の麻痺があり、日常生活では短下肢装具をつけています。また、両足関節の軽度背屈可動域制限と外乱に対する姿勢の自己コントロール能力（動的バランス能力）の低下があるため、姿勢が急に変化したときや段差につまずいたときにふらつきや転倒が目立ちます。現在、普通小学校に通学、作業療法では両足関節の可動域拡大と動的バランス能力の向上を目的にプログラムを作成しました。足関節可動域拡大のプログラムとして、ストレッチング体操やゲームを取り入れた足関節背屈の自動運動を実施しました。しかし、動的バランス能力の向上は、対象者の知的・身体的能力を満たす活動が見当たらなかったため、パソコンを活用

した動的バランス促進のための入力ディバイスと迷路ゲームを考案しました。

## [2] バランスボード型入力ディバイス

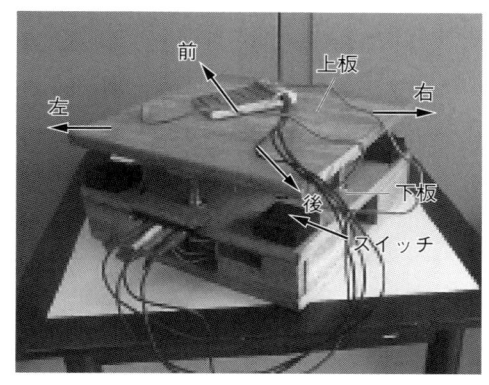

バランスボード型入力ディバイスは、広さ30×30cm、高さ13cmの箱形で、上板と下板の二段構造になっています（図5）。上板は前後左右に約5～10度の範囲で傾斜でき、傾斜角はボルトで調節することができます。上板の四隅には直径2cmの突起物が付いており、下板の四隅にはセンサーが取り付けてあります。上板に座るあるいは立って、重心位置を変化させるとそれに伴い上板が傾き、上板の突起物が下板のセンサーを押すことでスイッチが入る仕組みになっています。

パソコンと入力ディバイスとの接続では、外付けテンキーの2、4、6、8番キーとバランスボード型入力ディバイスの各スイッチとをオーディオケーブルにて接続し、さらに、パソコン側ではコントロールパネル内のユーザー補助を利用し、テンキーでマウスポインタを移動できるように設定しました。これによって、バランスボード型入力ディバイスの4方向の傾きとパソコン画面のマウスポインタとを同期させることができます。また、ユーザー補助内の設定で、マウスポインタの速度と加速を調節でき、子どもの能力に合わせることができます。

図5　バランスボード型入力ディバイス

## [3] パソコン迷路ゲームの作成

迷路ゲームは、ジャストシステム社製花子を用いて難易度の異なる6種類の迷路を作成しました。迷路ゲームは、パソコン画面上に迷路が表示され、現在地を十字カーソルで示します。対象者はバランスボード型入力ディバイス上に立ち、迷路の行程に合わせて自分自身が重心を変動させながらカーソルを移動させていきます。

## [4] 実施した結果

マウスポインタの速度・加速とも中等度に設定しました。迷路ゲームは、初級から開始しました。開始時、症例はバランスボード型入力ディバイス上に立って重心を変動させることに適応できず、慣れない動的バランス反応を求められるストレスから多少恐怖を感じていました。特に、後方へ重心を移動することが困難でした。そこで、テーブルに手をつかせて姿勢の安定を図ることにしました（図6-A）。

対象者がバランスボード型入力ディバイスの操作に慣れ、マウスポインタを的確に移動できるようになったので、テーブルの補助のない環境で動的バランスをコントロールする条件に変更しました（図6-B）。結果、症例はマウスポインタを後方へ移動させること（図7）や適切な位置で静止させること、迷路だけでなく絵や文字といった複雑な線画を描くことなど微細な動的

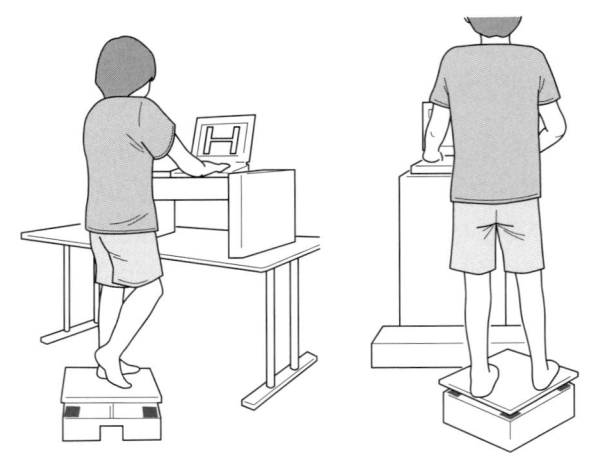

A：開始当初の実施場面　　B：約1年後の実施場面

図6　パソコン迷路ゲーム実施場面

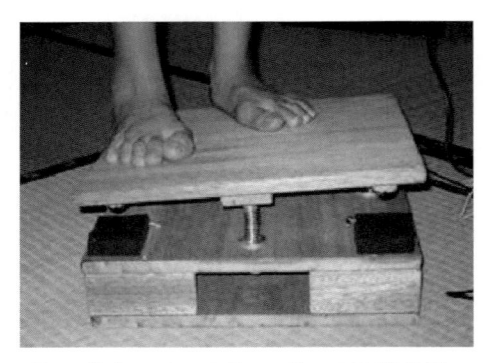

図7　後方へ重心移動した際の足関節背屈の状態

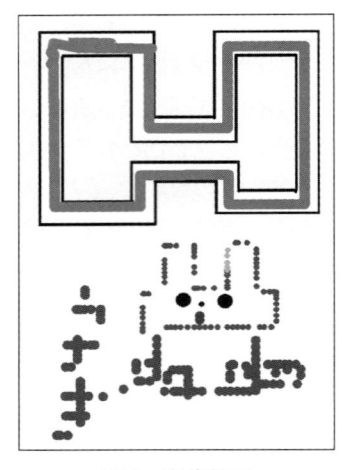

図8　実施結果
上段は迷路ゲームの結果、下段はフリーでウサギの絵や文字を描いた。

バランスをコントロールできるようになりました（図8）。

### ●●● おわりに

　子どものもっているスキルを最大限に引き出していくおもちゃなどを用いた治療的介入は、運動や知的能力などの発達を促すだけでなく、子どもが自分の障害と向き合い、自分自身で乗り越えていくための援助としても有用です。

（佐野幹剛）

# CHAPTER 7　パソコンボランティア「心のかけ橋」の取り組みと問題点

### ● SUMMARY

1. 意思伝達困難な重度身体障害者でも使いやすい文章作成支援ソフトウェア「ハーティー・ラダー(心のかけ橋)」を開発しました。
2. 同時にパソコンボランティアグループを結成し、その普及活動をしていく中、コミュニケーション・エイドのニーズの高さ、その人に合わせたスイッチの工夫や相談窓口の必要性を感じました。
3. 他職種に呼びかけ、「ながさきコミュニケーション・エイド研究会」を立ちあげ、長崎県全体に広がる活動に発展しました。

## 1　ソフトの概要

　このソフトは、身近に利用しやすいようにマイクロソフト社のWindows 95からWindows XPまでのOperating System(OS)に対応しています。パソコンのディスプレイ上にメイン画面が表示され、上部に文章作成画面、下部が五十音や記号などを一覧表にした文字パレット画面になっています(図1)。文章入力操作は、キーボードを使わずに画面上の文字パレットを選択する方法により、1スイッチで文章を作成することができます。スイッチは、タイミングに合わせて随意に押せれば、身体のどこを利用しても構いません。また、音声マイクを使用することで、音圧の強度によるスイッチにすることもでき、使用する人の状態・能力に合わせ

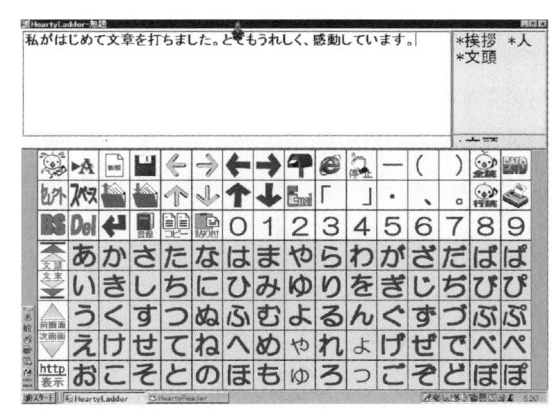

図1　ハーティー・ラダーのメイン画面
上部が文章作成画面、下部が文字パレット画面。

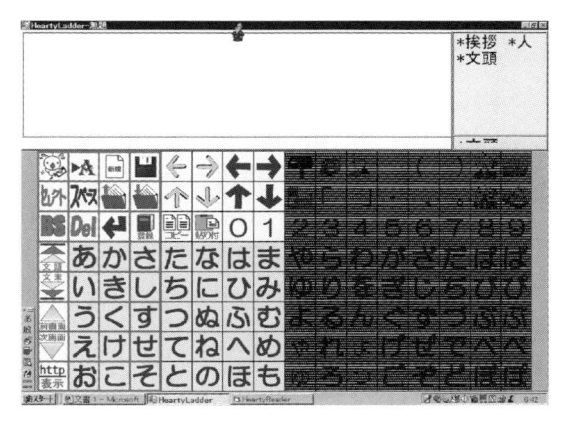

図2　ブリンクモード
赤い枠が半分ずつ絞り込まれているところ。

図3　予測変換リスト表示（単語編）　　図4　予測変換リスト表示（助詞編）

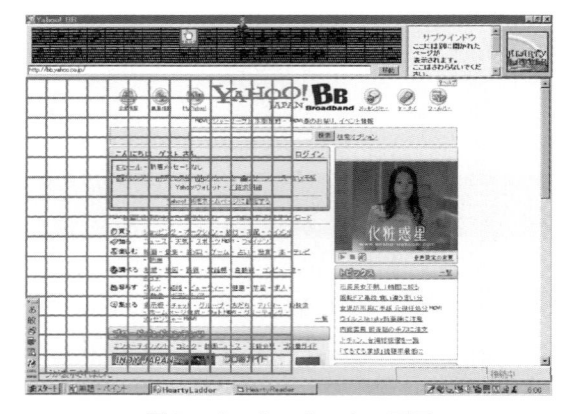

図5　インターネットの画面
ブリンクモードで赤い枠が絞り込まれ、見たい情報を選択。

たスイッチが可能です。文字を選択するモードは次の4種類用意してあります。

①ブリンクモード：文字パレット画面を2分割方式で絞り込み赤い枠が左右または上下に半分ずつ自動点滅（ブリンク）し、選択したい文字が含まれる枠のときにボタンを押すと、半分ずつ絞り込まれ、最終的に1つの文字を選択します（図2）。

②非ブリンクモード：画面が赤い枠と青い枠の2つに分かれ、ボタンを押す時間の長さによって選択する枠が半分ずつ絞り込まれ、文字を選択します。自動点滅にタイミングを合わせることが難しい対象者には便利です。

③スキャンモード with ワントラップ：自動的に移動する選択枠が目的の箇所に近づいたときにボタンを押すと選択枠の移動速度が一時的に遅くなり、動きが遅いうちに目的の文字を絞り込む方法です。

④マウス指定モード：マウスを動かし1文字ずつ赤い枠で文字を選択し入力する方法です。
　いずれも障害のレベルに合わせて、反応速度や遅延時間の設定を変更することができます。
　入力作業を省力化した予測変換入力は、入力文字から変換候補を予測してリスト表示します。例えば、「ボランティア」と打ちたいとき、「ぼら」と入力し変換すると「ぼら」で始まる言葉の一覧が表示され、そこから選択できます（図3）。また名詞の後には助詞が続くことが多いため、自動的に使用頻度の高い助詞の一覧が表示されます（図4）。そのほかに、一度入力された単語は、単語の最初の文字で選択可能にする学習機能を有し、使うほどよりスムーズに文字を入力できるようになります。その他として辞書登録機能（文章の保存、読み出し）、印刷機能、メール、入力した文章を読みあげるなどの機能がついています。ハーティー・ラダーのバージョン 3.00 からインターネットが可能になりました（図5）。

## 2　活動内容

　2000年8月にハーティー・ラダーが完成し、インターネット上にてプログラマーのホームページより無料のフリーウェアで公開したところ、間もなく全国からメールで感想や改良案の要望が多数寄せられ、それをもとに改良を重ねました。同時にパソコンボランティアグループ「心のかけ橋」を結成し、ハーティー・ラダーの普及活動を開始しました。活動の内容は、①福祉機器展などへの出展やデモンストレーション、諸学会や研修会での発表、②ソフト希望者への実費での郵送配布、③地元銀行の福祉基金制度を利用して購入したパソコンの貸し出し、④能力に合わせた環境設定や操作方法の指導、⑤タッチスイッチの製作や接続のためのマウスの改造（図6）、などです。

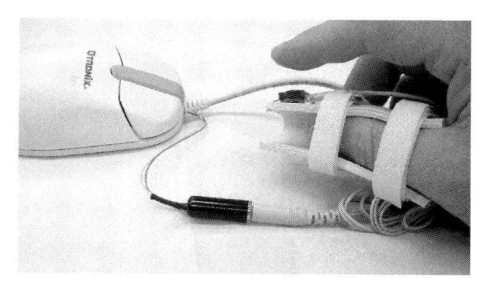

図6　ワンスイッチとマウスの改造

　活動をしていく中、コミュニケーション・エイドのニーズの高さ、入力装置改良の技術向上、関係者の情報交換や啓蒙活動、相談窓口の必要性を感じました。またハーティー・ラダーだけでなく、コミュニケーション・エイド全体の普及活動の必要性も感じ、2003年12月にグループの呼びかけで養護学校教員、工学部系大学教員、エンジニア、作業療法士、理学療法士、医師、保健師、福祉関係者、看護師など計35名が集まり、「ながさきコミュニケーション・エイド研究会」を発足しました。

　本研究会の取り組みは、①研修会の企画：最新のコミュニケーション・エイドや周辺機器の紹介、第一人者の講演による関係者のレベルの向上、②利用を促す啓蒙活動、③研究開発および興味ある関係者の発掘とネットワークづくり、④勉強会の開催、の4つとしました。

　2004年3月には第1回の研修会を企画し、約150名が参加され、関心の高さを再認識しました。

## 3　現在の問題点と今後の取り組みについて

　コミュニケーションの手段を確保することは、外界から閉ざされて失いかけた人間らしさを取り戻すことを意味します。つまりコミュニケーション・エイドは、生きるうえで極めて重要な位置を占めます。現在の問題点は、①進行していく病気に対してのコミュニケーション・エイドを導入する時期や進め方の難しさ、②その人に合わせた入力装置の選定や改造の難しさ、③設定や操作方法の指導を身近ですぐに対応できるマンパワーの不足、④コミュニケーション・エイドなどに関していつでも相談ができる相談窓口がない、などがあり、それらを解決する活動に取り組んでいます。

### ●●●おわりに

　今までにコミュニケーションに障害をもった重度身体障害者にコミュニケーション・エイドを紹介する場合、その人に合わせた入力装置（スイッチ）の選定や改造の難しさに直面し、使用することを断念せざるを得ないことも多々ありましたが、「ながさきコミュニケーション・エイド研究会」を立ちあげたことで大学工学部教員、エンジニアとのハード面の技術提供などができ、ネットワークを確立していくことで障害者のコミュニケーション拡大につなげることができました。今後、全国にこのような会が広がり、身近な人が気軽にサポートでき、コミュニケーション・エイドが普及する体制が確立していくことを望んでいます。

　　　　　　　　　　　　　　　　　　　　　　　　（久保宏記、上田利一、大野重雄）

【参考】
1) ソフトウェアの入手先ホームページ…http://hl.san9.com/

# CHAPTER 8 下肢切断者に対する職業復帰に関するアプローチ

### ● SUMMARY

1. 下肢切断者が職場復帰するまでの機能、能力、阻害因子を含めた評価事項です。
2. 義足の処方、訓練上の考慮する事項です。
3. 退院後の日常支援と自動車運転についての考慮すべき事項です。
4. 職業復帰に至る医学的リハビリテーション（医学的リハ）と職業的リハビリテーション（職業的リハ）の連携したプログラムを構築することが重要です。

#### ●●● はじめに

本稿では下肢切断者が職業（社会）復帰するまでのさまざまな考慮ポイントと問題点を述べたいと思います。

## 1. 下肢切断者の評価[1]

### ❶ 機能

①切断端の機能障害（疼痛、幻肢痛、筋力、ROM、感覚、断端形状と皮膚状態）、②切断レベルと切断長、③起立時の平衡感覚・移動能力、④健・患側肢の血行状態、⑤全身状態（心肺機能）義足歩行の耐久性の可否

### ❷ 能力

①上肢・体幹機能の代償能力、②義足歩行の耐久性（移動・社会的問題）、③自動車の運転可否

---

#### ● ワンポイントアドバイス：下肢切断者の評価ポイント

1. 切断原因が病的原因（血管原生）か外傷性か

　血管原生による切断は医学的フォローが必要であり、将来の上位切断や再切断も考慮しておきます。

　外傷性の場合、義足のソケットに大きく影響するため断端形状や皮膚状態・神経腫などを評価します。

2. 多肢切断か重複障害か

　対象者自身で義足を正しく装着し歩行が可能か、車いす使用になるかで職業復帰に大きく影響を与えます。

❸ 社会的個人因子

①本人の意欲(motivation)、②本人的問題(年齢、性別、学歴、切断前の職業経験)、③障害の受け入れ、④雇用状態と理解(切断前の仕事内容、職場の規模、職業訓練の有無、再入院の影響)

## 2 義足について

切断者にとって快適な義手・義足を手に入れることはその後のライフスタイルに大きく影響します。技術進歩により軽量かつ高機能な義足部品が次々と製作され、選択範囲が広がるにつれ義足を処方する側の専門的知識がより必要とされています。現状では選択肢が増えたために適応を誤り、切断者が義足の機能を使いこなせない例や、逆に歩行能力はあるのに機能が伴わない例も見受けられます。このような不利益を切断者が被らないために義肢メーカーの継手、足部のレンタル制度を積極的に活用して切断者の身体状態や能力と使用する部品の特性、使用環境、使用目的を把握し、対象者ごとに最も適した義足を処方することが重要です。

### [1] 義足処方・義足部品選択に考慮しなければならない諸因子[2)3)]

a. 全身的な因子

①年齢、②性別、③全身状態(心・肺・腎機能)、④合併症の有無、⑤平衡機能、⑥四肢機能(患側下肢、健側下肢、上肢機能)、⑦筋力、⑧体力、⑨歩行能力

b. 断端による因子

①断端長、②断端形状、③皮膚の状態、④疼痛、⑤断端筋肉(緊張度、筋力)

c. 社会的環境因子

①職業(作業性、安全性、耐久性)、②生活環境(屋内動作、通勤・通学などでの公共交通機関の利用頻度)、③地域性(階段・坂道多少、降雪多少、義足メンテナンスの確保)、④趣味・スポーツ

d. 義肢に関する因子

①本人の希望、②義足パーツ特性の理解度、③消耗品購入の経済的問題、④本人によるメンテナンス

### [2] 作業用義足について

従来は常用義足に対し外観を主にしない重作業(農耕)での義足を意味していましたが、最近では職種の多様化により重作業のみならず作業を行う際に使用する義足で外観は常用と変わらず使用者ニーズ、環境、目的に応じて義肢の構成要素(構造、ソケット、インターフェース、懸垂装置、支持部、継手、足部、その他)をより作業に適したものを使用する傾向にあります。

最近の下肢切断者に多い要望として、温泉に入れる入浴用や海のレジャーで使用可能な耐水性を施した義足ニーズがあります。耐水性の義足は比較的若年層の切断者に偏りますが、入浴用はどの年齢層にも及び、普及しない最大の原因は保険が適応せず経済的負担が大きいことで

す。毎日使用するものでないために諦める場合がほとんどです。

## 3 義足の訓練について

　義足の高機能化に伴い従来の歩行訓練に加えて大腿義足の場合は、膝継手や足部の特性に応じた歩行方法の獲得が重要です。特に歩行訓練プログラムでの段階別に義足への荷重度合を把握しながら継手・足部のアライメント調整と機能設定の変更が必要になるため、専門的なチームアプローチとともに切断者に義足の構造とそれに伴う歩行方法を理解してもらうことが重要です。また、下肢切断者が退院後自宅に戻りADLを自立できるよう、個々のライフスタイルに合ったゴールを設定したチームアプローチが大切です。
　特に高齢者、多肢切断、重複障害の有する切断者に対しては在宅訪問によるADL指導や家族への介護指導、住宅改造など将来的な切断者の状態（病状の進行に伴う変化、加齢による能力・基礎体力の低下など）やQOLを向上させるための余暇・趣味などにわたる個々のニーズを考慮した支援が大切です。家庭で自立した日常生活を送ることの自信が次の就労への意欲につながります。

## 4 切断者の自動車の運転について

　業務上自動車の運転が必要とされる場合や公共交通機関が発達していない地域では、自動車の運転の可否は生活環境・職業復帰そしてQOLにも大きく影響します。また運転することで気分転換ができストレス解消効果も図れます。
　最近では自動車メーカーも福祉車両にも力を入れているので障害のレベルに応じたカスタムやオーダーメイドの車両が手に入れやすくなっており、福祉車両の購入に対して国や地方自治体において税金の免除や各種助成制度が用意されています。

### ［1］ 切断者の自動車運転までの流れと改造のポイント

　①障害に応じた装置の改造箇所を表1に示します。
　②障害受傷以前に免許を有している人は自動車運転免許試験場での臨時適正検定を受ける必要があります。
　③障害後に免許取得する場合は自動車教習所で障害に応じた専用車両での教習を行います。障害レベルによっては自動車教習所に専用教習車両または装備がない場合があるので、そのときは対象者自身が用意して公安委員会の許可が必要となります。

**表1 障害別対応装備一覧表(自動車メーカー使用)**
<障害部位と必要な装置>

| | | 右手 | 左手 | 両足 | 右足 | 左足 | 右手/右足 | 右手/左足 | 左手/左足 | 左手/右足 |
|---|---|---|---|---|---|---|---|---|---|---|
| 装置名 | 手動運転装置 | | | ○ | | | | | | |
| | デュアルアクセルペダル | | | | ○ | | ○ | | | ○ |
| | ステアリングホイールノブ | ○ | ○ | ○ | | | ○ | ○ | ○ | ○ |
| | 足踏みウィンカー | ○ | | | | | ○ | ○ | | |
| | 専用パワーステアリング | ○ | ○ | ○ | | | ○ | ○ | ○ | ○ |
| | 専用運転席シート | | | ○ | ○ | ○ | ○ | ○ | ○ | ○ |
| | 運転アシストグリップ | | | ○ | ○ | ○ | ○ | ○ | ○ | ○ |
| 操作方法 | | 左手でハンドル、左手または足でウィンカー操作 | 右手でハンドル操作 | 片手でハンドル、片手でアクセル・ブレーキ操作 | 左足でアクセル・ブレーキ操作 | 右足でアクセル。オートマチック車対応可能(足踏み式駐車ブレーキ車は手動への変更が必要) | 左手でハンドル、ウィンカー、アクセル、ブレーキ操作 | 左手でハンドル、左足でウィンカー操作 | 左手でハンドル、左手または右足でウィンカー操作 | 右手でハンドル操作 | 右手でハンドル、左足でアクセル、ブレーキ操作 |

# 5 切断後の職業復帰について

　一般的に就労状況をみると一肢切断者の就労率が高く、多肢切断、重複障害と障害が重くなるほど就労が困難になります。
　切断時の年齢・性別・学歴・切断前の職種・切断前の職場の規模において切断後の就労率に大きく影響し、切断術後から就労までに至る期間が短いものほど勤労生活の満足度が高いと報告されています[4]。また切断者自身の職業復帰への強い意志がリハを行っていくうえで非常に重要です。
　就労後の問題点として発汗や断端の問題、義足の適合・調整・管理、また腰痛症を訴える対象者が多いようです。
　入院期間が短くなる現在では医学的リハと職業リハが就労を目標として連携されたシステムを再構築する必要があるといえます。

●●● **おわりに**
　職業リハは就労、職業復帰までがゴールではなく、継続し、職場から引退するまでの長期的支援を意味します。時代の変遷に伴い切断者を取り巻く社会環境変化の中で今後も切断者の

QOL向上のためにリハのニーズは多様化する傾向にあります。医療分野の細分化、専門化し医療スタッフは、より知識と技術が必要とされます。医療従事者のみならず多くの専門職が共通の理念のもとに相互理解を図りチームアプローチを目指していくことが大切です。

(五十嵐新吾)

【参考文献】
1) 豊永敏宏:切断;職業復帰のためのリハビリテーションマニュアル. pp 77-83, 労働福祉事業団職業復帰問題研究会, 1999.
2) 澤村誠志:切断と義肢. リハビリテーション医学全書 18. 第3版, pp 224-225, 医歯薬出版, 東京, 1997.
3) 細田多恵(編):Q&Aフローチャートによる下肢切断の理学療法. 第2版, p 162, 医歯薬出版, 東京, 1996.
4) 渡邉哲郎, 井手 睦, 大林武治, ほか:肢切断後の就労. 日本職業・災害医学会会誌(1345-2592)49(1):65-68, 2001.
5) 田中宏太佳:切断者の職業復帰(解説). 日本職業・災害医学会会誌(1345-2592)51(3):197-201, 2003.
6) 田中宏太佳, 蜂須賀研二, ほか:労働災害による切断者の職業復帰に関する研究. 産業医学ジャーナル 18(5):77-81, 1995.
7) Schoppen T, Boonstra A, Groothoff JW, et al:Employment status, job characteristics, and work-related health experience of people with a lower limb amputation in The Netherlands. Arch Phys Med Rehabil 82(2):239-245, 2001.
8) Pezzin LE, Dillingham TR, Mackenzie EJ:Rehabilitation and long-term outcome of person with trauma-related amputations. Arch phys Med Rehabil 81:292-300, 2000.

【協力】
1) ネッツトヨタ北九州 welcab プラザ折尾
2) ニッシン自動車工業
3) 日産自動車 LV life care vehicle
4) 福岡県自動車学校

# CHAPTER 9 どうする義手訓練―両側前腕義手および片側前腕電動義手訓練の実際

● SUMMARY

1. 両側前腕義手の訓練の実際を紹介しました。
2. 片側前腕電動義手訓練の実際を紹介しました。
3. 2つの訓練を通してのワンポイントアドバイスを設けました。

●●● はじめに

本稿では、筆者が経験した上肢切断の2名の対象者を紹介しながら、義手訓練に関して知り得たことや感じたことなどを述べていきたいと思います。

## 1 患者紹介

### [1] 症例①

両前腕切断、42歳、男性。農作業中、トラクターに両手を巻き込まれて受傷。病棟日常生活(以下:ADL)の自立のための自助具製作、義手装着前訓練として作業療法開始。

❶ オリエンテーション

訓練を始める前に、義手について医師が説明し、その後作業療法士(OT)が過去の訓練場面のビデオを見せながら、義手の有効性と限界を説明し、義手に対するニーズを確認しました。

● ワンポイントアドバイス

初回時には、義手のイメージを正しくつかむことを目的とします。義手やパーツの実物や写真、他症例の訓練ビデオなどビジュアル素材が用意できると理解が深まります。また可能であれば、義手を使用されている方と面談できるとよいと思います。

❷ 初回時評価

断端の状態は安定しており、前腕断端長は右が13 cm、左が7 cmでした。肘関節屈曲角度は、右側は良好、左側は80度で制限を認めました。また回内外は、右側回外は良好、回内に制限を認め、左側に至ってはどちらとも不可能でした。幻肢は断端の先から小指のみに残存し、時折引きつるような感じとしびれがありました。日常生活では、食事や排泄、着衣動作に介助が必要でした。

❸ 病棟ADLの確立

仮義手製作中、食事・整容・排泄動作について、自分で実施できるように自助具を製作しました。食事では断端に熱可塑性素材(アクアプラスト)を使用してスプーンやフォークが取り外

Ⅴ■補装具・自助具

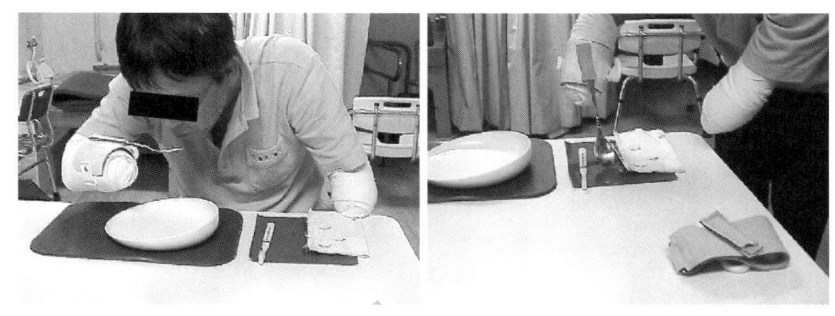

図1 食事動作とつけ替え
前腕に装着できる食事用自助具を製作。カフでつけ替える。

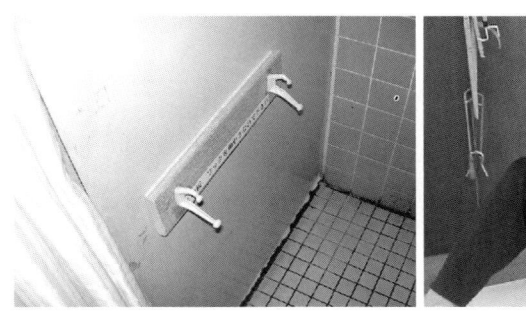

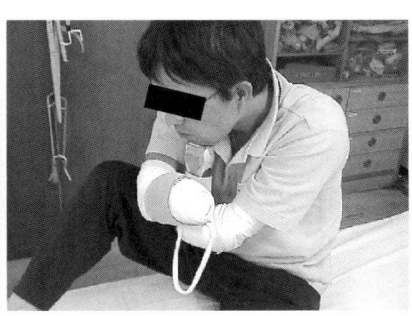

ズボンの下げ動作用フック　　　　　　　髭剃り用自助具
図2 トイレフックと髭剃り

しできる自助具をつくり、これらのつけ替えは、テーブルの上に滑り止めマットを置き行うようにしました（図1）。

　排泄動作は、ズボンを下げる動作が困難でした。プラスチックのハンガーフックの先を下向きに木台に固定し、病棟2ヵ所のトイレの壁面に、行いやすい位置と高さに設置しました（図2）。ズボンの両側につけた紐を引っかけズボンの上げ下げを行いました。

> ● ワンポイントアドバイス
> 　日常生活を早期に自立させることは、本人のストレスや心理的な不安感を少なくします。利き手が切断された場合は利き手交換も重要です。

❹ 義手装着前訓練

　断端部は安定していましたが、さらに形を保持、保整するために弾性包帯を継続して巻きました。肘関節周囲に巻き過ぎると、食事時に曲がらないことがあり注意しました。
　しかし、片手では円錐状に巻くことができず、断端中央部に力が入りがちです。包帯の巻き方の指導の際は、気をつけて見ておきましょう（図3）。

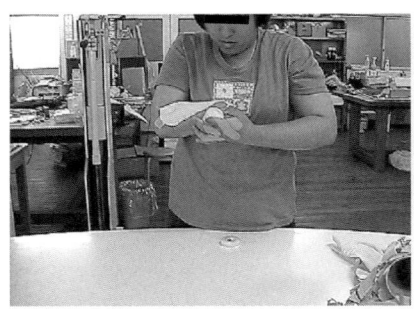

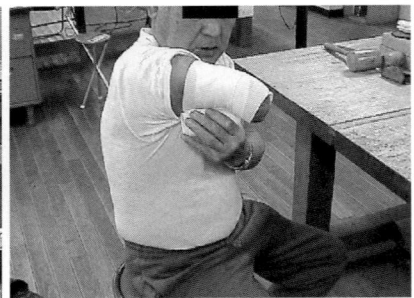

中央部に巻き過ぎ例

**図3 弾性包帯を自分で巻く**
断端のケアを習慣化し、自己管理する。

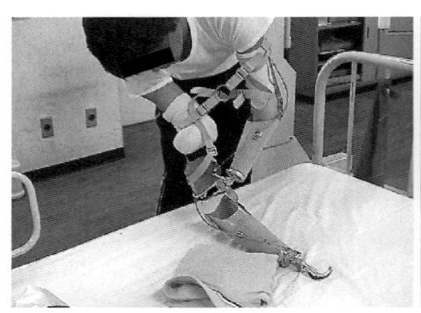

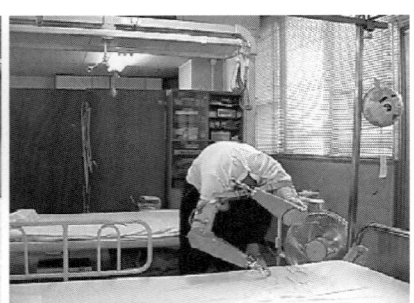

**図4 義手を装着（左）、義手を外す（右）**
ハーネスのよじれに注意する。外すときはハーネスを手先具で引っかける。

● ワンポイントアドバイス

　自分で弾性包帯を巻く方法は、包帯の先端は、テープで断端より上部に貼りつけます。そこから先端を覆い隠すように巻いていきます。

### ❺ 義手装着訓練

　まず義手の各部分の名称を説明しました。仮義手として手先具は能動フック、右は迅速交換式手継手（手継手は任意の位置で回旋が可能。左側手先具で回旋ができるように、義肢装具士にディバイスを装着）を用い、左は倍動肘継手（肘関節可動域を向上させる）と手関節屈曲伸展手継手（体側へ近づくことができるようにします）を選択しました。

　装着方法として最初にベッドにソケットとハーネスの位置を決めて義手を並べました。ソケットに挿入し、かぶりシャツを着る要領で装着します。頭は通せるものの、ハーネス上下逆さまに捻じれてしまい、何回もやり直しました。義手を外すときは左のフックで、背部のハーネス中央の一部を引っかけて外します（図4）。ビデオを撮影しておき、本人ともに装着方法を検討しました。

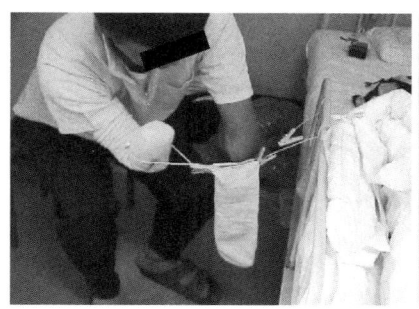

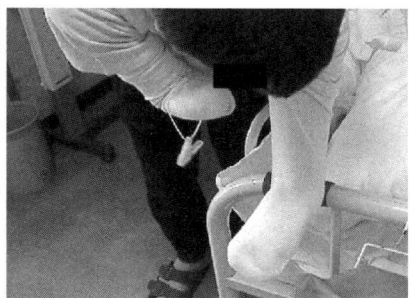

**図5 スタンプソックスをつける**
ベッド柵と洗濯バサミを利用。修正用として滑り止めマットを柵につけた。

症例は、スタンプソックスをつけてからソケットに挿入しました。義手を外す前に、洗濯バサミで明日用のソックスの両端を挟んで、ベッド柵に取りつけておき、装着後ソックスに皺が寄った部分は、ベッドフレームに付けた滑り止めマットで伸ばしました（図5）。

❻ 義手のコントロール訓練

基本訓練は、義手の各部分の動作を正確に操作できるかをみます。正確な動きをするには、コントロールケーブルを引くことによって、手先具が開く仕組みを理解することと、操作の結果を目で確認をす

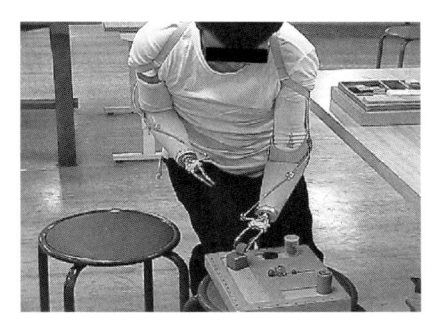

**図6 基本操作訓練**
大小物品やつかむ高低差、位置など段階づけしながら操作訓練する。

ることです。ケーブル操作は、無理な姿勢にならないように、セラピストが一緒に身体に手を当てながら動作の確認をしていきます。応用訓練は、把持物の大きさや形状、把持する位置を変化させ、平面や高低、身体に遠い近いなどと段階づけをしていきます（図6）。

左肘は機械的に角度を調整しているために、肘を曲げて届いていたイメージと実際手先具が届いている場所に、感覚のズレが生じました。目で確認しながら、手先具の位置がどこにあるのかというイメージの再確認を行いました。

❼ 両手義手を使ったアクティビティと日常生活

義手の操作感がつかめると、アクティビティ（革細工、寄せ木細工、折り紙など）や、日常生活動作（食事動作や着衣動作、書字動作など）を行い、両手継手の操作や両側のそれぞれの役割を考えました（図7）。

> ● ワンポイントアドバイス
>
> 装着方法は断端の長さ、部位によっても違ってきます。片側義手は、ソケットに挿入してから、ハーネスに手を通します。上腕義手は、肘継手を伸展位でロックし机やいすなどを利用して行います。外すときは、断端が短いとソケットから、長いとハーネスから外すと簡単です。

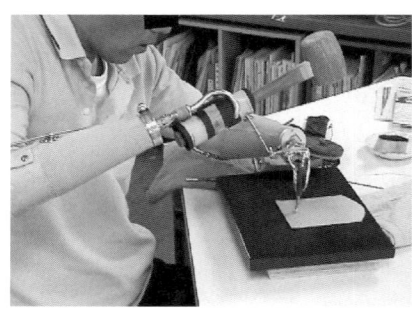

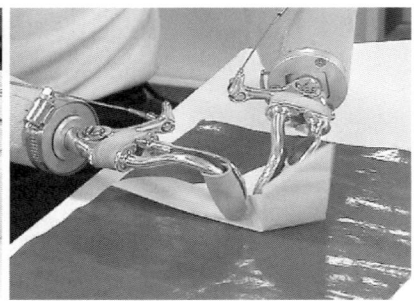

**図7 アクティビティ実施**
操作習熟のために粗大運動や巧緻作業を行う。

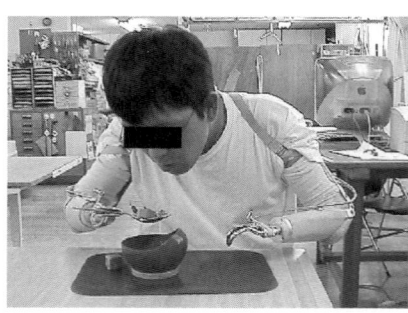

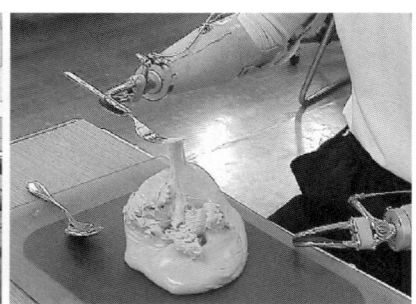

**図8 食事動作**
図1と比較するとスプーンの位置が違い、戸惑いがあった。

　食事は今まで義手を装着せずに行っていたために、義手を使うと、口元へ持ってくる肘の角度と長さの問題でスプーンの位置が違ってきました（図8）。

　着衣動作では、かぶりの服を使用しました。着衣は義手の装着と同じ要領で可能でしたが、脱衣は背中の裾をまくり上げることが困難でした。そこでトイレのズボン下ろしと同じ要領でハンガーフックを使うことにしました（図9）。回数を重ね、前の裾に肘を入れて背中の部分を引き上げ、頭部から手先具を入れ、外すことが可能になりました。両義手の場合、背部でのフックの操作が、困難なので引っかけ動作が中心になります。

　缶コーヒーのリングプルを手先具で開けることやタオルで汗を拭く、ずれた眼鏡を直すことも大変重要な作業でした。職業復帰を関して評価し、荷物の持ち上げ運搬など検討しました（図10）。

---

**● ワンポイントアドバイス**

　幻肢や幻肢痛を訴えることも多く、幻肢痛への配慮は大変重要です。義手により幻肢痛が強くなり、装着に嫌悪感が出て訓練に悪影響が出た場合は、少しスピードを落として、スケジュールを再編します。また心理指導員を含めたチームで対応するようにします。

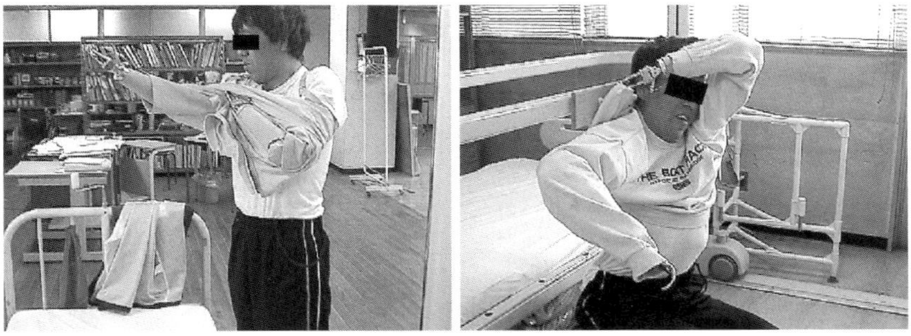

図9 着衣の脱着
義手装着の応用で可能。脱衣はハンガーフックを利用した。

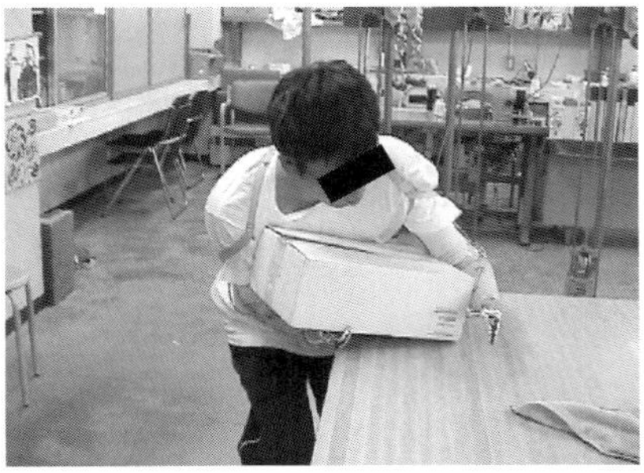

図10 持ち上げ動作
職業復帰評価。箱の大きさを考慮して、支える位置を考える。

## [2] 症例②

右前腕切断、42歳、男性。職業は製造作業員。作業中に製造機械に挟まれ受傷。K病院にて能動義手訓練実施。電動義手の紹介を受け、当院転院。

**❶ 初回評価**

断端長は12cm、形状も良好でした。健側手による日常生活は自立し、幻肢は断端の中に指を感じる断端嵌入型でした。前腕回内外の軽度の制限を除き、関節可動域、筋力ともに良好でした。

**❷ 筋電分離訓練**

電動義手は、断端の残存筋の筋収縮時に発生する微弱な電気信号の変化を表面電極で拾い、整流化して、モーターを駆動させるというものです。思いどおりに動かすには、筋電コントロールが必要です。

訓練は誤動作をしない、確実な筋電分離訓練の習得です。表面電極をリストバンドで固定し、分離に適した位置を検討しました。

訓練にはオットーボック社のマイオボーイを使用しました。この装置は伸筋群、屈筋群のそれぞれの部位からの信号状況をリアルタイムに表示します。使用した設定モードは、DMC4チャンネルコントロールシステムです。手継手部の回内外とハンドの開閉の4つの動きを2つの電極にて操作します。強収縮にて回旋となり、弱収縮だと指の開閉となる比例制御式です。対象者の分離コントロールは良好でした（図11）。

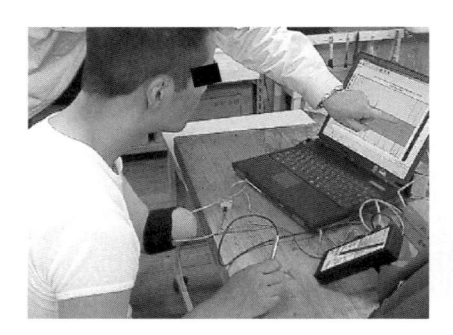

図11 マイオボーイによる筋電分離訓練
パソコンの画面を見ながら、視覚的に筋収縮状況をつかむ。

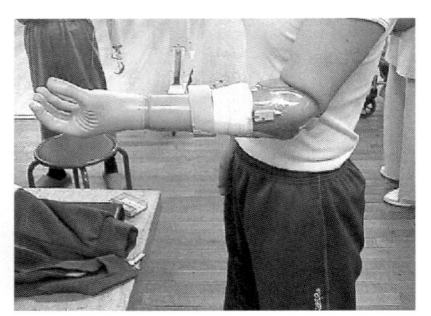

図12 基本訓練
確実なリストの回旋および把持動作を訓練する。

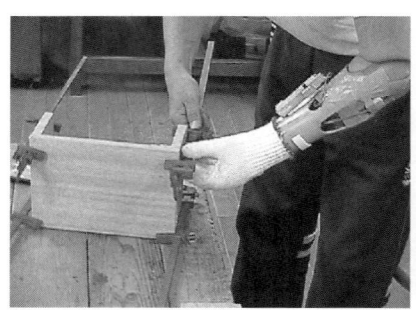

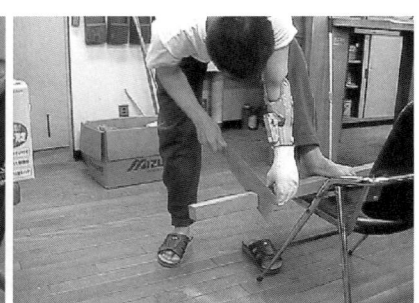

図13 両手動作：木工作業
誤作動に注意し、把持・回旋操作を健側手とともに行う。

❸ 仮義手訓練

　仮義手訓練では、ソケット内での確実な筋電コントロールが目標です。基本訓練は、能動義手の訓練と同じように段階づけを行い、簡単な動作から複合動作へとアプローチしました。例えば木片や紙コップを潰さないように持って半回転し、逆さまにします（図12）。さまざまな素材のものや位置を考慮しました。

　マイオボーイ訓練では、筋電分離が良好に行えていましたが、仮義手のソケット内ではうまく動作が行えないこともありました。ソケット内は密着性が高いために、発汗や姿勢や健側手での操作時の僅かな変化などが誤動作を生んだようです。

　次に両手動作訓練を行い、義手との役割分担を検討しました。日常生活や職場復帰を踏まえたアプローチとして、アクティビティ（革細工や木工）を行いました。視線を製作物に集中しながら、義手を作業に適する位置に調整します（図13）。

●ワンポイントアドバイス

　筋収縮を行うと幻肢の変化も起きました。慣れてくると、逆に幻肢を利用して、電動ハンドの動きをイメージできたとのことでした。電動義手のメカニカルな部分に手のイメージの同一化が図れたことは大変重要でした。

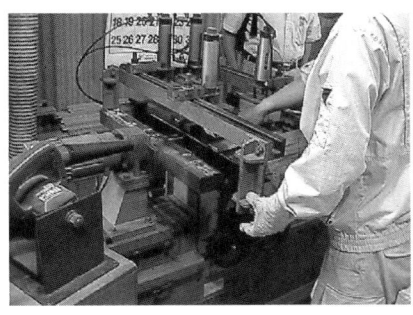

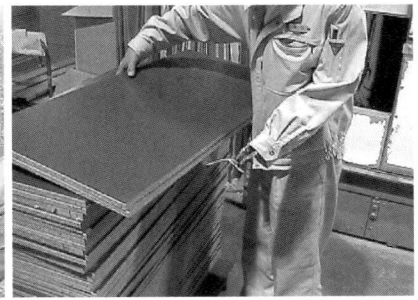

電動義手使用　　　能動フックにディバイスを装着した作業

図 14　職場訪問

　木を切る粗大動作では、誤動作が入りやすく、手指は木を固定しているのに、回旋動作が入ってしまいます。モーター故障の原因になると考え、回旋駆動スイッチをオフにして使用したり、バッテリーを節電し作業を行いました。細かな運用テクニックも必要です。

**❹ 職場復帰へ向けて**

　職場復帰後、現状の評価・ニーズの確認のために、訪問を行いました。電動義手は、把持動作や押さえに違和感なく使用されていました（図14）。ただ軍手をはめて、木材加工作業をするには不向きであり、大きく広い板を持ち上げ、加工機にセットする作業は困難でした。この対策として、能動フックを併用し、フックの先にディバイスを検討し対応しました。再度職場での使用状況を評価しました。

> **● ワンポイントアドバイス：電動義手が壊れたら？**
> 　対象者の使っていた義手は、一度故障し修理に出しましたが、戻ってくるまで2週間程代替えの電動ハンドを使用しました。生活に密着していればなおさら必要なものですから、メンテナンスを含めて、フォローできる整備体勢拡大がほしいところです。日本での電動義手の本数が増えてくることを願います。

> **● ワンポイントアドバイス**
> 　家庭や職場訪問は、実際の使用状況を確認することができます。限られた環境の病院では、実生活のニーズを探すことは少々困難です。訓練後の経過やフォローアップ・サポートが重要です。

### ●●● おわりに

　最初に出会う関係スタッフや義手の善し悪しが、今後の生活を決めるといっても過言ではありません。基本的な知識と実施体勢が整っている施設の情報提供や施設間のコミュニケーション、連携したアプローチが必要です。

（中村恵一）

CHAPTER 10 日常生活に役立つアームスリングの作製

● SUMMARY

1. 重度片麻痺者の患側上肢を保護し、日常生活の安全を補助する自助具として、独自に肘屈曲型アームスリングを考案しました。
2. 作製方法を具体的に紹介します。

## 1 アームスリングの特徴（図1）

①自己着脱が容易なため、適時に補助手としての使用や自己他動運動を行うことが可能です。
②ベルトは10 cm程度の長さ調整ができ、季節による衣服の厚さの変化にも適応可能です。
③安価で入手しやすい材料を使用しており、容易に作製可能です。
④ベルトの長さ調整以外は、ほぼすべての体型の方に適応できるため、時間の余裕のあるときにつくりおきが可能です。
⑤覆い隠す部分が少ないため、上肢を認識しやすく、夏場での暑苦しさを最小限に留めることができます。

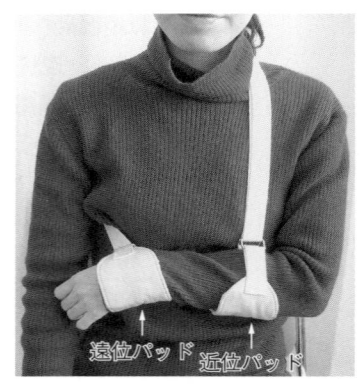

図1 私たちが作製・使用しているアームスリング
肘に近い近位パッドと手に近い遠位パッドを綿ベルトでつないだ形状をしています。

## 2 アームスリング着脱の目安

上肢のBrunnstrom stage（以下stage）I〜IIをアームスリング装着の目安とし、車いす座位許可とともに装着開始します。随意性がstage III以上に改善し、麻痺手が日常生活遂行の妨げとならなくなれば外します。
なお、離床時間内は原則装着しますが、適宜アームスリングを外し、自主的に上肢の自己他動運動を実施するよう指導します。

V■補装具・自助具

## 3 アームスリングの作製

❶ 材料(図2)

①綿ブロード布:吸水性に富み、洗濯に強く、縮みにくい(40 cm×20 cm の大きさが必要)。

②フェルト:装具用。厚さ5 mm 程度(15 cm×17 cm の大きさが必要)。

③綿ベルト:装具用。幅25 mm(体型で必要寸法が異なるが、身長170 cm の男性で180 cm 程度の長さが必要)。

④四角環:装具用。幅25 mm の綿ベルトに使用する。3個必要。

⑤面ファスナー(マジックテープなど):幅25 mm の面ファスナーで、フック面(硬い面)が10 cm 程度、ループ面(軟らかい面)が20 cm 程度必要。

❷ 作製方法

a. パッド用型紙の作製(図3)

9 cm×18.5 cm と 7.5 cm×17 cm の2種類の厚紙を用意し、角を丸く切り落とします。大きい方は布用、小さい方はフェルト用の型紙になります。

b. パッド用布・フェルトの裁断

a で作製した型紙を使用し、布4枚、フェルト2枚を切り抜きます。

c. パッドの作製手順①(図4)

裁断した4枚の布を、2枚1組にして合わせ、縁から5 mm のところをミシンで縫い合わせます。このとき、フェルトを中

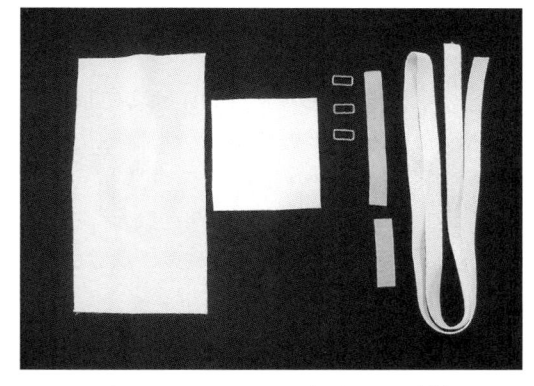

図2 アームスリング1個分の材料
左から綿ブロード布・フェルト・四角環・面ファスナー・綿ベルトです。

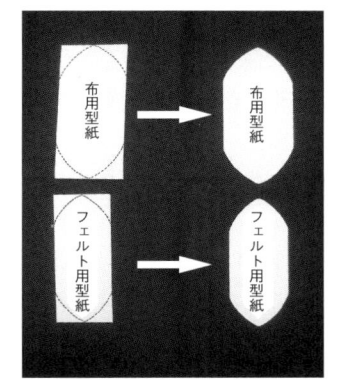

図3 型紙の作製
布用型紙・フェルト用型紙ともに、角を丸く切り落とします。

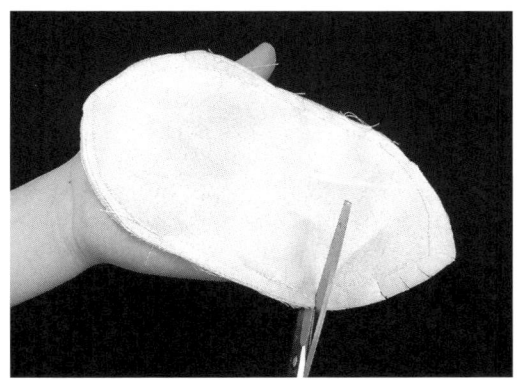

図4 パッド用布の縫製と切り込み
2枚1組にして縫い合わせた布のカーブ部分に、ハサミで1〜2 cm 間隔の切れ目を入れます。

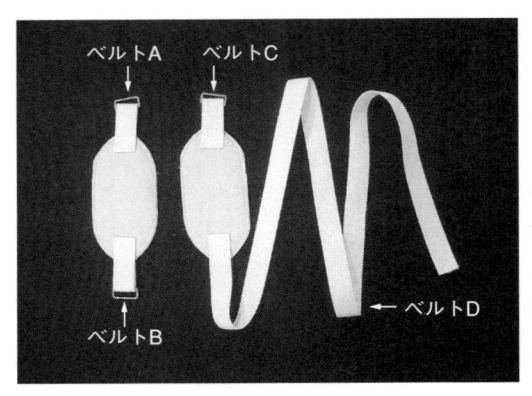

図5　綿ベルトの縫いつけ
左が近位パッド、右が遠位パッドです。

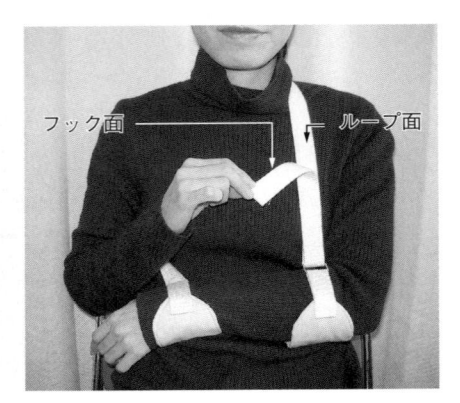

図6　綿ファスナーの縫いつけ

に入れる場所として5cm程度縫い合わさずに残しますが、その際、直線の場所を残すと後の作業が楽です。

### d. パッドの作製手順②（図4）

縫製した布のカーブ部分に、1～2cm間隔で切れ目を入れていきます。

### e. パッドの作製手順③

袋状に縫製した布をひっくり返し、中にフェルトを入れます。次にフェルトを入れた穴がふさがるように形を整え、縁から3～4mmのところを縫い合わせ、そのまま縁に沿って1周縫います。

### f. 綿ベルトの準備（図5）

綿ベルトA、B、Cはそれぞれ15～20cm程度、Dは130cmの合計4本が必要です。Dの長さは、身長や腕の長さにより大幅に異なるため、130cmのものを縫いつけておき、面ファスナーを縫いつける時点で、長過ぎる部分を切り落とします。

### g. 綿ベルトの縫いつけ

A、Bそれぞれのベルトに四角環を通し、近位パッドに縫いつけます。ベルトの長さは、前腕部に装着したとき、AとBの四角環が、ちょうど触れる長さにするのがポイントです。次に遠位パッドを手関節部に装着します。指1本入るくらいの余裕をもたせた長さに調節し、四角環を通したCのベルトを縫いつけます。Dのベルトは、遠位パッドの残りの端に縫いつけます。ベルトは、端がほつれないように、内側に1cm程度折り返して縫いつけます。

### h. 面ファスナーの縫いつけ（図6）

近位パッド、遠位パッドは図6のように装着します。Dのベルトは着用する衣類の厚さに対応し、微調整できるように面ファスナーを縫いつけます。使用する面ファスナーの長さはフック面が10センチ程度、ループ面が20センチ程度です。縫いつけ位置は、肩から胸の位置にループ面、四角環で折り返して、ベルトの先端が肩の高さになる位置で、先端にフック面を縫いつけます。但し綿ベルトの端がほつれないよう、先端を内側に1cm程度折り返した上に、面ファスナーを縫いつけます。

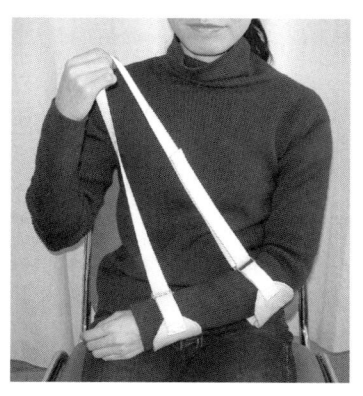

図7　アームスリングの自己装着①
患側前腕部に、近位パッド・遠位パッドの順に通した後、ベルトDを首にかけます。

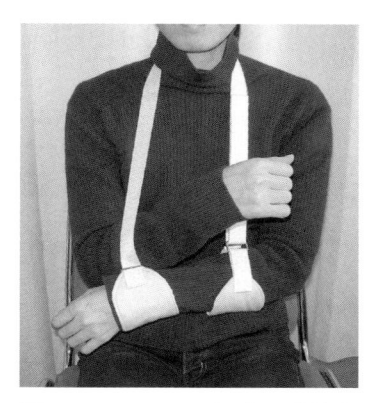

図8　アームスリングの自己装着②
健側上肢をベルトDに通し、ベルトDが背中を通るように装着します。

## 4　アームスリングの自己装着法（図7、8）

①近位パッド、遠位パッドの順に患側前腕を通します。
②ベルトを首にかけます。
③健側上肢をベルトに通し、ベルトが背中を通るようにします。
④近位パッド上の面ファスナーで、長さ調整をします。
⑤アームスリングを外すときは、面ファスナーを剥がすことで容易に外すことができます。

●●● おわりに

　麻痺手の保護と動作練習の安全性向上を目的としたアームスリングは有益と考えます。今回自助具として紹介させて頂いた本アームスリングを活用して頂き、安全な生活を送るために役立てて頂ければ幸いです。

（箱田歳正）

# CHAPTER 11 弛緩性麻痺タイプに対するウエストポーチ型簡易肩装具の試作―脳卒中後遺症者の肩関節亜脱臼予防を目的に

## ● SUMMARY

1. 脳卒中後遺症者の患側肩関節の亜脱臼予防を目的とした肩装具（アームスリング）を改善し、体幹固定タイプの装具を試作しました。
2. 従来の肩装具の数ヵ所にのぼる問題点の改善を目指しました。
3. その装具の材料には、市販のウエストポーチを利用しました。
4. そのウエストポーチ型簡易肩装具を数名の方々が外出の際などに利用されています。

### ●●● はじめに

患側肩関節亜脱臼予防を目的に、ウエストポーチに工夫し、アームスリングとしての使用を試作したので紹介します。

## 1 目的

アームスリング改善点は以下のとおりです。
①自己身体の認識の改善：頭部からの吊り（懸垂）によりボディイメージが十分に認識しにくい、②歩容の改善：患側上肢を強力に固定するため、歩容を悪化する、③痛みの改善：長時間使用による後頸部の痛み、④装着の簡素化：装着が１人では困難で、患側上肢の使用が制限される、⑤装着の簡素化、⑥体型の変化への対応、⑦見映えの改善

## 2 製作方法

①市販のウエストポーチにクッション材などの詰め物でウエストポーチが患側上肢の前腕を支持できるように成型します（図1）。
②装着時に前腕がウエストポーチから脱落しないように、マジックテープ付きストラップなどを加工し、前腕部をウエストポーチへ固定します。ウエストポーチは十分に上部に前腕を支持できるサイズを使用します（図2）。

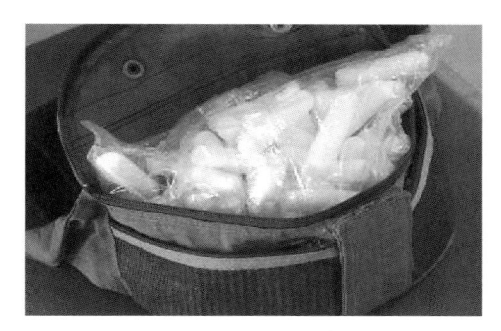

図1　ウエストポーチ内の様子

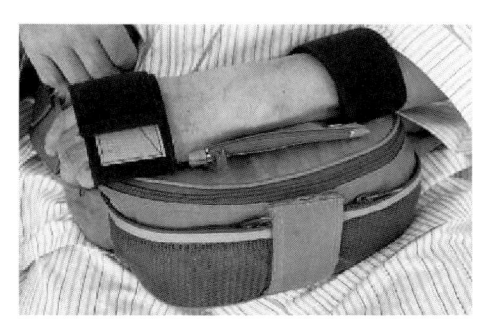

図2　前腕支持可能なポーチのサイズ

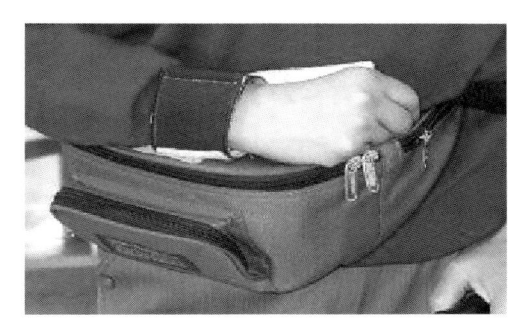

図3　試作後のウエストポーチ型簡易肩装具

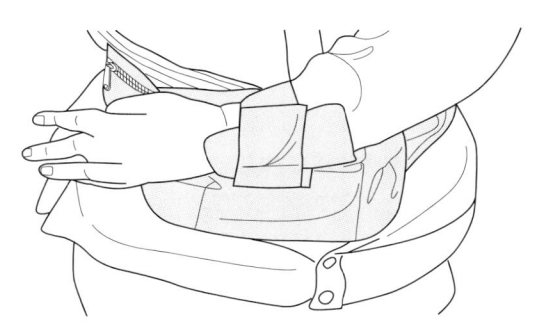

図4　通院中の男性が愛用している妻手づくりの簡易肩装具
患側上肢を肘屈曲90度位で保持することができるように工夫を施し使用されている。

## 3　結果

　製作方法を家族に指導後、製作したウエストポーチ型簡易肩装具を図3、4に示します。
　以前は、前開きの衣服のボタンを外し、患側上肢の手首をその中に入れて歩行しており、上肢の重みが、後頸部にかかり痛みの原因になっていましたが、このウエストポーチを用いることで改善されました。現在、この肩装具を数人に使用してもらった結果、①装着が簡便、②腰腹部で上肢の重さを支持するため、後頸部への負担が軽減し痛みを生じない、③デザインがよい、などの感想を聞くことができました。当院リハ科での流行品として次々に使用者が増加傾向にあります。

（松本　潔）

CHAPTER 12 | 簡単にできる、あらゆる手指機能障害に装着可能なユニバーサルカフを装備した坐薬挿入器の提案―手指機能を喪失した20代の頸髄損傷者を通して

---

● SUMMARY

1. 手掌装着タイプの坐薬挿入器を身近の物を用いて製作しました。
2. 挿入部にはディスポ注射器、手掌に装着する部分（カフ部）には使用に可変できるようアルフェンス板を用い、挿入口には、肛門部に損傷を与えないように、市販商品よりの部品で代用しました。
3. 実際の排便時には、坐薬を挿入しやすいようにカフ部の形状を変化させて対応しました。

●●● はじめに

燕労災病院では、手指機能を喪失した頸髄損傷者が、排便時の緩下剤の新レシカルボン®坐薬を自力で挿入可能なディスポの注射器を加工した坐薬挿入器を用いることが多く、指装着タイプ（指輪タイプ）、手掌装着（固定）タイプ、長柄（リーチャー）タイプなど対象者に応じた挿入器を加工します。

その中で、頸髄損傷者に一番多く利用される手掌装着タイプを、短時間で簡単に製作し、試用する中で修正可能なユニバーサルカフタイプを説明します。

## 1　坐薬挿入器の種類（タイプ）

### [1] 指輪タイプ・長柄タイプの坐薬挿入器について

坐薬挿入器には大まかに2種類あります。
①指輪タイプの場合は、手指機能がピンチ以外は残存している頸髄損傷
②リーチ上の問題（臀部までに手指が届かず、手指の機能が運動・感覚面で残存し、重量のある長柄でも操作が可能な頸髄損傷不全麻痺・リウマチなど）

### [2] 製作にあたった坐薬挿入器のタイプ（手掌装着タイプの坐薬挿入器について）

Zancoli 分類 C6 レベルは、坐薬挿入器も手掌装着タイプ（図1）が多く、挿入する際の姿勢（肢位）、上肢長などを考慮し、挿入部の向きや装着部からの長さなどを微妙に変更する必要があります。

完成しても、破損した際の対応も必要です（図2）。

V■補装具・自助具

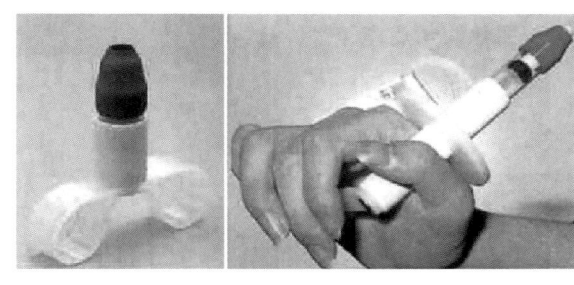

図1　SIC 坐薬挿入器
（開発：総合せき損センター医用工学研究部, 販売元：有薗製作所）

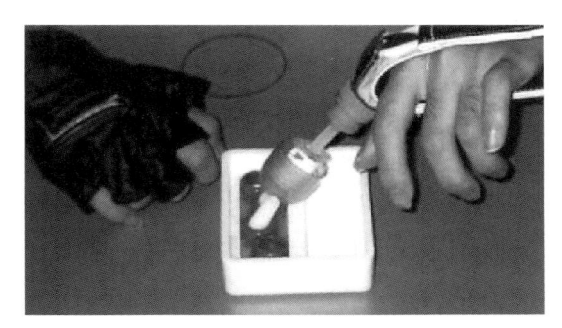

図2　トイレでの坐薬挿入器使用場面
C6残存レベルの20代の男性。発泡容器は、坐薬の携帯の際と挿入器に坐薬を装着する際に利用。

## 2 方法（製作で工夫した点）

製作にかかる時間的コスト軽減のために、以下の点を工夫しました。

①手掌に装着する部分（カフ）を自由に形状を変更できるようにしました。

従来は、スプリントの素材でもある熱可塑性プラスチックで、利用者の手型に合わせ（採型し）カフを製作していましたが、使用している際に徐々に形状が変化し手に合わなくなること、筋萎縮・関節拘縮・筋緊張の低下などで麻痺手の型採りが難しいことから、整形外科などで骨折・捻挫などの固定に使用するアルミ板（副子 ALUMINUM　SPLINT）で(株)アルケアのアルフェンス ALFENCE（幅13 mm 長さ200 mm 厚さ1 mm）を用い、アルミの部分を危険防止のため人工皮革などの素材で覆い、装着部分が手掌よりずれないように滑り止めにシートを巻きつけたりしました。

さらに強力な固定などが必要な場合は、マジックテープなどを追加しました（図3、4）。

②図のように人工皮革などに、ディスポ注射器（TERUMO テルモシリンジ 2.5 ml 使用）のピストンヘッド部分より狭い穴を開け、そこにヘッド部分を挿入し、もう1枚の人工皮革ではさみ込み、アルフェンスを通過させるだけにしました。

そのために重なり合った人工皮革は対向する辺のみ縫い合わせるのみの加工で、挿入部を自

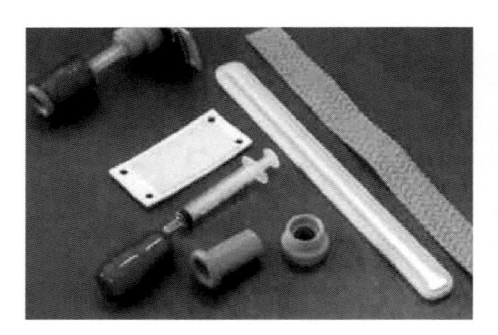

図3　坐薬挿入器の材料―身近にある素材の利用

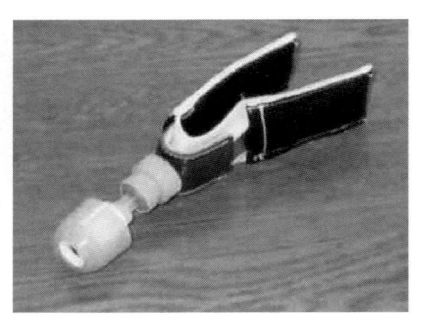

図4　今回考案した坐薬挿入器試作品

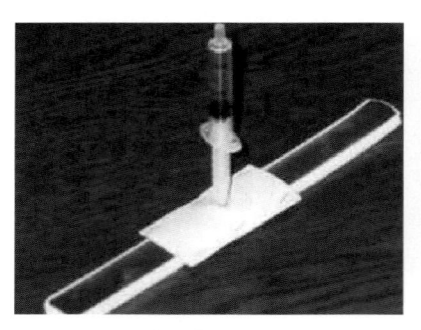

図5　カフ部と挿入部の接続方法

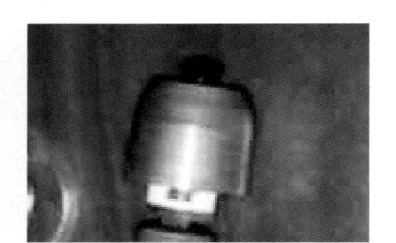

図6　挿入器のヘッド部―ラムネの口部の利用例

由な位置に変更できるようにしました。

　このことより、挿入部を手のあらゆる位置に試用する際移動できるようにしました。

　実際は、中央部もしくは、アルフェンスの片方に位置させることが多いようです（図5）。

　③挿入器の肛門部に当たる部分（ヘッド部）を市販物（「ラムネ」のプラスチック部、スティック糊の替えスポンジ部）で代用しました。また、接着には強力接着剤をこの箇所のみ利用しました（図6）。

## 3　結果（実際製作した坐薬挿入器）

　実際の排便時に使用する際、カフ（ユニバーサルカフ）の形状を変化させることで対応しました。

（松本　潔）

【参考文献】
1) 岩井幸治, 一木愛子, 古井素子：頸髄損傷者の排便用自助具の支援状況；支援状況に関する調査結果から. 作業療法, 第20巻特別1号（第35回日本作業療法学会誌）, p 459, 社団法人日本作業療法士協会, 2001.

CHAPTER 13 　中重度失語症者との自由会話支援システム―語彙データファイル、電子百科辞典、およびインターネットを利用して

● SUMMARY

1. 中重度の失語症者向けの自由会話支援システムを構築しました。システムはカテゴリー別語彙データファイル、電子百科辞典、およびインターネット上の各種ホームページへの接続よりなります。
2. 失語症者は、以上の情報媒体から出力されたパソコン画面上の語などを指差すことで、対話者側に新情報を提供したり、会話自体を楽しむことができました。

●●● はじめに

　最近、失語症の治療においても、適応的アプローチや QOL を重視するアプローチ[1)2)] が提唱されるようになりました。筆者ら[3)] は必要事項の伝達を主目的としたコミュニケーションノートの在り方を見直し、より広範囲の話題の交換や新情報の引き出しが可能で、慢性期にも使え、結果として会話の楽しみという QOL の充足にもつながる方法を構築しました。
　具体的には、会話のキーワードになりそうな一般名詞や各種固有名詞計約 5 万語からなるカテゴリー別語彙データファイル（以下：語彙ファイル）を編集し、これを失語症者に提示して、会話を進める方法です。
　今回、その語彙ファイルを HTML ファイル化し、インターネットにアップロードしました。なお失語症者に実際に用いて得た知見を報告します。

# 1 方法

## [1] 語彙ファイル

1．このファイルにある語は、日常会話のキーワードになりそうな一般名詞や各種固有名詞などで、新聞、雑誌、専門誌などから収集しました。
　2000 年 9 月現在で、総語数は約 5 万語あります。例えば大分類の 1 つである地域情報には、世界各国名、日本都道府県名、千葉県内地名などの中間分類があります。千葉県内地名には市原市や近隣市町村部落名などの地名約 1,800 語が含まれ、音楽関係には、邦楽、洋楽、クラシック音楽などの中間分類があり、邦楽の下位分類には美空ひばり、五木ひろし全曲目、洋楽の下位曲目にはビートルズ全曲目名などのファイルがあります。
　これらの語は、日本の中重度の失語症者でも読解しやすいように漢字表記を主体としました。
2．14 の大分類に分類しました。
3．2000 年 12 月現在、中間分類は約 40 あります。
4．現在表示中の画面が、どのレベル（大・中間・下位）にあるかは、画面右上に常に表示する

ようにしました。それらの表示をクリックすることで、目次画面や他の分類に移行可能としました。
5．語彙ファイルは、現在インターネット上のホームページとしても開設しています。愛称は「楽々自由会話」としました。URL は http://rousai.at.infoseek.co.jp/ となります。

## [2]　電子百科事典

　語彙ファイルのキーワードについて、より深い情報や、関連する写真、地図、音声、ビデオ、アニメなどがほしい場合があります。そこで、マイクロソフト社「エンカルタ百科事典」と「エンカルタ百科地球儀」をインストールしました。あるキーワードを入力すると、その検索が可能です。語彙ファイルからクリック1回のみで、事典に移行できます。

## [3]　インターネット上のホームページへの接続

　語彙ファイルや百科事典にない情報を得るため、インターネットに接続し、関係するホームページを検索できるようにしました。一方、上記百科事典には、あるキーワードに関係する「お勧めホームページ」のアドレスが記載されています。これをクリックすることで、百科事典から直接そのページにアクセスもできます。

## [4]　本システムの具体的使用方法

1．院内では、本システムをインストールしたパソコンを ST 室の治療机の上に置きました。
2．中重度の失語症者は、多く口頭や書字では意中の情報を伝達できません。そのため言語聴覚士(ST)や介護者が、失語症者が伝達しようとしている語を含む分類名や下位ファイルを予想して、それらを提示し、失語症者に意中のファイル名や特定の語を指差してもらい会話を進めました。
3．基本的な使用方法は、ST が目次画面を開き、失語症者が興味をもっていそうなものを指差してもらい、さらに個別のファイルを開いて尋ねました。
　　例：お宅の車の車種は？……大分類（趣味とスポーツ）ー中分類（車の製造会社名）ー下位ファイル（ある製造会社の全車種名を提示、ある車種を選んでもらう
　　さらに、より深い情報が知りたい場合や、画像、音声情報などがほしい場合は、百科事典やインターネットのホームページの関連個所を検索しました。

### ●●● おわりに

　今回の自由会話システムの結果は良好で、失語症者から迅速でより多くの情報提供が可能でした。このような自由会話の補助手段を使えば、かなり深い内容の話ができることが示唆されました。これを家族や介護者が使えば、家庭でも、あるいは友人とも昔の思い出なども語れるでしょう。このような自由会話のための補助手段を開発提供することも、ST の義務でもあると考えています。

（安田　清）

【文献】
1) 安田　清, ほか：障害者ギャラリー［リハビリ美術館：明日への窓］の院内設置とQOL. 総合リハ　21：977-980, 1993.
2) 安田　清, ほか：失語症患者におけるコミュニケーション論の再考. 失語症研究　14：43, 1994.
3) 安田　清, ほか：自由会話用カテゴリー別語彙データファイルの作成と失語症者への適応. 失語症研究　18：62, 1998.

# 和文索引

## あ

アームスリング 430,434
　　——の自己装着法 433
アップル(プロ)マウス 403

## い

インスリン 377
医療機関での定期的なメンテナンス 338
医療リハビリテーションの役割 232
胃瘻(PEG)の勧め 83
移乗機器 387
　　——(出入口) 389
　　——(トイレ) 389
　　——(ベッド周辺) 387
　　——(浴室) 388
意識 62
　　——障害 59,62,86
　　——の表出能力 62
息こらえ 120
痛み 290
　　——の心理学的な理解 289
一般就労 276,281

## う

ウエストポーチ型簡易肩装具 434
運転環境の整備 334
運転手の腰痛 333
運動完全麻痺 263
運動検査 93
運動障害 255

## え

栄養摂取方法の決定 82
栄養マネジメント 79
衛生管理者 344
嚥下訓練食 221

　　——の条件 224
嚥下障害 74,88
　　——の評価 74,80
　　——を疑う徴候 81
嚥下造影検査 80

## お

オリジナルヘッドセット 405
横隔膜呼吸 119
音声出力記憶補助機(VOMA) 241
音声のデジタル記録 87
温熱療法 339
温冷覚 95

## か

カウンセリング 293
カニューレ 137,140
下肢 101,181,204,298,417
　　——神経症状の評価 181
　　——の動き 101
　　——の廃用変化予防 204
下肢切断者 298,417
　　——の自動車の運転 419
　　——の評価 417
下部胸式呼吸 195,197
可動域の増大 218
仮名ボード 138
臥位の肩関節のポジショニング 152
介護ストレス 363
介護作業 313
　　——における移乗動作 315
　　——における運動負荷 315
　　——における環境整備・作業条件 317
　　——における対策 314
介護者の健康管理 326
介護職員 324,349
　　——の肩関節痛 349
　　——の腰痛 324
介護職の腰痛 313,320

　　——(在宅) 320
　　——(施設) 313
介護保険 368
回旋運動 51
改良Frankel分類 130
開口部レティナ 141
外傷性頸髄損傷 126
外転装具 146
咳嗽 77,82,124,204
　　——反射 77,82
　　——法 124
　　——練習 204
肩関節痛 349
肩の痛み 145
活動能力の評価 208
仮義手訓練 298,428
完全麻痺頸髄損傷 110
看護職員の腰痛 307
換気パターンの評価 208
感覚検査 99
感覚障害 255
感覚入力 51
感染症 58
関節可動域 56,99,116
　　——訓練 56
　　——検査 99
　　——の維持・改善 116
関節リウマチの理学療法 178
環境の調整 69
簡易上肢機能検査 100

## き

ぎっくり腰 336
キーボードによらない文字入力 406
　　——(音声入力) 406
　　——(画面上入力) 406
気管切開 137
気道反射 33
記憶障害 21
機能、能力障害 255
機能評価 3,10,14,22,28,91,96,103

——（脊髄損傷）　91,96,103
——（脳卒中）　3,10,14,22,28
義歯　76
　　——・歯列　30
義手　296
　　——訓練　422
　　——使用におけるQOL　299
　　——装着訓練　297,424
　　——装着前訓練　297,423
　　——のコントロール訓練　425
　　——の耐久性　299
義足　298,418
拮抗パターン促通法　42
共同運動パターン　42,57
胸・腰髄損傷の理学療法手順　109
胸郭圧迫法　122
胸郭可動域運動　119
胸部X線写真　105
勤務形態　261
勤務時間外運動療法　338
筋電分離訓練　427
筋力検査　98

く

クリニカルパスにおけるADL指導　159
靴の種類　341
　　——によって生じる体幹前屈筋の筋力の変化　342
車いす装着型簡易式抵抗器　134

け

外科疾患　192,201
経管栄養法　226
経済的要因　256
痙性　101
頸肩腕症候群　352
　　——の理学的鑑別診断テスト　353
頸髄・脊髄損傷の呼吸機能障害　116
頸髄損傷　111,116,117,132
　　——ADL自立の境界　132

——における呼吸機能　117
——の理学療法手順　111
頸髄損傷者　117,400
　　——の呼吸管理　117
　　——パソコン操作器具　400
頸椎症性脊髄症　252
頸部関節可動性　255
頸部の動き　99
健康管理　311,314
健康日本21　382
腱板断裂　144
言語聴覚療法　85
原職復帰　276

こ

コミュニケーション手段　137
　　——の確保　137
コミュニケーション障害者　246
コンピュータ入力デバイス　408
コンピュータを使った意思伝達装置　138
コンプロマイズドホスト　30
呼吸介助手技　204
呼吸介助法　197
呼吸管理　34
呼吸機能　10
　　——（回復期以降）　11
　　——（急性期）　10
　　——の評価　11,106
呼吸機能検査　103
　　——で使われる値　104
呼吸筋トレーニング　121
呼吸筋や周囲筋のストレッチ　202,203
呼吸訓練　209,219
呼吸困難感の評価　207
呼吸障害　197
呼吸体操　210
呼吸パターンの指導　119
呼吸理学療法　119,192
　　——の実際　119,195
　　——の術後評価　194
　　——の術前評価　193
股関節伸展筋の筋力　342

語彙ファイル　439
誤嚥性肺炎　28
　　——（姿勢の評価）　30
　　——（全身状態）　29
　　——のリハビリテーション　32
誤嚥性肺疾患の評価　28
口腔ケア　29,88
口型・読唇　138
拘束性換気障害　11
後脛骨筋腱移行術　38
高次脳機能障害　14
　　——者のコミュニケーション障害　249
骨接合術後のリハプログラム　166

さ

作業　96,256,311,314
　　——管理　311,314
　　——環境管理　311,314
　　——姿勢　256
　　——と脊髄損傷の評価　96
　　——の分類　97
鎖骨骨折　151
坐薬挿入器　266,436
座位と起立性低血圧　101
在宅介護職員　320
　　——における腰痛の実態　321
三角巾の良肢位　152
産業医　344
産業人メンタルヘルス白書　358
産業保健サービス　284

し

じん肺症　205
　　——患者の下肢トレーニング　210
　　——患者の呼吸筋トレーニング　211
　　——患者の上肢トレーニング　211
ジョイスティック型入力デバイス　408
ジョイマウス　404

始業時準備体操　336
姿勢　354
　　──異常の評価　355
　　──評価　355
視診　107
自己評価式抑うつ性尺度　292
自由会話支援システム　439
事業場における労働者の心の健康づくりのための指針　359
失語症　22
　　──(予後予測)　26
　　──7段階評価　23
　　──訓練　87
失行　15
失認　17
社会的復職支援システム　250
習慣性膝蓋骨脱臼手術後のリハビリテーション　189
就労　236,257
　　──支援　276
　　──の評価および訓練　237
重心移動　51
術前プログラム　195
書字　100
障害者基本法　277
障害者雇用　276
　　──支援センター　280
障害者就業・生活支援センター　280
障害者の雇用の促進等に関する法律　277
障害分類　259
上肢　100,150,295,297
　　──骨折後の理学療法　150
　　──の動き　100
上肢切断者　295
　　──のリハビリテーション　297
上腕義手　298
上腕骨近位端骨折　153
上腕骨骨幹部骨折　155
上腕骨骨折　153
食道癌　201,202
　　──(術前評価)　202
　　──(術前理学療法)　202
触診　107

職業安定所　279
職業カウンセラー　279
職業関連評価　237
職業リハビリテーション　246,272,279
　　──関連機関　279
　　──サービス　234
職業性腰痛　283
職業復帰　233,267,417,420
　　──に必要な基本的条件　232
職場適応援助者(ジョブコーチ)　278
職場における腰痛予防対策指針　284
職場復帰　429
心理的要因　256
身体活動・運動の目標値　382
振動障害　300
　　──者の社会復帰　303
　　──の症状　301
　　──の障害分類　300
　　──の治療　302
　　──の不定愁訴　301
振動法　122
深部関節覚　95
新規就労　276
人工呼吸器からの離脱　118
人工膝関節全置換術　159

【す】

スウェイバック　343
スクリーニング検査(嚥下)　32
ストレス　362,363
　　──に対する積極的・効果的対処行動　362
ストレッサー尺度　367
　　──(質的ストレス)　368
　　──(対人的ストレス)　368
　　──(量的ストレス)　368
ストレッチ　337
スパイロメトリー　216
スピーキングチューブ　140
スピーキングバルブ　141
スピーチカニューレ　141
遂行機能障害　20

【せ】

セルフケア　359
生活習慣病　379
生活習慣病予防　381
　　──(運動指導)　381
　　──(栄養指導)　381
　　──(生活指導)　381
　　──(フィジカルチェック)　381
　　──(メディカルチェック)　381
　　──のための運動療法　380
生活の再構築　276
成人病　379
整形外科疾患　144,150,159,165,171,180,185,267
咳　123
脊髄損傷　91,96,103,108,116,126,134,137
　　──者　257
　　──の運動・感覚機能評価　91,96
　　──の呼吸機能障害　103
　　──の早期理学療法　108
摂食嚥下チーム　223
舌根機能　31
　　──のアプローチ　32
全人工股関節置換術　171
前脛骨筋腱移行術　37
前十字靱帯　186,188
　　──再建術後のリハビリテーション　188
前頭葉機能障害　19
前腕義手　298

【そ】

早期リハビリテーション　58
足底面への感覚入力　48
足部変形矯正術　36
　　──(術後の理学療法)　39

## た

タッチパッド（舌操作） 405
タピアの笛 139
唾液量 31
体位排痰法 122
体幹 100
　　――後屈筋の筋持久力 341
　　――前屈筋の筋力 342
　　――の動き 100
　　――バランス 100
体表面ランドマーク 355
対処技能 365
退院後の指導 88
退院前の支援 71
大腿骨頸部・転子部骨折 165
代償的栄養法 221
正しい姿勢における重心線 355

## ち

地域資源 89
地域障害者職業センター 279
知覚検査 93
中高年の自殺 359
中途障害者 276
長母趾・長趾屈筋腱前方移行術 38
聴診 11, 107

## つ

椎間板ヘルニア 335
通勤手段 256

## て

テーピング 157
テーブルサンディング 147
テクノストレス 358
電子絵本 409
電子百科事典 440
電動式人工喉頭 139

## と

トランスファー手すり 397
トランスファーボード 391, 395
徒手胸郭伸張法 120
疼痛 255
　　――の多相的モデル 290
糖尿病 373
　　――コントロール 377
　　――のチェック 374
糖尿病患者 373
　　――の教育入院 373
　　――への運動処方 375
　　――への指導 376
橈骨遠位端骨折 156
動脈血液ガス分析 104, 216
動脈血酸素飽和度 104
特発性大腿骨頭壊死の理学療法 178

## な

ナースコール 139
内科疾患 205, 214, 221
内側側副靱帯 186, 190
　　――損傷後の保存的リハビリテーション 190

## に

日本整形外科学会頸髄症治療成績判定基準 252
日常動作の獲得 69
入力デバイス 408, 411
　　――（ジョイスティック型） 408
　　――（バランスボード型） 411
人間ドック 338
認知リハビリテーション 250

## ね

寝返り、起き上がり方法 195

## の

脳血管攣縮 58
脳卒中 3, 10, 14, 22, 28, 36, 42, 48, 54, 61, 67, 74, 80, 85
　　――（下肢筋力評価） 4
　　――（機能障害の評価） 4
　　――（急性期における作業療法） 61, 67
　　――（体幹機能評価） 5
　　――（能力障害の評価） 8
脳卒中患者 3, 231
　　――の検査バッテリー 3
　　――の職業復帰 231

## は

ハーティー・ラダー（心のかけ橋） 413
ハイヒールでの歩行 340
ハフィング 204
ハローワーク 279
バーンアウト 358
　　――（燃えつき症候群）尺度 360
バランスボード型入力デバイス 411
パソコンボランティア 413
パソコン迷路ゲーム 411
パルスオキシメーター 11, 218
把握行動 20
肺音の分類 12
肺合併症 10
配置転換 276
排痰 122, 198
　　――手技 122
　　――方法 195
排便管理 263
廃用症候群 63
発熱の見当 78
抜管後の呼吸訓練 58
半月板 188
　　――切除術後のリハビリテーション 189
半側空間無視 62

## ひ

ヒューマンサービス　360
膝関節　185
　　——運動　186
　　——の構成　185
標準失語症検査(SLTA)　22
病棟ADL　70
　　——(更衣動作の援助)　70
　　——(トイレ動作の援助)　70
　　——(入浴動作の援助)　71

## ふ

フードテスト　75
不顕性誤嚥　77
不全麻痺頸髄損傷　113
不定愁訴　255
笛式人工喉頭　139
復職　233, 247
福祉的就労　276, 281
腹式呼吸　195, 197
物理療法　339

## へ

ベッドアップから座位活動　69
変形性股関節症の理学療法　178
便失禁　263

## ほ

ホームエクササイズの指導　71
ボーカレイド　140
ポジショニング　197
歩行機能評価　181
歩行速度　7
歩行遊脚相　44
保険　258

## ま

マーブルマウス　400
麻痺の回復　127
慢性閉塞性肺疾患　214
慢性腰痛　335

## み

ミネソタ多面的人格目録　291
水飲みテスト　75

## め

メンタルアプローチ　63
メンタルヘルス(勤労者)　358

## も

モビライゼーション　199

## や

夜間痛　145

## ゆ

ユニバーサルカフ　436
床上式頸髄損傷者用トイレ　265

## よ

腰仙部神経根障害　180
　　——術後のリハビリテーション
　　プログラム　182
腰痛　283
　　——教室　287
　　——症　289, 307, 313, 324, 333, 340, 344
　　——体操　310
　　——の原因となる作業項目・作業姿勢　321
　　——発生時の介助内容　325
　　——発生の危険因子　333
腰痛予防　285, 309, 344
　　——(企業)　344
　　——体操　326
　　——マニュアル　345
　　——を意識した介護技術　329
腰痛予防対策　314
　　——(健康管理)　311
　　——(作業管理)　311
　　——(作業環境管理)　311
　　——(労働衛生教育)　311

## ら

ラインによるケア　359

## り

リハビリテーション
　　——(外科疾患)　192, 201
　　——(整形外科疾患)　114, 150, 159, 165, 171, 180, 185
　　——(脊髄損傷)　108, 116, 126, 134, 137
　　——(内科疾患)　205, 214, 221
　　——(脳卒中)　36, 42, 48, 54, 61, 67, 74, 80, 85
　　——ゴール　131
　　——中止基準　56
リラクゼーション　124, 218
リングマウス　405
立脚相　44
流涎　31
良姿位　34

## れ

レイノー現象　301

## ろ

労働衛生教育　311, 314
労働基準法　277

# 欧文索引

## A
ACL  186, 188
ADL  70, 72
　──自立度  259
　──の連携  72
ASIA/IMSOP の分類  93

## B
Berg Balance Scale(BBS)  5, 6

## C
chronic obstructive pulmonary disease(COPD)  214
　──の下肢のトレーニング  219
　──の持久力トレーニング  219
　──の上肢のトレーニング  219

## D
digital subtraction angiography(DSA)  80
Duncan バッテリー  3

## F
Facilitation techniques of Antagonistic Pattern(FAP)  42
Fletcher - Hugh - Jones の分類  207
Functional Reach Test(FRT)  7

## G
Go/No-Go  20

## H
huffing  124, 195, 204

## I
IC レコーダー  243, 244
　──による生活支援  243
　──による復職支援  244
ICU  54
　──における周辺機器  54

## J
Japan Stroke Scale Higher Cortical Function(JSS-H)  65
Japan Stroke Scale Motor Function(JSS-M)  65
JOA スコア  252

## M
MCL  186, 190
Medical Research Council (MRC)息切れスケール  207
Millard health  272
Minnesota Multiphasic Personality Inventory(MMPI)  291
Modified Ashworth Scale  5

## O
Oswestry 評価法  285

## P
Physiological Cost Index(PCI)  7
prevention and work site service  273

## S
Self-rating Depression Scale (SDS)  292
Short Portable Mental Status Questionnaire(SPMSQ)  166
Simple Test for Evaluating Hand Function(STEF)  100
springing  123
squeezing  122, 123

## T
THA  171
　──の筋力運動  173
　──の動作指導  175
　──の評価項目  171
　──の理学療法  172
Timed Up and Go Test (TUGT)  7
total knee arthroplasty(TKA)  159
Trunk Control Test  5

## V
VF 検査の特徴  75
vibration  122

## Z
Zancolli の分類  94, 100

セラピストのためのリハビリテーション医療
―すぐに役立つ実践書―
ISBN4-8159-1740-X C3047

平成17年12月10日　第1版発行

| 編集 | 田 中 宏 太 佳 |
|---|---|
| | 半 田 一 登 |
| | 深 川 明 世 |
| 発行者 | 松 浦 三 男 |
| 印刷所 | 株式会社 真 興 社 |
| 発行所 | 株式会社 永 井 書 店 |

〒553-0003 大阪市福島区福島8丁目21番15号
電話(06)6452-1881(代表)/Fax(06)6452-1882
東京店
〒101-0062 東京都千代田区神田駿河台2-10-6(7F)
電話(03)3291-9717(代表)/Fax(03)3291-9710

Printed in Japan　　　　　　　　　　© TANAKA Hirotaka, 2005

・本書の複製権・翻訳権・上映権・譲渡権・公衆送信権（送信可能化権を含む）は
株式会社永井書店が保有します．
・ JCLS <㈱日本著作出版権管理システム委託出版物>
本書の無断複写は著作権法上での例外を除き禁じられています．複写される場合
には，その都度事前に㈱日本著作出版権管理システム(電話03-3817-5670，FAX
03-3815-8199)の許諾を得て下さい．